DIE ERREGER DES FLECK- UND FELSENFIEBERS

BIOLOGISCHE UND PATHOGENETISCHE STUDIEN

AUF GRUND GEMEINSAMER UNTERSUCHUNGEN MIT

DR. MED. WANDA BLÜHBAUM UND ELISABETH BRANDT †

DARGESTELLT VON

DR. PHIL. ET MED. MAX H. KUCZYNSKI

AO. PROFESSOR FÜR PATHOLOGIE, ABTEILUNGSVORSTEHER
AM PATHOLOGISCHEN INSTITUT DER UNIVERSITÄT BERLIN

MIT 122 ABBILDUNGEN

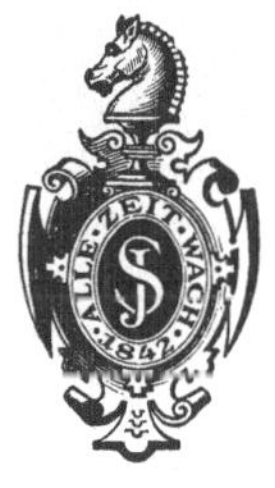

SPRINGER-VERLAG BERLIN HEIDELBERG GMBH 1927

ISBN 978-3-662-27554-2   ISBN 978-3-662-29041-5 (eBook)
DOI 10.1007/978-3-662-29041-5

DEM ANDENKEN AN

ELISABETH BRANDT

DIE AM 28. APRIL 1927 EINER IM LABORATORIUM

ERWORBENEN INFEKTION ERLAG

Vorwort.

Wir wählten für die folgenden Untersuchungen die in sich abgeschlossene Form des Buches, weil wir auf gänzlich neue Befunde gestoßen sind, die es uns erlauben, mit größerer Berechtigung als zuvor eine einheitliche Betrachtung der Ätiologie und Pathogenie der behandelten Krankheiten, des Fleckfiebers wie des Felsenfiebers, durchzuführen. Es erschien lohnend, ja, angesichts der immer noch herrschenden Verwirrung der Vorstellungen, notwendig, im Anschluß an diese Beobachtungen unsere eigenen älteren Erfahrungen und Vorstellungen einer Prüfung zu unterziehen und zu versuchen, Taugliches von Untauglichem zu scheiden und zu einem möglichst befriedigenden Bilde des Naturgeschehens zu gelangen. Die Voraussetzung hierfür — das nötige Material — liegt soweit vor, daß die Ausführungen, die wir zu machen haben, durchaus auf einem breiten und möglichst analysierten Beobachtungsmaterial ruhen. Der junge VIRCHOW hat einmal sehr treffend gesagt: »Jeder Mensch, der die Tatsachen kennt und richtig zu denken vermag, ist befähigt, die Natur durch das Experiment zur Beantwortung einer Frage zu zwingen, vorausgesetzt, daß er das *Material* besitzt, das Experiment einrichten zu können.« — Die weitere Bearbeitung würde aber weiteres Material und neue Mittel erfordern. Damit ist zugegeben, daß wir auf unserem Gebiete keineswegs einem Abschluß nahe wären. Die Beantwortung jeder Frage eröffnet vielmehr neue; wie HUME es ausgedrückt hat, rückt auch vollkommenste Naturwissenschaft unsere Unwissenheit nur eine Wenigkeit zurück. Unser besonderes Wissen von den abgehandelten Fragen ist noch sehr weit von Vollkommenheit entfernt; aber wir sehen doch in den bisherigen Befunden etwas wie eine Grundlage für weitere Arbeit, und es hat sich zu erweisen, ob unsere Hoffnung richtig ist, daß sie so breit und tief ist, daß sie eine Zeitlang tragfähig bleibt.

Schon die Überschrift kennzeichnet unsere Ausführungen als das Ergebnis eigener Untersuchungen, bei denen mich ELISABETH BRANDT seit Jahren und mit seltener Beherrschung der Methodik dieses schwierigen Gebietes unterstützt hat. Mit ihr zusammen habe ich auch meine Untersuchungen über den Flecktyphus in Sibirien 1923/24 durchgeführt. Uns verband sich neuerdings Dr. WANDA LACHS-BLÜHBAUM, deren Mitarbeit der Fortschritt unserer Arbeit sehr viel verdankt. Eine Reihe jüngerer Hilfskräfte stand uns bei, ohne deren überaus gewissenhafte Tätigkeit das gewaltige Material wohl schwerlich hätte verarbeitet werden können. Da unsere Untersuchungen jetzt im elften Jahre geführt werden, ist es nur natürlich, daß sich zahlreiche für uns wertvolle Beziehungen zu anderen Untersuchungen ergaben, die in meinem Laboratorium im Laufe der Jahre durchgeführt wurden. Hier sind in erster Linie die Arbeiten aus der Strepto-Pneumokokkengruppe gemeint, die ich gemeinsam mit E. K. WOLFF durchführte und die schon bei der Abfassung gedanklich viele Beziehungen zu meinen Fleckfieberarbeiten unterhielten, wie auch gelegentlich ausdrücklich betont wurde, wenn es auch ohnehin unschwer kenntlich sein dürfte. Bemerkt darf noch werden, daß meine gewebszüchterischen (explantativen) Arbeiten unmittelbar aus der Fleckfieberforschung erwachsen sind. So ergibt sich auch hieraus ein Grund mehr für mich, zu einer geschlossenen Darstellung zu greifen, weil die Vielfältigkeit des Schrifttums heute sogar bei gutem Willen ein sorgsames und dem einzelnen Forscher gerecht werdendes Studium sehr erschwert. Auch wirkt der Erkenntnis logischer Zusammenhänge einer größeren Arbeitsfolge die Hast entgegen, zu der uns das Getriebe des Tages zwingt.

Die Problematik dieser *»exanthematischen Krankheiten«* rührt aber an die Grundfragen medizinischer Weltanschauung und ärztlicher Begriffsbildung, sie betrifft den *Arzt* wie den *Biologen.* Eine klare Einsicht in die *Biologie* des Virus bildet die Grundlage zu ärztlichem Handeln, sofern es zielbewußt und auf neuen Wegen »aetiotrop« einsetzt. Zugleich zeigt sich, daß auf diesem Gebiete keine Erfahrung für sich steht und sich auf ihr ureigenstes Gebiet beschränkt, sondern vielmehr oft ungeahnt weit auf Nachbargebiete übergreift. Wissen wir schon nicht, wie weit sich noch der Kreis der »Rickettsiosen« ziehen wird, so ergibt sich doch allein aus diesem Erfahrungssatz, daß das Studium und die Kenntnis dieser Krankheiten nicht als »exotisch« vernachlässigt werden darf. Wir erleben gerade hinsichtlich unserer Vorstellungen von den »akuten Exanthemen« einen revolutionär zu nennenden Wandel. Es gibt in Wirklichkeit keine natürliche Gruppe exanthematischer Krankheiten. Dennoch bietet die heute am eingehendsten untersuchte Gruppe der exanthematischen Proteusinfektionen ein sehr wertvolles Vergleichsmaterial dar. Jahrhundertelang hat diese eindrucksvolle Erscheinung eines »Ausschlages« eine mystisch zu nennende Betrachtungsweise genährt. Wenn LINNÉ die Ursachen der Exanthemata seiner Gattung *»Chaos«* eingliederte — etwas Chaotisches ist in unserem Wissen um die mit Exanthemen verlaufenden Krankheiten geblieben, mag auch Linnés Versuch längst der Geschichte angehören.

Berlin, im Januar 1927.

Seit der Niederschrift dieser Zeilen haben sich leider Ereignisse abgespielt, die eine schnelle Drucklegung verhinderten. Bei der weiteren Verfolgung unserer Aufgaben hat sich meine liebe langjährige Mitarbeiterin ELISABETH BRANDT in meiner Abwesenheit tödlich mit Rocky Mountain spotted fever infiziert, ohne daß eine befriedigende Aufklärung des Weges der Ansteckung gelang. Sämtliche infektionstüchtigen Zecken — die natürlichen Überträger der Krankheit — waren in der kritischen Zeit aus dem Institute entfernt. Da mich ELISABETH BRANDT vertrat, muß sie sich bei der Verarbeitung von Versuchstieren verletzt und angesteckt haben, ohne daß dies jedoch ihr oder ihren Helfern zum Bewußtsein gekommen ist. Zuvor ruhte diese Arbeit stets in meinen eigenen Händen, wobei ich von einer jüngeren Assistentin unterstützt wurde.

ELISABETH BRANDT hat durch ihre ganz ungewöhnliche Erfahrung und Sicherheit im bakteriologischen und serologischen Arbeiten, besonders aber durch ihr hohes wissenschaftliches Verständnis und ihre tiefe Aufrichtigkeit und Peinlichkeit in menschlichen und wissenschaftlichen Fragen meine Tätigkeit am Berliner Pathologischen Institute vom ersten Tage an auf das wertvollste gefördert. Durch die harte Schule des Krieges gegangen, fand sie sich auch bewundernswert in die Lebens- und Arbeitsbedingungen unseres Studienaufenthaltes in Omsk (Sibirien). Sie scheute keine Arbeit, und sie fürchtete keine Gefahr. Sie hatte die große Zuversicht zur Sache, die es auch mir möglich gemacht hat, durch Jahre hindurch ohne viel ermutigendes Echo einen als richtig erkannten Weg so lange zu gehen, bis er ins Helle führte. So starb sie als eine treue Kämpferin für unsere Wissenschaft, auf die sie ein an Schicksalsschlägen reiches Leben verwiesen hatte. Diese Arbeit möge ihr ein ehrenvolles Gedächtnis sichern, das sie in unserem Kreise stets besitzen wird. —

Kurz vor diesem tragischen Vorfall erkrankte ich selbst in Lwów an Fleckfieber, nachdem ich mich etwa 14 Tage vorher an einer Läusekultur geschnitten hatte. So wurde ich selbst für viele Wochen an der Arbeit gehindert. Obwohl hier vorwiegend die Ergebnisse der Zeit vom Oktober 1925 bis zum April 1927 Verwertung gefunden haben, ergab sich aus der mehrmonatigen Ausschaltung das Bedürfnis einer erneuten Durchsicht der Niederschrift, sowie einiger ergänzender Versuche, zumal die gemeinsam mit R. WEIGL verlebten Wochen und der Austausch der gegenseitigen Erfahrungen mir den Mut gegeben haben, manche Darlegungen noch klarer und schärfer herauszuarbeiten, als dies ursprünglich erlaubt erschien. Insbesondere verhalf mir Herr WEIGL zu den als besonders wichtig erkannten *frischen* Infektionen an Laboratoriumstieren, ausgehend von seinen berühmten Zuchten »Rickettsia Prowazeki«-haltiger Läuse. Ich möchte auch an dieser Stelle Herrn WEIGL herzlichst für seine Freundschaft danken, die sich mir nicht allein in der Arbeit, sondern vor allem auch in der eigenen Krankheit bewährt hat. Für die vorliegende Schrift kam sonst der sehr anregende Gedankenaustausch mit Herrn WEIGL nur als eine Bekräftigung gewisser eigener Vorstellungen in Frage. Ich hoffe aber, daß sich unsere begonnene gemeinsame Arbeit zu weiterem Nutzen ausgestaltet. Dies veranlaßte mich auch, die großen Aufgaben, die *Immunisierung* und *Virulenzproblem* darbieten, hier nur ganz grundsätzlich zu behandeln, weil sie weiterer gründlicher Durcharbeitung auch am Menschen unterzogen werden müssen, deren Abschluß erst nach längerer Zeit zu erwarten ist.

Nachdem aber alle Ergebnisse seit Monaten mit Fachkollegen durchgesprochen sind[1] und die bemerkenswerten Untersuchungen von

---

[1] Die wesentlichen Ergebnisse dieses Buches bildeten den Gegenstand eines Vortrages, den ich im März 1927 vor der Ärztlichen Gesellschaft in Lwów hielt.

ANIGSTEIN wie von Frau FEYGIN sich bewußt und unbewußt so stark
meinen Wegen und Ergebnissen genähert haben, ohne daß jedoch
meines Erachtens bisher hinreichende Kriterien für die Beurteilung
der erzielten Befunde herausgearbeitet wären, erscheint mir eine weitere
Verzögerung dieser unserer Veröffentlichung um so weniger geraten, als
die hier behandelten Fragen eine völlig selbständige Bedeutung besitzen, ohne deren Kenntnis die Weiterarbeit am Problem nach jeder
Richtung hin äußerst erschwert sein müßte. Daher halte ich die eigene
Darstellung unserer experimentell gewonnenen und immer wieder kritisch
geprüften Ergebnisse für erlaubt und geboten.

Die Durchführung dieser hier dargestellten neuen Untersuchungen
wurde durch eine Unterstützung des *Preußischen Ministeriums für
Wissenschaft, Kunst und Volksbildung, der Notgemeinschaft Deutscher
Wissenschaft,* sowie durch Mittel ermöglicht, die uns Herr OTTO WOLFF-
Berlin großzügig zur Verfügung stellte. Allen beteiligten Stellen möchte
ich auch an dieser Stelle meinen wärmsten Dank aussprechen. Sehr
verpflichtet bin ich den Reichert-Werken in Wien für mannigfache
apparative Hilfe und besonders auch der Verlagsbuchhandlung JULIUS
SPRINGER für ihr großes Entgegenkommen bei der Drucklegung dieser
Arbeit.

Berlin, im Juni 1927.   MAX H. KUCZYNSKI

Inhaltsverzeichnis.

I. Einleitung.

Die Untersuchungen, die in diesem Buche Darstellung finden sollen, nehmen ihren Ausgang von der grundlegenden Feststellung, daß sich Fleckfieber[1] und Rocky Mountain spotted fever auf Meerschweinchen übertragen und in ihnen durch Impfung von Blut oder Hirnbrei erkrankter Tiere reihenweise weiterführen lassen, Kenntnisse, die in erster Linie den Arbeiten von NICOLLE, RICKETTS, ANDERSON und GOLDBERGER, DA ROCHA-LIMA zu verdanken sind. So besitzen wir zunächst ein Tier für Versuche, an dessen Seite noch Affen, Kaninchen, Pferde, Ratten und andere treten. Lange Zeit hindurch hat man besonders beim Fleckfieber an dieser „Übertragung" gezweifelt, weil natürlich Fieberbewegungen ohne weitere Kriterien schwer ausreichen, eine gelungene Infektion über jeden Zweifel zu erheben. Man hat sogar die alten Bedenken wieder geltend gemacht, ob Fleckfieber überhaupt ein einheitlicher klinischer Begriff, eine ätiologisch eindeutige Krankheit darstelle. Heute sind diese Einwände widerlegt. Wir besitzen also die Möglichkeit, uns im Meerschweinchen ein „*Passagevirus*" zu halten, mit dem wir unabhängig vom kranken Menschen und ohne Gefährdung von Menschenleben beliebig Studien treiben können. „Un médecin ne connaîtra les maladies que lorsqu'il pourra agir rationellement et expérimentalement sur elles." (C. L. BERNARD.)

Die Forschung am Fleckfieber ist in allgemein bekannter Weise gekennzeichnet durch die Lehre von den „*Rickettsien*" einerseits, durch die Entdeckung und Erforschung der bei fleckfieberkranken Menschen im Blute auftretenden Proteus X 19-Agglutination, der sogenannten „WEIL-FELIXschen *Reaktion*" andererseits. Zunächst galt es wieder-

---

[1] In Hinblick auf den deutschen Leser sprechen wir hier vom *Fleckfieber*, das ja in Europa, Asien, Mittelamerika en- bzw. epidemisch auftritt. Leider stellt sich beim Lesen fremdsprachiger Arbeiten dadurch leicht eine Verwirrung ein, daß vielfach in richtiger Würdigung der historischen Verhältnisse in Anlehnung an den englischen Sprachgebrauch *Fleckfieber* = „typhus" genannt wird, während unser „*Typhus*" = *Abdominaltyphus* mit dem „*typhoid fever*" gleichzusetzen ist. Ebenso wird nicht immer beachtet, daß Fleckfieber = typhus und das Fieber der Felsengebirge, das Rocky Mountain *spotted fever*, klinisch, epidemiologisch und ätiologisch wohl unterschiedene Krankheiten darstellen. Besonders im Falle des bevorzugten Versuchstieres, des empfänglichen Meerschweinchens, unterscheidet sich das Fleckfieber vom Felsenfieber sehr eindrucksvoll dadurch, daß allein bei diesem *periphere Nekrosen*, besonders an den äußeren Geschlechtsteilen und den Ohren, mit hoher Regelmäßigkeit beobachtet werden. Derartige Absterbeerscheinungen im Gebiete der Hautdurchblutung, die als Folge schwerer Gefäßveränderungen auftreten, bilden beim Tiere ein sehr sicheres klinisches Merkmal, während bekanntlich beim Menschen Gangrän mannigfacher Art infolge von Gefäßschäden auch bei Fleckfieberkranken, meistens allerdings am *Ende* der hochfieberhaften Krankheit beobachtet wird. Doch dies kommt hier nicht in Betracht.

um, mannigfache Bedenklichkeiten zu überwinden, ehe sich die Vorstellung durchsetzte, daß die eigenartigen intracellulär wuchernden Parasiten bzw. Symbionten infektionstüchtiger Läuse, denen ROCHA-LIMA die Bezeichnung „*Rickettsia Prowazeki*" verliehen hatte, die Erreger des Fleckfiebers seien, — hier wären besonders die Arbeiten von WEIGL und von WOLBACH[1] zu nennen — und daß es daneben auch andere durch Rickettsien hervorgerufene Krankheiten, andere „*Rickettsiosen*" gäbe, von denen heute auf Grund der Arbeiten WOLBACHS[2] das Rocky Mountain spotted fever des Menschen in den Weststaaten der Union und durch die Untersuchungen COWDRYS das von THEILER beschriebene Heartwater südafrikanischer Rinder am besten bekannt sind. Andere Krankheiten, die höchstwahrscheinlich hierhergehören, wie Wolhynisches oder Graben-(Trench-)Fieber, Tsutsu-Gamushi und Pseudotyphus, diese beiden Krankheiten Ostasiens, Japans und Sumatras, sind noch recht wenig eingehend bekannt, wenn auch gerade über Tsutsu-Gamushi ausgedehnte Arbeiten japanischer und amerikanischer Forscher vorliegen, über die wir noch später zu sprechen haben werden[3]. Was aber diese „Rickettsien" vorstellen, das blieb zunächst sehr dunkel. HERTIG und WOLBACH wollten am liebsten diese Bezeichnung allein nachweislich pathogenen Mikroben vorbehalten, ausgezeichnet durch folgende Charaktere: Kleinheit, Pleomorphismus, geringe Färbbarkeit und intracellulären Sitz. COWDRY[4] definiert sie noch kürzlich wie folgt: „Gram-negative, bacterium-like organisms of small size, usually less than half a micron in diameter, which are found intracellularly in arthropods, which may be more or less pleomorphic and stain rather lightly with anilin dyes, but which ressemble in most of their properties the type species, R. Prowazeki".

Alle pathogenen „Rickettsien" werden durch Arthropoden-Zwischenwirte übertragen, sei es durch Läuse, Zecken oder Milben.

Ganz ähnlich blieb zunächst das Wesen der Proteus-Agglutination beim Fleckfieber, der „WEIL-FELIX*schen Reaktion*", durchaus geheimnisvoll und löste zahlreiche Versuche und Betrachtungen aus, die keineswegs befriedigen konnten und auch heftigen Widerspruch erfuhren. Dennoch brachten auch diese Forschungen, vor allem durch die meisterhaften Arbeiten von WEIL und seinen Schülern, durch die klug angelegten Arbeiten von FRIEDBERGER, von SCHIFF und anderen zahlreiche wertvolle Fortschritte zustande.

---

[1] WOLBACH, TODD, PALFREY: The etiology and pathology of typhus. Harvard Univ. Press 1922.

[2] WOLBACH, S. B.: The etiology of Rocky Mountain spotted fever. Journ. of Med. Research. 34, p. 121. 1916; 35, p. 147. 1917. Studies on Rocky Mountain spotted fever. Journ. of Med. Research 41, p. 1—197. 1919.

[3] Vgl. zuletzt R. KAWAMURA: Studies on Tsutsugamushi disease (Japanese flood fever). Medical Bulletin IV, als Sonderdruck in Buchform, Cincinnati, Ohio, 1926, Literaturnachweis; ferner J. H. MAASLAND: De Pseudotyphus, en eenige verwante, door Rickettsiën veroorzaakte ziekten. Amsterdam: Universiteitsboekhandel, 1926, Literaturnachweis.

[4] COWDRY: Rickettsiae and disease. Arch. of Pathol. a. Laborat. Med., vol. II, No. 1, p. 59 ff. 1926. Literaturnachweis, besonders der amerikanischen Arbeiten.

Das Wesen dieser Serumreaktion konnte allerdings grundsätzlich seine Lösung nur durch Versuche mit *Reinkulturen der Erreger* erhalten, Versuche, die wir in den letzten Jahren systematisch vorgenommen haben.

Zunächst studierten wir das kulturelle Verhalten des Virus im engen Anschluß an physiologisch-ökologische Betrachtungen[1] und gelangten so zu mehreren — zunächst nicht unbestrittenen — Methoden seiner Zucht. Gerade diese Verschiedenartigkeit der Verfahren zum gleichen Zwecke trug uns herben Tadel von sehr autoritativer Seite ein. *Wir waren leider zu ihr gezwungen*, weil wir ganz allmählich in der Arbeit eine geistige Umstellung erfahren mußten, da nichts der Erforschung dieser Aufgaben hemmender im Wege stand als die Geistigkeit oder Ungeistigkeit unserer kulturellen Verfahren in Verbindung mit gewissen Vorurteilen, unter deren Eindruck fast alle Forscher standen und an denen einige leider auch später festhielten, jetzt „Vorurteile aus logischem Egoismus", wie sie KANT einmal genannt hat. Diese Vorurteile gingen alle aus von der Vorstellung, daß Fleckfieber keine „gewöhnliche", sondern eine *„exanthematische"* Krankheit sei, von der erkannten Bedeutung der *Laus als Zwischenwirt*, die unbewußt oder bewußt auf die Rolle der Insekten bei der Übertragung von Protozoen verwies, und von dem Widerspruch, der darin gefunden wurde, daß eine solche besondere, vielleicht „chlamydozoär" verursachte Krankheit mit einer *Blutagglutination* (WIDALschen *Probe*) verlief, die sich gegen Stämme der allergemeinsten Bakterien, gegen *Proteusbacillen* richtet. So stellte man zahlreiche Versuche an, die aber nicht restlos aufklärten, wenn auch vielfach wertvolle einzelne Beobachtungen heraussprangen, und ersetzte die Lücken durch die so gefährlichen *Brückenkonstruktionen der Hypothesen*, an denen man um so lieber und fester hing, als man sich um sie heiß gemüht hatte und der consensus omnium sie zu stützen schien.

Wir haben aber weiterhin einen möglichst reichen Wechsel unserer kulturellen Verfahren absichtlich angestrebt, weil wir gemäß den klassischen DECANDOLLEschen Regeln zur Bestimmung einer Art vorzugehen trachteten, wonach man jede Pflanze mehrere Generationen hindurch unter

[1] Besonders auf die ökologische Betrachtung habe ich stets einen besonderen Nachdruck gelegt, weil der natürliche Lebensraum des Parasiten mit dem Milieu interne seines Wirtes zusammenfällt. TSCHULOK hat sieben Gesichtspunkte und auf sie gegründete Arbeitsrichtungen der Biologie unterschieden: Klassifikation, Morphologie, Physiologie, Ökologie, Chorologie, Chronologie, Genetik. Die Ökologie erforscht die Organismen nach dem Gesichtspunkte ihrer Beziehungen zueinander und zur anorganischen Natur (TSCHULOK 1910: Das System der Biologie in Forschung und Lehre. S. 107 ff.): „Der Grundbegriff, dessen wir uns bedienen, wenn wir diese Betrachtungsweise auf die Organismen anwenden, ist der Begriff der *Anpassung.*" „Daß die Behandlung der ökologischen Probleme eine vorwiegend biophysikalische sein wird, ist ohne weiteres klar. Ob auch eine experimentelle, das ist eine andere Frage. Wenn man mit DETTO die Ökologismen und Ökogenesen auseinander hält, so wird man sagen müssen, daß die Ökogenesen, als Vorgänge des Sich-Anpassens, vorwiegend der experimentellen Forschung vorbehalten bleiben. Ökologismen dagegen können zum Teil auf dem Wege der bloßen Beobachtung erkannt werden, zum Teil sind Experimente erforderlich, um die ökologische Natur einer Einrichtung oder einer Funktion festzustellen." Im übrigen sei auf die Schrift von ALVERDES verwiesen (Rassen- und Artbildung, in SCHAXELS Abhandlungen zur theoretischen Biologie 1921, Heft 9).

wechselnden Umweltsbedingungen studieren müsse und nur die dann unveränderlich erhaltenen Merkmale in die Bestimmung dieser Art aufnehmen dürfe. Wir können heute diesen Leitsatz entsprechend dem Fortschritte unseres Wissens dahin formen, daß wir durch wechselnde Beziehungen die Reaktivität der Anlage aufzudecken suchen, die reicher und *für die Abgrenzung der Art wesentlicher* ist als ihre in einer bestimmten Umgebung verwirklichte Umsetzung zu Eigenschaften.

Schließlich gelangen wir selbst über den Umweg der *Zucht im explantierten Wirtsgewebe* (1921) zu wirklich handlichen Verfahren der Zucht auf festen Nährböden, die aber zunächst noch äußerst schwierig erschienen und hohe Anforderungen an die Technik stellten, bis wir auch diese in sehr einfacher Weise überwinden lernten.

Erstlich entstand die „*parasitäre*" Kultur gegenüber der sonst üblichen saprophytären. Das Virus wurde *in seinem Wirtsgewebe* gezüchtet.

Sehr bald zeigte sich beim Studium der hochvirulenten Gewebskulturen aus fleckfieberkranken Meerschweinchen, daß das Virus der Krankheit zwar anfangs in den Zellen gedeiht, in denen es normalerweise wuchert, daß aber bald die Zellhülle durchbrochen wird und die Erreger innerhalb des ausgepflanzten Gewebsstückchens *extracellulär* üppig in größeren Zügen zu wachsen vermögen.

Histologische Studien hatten zunächst für das europäische Fleckfieber ergeben, daß das Virus engste Beziehungen zu *Gefäßwand*zellen unterhält. Es gelang nicht allein, die Beziehung zu den histologisch für Fleckfieber sehr kennzeichnenden FRAENKELschen Gefäßknötchen herzustellen, sonders es erwies sich auch, daß besonders bei schwer erkrankten und frühzeitig im Krankheitsverlaufe untersuchten Menschen und Tieren die Gefäßzellen der Leber gewaltigen Vermehrungen des Virus Raum und Möglichkeit gewähren. „*Damit haben wir aber einen neuen und wohl gegen Einwände geschützten Beweis für diejenige Vorstellung, die ich den verschiedenen von mir ausgebildeten Kulturmethoden zugrunde gelegt habe, daß nämlich das Virus in solchen Zellen wächst und sich vermehrt, die es ihm ermöglichen, in einem physiologischen Medium geeignete Nährstoffe* (nämlich die von der Zelle selbst aufgenommenen) *in vorteilhafter Menge und Mischung zu assimilieren. Das Endothel ist also die Wiege der Fleckfieberinfektion im Körper, und es erscheint kaum zweifelhaft, daß sie auch sein Grab darstellt*" (1922).

Es war die histologisch gewonnene Erkenntnis von der Bedeutung der Gefäßwandzelle für das Virus, die uns dazu brachte, der Kultur des Gefäßgewebes und weiterhin der ihm histogenetisch verbundenen Zellen unsere besondere Aufmerksamkeit zu schenken, weil wir — zunächst ganz willkürlich vereinfachend — die Annahme machten, daß die Lebensbedingungen der Wirtszellen denen ihrer Parasiten sehr nahe kommen oder gar mit ihnen zusammenfallen müßten. Dabei war es von vornherein aus der Betrachtung der natürlichen Verhältnisse klar, daß zu den Bedingungen, die für die Zellen ausreichten, irgend etwas hinzukommen müßte, damit auch die Parasiten gedeihen könnten. Träfe dies nicht zu, so müßte ja eine extracelluläre Vermehrung des Virus — sowohl im Warmblüter wie in der Laus — möglich und verwirklicht sein. Tatsächlich sind jedoch die Krankheitserreger keine Säftebewohner, sondern zwangsmäßige Zellparasiten. So ergibt sich zunächst arbeitshypothetisch als hinreichende Lebensbedingung diejenige ihrer Wirtszelle zuzüglich eines oder mehrerer Faktoren, die lediglich innerhalb der lebenden Zelle wirken.

Wir lernten so in mehrjährigen ganz systematischen Versuchen, über die wir abschließend mit WERTHEMANN und TENENBAUM berichtet haben, die für Ernährung und Wachstum der Gewebszellen wesentlichen chemischen Faktoren kennen. Ernährung und Wachstum sind entgegen den Vorstellungen der „Hormazone" und „Trephone", wie sie CARREL entwickelt hat, einheitlich zu betrachten. Die anspruchsloseren Gewebe des warmblütigen Organismus wachsen, d. h. vermehren sich unter Bewegungserscheinungen nach der Auspflanzung, sofern sie hinreichende Ernährung erhalten. Im vollentwickelten Körper herrscht eine festgefügte Ordnung, die die Elemente so zusammenfügt, daß ein bestimmtes Gleichgewicht der Funktionen herrscht. Der Vorgang, der zunächst vorübergehend das Ernährungsgleichgewicht eines geweblichen Gebietes am tiefsten berührt und umgestaltet, ist das, was wir in der Pathologie *Entzündung* nennen. Wie ich gelegentlich entwickelt habe, erfolgen durch die entzündliche Reaktion typische Änderungen der Ernährung, des Zellmilieus, aus dem die Gewebszellen ihre Ernährung beziehen. Hieraus leiteten wir die Bedeutung ab, die Eiweißbruchstücke in *kleinster* Konzentration für die Zellernährung und Zellteilung die zukommen (im Gegensatz zu neueren Angaben von CARREL[1], die sonst ganz ähnliche Richtungen andeuten). Denn auch im entzündlichen Gebiete zeigt sich durch veränderte Zellgestalt und Zelleistung, durch Zellbewegung und Zellvermehrung, kurz durch den Komplex von Erscheinungen, die ich „gewebliche Aktivierung" genannt habe, daß intensive Änderung und Steigerung der Zellernährung eingetreten sind. Eine Anzahl dieser Reaktionen im Verlaufe der Entzündung läßt sich aber mit erheblicher Wahrscheinlichkeit auf die Wirksamkeit von den übrigens auch stark lymphtreibenden Eiweißbruchstücken zurückführen, die

---

[1] CARREL, A. und BAKER, L. E.: The chemical nature of substances required for cell multiplication. Journ. of Exp. Med. 44, p. 503. 1926.

Anm.: Scheinbar bestehen zwischen meinen Erfahrungen und denen CARRELs quantitative Unterschiede beträchtlichen Umfanges. Ich benutzte also promillige Konzentrationen, während CARREL und BAKER anscheinend sehr viel höhere Sättigungsgrade anwandten. Leider sind wir sehr weit von einer chemischen Umschreibung der von der Zelle benutzten Stoffe entfernt, da die von CARREL verwendeten Fraktionierungen nur von sehr beschränktem Werte sind. Es ist also sehr möglich, daß in Wirklichkeit in meinen Fibrin-Pepton-Zubereitungen bereits hinreichende Mengen des wirksamen Stoffes vorhanden sind, während eine Erhöhung der Konzentration durch Vermehrung auch der anderen, giftig wirkenden Lösungsbestandteile des Fabrikpeptons die rein ernährende Wirkung des ersten Stoffes aufhebt. Aber es sind weitere vergleichende Untersuchungen in dieser Angelegenheit zu ihrer Klärung erforderlich. *Wesentlich erscheint mir nur, daß CARREL unabhängig von meinen Arbeiten mit WERTHEMANN und TENENBAUM zu der gleichen Erfahrung gelangt ist, daß Eiweißbruchstücke explantiertes Zellgewebe zu ernähren vermögen und zweifellos die wirksamen Bestandteile der Auszüge ausmachen, daß weiterhin die tiefen Spaltprodukte im allgemeinen als Zellgift wirken.*

durch den ursächlich gegebenen Vorgang frei gemacht werden. Die *Explantation* hebt ihrerseits gleichfalls die Ordnung, das Gleichgewicht der geweblichen Ernährung auf. So kann ungeordnete Ernährung und Vermehrung von Zellen eintreten, wenn wir die Bedingungen dazu herstellen. Man gab sie früher durch Embryonalextrakte. Wir konnten zeigen, daß höhere „Peptone", z. B. aus „Witte"-Pepton, in kleinster Menge *in physiologischen Salz-Glykogenlösungen* einen vollwertigen Ersatz solcher Auszüge darstellen. So kamen wir zu unserem *P-G-N-Gemisch*, einer Lösung von 0,1 g Pepton, 0,25 g Glykogen und dem physiologischen Serumsalz „Normosal" nach STRAUB in 100 aqua destillata.

Derart niedrig konzentrierte Nährlösungen haben wir in Verbindung mit organischen Flüssigkeiten wie: *Blut, Ascites* oder *Serum, Kaseinlösung* erfolgreich für unsere Kulturen benutzt. Rein empirisch hatten wir bereits vorher erkannt, daß höhere Peptonmengen im Nährboden für die Kultivierung des Virus aus dem Infektionsverhältnis heraus nicht günstig sind. Wir hatten, heute möchte ich fast sagen, glücklicherweise, von Anfang an das *Levinthalprinzip* unseren Versuchen dienstbar gemacht. So kamen wir zeitlich zuerst auf einen neutralen, asciteshaltigen und nach LEVINTHAL mit Blut aufgekochten Aminosäure-reichen, Pepton-armen Nähragar, den Nährboden „21" oder „Ams-Nährboden", mit dem wir lange Zeit ausschließlich arbeiteten und der auch heute noch für viele Zwecke, wie etwa die Kultur aus dem Krankenblut besonders wertvoll ist, wie uns die Lemberger Erfahrungen am Menschen in Übereinstimmung mit denen am kranken Versuchstier gezeigt haben. Erst viel später gingen wir dann zu noch wesentlich einfacheren Nährböden über, die teils auf dem eben erwähnten P-G-N-Gemisch aufbauten, teils Milch oder eine „Nutrose", d. h. eine Kaseinsalzlösung, als Grundlage benutzten.

Die „parasitäre" Kultur war in eine „saprophytäre" übergeführt worden. Die Ernährung des Keimes hatte sich in jener auf das engste an die Ernährung in der Zelle angelehnt. Eigentlich hatte sich die für die Zelle selbst hinreichende Ernährungslage, wie sie unsere Art der Plasmakultur herstellt, auch für den Parasiten als hinreichend erwiesen, *insofern als zugleich das Levinthalprinzip gewährleistet erschien.* Die Bedeutung dieses Faktors für die Ernährung und das Gedeihen der meisten intracellulären Parasiten wird zunehmend klarer. Auch für den Gonokokkus ist die starke Wachstumsförderung durch seine Bereitung im Nähragar ganz unverkennbar. *Man darf wahrscheinlich folgern, daß in vielen Zellen, jedenfalls den Zellen der Gefäßwand wie den Leucocyten, ein Faktor gegeben ist, der dem Levinthalprinzip in seiner Wirkung auf die bakteriellen Parasiten gleichkommt.* In der saprophytären Kultur dagegen weicht die Ernährung der Keime erheblich von diesem parasitären Stoffwechsel ab. Da der Keim auf diese Umstellung mit erheblichen Änderungen seines Verhaltens eigentlich in jeglicher Richtung, also Form, Färbbarkeit, Fermenttätigkeit, Pathogenität usw. reagiert, so ergibt sich hieraus recht eigentlich die Wurzel der zahlreichen Mißverständnisse und Schwierigkeiten, die sich einer schnelleren und allgemein übereinstimmenden Lösung unseres Problems in den Weg gestellt haben. Man kann nicht zu seiner Lösung gelangen, wenn man sich des einfachen Schemas bedient, das sich etwa beim Typhus, der Cholera, dem Milzbrand tausendfach bewährt hat.

Wir können und wollen hier nicht begründen, warum wir glauben, zu einer richtigen Lösung der Ätiologie des Fleckfiebers und weiterhin des Felsenfiebers (Rocky Mountain spotted fever) gelangt zu sein, weil wir den Inhalt dieses Buches sonst vorweg nehmen müßten und wir es vorziehen müssen, die überzeugende Beweisführung den Ausführungen der folgenden Abschnitte zu überlassen. Hier wollen wir nur auf den *kulturellen Ausgangspunkt* unserer Untersuchungen kurz hinweisen.

Es ist uns gelungen, aus dem kranken Tiere wie dem kranken Menschen im wesentlichen gleichartige Kulturen in äußerster Regelmäßigkeit zu gewinnen. Dies gelingt beim Menschen in den ersten 8—9 Tagen der Krankheit, besonders bei mehrfacher Entnahme aus dem strömenden Blute verhältnismäßig leicht. Die Zucht gelingt jedoch nur unter Innehaltung bestimmter Bedingungen, während andere, gemeinhin angewandte Verfahren versagen. Die so erhaltenen Bakterien sind selbst für einen Kenner der Läuse-,,*Rickettsia*‘‘ wie Herrn WEIGL, von dieser formal entweder gar nicht unterscheidbar oder weichen von ihr lediglich durch leichte Vergröberung ab. Ähnliche Ergebnisse hatten wir im Falle des Felsenfiebers (1926).

Nur das letzte und sicherlich besonders aufschlußreiche Ergebnis unserer Untersuchungen muß hier schon kurz Erwähnung finden. *Für die gesamte Erforschung des Fleckfiebers, sei es in kultureller oder in histologischer Richtung hat sich die bisher fast ausschließlich geübte Methodik der Tierpassagen als geradezu verhängnisvoll erwiesen. Die meisten Schwierigkeiten sind dadurch erwachsen, daß man sich selbst die Gunst der Untersuchungen verbaut hat, indem man lediglich ,,Virus fixe‘‘ erforschte, während gerade der natürliche Wechsel des Virus zwischen einem Warmblüter-Wirt und einem Arthropoden-Zwischenwirt jene geringere ,,Adaptation‘‘ und minder große Starrheit der Umwelteinfügung bedingt oder erhält, die für die kulturelle Losreißung des Parasiten, seine Entbindung aus dem Infektionsverhältnis wichtig, vielfach sogar unerläßlich erscheint. Gleichzeitig ergeben sich sehr viel intensivere Infektionen, als man sie je bei ,,Virus fixe‘‘ zu Gesichte bekommt, so daß man verhältnismäßig leicht den geweblichen Wirkungen und insbesondere dem Sitze der Erreger im befallenen Körper nachzugehen befähigt wird.*

Sobald als wir jetzt an das weitere Studium gehen, beginnen die Schwierigkeiten. Es gelingt wohl, besonders frühe, zuweilen auch spätere Passagen, wieder in das bezeichnende ,,exanthematische‘‘ Infektionsverhältnis zurückzuführen; aber nur unter ganz bestimmten Bedingungen und keineswegs regelmäßig. Die serologischen Beziehungen sind äußerst schwer zu durchschauen; jedoch haben sich im Laufe der Jahre immer mehr Eigenschaften der Kulturen herausgestellt, die ihre innige Beziehung zum Virus und zum Krankheitsprozeß dartun, in erster Linie die Erfahrung, daß — wie erwähnt — eine Anzahl von ihnen imstande ist, die WEIL-FELIXsche Reaktion in geeigneten Wirtstieren hervorzurufen. Wenn es anfänglich schien, als wäre damit ein Abschluß der Forschung erzielt, so hat sich bei unaufhörlicher Arbeit erwiesen, daß wir recht eigentlich erst den Schlüssel zur Erforschung der wichtigsten Beziehungen unserer Keime in die Hände bekommen haben. Die Lösung der „Ätiologie des Fleckfiebers" ist nur möglich, wenn wir von der *Biologie des Virus und der aus ihm abgeleiteten Stämme* ausgehen. So haben wir die letzten einundeinhalb Jahre, fußend auf mehr als zehnjähriger Vorarbeit verschiedenster Richtung am gleichen Problem, darauf verwandt, die *Biologie und Pathogenie* des Virus und der von ihm abgeleiteten Stämme nach verschiedenen Gesichtspunkten hin neu und möglichst gründlich zu untersuchen.

Mancherlei Teilarbeit wurde im Laufe der Jahre neben unserer Arbeit in gleichem oder ähnlichem Sinne geleistet. WOLBACH und seine Mitarbeiter züchteten gleich uns rickettsienhaltiges Wirtsgewebe und auch KRONTOWSKI in Kiew erhob mit Begründung den Anspruch, diesen Weg unabhängig von uns beschritten zu haben.

In allerletzter Zeit hat die Warschauer Schule, BR. FEYGIN und besonders ANIGSTEIN[1], durch wertvolle Beiträge unsere Arbeit ergänzt und bekräftigt, wenn wir auch nicht imstande sind, uns den Schlußfolgerungen von Frau FEYGIN anzuschließen, die dem D'HÉRELLEschen Prinzipe im Rahmen unseres Problemes eine sehr hohe Bedeutung beimessen möchte. Wir konnten durch das freundliche Entgegenkommen der Polnischen Regierung zusammen in einem kleinen Seuchenherd (Piwniczna) kulturelle Erfahrungen sammeln und die Brauchbarkeit meines kulturellen Vorgehens erproben. Hierfür gebührt Herrn Dr. PALESTER, Vorstand der Seuchenabteilung in der Generaldirektion des Gesundheitswesens im polnischen Innenministerium, mein besonderer Dank.

Seit 1923 haben wir die Anschauung vertreten, daß die aus dem Virus abgeleiteten Kulturen, wie dies Virus selbst in die Gruppe des B. Proteus gehört. Wir haben diese Lehre auf kulturelle und in den letzten Jahren auf serologische Erfahrungen zu stützen versucht. Aber selbst Forscher wie ANIGSTEIN, die den kulturellen Befund bis in seine Einzelheiten zu erarbeiten vermochten, standen anfangs dieser grundsätzlich überaus wichtigen Feststellung zweifelnd oder abwartend gegenüber.

Es ist nicht zu verkennen, daß es vielen Forschern sehr schwer fällt, sich — bei den scheinbar! wohl bekannten und so ganz vom Virus abweichenden Leistungen eines Proteuskeimes — vorzustellen, daß dies Virus selbst ein „gemeiner" Proteuskeim sei, nur unter bestimmten Bedingungen gewachsen und dadurch spezialisiert. Wie sollen „exanthematische Krankheiten", Fleck- und Felsenfieber, durch Keime erregt werden, denen eigentlich die Erregung von Fäulnis obliegen müßte!

---

[1] Nach Abschluß dieser Untersuchungen erschien:
ANIGSTEIN, L. und AMZEL, R.: Recherches sur l'étiologie du typhus exanthématique. Les propriétés des souches isolées du typhus exanthématique. — Dieselben: Recherches sur l'étiologie du typhus exanthématique. Le typhus exanthématique chez les cobayes infectés par les cultures du germe. Cpt. rend. des séances de la soc. pol. de biol. 96, p. 1500 u. 1502. 1927.

Liegt nicht vielmehr in diesem Versuch, Fäulniserreger als Infektions-erreger anzusprechen, ein Verkennen physiologischer grundlegender Erkenntnisse? Wir wollen hier einleitend sogleich hervorheben, daß solche Erwägungen völlig abwegig sind, *weil die saprophytäre Betätigung wilder Proteuskeime mit der parasitären der exanthematischen zunächst nichts zu tun hat.* Fäulnis und exanthematische Krankheit sind durchaus verschiedene Vorgänge, wenn es auch in einem vorwissenschaftlichen medizinischen Zeitalter üblich war, Krankheit und Fäulnis in eine gewisse, allerdings ganz unklar analogisierende und letzten Endes unrichtige Verbindung zu bringen. So hat man tatsächlich auch das Fleckfieber — wie aber auch viele und ganz andersartige Krankheiten als „*Faul*"-Fieber bezeichnet.

Noch bei HENLE finden wir deutliche Spuren dieser Denkart, die einfach auf ungenügender Methodik der Untersuchungen, auf Unkenntnis der wirklichen Verhältnisse im Körper beruht.

„Auch die Veränderung des Blutes oder der organischen Substanz, auf deren Kosten die supponierten Parasiten sich vermehren, kann Ursache des Fiebers werden. Das Blut muß dadurch alteriert werden, wie auch eine gärende oder faulende Substanz chemische Veränderungen erleidet, und bei sehr hohen Graden miasmatisch-kontagiöser Krankheiten zeigt es in der Tat dieselben physikalischen und chemischen Eigenschaften wie bei der Fäulnis (im status putridus). Auf diese Ähnlichkeit ist indes weniger Gewicht zu legen, als anfangs scheinen möchte, da auch nicht epidemische Krankheiten mit Faulfieber enden können." (1840 Pathol. Untersuchungen; auch in den Klassikern der Medizin 3, 1910). Immerhin dämmerte schon die Einsicht, daß Fäulnis wohl nicht so ohne weiteres Ursache von Krankheit würde, „wie denn die Luft von Kloaken, Abdeckereien, Schlachthäusern, von einzelnen Individuen, die darin leben, oft vortrefflich vertragen wird". Also, dieses „Faulfieber" hat mit der modernen Lehre von den Beziehungen des Proteuskeimes als des Erregers der aëroben Fäulnis, mit dem exanthematischen Typhus *nichts* zu tun.

Die Vorstellung des „Faulens" ist natürlich sehr viel älter und findet sich schon in der *Verdauungs - Stoffwechsel - Genesungslehre* des Hippokrates, wie STICKER in den Anmerkungen zu den „Volkskrankheiten" (Klassiker der Medizin 28, 1923) ausführt. „Scharfe und rohe und harte, dem Körper widerwärtige Dinge, ob sie nun durch die Verdauungswege oder sonstwo in den Körper gelangen, wirken als Krankheitserreger, solange sie nicht durch Kochung den Körpersäften angepaßt worden sind. Die Kochung, Reifung geschieht durch Kochen, Verdauen, Gären, Faulen (πεσσεσϑαι, σηπεσϑαι, coqui, fermentari, putrefieri), in der unreifen Baumfrucht durch die Sonnenwärme, im Kochtopf durch das Herdfeuer, im Magen durch die Körperwärme, in dem örtlichen Krankheitsherde durch die örtlich gesteigerte Körperwärme."

Es wäre hier nicht am Platze, wollten wir diesen Ausführungen weiter folgen, wenn sie auch, — in rein spekulativer Form — von der gegenwärtigen Richtung, die sich nicht genug tun kann in der Erhöhung des Hippokrates, im Sinne und als Vorläufer moderner immunbiologischer

Anschauungen angeführt werden könnten; aber — „es gibt in der fortgeschrittensten Medizin der Gegenwart nichts, dessen Embryo man nicht in der Medizin vergangener Zeiten nachweisen könnte", um an diese Worte LITTRÉS zu erinnern, die CUMSTON mit Recht an den Anfang seiner Medizingeschichte stellt.

(STICKER macht übrigens im Zusammenhang der „*anhaltenden Fieber*" des alten Griechenlandes auf den dem Fleck- und Felsenfieber nahe verwandten „Pseudotyphus von Deli" aufmerksam, den SCHÜFFNER und WACHSMUTH 1910 beschrieben haben. „Wir wissen nicht, daß er in Griechenland vorkommt oder zu Zeiten des Hippokrates vorgekommen ist. Die Frage verdient aus bestimmten Gründen untersucht zu werden"[1].)

Wenn wir an das Wort „*Sepsis*" denken, können wir uns ungefähr vorstellen, was Faulfieber bedeuten sollte, oder was der ältere Arzt ausdrücken wollte, wenn er sagte: eine Infektion endet mit oder ist „Faulfieber". Wie immer in der Medizin liegt die Schwierigkeit in der unscharfen begrifflichen Grundlegung und der etwas beliebigen Anwendung und inhaltlichen Wandlung des gewählten Namens, in der mangelnden *Definitivität* der Ausdrucksweise. Schon REIL vernichtete eigentlich diese Vorstellungen, wenn er bereits 1795 zutreffend schrieb: „Allein Fäulnis ist nur eine Eigenschaft der toten und nicht der lebendigen tierischen Materie". Bei DE CANDOLLE finden wir später (1813) den ausdrücklichen Hinweis darauf, daß sich bei Tieren und bei Pflanzen eine kräftige Tendenz offenbare, der Fäulnis zu widerstehen. Die Darlegungen HENLES zeigen uns, wie verworren noch viele Jahre später das analogienhaft geformte medizinische Denken war, wenn wir sie mit dem Satze REILS zusammen halten. Aber diese wenigen und leicht zu vermehrenden Hinweise auf die in der Vorgeschichte unserer medizinischen Anschauungen immer betontere *Gegensätzlichkeit von Fäulnis und lebendem Organismus* lassen es uns sehr begreiflich erscheinen, wie schwer eine so tief wurzelnde Lehrmeinung dahin zu berichtigen ist, daß zwar im lebenden Organismus keine Fäulnis einzutreten vermag, daß aber sehr wohl Keime der Bakteriengruppe, die wir bisher nur als Träger der aëroben Fäulnis toten tierisch-pflanzlichen Stoffes kennen, als Krankheitserreger lebende Tiere zu befallen vermögen *unter Änderung derjenigen uns bislang besonders wichtigen Lebenserscheinungen*, die wir an ihnen dann wahrnehmen, wenn sie auf Leichen bei Luftzutritt Fäulnis unterhalten.

BARCROFT[2] hat jüngst mit erfrischender Offenheit den erstaunlichen Wechsel gekennzeichnet, den unsere Kenntnisse über die Krankheitsursachen seit dem Anfange der siebziger Jahre des vorigen Jahrhunderts genommen haben. Wußten wir doch vorher „nichts" über sie. Jedenfalls besitzen wir erst seit dem Aufschwung der modernen Naturwissenschaft die Grundlagen einer befriedigend genauen, d. h. beweiskräftigen

---

[1] Vgl. SCHÜFFNER und WACHSMUTH: Zeitschr. f. klin. Med. 71, 1910; und SCHÜFFNER: Philippine Journ. of Science X, Nr. 5, Sec B Trop. Med. Pseudotyphoid Fever in Deli, Sumatra — A Variety of Japanese Kedani Fever, 1915; letzthin MAASLAND: De Pseudotyphus. Amsterdam: Universiteitsboekhandel 1926.

[2] Die Atmungsfunktion des Blutes. 1927.

Urteilsbildung. Wir haben die Möglichkeit erhalten, Erfahrungen „jenseits des sichtbaren Horizontes" — denn nur um die handelt es sich — zu sammeln. Wir haben unsere Sinnesorgane verschärft und erweitert. Dennoch haben wir gerade in der ärztlichen Wissenschaft manches Vorurteil, und leider, ohne es leicht als solches erkennen zu können, übernommen, weil die Schwierigkeit, pathologische Vorgänge zu durchschauen, so überaus groß ist, daß man selten zu lückenlosen, befriedigenden Vorstellungen gelangt. So vereinen sich richtige Erkenntnisse und überkommene Meinungen und gerade diese sind oft genug für unsere Einstellung wissenschaftlichen Fragen gegenüber allzu maßgeblich. Diese Mischung von Kenntnis und Vorurteil spielt auch auf unserem bescheidenen Gebiete eine gewisse Rolle. Wenn die von uns vorgetragene Lehre im Augenblicke noch paradox anmuten sollte, so vergesse man nicht, daß schließlich jeder Fortschritt vom Standpunkte der Vergangenheit aus paradox war und ist. Die grundsätzliche Neuartigkeit unserer Befunde dürfte die Arbeit an diesen Fragen rechtfertigen und — im Falle der Bewährung — die Bedeutung dieses Gebietes für allgemein biologische und pathologische Begriffsbildung herstellen.

II. Der „Faul"-Versuch.
Physiologische Faktoren der Kulturverfahren in ihrer biologischen Bedeutung für die Eigenart der gezüchteten Stämme.

Wir haben selbst durch eingehende Untersuchungen, die sich über Jahre erstrecken, darzutun versucht, das unsere Kulturen aus jedwedem infektiösen Material, aber nur aus diesem, züchtbar sind, daß sie unter bestimmten Bedingungen durchaus in ihrer *Gestalt* dem Läuse- bzw. Zeckenvirus entsprechen, daß sie zugleich als eigenartig *veränderte* Proteuskeime anzusprechen sind, wie sie auch bei unseren früheren Untersuchungen selten, aber sicher und in Übereinstimmung mit den Erfahrungen anderer Forscher (an nativem ungezüchteten Virus!) *in solche typischen Proteuskeime wieder übergehen können oder solche aus sich hervorgehen lassen können.* (Man vergleiche besonders die sehr bemerkenswerten Befunde von WEIGL, Z. f. Hyg. 99, 1923. „Die Beziehungen der X-Stämme zur Rickettsia Prowazeki" sowie auch die Arbeiten von B. R. FEYGIN [1].)

Namentlich die Kulturen, die wir mit Hilfe des Aminosäureagars in den ersten Jahren gewannen, unterschieden sich sehr deutlich von gewöhnlichen Proteusstämmen. Diese Abweichungen bestanden vorwiegend darin, daß die Kulturen mikroskopisch „rickettsia"-artig aussahen, daß die Einzelwesen unbeweglich waren, die Kulturen ausschließlich wohlabgegrenzte, nicht schwärmende Kolonien darstellten, die der Überpflanzung auf andere Nährböden großen Widerstand ent-

---

[1] Sur le H X 19 provenant de la *Rickettsia Prowazeki*. Cpt. rend. des séances de la soc. de biol. (soc. polonaise) XCI, S. 976. 1924. Untersuchungen über das Wesen des Fleckfiebererregers. Krankheitsforschung 1926/27, III u. V.

gegensetzten, entweder auf diesen gar nicht zum Wachsen zu bringen waren oder aber nach wenigen Überimpfungen eingingen. Sie glichen dagegen von Anfang an Proteuskeimen durch gestaltliche Reaktionen, wie die Neigung zu Fadenwachstum, durch physiologische Reaktionen und schließlich durch früh festzustellende antigene Beziehungen. Hier sollen uns jedoch zunächst besonders die durch Kulturverfahren auffindbaren Verhaltungsweisen des Virus in formaler, physiologischer und biologischer Beziehung beschäftigen. Unter biologischen verstehen wir die raum-zeitlichen Beziehungen des Virus, die Eingliederung in die Umwelt, in ihrer physiologischen Grundlegung und ihren Rückwirkungen auf gestaltliche Bildung.

Wir zeigten weiterhin, daß eine Reihe unserer Kulturen imstande waren, im Kaninchen, als dem Test-Tier unserer Laboratorien, nicht aber im Meerschweinchen eine WEIL-FELIxsche Reaktion, d. h. die Fähigkeit, Proteusbakterien vom antigenen Typus „X 19“ zu agglutinieren, hervorzurufen. Aber es mußten noch viele Fragen ungelöst bleiben. Entwickelt das Virus im Menschen und Tiere beispielsweise ein X-Antigen, „X“-Substanz oder entstehen wirklich immer X-Bakterien, wo eine Agglutination gegen solche nachweisbar wird? Warum aber beschränkt sich dies Vermögen, wie immer die Entfachung der Reaktion auch zu deuten ist, auf den Menschen, das Kaninchen und einige andere Tiere, während gerade das für die Krankheit so empfindliche Meerschweinchen völlig versagt? Schließlich woran liegt es, daß zu gewissen Zeiten und an einigen Orten bestimmte Untersucher gehäuft X-Bakterien aus menschlichem Blut usw. züchten konnten, während dies später ihnen wie anderen überhaupt *nicht* gelang? Man hat Verunreinigungen ebenso in Betracht gezogen wie örtliche Besonderheiten, schließlich sogar die bestürzende Feststellung gemacht, daß man in der Nähe solcher Vorkommnisse auch aus Nicht-Fleckfieberkranken X-Keime zu züchten vermochte. In früheren zusammenfassenden Darstellungen von GOTSCHLICH, ZLOCISTI, DOERR, WOLFF und anderen finden sich ausführliche Erörterungen dieser nicht immer befriedigend klaren Mitteilungen, auf die wir hier nicht eingehen wollen, weil sie zunächst noch gar nicht eingehend besprochen werden können; denn immer noch ist unsere Kenntnis der *Biologie des Virus* wie *des Proteuskeimes* viel zu unvollkommen, als daß man aus ihr heraus tiefer in die Pathogenie und die Immunreaktionen dieser Krankheitskeime einzudringen vermöchte! *Vor allem erschien es uns wünschenswert festzustellen, inwieweit und wodurch die „Proteuscharaktere“ des Virus unterdrückt würden, wodurch man aber auch sie aufleben lassen könnte.* Daß sie ganz ohne Wunsch und Willen des Versuchers zuweilen aufleben, haben wir bereits kurz erwähnt. Diesem letzten Punkte sollen zunächst unsere Bemühungen gelten und von ihm aus wollen wir rückwärts ältere Ergebnisse besser zu verstehen versuchen.

Man kann Virus, Viruskulturen und wilde Proteusstämme vom Typus der gut schwärmenden und intensive Fäulnis erzeugenden X-Stämme in eine Reihe bringen, die zunächst nur ganz oberflächlich dahin beschrieben werden kann, daß sich ihr entsprechend eine zunehmende Bereicherung der Substanz und Vergröberung der Form nachweisen läßt, daß unter vielen Hunderten von Viruskulturen solche gefunden werden, die dem Virus der Laus und der Gewebe äußerst nahe stehen, während andere nur mehr geringfügig von dem Bilde „wilder“ Protei abweichen, daß also unter den Kulturen der älteren Methodik mannigfache Bindeglieder zwischen den äußeren Gliedern der Reihe aufgefunden werden können. Hier spielen die fermentativen Leistungen für unsere Einordnung noch gar keine Rolle. Wie˙ wir noch sehen werden, entwickelt sich diese „fluktuierende Reihe“ zwischen Virusverhalten und ausgeprägtem Proteuscharakter meist ganz allmählich und im Laufe von Jahren, bzw. dadurch, daß nach Hunderten von Überimpfungen einzelne Stämme sehr verschieden weit von einem *ursprünglich stets sehr virusnahen Zustande* in der Richtung auf den „Proteus“ abweichen. Alle diese Aussagen gelten für die auf Ams-Agar gewonnenen Stämme und nur für diese! Unsere eben aufgeworfene Frage läßt sich daher auch anders formen.

Der Schritt vom Gewebsvirus zur Viruskultur ist bereits ein erheblicher und mit jeder Überpflanzung auf Nährböden vergrößert sich der Abstand zwischen dem Gegenstand der Kultur und dem Erreger der Krankheit. Dies bringt unsere Reihe zum Ausdruck. *Ist dann nicht aber dieser „Nährboden“, unser kulturelles Vorgehen selbst, in bisher von uns nicht hinreichend gewürdigter Weise Grundlage des so oder anders gestalteten kulturellen Verhaltens? Läßt sich die „Reihe“ vielleicht überspringen, so daß man schnellstens aus dem Virus einen Keim abzuleiten vermöchte, der in seinen kulturell-biologischen Eignungen echten und kennzeichnenden Proteuskeimen sehr viel näher steht als eine „Ams-Kultur“?*

Falsch angelegte Versuche führten uns auf den richtigen Weg. Wir gingen von folgender Überlegung aus an einen Versuch: *Wenn wirklich das Virus ein verkappter Proteuskeim ist, so müsse es vielleicht gelingen, ihn wieder zu einem echten Proteus zu machen, indem man ihn unter möglichst echte „Proteusbedingungen“ versetzte.* Als solche erscheinen *aërobe Fäulnisvorgänge*. Um sie zu erzeugen, beimpften wir steril entnommene Meerschweinchenorgane mit Kulturen unserer Sammlung, die nach früheren Verfahren gewonnen waren, hielten sie nun so auf autolysierendem Organe 4—5 Tage bei Zimmertemperatur (16—20 Grad Celsius), um sie sodann nach Überschichtung mit Fleischbouillon (pH 7,2) weitere drei Tage bei 37 Grad im Brutschrank zu bebrüten. Vor der Überschichtung und am Ende der Bebrütung wurde dann der Inhalt der kleinen Kolben auf Fleischagar- Petrischalen ausgestrichen.

Da wir in dieser Zeit sehr unter Tiermangel litten, beimpften wir zunächst die Organe von kranken Tieren (Fleckfieber bzw. Rocky Mountain spotted fever), die wir zu töten gezwungen waren. Wir gaben uns dabei der Vorstellung hin, daß diese Organe — dergestalt behandelt — besonders im Falle des Fleckfiebers überaus schnell steril werden müßten. Schon die ersten Versuche zeigten aber, daß diese Voraussetzung durchaus falsch war. Wir setzten natürlich bei jedem derartigen Versuch eine Anzahl unbeimpfter Kontrollkolben mit ein, die ganz ebenso behandelt wurden wie die beimpften. Ein großer Teil dieser Kontrollkolben ergab ein bakterielles Wachstum, während die üblichen Organkontrollen

(„Sterilitätskontrollen“), die von vornherein in gewöhnlicher Nähr-
bouillon im Brutofen bebrütet waren, *kein* Wachstum zeigten. Die
Viruskulturen auf unseren besonderen physiologischen Nährmedien dagegen zeigten, daß die gewählten Organstücke frei von bakteriellen Verunreinigungen waren.

Es ist ja eine bekannte Prüfung daraufhin, ob eine Infektion reines
Fleckfieber darstellt, daß man alle Arten der üblichen Kultivierungs-
methoden versagen sieht. Wir hatten also folgende Anordnung:

1. Fleckfieberleber unbeimpft . . . . zuerst 20, später 37 Grad.
2.   „   beimpft mit Kultur . . . . . .   „   20,   „   37   „
3. Besonderer Fleckfiebernährboden, beimpft mit Organbrei oder Blut . 37   „
4. Organstücke in Bouillon oder Zuckerbouillon versenkt 37   „

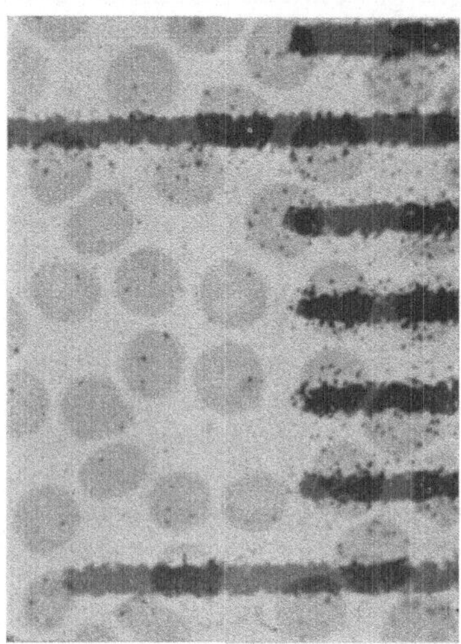

Abb. 1[1].

1 (Kontrolle) und 2 ergaben gleichartiges Wachstum, ebenso 3, wohin-
gegen 4 steril blieb. Das Über-
raschende lag also darin, daß die
ihrer *Autolyse* überlassenen Kontroll-
organe in einem beträchtlichen Pro-
zentverhältnisse Kulturen ergaben,
obwohl gleichzeitig angelegte Bouillon-
kulturen durchweg ein bakterielles
Wachstum vermissen ließen. Auch die
Mikroskopie dieser so erzielten Kulturen zeigte sofort, daß von Verunreinigungen keine Rede sein konnte,
da typisch „rickettsiforme“ Kulturen
vorlagen. Sie entsprachen durchaus
den anderen, auf anderem Wege erreichten Stämmen und waren überdies
auch untereinander in allen wesentlichen Punkten gleichartig. So lag der
Schluß nahe, daß wir eine *neue Kultur-
methode* gefunden hatten, eigenartig vor allem deshalb, weil sich die mit
ihr erzielten Stämme unter einem neuen Lichte darboten und schon
durch ihre Nährbodenansprüche, abgesehen von allem anderen, erwiesen,

---

[1] *Anm.*: Sämtliche Abbildungen dieses Buches stellen im Abbildungsteile un-
retouchierte Photogramme dar. Die unwesentliche Umgebung des eigentlichen
Bildes wurde zum Teil abgedeckt. Die makroskopischen Bilder wurden mit
Hilfe einer Spiegelreflexkamera (Mentor) unter Benutzung Zeissscher Tessare
bei natürlicher bzw. natürlicher und künstlicher Beleuchtung (Jupiterlampe)
aufgenommen. Zur besseren Darstellung feiner Einzelheiten wurde vielfach von
schräger Haltung und Beleuchtung der Objekte Gebrauch gemacht. Die mikroskopischen Abbildungen wurden mit einer *einheitlichen Optik der Reichertwerke
— Wien* photographisch aufgenommen. Wenige, ohne weiteres kenntlich, sind
mit schwächeren Vergrößerungen, die meisten mit der gleichen Optik bewirkt:
Apochromat Immersion 2 mm, num. Ap. 1,35 bzw. 1,4 in Verbindung mit dem
Komp.-Okular 6 bei 37 cm Auszug der aufrecht stehenden Kamera an einem
Normal-Photostativ mit unveränderlichem Auszug unter Zuhilfenahme einer
optischen Bank sowie einer Osram-Nitralampe mit eingeschalteten Lifa-Filtern.
Die Exposition wurde durch Probeaufnahmen ermittelt. Alle diese im Ausmaß

daß wir hier eine biologisch von unseren bisherigen Stämmen verschiedene Form in Händen hielten[1]. *So kamen wir auf den Faulversuch,* dem wir in weiterer Folge die größte Aufmerksamkeit geschenkt haben.

Technik des Faulversuchs.

Sterile Sektion des Tieres: Nach Mittelschnitt durch die alkoholbefeuchtete Haut wird diese nach beiden Seiten abpräpariert, die muskuläre Bauchwand durch zwei von der Unterbauchgegend beiderseits schräg auf die Achseln geführte Schnitte getrennt und der dreieckige Lappen so nach oben geschlagen, daß er den Brustkorb abdeckt und die Leber usw. vor der Berührung mit einer unsterilen Schnittfläche schützt. Von der Leber, dann von Milz und linker Niere werden mit mehrfach gewechselten Instrumenten Stücke entnommen und sogleich in die kleinen Kolben oder in Röhrchen mit Nährflüssigkeit versenkt. Die für den Faulversuch bestimmten Kolben werden 4—5 Tage bei 20 Grad Celsius gehalten, dann mit etwa 10 ccm Fleischbrühe neutraler Reaktion überschichtet und 24—72 Stunden bei 37 Grad weiter bebrütet. Dann erfolgen die mikroskopische und in jedem Falle auch kulturelle Prüfung auf Fleischagar wie auf Levinthal-Ams-Agar. Natürlich läßt sich dieses Vorgehen auf Herz, Lungen, Hirn usw. in gleicher Weise ausdehnen. —

Es wäre hier zu bemerken, warum wir es vorziehen, von einem *Faul*versuch, anstatt von einem Autolyseversuch zu sprechen. Fäulnis ist die Zersetzung toten tierischen oder pflanzlichen Stoffes unter Bildung riechender Zersetzungsprodukte. Soweit sie aërob verläuft, ist an ihr B. Proteus wesentlich beteiligt. Wir überlassen die Organstücke der Autolyse oder Eigenzersetzung. Dabei entfalten sich sehr lebhaft Keime, die vorher in reicher Menge in diesen Organen enthalten waren. Geruchsbildung tritt vielfach schon deutlich auf. Die gezüchteten Stämme erweisen sich nun, wie zu zeigen sein wird, trotz ihrer formalen größten Ähnlichkeit mit dem eigentlichen Virus als Bakterien, die sich ausgesprochen dem Verhalten echter Proteuskeime nähern. Die Zersetzung des Gewebes ist also nicht Autolyse im Salkowskischen Sinne, also fermentativer Gewebszerfall unter Ausschluß von Bakterien, sondern

---

unveränderten Bilder, ob Schnitte oder Kulturen betreffend, sind also ohne weiteres untereinander vergleichbar, wie sich auch die zu bekannten Objekten *relative* Größe dargestellter Bakterien aus den daneben befindlichen Zellen und Erythrocyten leicht ermitteln läßt. Linear entspricht diese Anordnung einer Vergrößerung von etwa 000. Um jedoch eine ganz sichere Vergleichsmöglichkeit dieser das Virus und seine Kulturen darstellenden Abbildungen mit genauen Größen zu ermöglichen, gebe ich hier ein Photogramm (Abb. 1) wieder, das mit der nämlichen Optik aufgenommen, menschliche Erythrocyten wiedergibt, die durch Ausstreichen von Blut in gewohnter Weise, Fixierung und Giemsafärbung präpariert wurden. Darüber ist ein Objektmikrometer photographiert, das ein Millimeter in 100 Teile unterteilt zeigt. Der Abstand zwischen zwei Strichen entspricht also 10 Mikra.

[1] Wir nahmen daher von unserem ursprünglichen Vorgehen Abstand, bereits vorliegende Stämme auf autolysierenden, wirklich sterilen Organen gesunder Tiere auf die mögliche Wandelbarkeit ihrer Lebensäußerungen hin zu untersuchen.

ein eigenartig langsamer, aber deutlicher *bakterieller Abbau* unter der
Einwirkung von Bakterien, und zwar solchen der Proteusgruppe. Darum
wird das als Autolyseversuch angesetzte Experiment zu einem *Faul-*
versuch.

Die *Ergebnisse des Faulversuches* sind ausgezeichnete und um so höher
zu bewerten, als das Maß persönlicher Geschicklichkeit und Sorgfalt auf
das Mindeste beschränkt ist, während insbesondere unsere ältere Methode
der Anzucht auf Serum- bzw. Ascites-Aminosäure-Agar vielfach sehr
hohe Anforderungen an den Züchter stellte. Dieses früher geübte Verfahren erforderte eine sehr vorsichtige Beimpfung mit der gerade
richtigen Menge Gewebsbrei, da ein Übermaß das Wachstum verhindert.

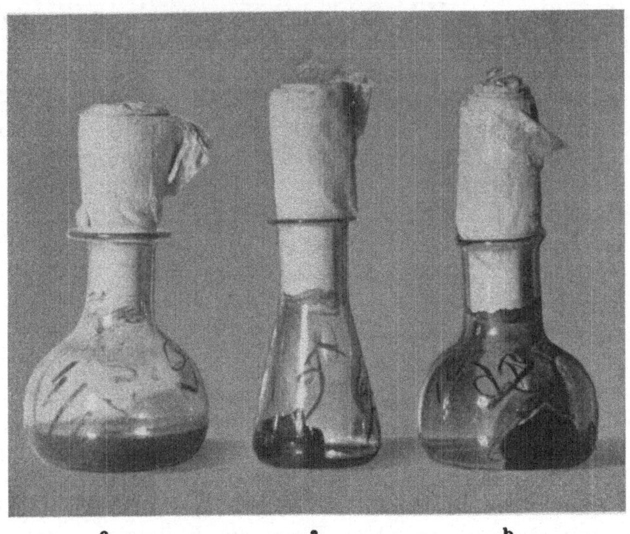

Abb. 2. a) Faulversuch nach viertägigem Verweilen bei 20 Grad. Leichte Absonderung von Flüssigkeit am Boden. b) Das gleiche, aber trocken. c) Ein derartiger Kolben mit überschichtetem
Organstück ¹/₂ natürliche Größe. Mentor-Spiegelreflexkamera.

Die Röhrchen mußten täglich zur Befeuchtung schräg gelegt werden.
Oft wuchs die Kultur erst nach einer oder gar nach zwei Überimpfungen
des Presserums auf neue Schrägagar-Röhrchen. Das LEVINTHAL-Prinzip
mußte strenge innegehalten werden. So erlebten wir selbst es im Laufe
zweier Jahre, daß unsere anfängliche Ausbeute von etwa 40% sich zeitweilig auf über 90% hob, um dann auf kaum 10% zu sinken, als wir kein
rechtes Interesse mehr an Kulturen hatten, von jedem Tiere nur mehr
zwei und diese eigentlich eher zur Kontrolle unseres Arbeitens als zur
Erzielung von Stämmen anlegten und ihre Pflege etwas vernachlässigten.
Demgegenüber ist der Faulversuch eine ideal „faule“ Methodik. Er
verlangt nur noch sauberes Arbeiten, aber keinerlei Pflege. Dabei liefert
er beim Fleckfieber Kulturen selbst unter Bedingungen, unter denen
alle anderen Verfahren versagen. Dies betrifft also Tiere mit geringer
Keimmenge am ersten Anfange oder gegen Ende der Erkrankung, wo

die Zuchtbedingungen im allgemeinen nicht die allergünstigsten sind. Dies stellten wir neuerdings an unseren alten und mehreren uns neu überlassenen Stämmen (von Herrn Prof. BREINL-*Prag* bzw. Frau Dr. FEYGIN-*Warschau*), an mehreren Stämmen des Lemberger Institutes (Prof. WEIGL): — Vir Rick IV, Vir XII, Vir Ll. —, sowie an frisch mit Hilfe infizierter Läuse angelegten Stämmen fest. Hier ergaben gleichzeitig mit anderer Methode angelegte Kulturen keinen Erfolg, während der Faulversuch seine Güte bewährte. . Besonders zeigte sich dies an einem Tiere des Warschauer Stammes, das uns einen Tag nach der Impfung zuging und kurz darauf zu fiebern begann. Wir töteten es am vierten Tage nach der Impfung und fanden mehrere große Abscesse in Leber und Milz, die wir für die Ursache des Fiebers ansahen, so daß wir das Tier als wahrscheinlich mischinfiziert nicht weiter verimpften, sondern uns auf die Anlage von Kulturen beschränkten. Alle Kulturen waren merkwürdigerweise steril, jedoch aus einem Kolben der Faulkulturen wuchs eine Reinkultur des Virus. *Wir verfügen über eine ganze Reihe derartiger Erfahrungen und möchten sagen, daß bei Anlage von etwa 6 Kolben die Ausbeute an Kulturen bei Flecktyphus und bei Rocky Mountain spotted fever sich auf 90—100% beläuft.* Dabei bezieht sich diese Aussage natürlich auf Tiere, die *als Glieder einer Infektionsreihe* nach allen Richtungen hin genau erforscht sind und sich als frei von Mischinfekten züchtbarer Art erwiesen haben. Wir möchten dies besonders im Hinblick auf den soeben mitgeteilten Fall betonen, der ja sicherlich gleichzeitig mit der Fleckfieberimpfung einem anderen pathologischen Vorgange unterworfen war, der allerdings nicht mit züchtbaren Bakterien usw. zusammenzuhängen schien. Derartige Fälle sind nicht in unsere Betrachtung einbezogen. Hier wurde auf diese frische Erfahrung nur deshalb zurückgegriffen, weil einmal eine Mischinfektion nicht nachweisbar war und dann die Kultur schon in der Mitte der Inkubation dieses Stammes gelang. *Es ist bemerkenswert, daß die Faulkultur uns auch bei einem Meerschweinchen ein positives Ergebnis zeitigte, das mit einer Dermacentorzecke geimpft war, ohne daß an ihm eine fieberhafte und mit Blut oder Hirn übertragbare Krankheit auftrat.*

Wenn wir den Gründen dieser vorzüglichen Leistung nachgehen, so beruht sie wohl besonders auf dem Umstande, daß das Organ bei einer Temperatur von 18—20° langsamer Zersetzung anheimfällt. Dieser Vorgang einer langsamen, nicht allzusehr durch höhere Temperatur beschleunigten Umsetzung und Änderung des Substrates gestattet unter einer ungeheuren Menge von Keimen, die zugrunde gehen, einzelnen die Möglichkeit, auszuweichen und sich — wenn einmal ein Gleichnis gestattet sein soll — auf die *Herkunft*, auf den *Proteus* zu besinnen. Es ist auf Grund der züchterischen Erfahrungen an Hunderten derartiger Versuche sicher, daß gerade die *Leber* für dies Verfahren besonders günstige Aussichten eröffnet.

Wir gelangten bereits 1923 zu der Überzeugung, daß das Virus des Flecktyphus in die Gruppe des *B. Proteus* gehört und daß diese Zugehörigkeit zugleich die Erklärung der WEIL-FELIXschen Reaktion herbeiführen muß bzw. umschließt. Wir haben dann selbst diesen

Standpunkt, der sich bei vielen Forschern zunächst nicht durchsetzen wollte, bei anderen dagegen als eine Bestätigung ihrer behaupteten, aber doch nie unmittelbar erwiesenen pathogenetischen Vorstellungen für weniger bedeutungsvoll und aufklärend erachtet wurde, in fortschreitender Arbeit vertieft. Wir sahen, daß selten in Viruskulturen von „Rickettsia"-Habitus ohne ersichtliche äußere Anlässe plötzlich Bakterien auftraten, die einwandfreien „wilden" Proteuscharakter trugen und sogar bisweilen dem WEIL-FELIXschen Bacillus vom Typ X 19 sehr nahe standen. Diese Erfahrung wurde unter etwas anderen Bedingungen, nämlich in Läuse-„Rickettsien"-Aufschwemmungen bzw. in Läusen auch von WEIGL gemacht. Wir beobachteten, daß gewisse Kulturen, die auf LEVINTHAL-Aminosäureagar gehalten wurden, nach jahrelanger Pflege auch auf anderen Nährböden gediehen und plötzlich die Erscheinung des *Schwärmens* boten, die sich nun vollends mit zwar schwankender, aber häufig festgestellter *Gelatinasebildung*, einem intensiven *Abbau* teils höherer, teils etwas niederer *Eiweißkomplexe* unter charakteristischer *Geruchsbildung* nach Fettsäuren, sowie anderen gestaltlichen wie physiologischen Eigentümlichkeiten dahin verband, daß die *Diagnose* des „*Proteus*" gesichert wurde. Diese Vorstellungen erhielten eine sehr viel festere Begründung durch die Ausdehnung unserer Studien auf das Rocky Mountain spotted fever. Dadurch, daß sich hier die Kultur etwas einfacher gestaltete und die Nährbodenansprüche geringer erschienen — die Kulturen wachsen ohne Anwendung des LEVINTHAL-Prinzips! — ergab sich hier besonders leicht die Feststellung zahlreicher und für die Gruppendiagnose „Proteus" hinreichender Merkmale bzw. Eignungen. *Wenn aber diese für die Aufstellung des Typus „Rickettsia" maßgeblichen „Rickettsien" des Flecktyphus und des Rocky Mountain spotted fever in den Kreis des B. Proteus gehören, so ergibt sich, daß Rickettsien nur Erscheinungsformen dieses Bakteriums unter bestimmten zellsymbiontisch verwirklichten Lebensbedingungen darstellen,* bzw. wenn man zu einer schnellen Verständigung für die zellparasitierenden *Proteus*bazillen eine *Vulgärbezeichnung* „Rickettsia" erhalten will, daß alle Rickettsien Proteusbazillen sind, bzw. etwa späterhin entdeckte formal ähnliche, aber verwandtschaftlich andersartige Zellparasiten nicht als „Rickettsien" zu bezeichnen wären.

Es ist schon an dieser Stelle vielleicht gut, wenn wir ausdrücklich WEIGL darin beipflichten, daß auch im Falle des Fleck- und Felsenfiebers selbst die im Schrifttum etwas leichtherzig angewendete Bezeichnung „Rickettsia" streng auf die *Lebensform in der Laus bzw. der Zecke* beschränkt bleibt.

Es ist kein Zweifel, daß schon das *Gewebsvirus* von dieser „Rickettsia" abweichen *kann*, wenn dies auch für das *menschliche* Virus des Fleckfiebers in geringerem Umfange zutreffen wird als für das Virus, das wir verschiedenen Tieren einverleiben. (Für das Virus, das *Vögel* durchlaufen hat, wurde von Frau SELIWANOWA[1] im Laboratorium des Herrn

---

[1] Le virus du typhus exanthématique dans l'organisme des oiseaux. Cpt. rend. des séances de la soc. pol. de biol. XCI, 703 und XCIII, 664.

WEIGL der Nachweis geführt, daß es nicht auf die Laus zurückgeimpft werden kann. Hier ist also erstmalig beschrieben worden, wie das Virus durch einen erzwungen durchlaufenen fremdartigen Infektionsvorgang — ohne abzusterben! — so wesentliche Änderungen seiner Eigenart erleidet, daß es die Laus nicht mehr zu infizieren, also nicht mehr „Rickettsia“ zu werden vermag, wiewohl dies dem Virus aus Mensch und Meerschweinchen leicht gelingt.) Früher bereits haben wir betont, daß Kulturstämme „fluktuierend“ zu Stämmen rein saprophytärer Charaktere überleiten. Damit ist ausgesprochen, daß sie sich immer mehr von der biologischen Stufe der „Rickettsia“ entfernen, selbst dann, wenn ihr mikroskopisch erkennbarer Aufbau noch weitgehend „Rickettsia“ vorspiegelt. Wir kennen Stämme, die sich wirklich ganz gründlich von „Rickettsien“ hinsichtlich ihres Stoffwechsels und ihrer Pathogenität unterschieden, sich niemals in das reine „exanthematische“ Infektionsverhältnis typischen Fleckfiebers zurückversetzen ließen — und dennoch noch in der 200. Passage ganz rein das mikroskopische Bild einer „Rickettsien“-Kultur zeigten (z. B. „5151“). Vielfach weichen aber die Stämme auch gestaltlich von der reinen „Rickettsia“-Form ab. Sie entwickeln einen oft beid- oder einseitig zugespitzten Zelleib, sie können im gewohnten Sinne bakterienartig erscheinen. Dergleichen ist auch bei Läuse-„Rickettsien“ nichts durchaus Fremdartiges, aber es fällt doch aus dem Rahmen des meist Verwirklichten und eigentlich Typischen. Dennoch geht die Trennung der meisten Kulturformen von der Rickettsiaform ziemlich weit, nicht sowohl im Gestaltlichen, als vielmehr in den entscheidenden Leistungen, Funktionen.

Wem es zunächst schwer fällt, sich vorzustellen, daß eine parasitäre und eine Kulturform nach Gestalt, Organisation oder nach Leistungen verschieden sind, der erinnere sich nur der Erscheinung der *Heterogonie*, wie sie beispielsweise bei Anguilluliden beobachtet wird. Hier wechseln parasitierende und saprophytierende Generationen, die sich sowohl durch die Fortpflanzungsart — hermaphrodit oder getrenntgeschlechtlich — wie durch Gestalt und natürlich durch die Ernährung unterscheiden und früher wohl *unterschieden* wurden. (Leider ist der antigene Aufbau solcher Formen nicht vergleichend untersucht!)

Man prüft nach irgendwelchen Gesichtspunkten und Verfahren Gewebs- oder Läusevirus und stellt danach einen Kanon auf, dem sich „der Erreger“ unter allen Umständen fügen muß. Man kennt aber nur den Erreger als „Virus“, d. h. in der engen Bindung an sein Infektionsverhältnis, aus der er seit sicherlich sehr langer Zeit in der Folge von Laus- und Menscheninfektion nicht heraus konnte. Unsere Kulturen haben aber zunächst nur den einen Zweck, ihn eben aus diesem Verhältnis herauszureißen, selbst wenn er dabei unter ganz neue und ungewohnte Lebensverhältnisse gebracht werden sollte. Bei den wenig ausgebildeten Forschungsmethoden der Gegenwart merken wir vielfach den Krankheitskeimen nicht an, daß sie sich unter dem Einfluß geänderten Milieus selbst verändern. Vielleicht ist dies auch keineswegs häufig der Fall. Die Möglichkeit solcher von der Umgebung induzierten Umstellungen im Verhalten des Keimes muß jedoch durchaus als gegeben

erachtet werden. Alle Erfahrungen am Fleckfieber- und Felsenfiebervirus sprechen in diesem Sinne. Diesen Gesichtspunkt müssen wir demzufolge unausgesetzt berücksichtigen, wenn wir dies schwierige Gebiet
erforschen wollen.

Unsere gesamten Vorstellungen vom Wesen dieser Erreger, die sich
immer aus der Betrachtung des pathogenen und des kulturellen Verhaltens zusammen ergeben müssen, haben eine weitgehende Vertiefung,
zum Teil auch Berichtigung durch sehr zahlreiche neue Beobachtungen
erfahren, die wir hier im Zusammenhange der Faulkulturen anstellten
oder herbeiführten. Wenn wir ein gewisses allgemeines Ergebnis herausheben dürfen, so wäre es dies, daß nur eine *Vielfältigkeit* der *Methoden*,
mannigfach variierte Lebens- und Zuchtbedingungen, uns eine zutreffende Vorstellung vom Wesen von Krankheitserregern, wie den vorliegenden, vermitteln können. Für den Genetiker ist dies allerdings
eine Banalität, nicht ebenso für den Bakteriologen, hat doch ein sehr
geschätzter Kritiker gelegentlich einer Arbeit von uns bemerkt, wir
hätten zum dritten Male eine dritte Methode der Kultur des Flecktyphusvirus beschrieben. Wir sind heute so *glücklich*, uns selbst übertroffen
zu haben!

BAIL und andere Forscher haben sich bekanntermaßen um eine
Klassifizierung der Bakterien hinsichtlich ihres mehr oder weniger festen
Verhältnisses zu möglichen und tatsächlichen „Wirten“ als Bakterien-
trägern bemüht. Wir werden für unser Fragengebiet auf eine recht
einfache Betrachtung hingewiesen. Es gibt Bakterien als Krankheitserreger, die unbeschadet ihrer späteren Infektiosität und Pathogenität
das Infektionsverhältnis zeitweilig aufzugeben vermögen, und sei es auch
nur für Stunden und Tage, um flüchtig oder längere Zeit ein saprophy-
täres Dasein zu fristen. Andere Krankheitserreger dagegen gehen zwangs-
mäßig von einem Infektionsverhältnis in das andere über. In diesem
Falle sind wiederum mehrere Möglichkeiten denkbar und verwirklicht.
Wir sehen von epidemischen Kontaktinfektionen ab, wie sie durch
Tröpfcheninfektion bei Influenza, Lungenpest und anderswo verwirklicht sind. Im Falle gewisser Insektensymbiosen, von denen wir noch
zu sprechen haben werden, findet eine erbliche Übertragung vom Elter
auf das Kind statt, und so wird die lückenlose Kette der Infekte her-
gestellt. Oder aber es findet ein regelmäßiger Wechsel zwischen einem
„Zwischenwirt“ und einem Warmblüterwirt statt. Hier kann der
Warmblüterwirt entweder ein beliebiger sein, bzw. es können viele
Warmblüter als Wirte dienen, oder aber der Zwischenwirt ist an einen
einzigen Wirt gebunden, wie es im Falle des Fleckfiebers hinsichtlich
der Laus und des Menschen zutrifft. Unter diesen Umständen ist die
Bindung des Parasiten an den Wirtskomplex um so größer, als auch der
Zwischenwirt durch die Ernährung mit Menschenblut engste Beziehungen besonders seiner Darmwand zu dem menschlichen Blute unterhalten
wird: *die Wirtsadaptation des Bakteriums*, die Eingewöhnung in diese
ewige Umgebung ist eine besonders innige, wenn auch weniger ausgeprägt als in dem ersten betrachteten Falle der erbeigenen symbion-
tischen Infektion. Der Erreger des Felsenfiebers dagegen kann durch

die Lebensweise des Überträgers, der Zecke *Dermacentor*, auf viele und mannigartige Warmblüter-Säugetiere übergehen, und tatsächlich ist das Infektionsverhältnis zum Menschen eher als eine Ausnahme zu betrachten, da in der Regel Nagetiere als eigentliche Wirte in Betracht kommen.

Es soll hier noch nicht erneut das Problematische ausführlich erörtert werden, das in der *Wirtsadaptation* des exanthematischen Virus liegt und dessen *Durchbrechung* für uns lange Zeit recht eigentlich Gegenstand systematischer Durchforschung gewesen ist, denn ist einmal der erste Schritt getan, die „*Anzucht*“, so gelingt die Kultur fast so leicht wie die des handlichsten Mikroben einer medizinischen Werkstätte. Daher ist es erklärlich, daß die „*Methodik des ersten Schrittes*“ die größten Schwierigkeiten bereitete, deren Überwindung nur in verschiedenen, zeitlich auseinander liegenden Etappen unserer Arbeit möglich war, manchen überhaupt nicht glückte und daher zu recht mystisch gefärbten Hypothesen verleitete oder je nach ihrer *Art* und *Beschaffenheit* zu scheinbar *verschiedenen Kulturergebnissen* führte. Wir verfügen neuerdings über eine besonders eindrucksvolle eigene Erfahrung auf diesem Gebiete. Wir unternahmen in *Omsk* Kulturen aus Fleckfieberläusen, die frisch vom Kranken genommen oder ihm zu Versuchszwecken angesetzt waren. Praktisch gelangt die Kultur in jedem Falle sehr leicht, wenn man die steril zerzupfte Laus auf frisch gegossenen Ams-Agarplatten unter Verdunstungsschutz spatelte. Dabei war das Wachstum üppig. In Lemberg dagegen war es äußerst schwer, aus Läusen Kulturen mit der gleichen Methodik zu ziehen, die eine Reihe von Passagen hindurch rektal nach der Methode Weigls unter Ausschaltung des Warmblüterwirtes —also von Laus zu Laus — infiziert worden waren. Es ist *möglich* und wird noch näher zu erweisen sein, daß hier eine hochgradige Gewöhnung an das Lausmilieu die Kultur erschwert, da es kaum anzunehmen ist, daß die Fütterung der Läuse am immunen Menschen mitspricht. Diese bedeutende Erschwerung der Kultur erstreckte sich ganz gleicherweise auf Rickettsia pediculi, eine „Rickettsia“, die palisadenartig das Darmepithel der Laus überzieht, ohne in die Zellen einzudringen. Dieses Bakterium darf im allgemeinen nach den Erfahrungen Weigls als sehr viel leichter züchtbar gelten als R. Prowazeki.

Elisabeth Brandt und ich haben uns durch mehrere Infektionsversuche darüber Gewißheit verschafft, daß wir in Osmk tatsächlich Infekte der Läuse durch R. Prowazeki vor uns hatten. Tatsächlich begegneten wir merkwürdigerweise niemals Infektionen durch R. pediculi, wiewohl wir viele Hunderte von Kontrollen sorgsam untersuchten. Selbst wenn also einige unserer Kulturen nicht Prowazeki, sondern pediculi betroffen hätten, so wäre der Unterschied der Omsker und der Lemberger Erfahrungen dadurch nicht aus der Welt geschafft. Wir haben vielmehr in Lemberg festgestellt, daß eine dauernd in Läusen gehaltene R. pediculi gleichfalls äußerst schwer züchtbar ist bzw. *wird*. Dieser Unterschied dürfte sich also auf einen solchen im *Material* gründen, worüber uns weitere Untersuchungen Gewißheit verschafften. In diesem Zusammenhange ist es sicher wertvoll festzustellen, daß, abgesehen von der Fleckfiebervirusinfektion der Läuse die im Kriege vielfach beob-

achteten anderen Infektionen durch „Rickettsien“ praktisch vollständig
verschwunden zu sein scheinen. Weder in Rußland noch in Polen begegnet man der „R. wolhynica“ oder der „R. Rochae-Lima“, höchstens
„R. pediculi“ wird zuweilen, aber doch scheinbar selten angetroffen.

Unter gleichen Kulturbedingungen gelang es dagegen in Lemberg
sehr leicht, aus Krankenblut (mit Novirudin flüssig gehalten) charakteristische und formal von R. Prowazeki nicht unterscheidbare Kulturen
in größter Üppigkeit zu erzielen, woraus ersichtlich ist, daß eine besondere Untauglichkeit des Nährbodens nicht in Frage kommt.

Die gleiche Betrachtung, die wir für die Mikroben im Zwischenwirte
durchgeführt haben, kann jetzt auf das „Virus“ im Wirtskörper ausgedehnt werden. Unzweifelhaft gelingt die Kultur etwa aus dem Blute
sehr viel leichter aus dem Menschen heraus als aus dem Passagemeer-
schweinchen, das Virus 30. oder 40. Passage, immer im Meerschweinchen-
körper gehalten, birgt. Wenn dennoch diese Kultur so häufig gelingt,
so zeigt dies, daß hier zwar auch eine innige Adaptation bei der einfachen Reiheninfektion auftritt, daß sie aber aus irgendwelchem Grunde
doch nicht den Grad erreicht, der bei der Reiheninfektion des Zwischenwirtes so augenfällig wird. *Es ist in dieser Richtung von ganz außer-
ordentlicher Bedeutung, das Fleckfiebervirus in solchen Meerschweinchen
und Ratten zu untersuchen, die man frisch mit Läusen geimpft hat.* Wir
hatten durch das gütige Entgegenkommen von Herrn Weigl hierzu
neuerdings mehrfach Gelegenheit. Man stellt in diesem Falle ganz gleich
wie beim erkrankten Menschen fest, daß es — unter Innehaltung der
geeigneten Entnahmezeit — gelingt, Virus in fast 100% der angelegten
Novirudinblutkulturen so üppig und binnen 24—48 Stunden nach der
Beimpfung der Amsagarröhrchen zu erhalten, daß wir klar erkennen,
wie täuschend das alleinige Studium alter Laboratoriumsstämme sein
kann und sein muß. (Vgl. die Abb. 31 und 32 auf S. 57.) Wir haben
bereits darauf hingewiesen, daß man an solchen selten sehr günstig
histo-bakteriologische Studien treiben kann. Wir erkennen jetzt, daß
auch die kulturelle Erforschung am besten dort einsetzt, *wo der normale Wechsel des Virus zwischen Kaltblüterzwischenwirt und Warmblüterwirt es verhindert, daß eine so starke Eingewöhnung des Parasiten
an sein Milieu eintritt, daß sich seiner Erforschung besonders große, oft
schwer oder nicht überwindliche Widerstände entgegensetzen. Solche aber
sind dadurch gegeben, daß wir entweder Kettenverimpfungen im Zwischenwirt* (Methode Weigls) *oder im Wirt* (Virus fixe — Methode der Laboratorien!) *vornehmen.* Unser eigenes Vorgehen ist für die Erschwerung
der positiven Ergebnisse verantwortlich zu machen. Wir halten diese
Erkenntnis für überaus bedeutungsvoll und vielleicht auch für andere
Forschungsgebiete für wichtig und beachtlich. Zugleich beleuchtet diese
Erfahrung nicht allein die Berechtigung unserer Deutung der in sich
verschiedenartigen Läusekulturergebnisse, sondern auch, in allgemein
biologischer Hinsicht, die Berechtigung, die Besonderheiten unserer
Parasiten als *adaptative* zu kennzeichnen. Der schon früher von mir
erhobene Gesichtspunkt ist richtig, daß die Krankheitserreger unserer
Gruppe durch die sehr hohe und verhältnismäßig leicht vollzogene Ein-

passung in ihr Milieu ausgezeichnet sind und kraft dieser Adaptation unseren forschenden Bestrebungen so überaus groß erscheinende Widerstände entgegensetzen. Wir wissen jetzt weiterhin, daß der nämliche Erreger in verschiedene derartige Einpassungsverhältnisse zu treten vermag. Wir kennen die engste Einpassung in gewisse Versuchstiere wie in die Laus — wohlverstanden unter den besonderen künstlich gesteigerten Bedingungen der *Kettenimpfungen* unserer medizinischen Werkstätten. Wir wissen dann aus Erfahrung, daß ein Übertritt der Erreger aus dem einen in das andere Verhältnis meist, wenn auch nicht immer ganz leicht, stattfindet, jedenfalls viel leichter als in die Bedingungen der Kulturen. Aber auch in ein künstliches Milieu paßt sich der Erreger sehr fest ein, wie wir dies besonders durch Jahre hindurch nicht zum Vorteil unserer fortschreitenden Erforschung an den Aminosäurekulturen erlebt haben. In jeder Umgebung zeigt der Keim Besonderheiten. Er ist ein wahrer Proteus in der Fülle seiner Erscheinungen. Bemerkenswerter als die Weite seiner Betätigungsmöglichkeiten ist aber für uns die Enge seiner Einstellungen, die Beengung seiner nicht im adaptativen Zustande betätigten schlummernden Potenzen, die ihn eben zu dem gemacht, als was er so lange erschien, zu einem besonderen, hochempfindlichen, von gewöhnlichen Bakterien deutlich unterschiedenen Keim. Aber diese Eindrücke sind zum Teil wenigstens *künstlich* durch uns selbst hervorgerufen.

Wir haben bereits in einer früheren Arbeit darauf verwiesen, daß durch ihr methodisch andersartiges Vorgehen KUSAMA[1] und seine Mitarbeiter zu der Meinung geführt wurden, ihre Kulturen wären etwas anderes als die unseren. Zu diesem übrigens mit Irrtümern verknüpften Schlusse führte sie die leichtere Züchtbarkeit des Flecktyphusvirus aus dem Japanaffen mit Hilfe eines neuen, zuckerhaltigen flüssigen Nährbodens. Es sind sicher zu wiederholten Malen erfolgreiche Kulturen von verschiedenen Forschern auf Grund des Umstandes erzielt worden, daß sich die Zucht, abgesehen von den eben erörterten und bisher völlig vernachlässigten Umständen, um so leichter gestaltet, je dichter das Virus sich findet! Wenn wir uns aber diese verschiedenen Versuche betrachten, seien es die von KUSAMA oder die von LOEWE, RITTER und BAEHR[2], um nur wirklich gesichert erscheinende anzuführen, die mit der Angabe der Methodik und einer genauen Beschreibung der Ergebnisse verbunden sind, so zeigt sich recht schnell, daß mit der Kultur im Sinne der eigentlichen Aufgaben der Forschung *höchstens* der allererste Schritt getan ist. Erst wenn man ihr Zustandekommen beherrscht, ihr Wesen erschöpfend studiert und mit dem Studium der pathogenen Wirkung wirklich verbindet — nicht allein durch die roheste Form des Infektionsversuches — dann ist man wissenschaftlich gefördert. Schwierige Kulturen sind wie andere schwierige biologische Methoden

[1] KUSAMA, YOSHIOKA und ANDO: Japan Med. World IV, Nr. 12, S. 311, und 1925 Kitasato Arch. Exp. Med. VI, 3 und On the etiology of typhus and measles. Japan Med. World V, S. 309. 1925.
[2] LOEWE, L., RITTER, S. und BAEHR, G.: Cultivation of rickettsia-like bodies in typhus fever. Journ. of the Americ. Med. Assoc. 77, p. 1967—1969. 1921.

Methoden und erhalten ihren Sinn erst dadurch, *was man mit ihnen erarbeitet.*

Die Gruppe der exanthematischen Proteuserreger gibt vielleicht das beste Beispiel für die Erfahrung ab, daß Mikroben im allgemeinen *Milieuwechsel* schlecht ertragen. Mit Recht hat ZLOCISTI[1] im Anschluß an FRIEDBERGER und JOACHIMOGLU darauf hingewiesen, „daß leichte Überimpfbarkeit auf künstliche Nährböden keineswegs mit leichter Überzüchtung vom natürlichen Vorkommensort auf künstliche Nährböden identisch ist.“

Eine Kultur ist das Ergebnis des Zusammentreffens eines Mikroben mit einem ihm zusagenden Nährboden. Dieser Begriff des „*Zusagens*“ ist aber leider heute noch rein empirisch definiert, wenigstens in den allermeisten und daher wichtigsten Fällen. Er umgreift irgendwie ein Kapitel der „Physiologie der Mikroorganismen“. Praktisch wird man oft so vorgehen müssen, daß man durch Variation der Nährböden einzelne physiologische Faktoren ermittelt und nicht umgekehrt aus physiologischen Erkenntnissen Nährböden aufbaut. Aber beide sind gleichberechtigte und in besonderen Fällen ebenbürtig zu handhabende Methoden. Meistens ist allerdings das Kapitel „Nährböden“ zugleich ein Kapitel *pathologischer* Physiologie der Mikroben, da die gewöhnlichen Nährböden mit so gewaltigen Überschüssen an Nährsubstanzen arbeiten, daß man jedenfalls hinsichtlich pathogener Keime kaum mehr von normalen Verhältnissen sprechen kann. Es ist daher bezeichnend, daß wir vielfach pathogene Keime auf Nährböden „halten“, auf denen wir sie keineswegs anzuzüchten vermöchten. Man denke nur an den Diphtherie- oder Tuberkelbacillus. Damit ist aber gewiß ausgedrückt, daß diese Nährböden für den Keim in gewissem Sinne pathologische Lebenslagen darstellen, denn die Fortführung macht sich den Umstand zunutze, daß wir gewaltige Überschüsse von Einzelwesen von Boden zu Boden übertragen und daher mit einer außerordentlich hohen *Absterbeziffer* rechnen können.

Jeder Bakteriologe kennt diese Verhältnisse, wenn man sich auch vielleicht nicht immer die Ursachen klar macht. Sehr viele der Bakterien, mit denen wir uns in medizinischen Arbeitsstätten befassen, zeigen Anpassungen an den Lebensraum, in dem wir sie halten oder beobachten, auch an die Nährböden. Dies ist besonders bei Tuberkelbazillen leicht feststellbar, die zu Tuberkulinbereitung Jahre hindurch auf einem und demselben Medium gezüchtet werden. Scheinbar ganz belanglose Änderungen dieser Bouillon können dazu führen, daß der Stamm nicht „angeht“. Er kann sich nicht ohne Schwierigkeiten in das neue und fremde Milieu einpassen. Noch deutlicher wird dies bei der Zucht aus dem Infektionsverhältnis. Aber auch hinsichtlich der reinen Nährbodengewöhnung haben wir eigenartige Erfahrungen bei unseren Stämmen des Fleckfieberproteus gemacht. Wir bedienten uns früher zur Anzucht bekanntlich eines Nährmediums, das *sehr peptonarm, dagegen verhältnis-*

---

[1] Epidemiologie und Diagnostik des Fleckfiebers. Weichardts Ergebnisse Bd. IV, S. 100.

mäßig reich an Aminosäuren ist, des bereits erwähnten sogenannten „Ams“ oder „21“-Nährbodens. In ihm wie auch bei den anderen Anzuchten in „NN“-Nährböden oder in Milch strebten wir danach, giftige Wirkungen zu vermeiden und möglichst peinlich physiologische Konzentrationen zu bewirken.

Die Zusammensetzung des „Ams“-Agars sowie verschiedener sonst angewandter Nährböden.

1. *Ams-Nähragar* (siehe Kuczynski, Virchows Arch. f. pathol. Anat. u. Physiol. Bd. 242. 1923): pH 7,1, mit 25% Ascites versetzt, zur Aufbewahrung, Weiterführung und eventuell zum Reinigen der Stämme. Bei *Fleckfieber* — auch zur Anzucht — aber nach Levinthal behandelt.

Nährböden: 1 Teil Serum; 2 Teile Nährbasis (Nr. 21 der analytischen Serie) nach Levinthal behandelt.

Analyse:

Pepton	21,4	Asche: Na	9,66	
Aminosäuren .	41,9	K	2,10	
Traubenzucker .	3,6	Ca	0,61	
Asche	30,1	Fe	0,09	
Wasser	3,1	Mg	0,02	
	100,1	Cl	13,95	28 g Trockenpräparat
		SO_4	1,96	werden in 1000 ccm
		CO_2	1,03	Wasser gelöst.
		P_2O_5	0,43	
			29,85	

Aminosäuren:

Glykokoll . .	2,5	Cystin	0,5	
Alanin . . .	3,0	Prolin	1,0	
Valin	1,0	Asparagin . .	1,0	
Leucin . . .	10,5	Glutaminsäure	8,5	1 l Nährlösung enthält:
Phenylalanin	1,0	Arginin . . .	1,5	
Tyrosin . .	1,5	Histidin . . .	2,5	
Tryptophan .	0,5	Lysin	1,0	
Serin	0,5			

Pepton . . . 5,99 g (°/oo)
Aminosäuren 11,73 g
Anorganische
    Substanzen 8,42 g
Traubenzucker 1,00 g
pH = 7,3

2. *Standard „1“-Nähragar* (E. Merck, nach Kuczynski und Ferner, Klin. Wochenschr. 1, 18, Praxis der Bakteriennährböden 1): pH 7,2 für Felsenfieber — (RMSF) — Virus mit 25% Asciteszusatz als guter Nährboden zur Weiterführung und eventuell Reinigung verunreinigter Stämme, ohne Ascites nur für sehr üppig wachsende Stämme geeignet. Für angezüchtete Fleckfieberstämme zum Teil geeignet, zum Teil jedoch nicht.

3. *PGN-Lösung* (vgl. Kuczynski, Tenenbaum und Werthemann, Virchows Arch. f. pathol. Anat. u. Physiol. Bd. 258. 1925): 100 ccm steriles Aqua dest., 0,1 g Pepton, 0,25 g Glykogen, zweimal mindestens 2 Stunden im Dampftopf sterilisiert, danach auf Handwärme abgekühlt und mit 1 g Normosal steril versetzt. Die Lösung wird in Röhrchen abgefüllt und bei 70—80° im Wasserbad sterilisiert. Dient zur Verdünnung des Serums beim Nährboden „5“ sowie zum Mörsern der zu kultivierenden Organe als Aufschwemmungsmedium und zur Plasmaverdünnung bei der Gewebskultur.

4. „NN“ (Neuer Nährboden): 100 ccm Aqua dest., 10 ccm Bouillon „21“ (Aminosäurenährboden). Reaktion: pH 7,0, zweimal 2 Stunden bei 100° sterilisiert. Zusatz von 1 g Normosal und 10 ccm 5%iger Glykogenlösung in Aqua dest. (vorher kurz sterilisiert!). Hierzu $^1/_3$ Vol. Ascites oder Serum und nachträgliche Sterilisierung bei 60° im Wasserbad nach Abfüllung in Röhrchen zu etwa 10 ccm.

Probebebrütung 48 Stunden vor der Beimpfung. Für die Anzucht des RMSF sehr geeignet.

5. *Serum-PGN-Nährboden*: Gemisch aus Meerschweinchen und Kaninchenserum, im Verhältnis 5 : 1 mit PGN-Lösung (sogenanntes *Standardgemisch*) versetzt. Im Wasserbad bei 60° fraktioniert sterilisiert und in Kolben wie bei 2. abgefüllt.

6. *Milchnährboden*: Sterilisierte Büchsenkuhmilch der Naturawerke (Waren in Mecklenburg) wird nach sorgsamer Oberflächensterilisierung der Büchsen auf 25—50-ccm-Kolben abgefüllt und ist nach zweimaliger Sterilisierung im KOCHschen Dampftopf gebrauchsfertig.

7. *Nutrosenährboden*: 28 g Nutrose (MEISTER, LUCIUS & BRÜNING) werden in 800 ccm Tyrodelösung im Mörser sorgsam angerieben, zweimal 2 Stunden sterilisiert, in Röhrchen in hoher Schicht abgefüllt und ein drittes Mal 1 Stunde sterilisiert. Dann wird die Lösung wie bei „2" in kleine Kolben abgefüllt und kurz übersterilisiert.

8. *Ascitesbouillon*: 2 Teile „21"-Bouillon und 1 Teil Ascites. Reaktion: p_H 7,1—7,2. Vorwiegend zur Kontrolle der Bakterienreinheit der inneren Organe.

Gerade am Amsnährboden haben wir sogar festgestellt, daß eine noch weitere Minderung der Sättigung auf $^1/_{10}$ der Ausgangskonzentration die für das Virus charakteristischen physiologischen bzw. pathogenen Leistungen noch besser bewahrt als die des sonst gebrauchten Nährbodens. Hält man nun Virusstämme auf diesem Amsnährboden durch mehrere Passagen, so *hat man eine Kultur mit ganz bestimmten physiologischen Charakteren, die sich nur äußerst schwer und eigentlich nur in Ausnahmefällen auf andere Nährböden verpflanzen lassen.* Ziehen wir aus unseren eben angestellten Betrachtungen den logischen Schluß und wenden wir ihn auf diese Erfahrung an, so können wir schon hieraus die in weiteren Untersuchungen immer besser bestätigte Folgerung ableiten, *daß diese Ausnahmestellung eines Nährbodens, wie sie scheinbar durch ausschließliches Wachstum des Bakteriums auf ihm gesichert erscheint, scheinbar und trügerisch ist,* daß wiederum Gewöhnungen in hohem Maße am Ergebnis beteiligt sind. Jeder Nährboden ist brauchbar, der die physiologisch für den Keim unerläßlichen Faktoren darbietet und im übrigen in seinem Bestande nichts hat, das *giftig* wirkt. Erst die fortschreitende Kenntnis lehrte uns diese beiden Gesichtspunkte zu gewinnen und demgemäß unsere und fremde Erfolge in ihren nur relativen, auf bestimmte Versuchsbedingungen bezüglichen und allein für sie gültigen bakteriellen Ergebnisse zu werten.

Es ergab sich sehr schnell, nachdem wir neben den Amsböden die anderen Verfahren in die tägliche Übung eingeführt hatten, daß die Kulturen besonders auf Amsagar deutlich von den anderen abwichen. Solange wir die Zucht unserer Kulturen mit Hilfe der Serum-Amsnähragarböden bewirkten, erhielten wir Kulturen, die *nur bei Gegenwart des* LEVINTHAL-*Prinzipes* wuchsen, auf Fleisch- und Standardagar (KUCZYNSKI) fast nie wuchsen, unbegeißelt und daher auch ohne Eigenbewegung waren, *nie schwärmten*, in einem sehr hohen Prozentsatz Gelatine — wenn auch nicht immer stark — verflüssigten, und zwar meist dann, wenn sie, wie in mehr als der Hälfte der erzielten Kulturen, ein *gelbes Pigment* bildeten. Dabei sei es hier offen gelassen, ob diese Gelatinasebildung auf ein echtes Zellsekret, ein Ektoferment, oder auf ein durch

Zellschädigung oder Autolyse frei werdendes Endoferment zurückzuführen ist. Allem Anscheine nach handelt es sich um *Endofermente*, die aus der auch mikroskopisch durch Quellung, Vergröberung, veränderte Färbbarkeit als degeneriert zu betrachtenden Zelle des Bakteriums austreten, wie wir sie auch durch Extraktion darzustellen vermochten. Züchtet man aber mit Hilfe anderer Methoden, etwa in „NN“, worüber wir die größte Erfahrung besitzen, so sieht man *fast* nie diese gelben und ergiebig proteolysierenden Kulturen, wie sie auch fehlen, wenn man den Aminosäuregehalt des Amsbodens auf $^1/_{10}$ conc. herabsetzt. Dabei zeigt es sich, daß es im wesentlichen auf die absolute Menge der verfügbaren Aminosäuren, dagegen nicht auf die Art derselben anzukommen scheint.

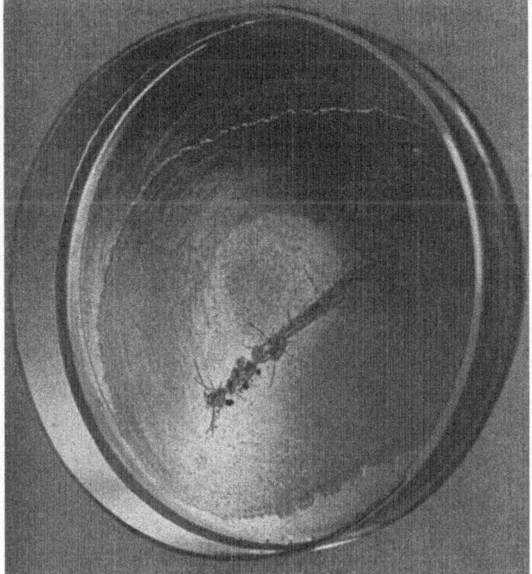 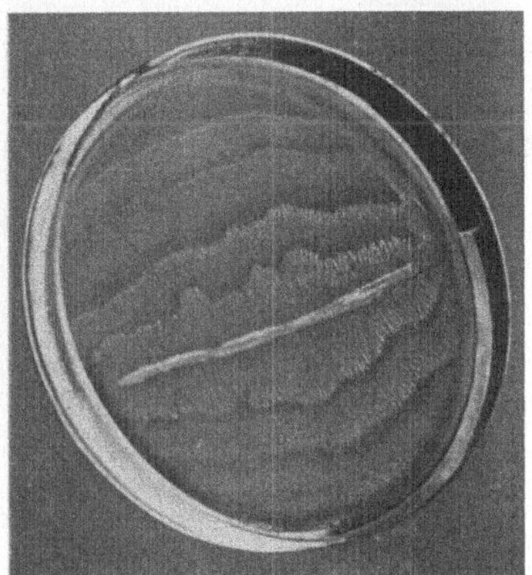

Abb. 3.   Abb. 4.

Abb. 3. Prot. 288. Typisches „homogenes“ Schwärmen auf Agar. Fettsäurekristalle im Bereiche des Kulturstriches. — Abb. 4. Prot. 299. Stuhlproteus 1228, 2. Passage auf Fleischagar. 18 stündige Kultur. Das Photogramm gibt das sehr seltene Ereignis eines Oberflächenschwärmens in deutlichen Zonen auf Fleischagar wieder. Maxima und Minima heben sich sehr klar durch entsprechende schräge Beleuchtung gegeneinander ab.

Nimmt man aber unsere neue Methode der **Faulkultur** zu Hilfe, dann klären sich diese verwickelten Verhältnisse überraschend.

Überschichten wir einen von einem sicher ganz reinen Fleckfieberpatienten angelegten Faulkolben mit Bouillon und prüfen wir nach 48, 72, 96 Stunden auf Wachstum, indem wir mit der Öse vom Inhalte auf Nähragar ausstreichen, so wächst zuweilen auf einer Fleischagarplatte (Fleischbrühe mit 2% Wittepepton, unter Pufferung auf p_H 7,2 eingestellt — Phosphatgemische!) *nichts*! während auf einer LEVINTHAL-Platte (gewöhnlicher Fleisch-, Placenten-, Standard- oder „Ams“-Agar nach LEVINTHAL mit 5% Blut aufgekocht) eine sehr schöne und bezeichnende Kultur aufgeht. Diese Kulturen sind früher oder später, aber jedenfalls sehr bald, begeißelt, wenn auch nur in einem Teil der Individuen und daher auch mit Eigenbewegung begabt. Weiterhin erfolgt nun auch auf Fleischagar Wachstum, wobei sofort oder aber in der Folge der

Verimpfungen ganz *unbeherrscht variabel* Oberflächenschwärmen auftritt. Dies Verhalten des **variablen Schwärmens** haben wir besonders
aufmerksam durch viele Wochen hindurch zu erforschen gesucht, weil es
ein besonders kennzeichnendes *Merkmal der aus dem Infektionsverhältnis
gelösten Proteuskeime* darstellt und weil Schwärmen überhaupt zu den
charakteristischsten Eigenschaften der Proteusgruppe zu zählen ist. Wir
wollen es ganz kurz, aber doch im wesentlichen erschöpfend, darzustellen
versuchen, wobei uns wohl die reichlich beigefügten Photogramme unter-
stützen werden, so daß Weitschweifigkeit vermeidbar wird.

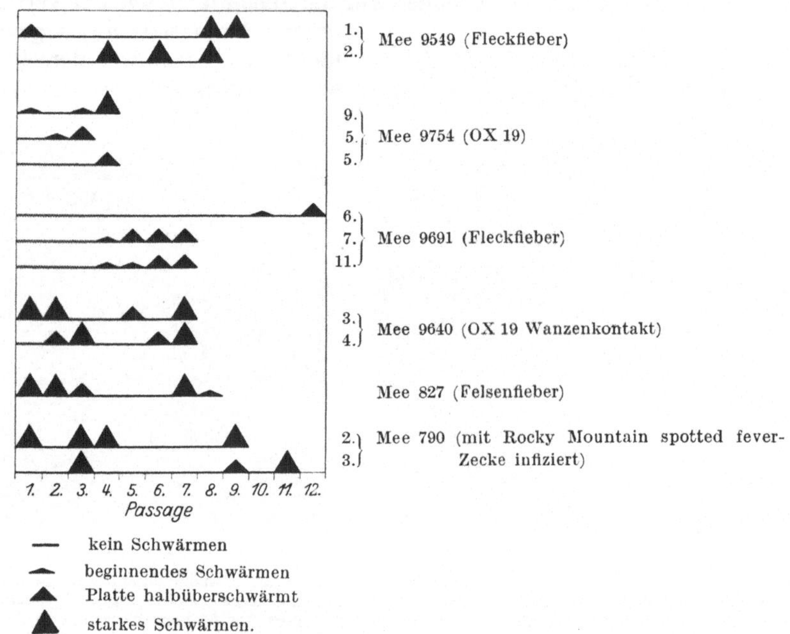

Abb. 5. *Schwärmverhalten* verschiedener Fleckfieber- und Felsenfieberstämme, gewonnen durch
den „Faulversuch“, bei reihenweiser Nährbodenverimpfung auf Nähragar. Die Weiterführung geschah täglich. Jedes Feld bedeutet eine Passage. Das aus sehr zahlreichen ähnlichen Versuchen
herausgegriffene Anschauungsmaterial verdeutlicht das sogar bei täglicher Überimpfung auf
anscheinend identische Nährböden schwankende Schwärmverhalten, das „variable Schwärmen“,
der durch vorangegangene Infektionsverhältnisse beeinflußten Proteuskeime.

Die aus dem Infektionsverhältnis heraus gewonnenen Kulturen sowohl des Rocky Mountain spotted fever wie des Fleckfiebers zeigen in
jedem Falle eine sehr starke *Hemmung der Schwärmfähigkeit*. Sie drückt
sich teils, wie erwähnt, darin aus, daß die Kulturen einmal schwärmen,
dann mehrere Passagen hindurch nicht, selbst wenn man frisch gegossene
Böden verwendet, die durch ihre erhöhte Oberflächenfeuchtigkeit das
Schwärmen begünstigen; dann zeigt das gehemmte Schwärmen ein sehr
bezeichnendes und bisher nicht hinreichend bekanntes Bild. Man kann
das Schwärmen sowohl auf Agar wie auf Gelatine verfolgen. Bleiben
wir zunächst bei Agarplatten. Niederer Pepton- und hoher *Aminosäuregehalt*, also die Zusammensetzung unseres Amsnährbodens bzw. der

Böden vom Typus des nahe verwandten HOTTINGERschen Nährbodens, hemmen das Schwärmen. Bei an sich schwach schwärmenden Stämmen, wie den Viruskulturen, wird es einfach *unterdrückt*. Bei stark schwärmenden „wilden“ Proteusstämmen kann man auf solchen Böden sehr oft eigenartig gehemmtes Schwärmen in unregelmäßig konzentrisch geschichteten fast brandungsreliefartigen Bildern sehen.

Man könnte auf Grund dieser Erfahrungen bereits jetzt schon zu dem sicherlich nicht ganz bindenden Schlusse geführt werden, daß auch die für die aus dem Infektionsverhältnis gezüchteten Proteusstämme bezeichnende Hemmung ihres Schwärmvermögens auf einer ähnlichen Stoffwechselbeziehung des Virus *innerhalb des Infektionsvorganges* beruhe. Demnach wäre das Virus auf einige höhere Eiweißkörper bei Gegenwart geringer Mengen von

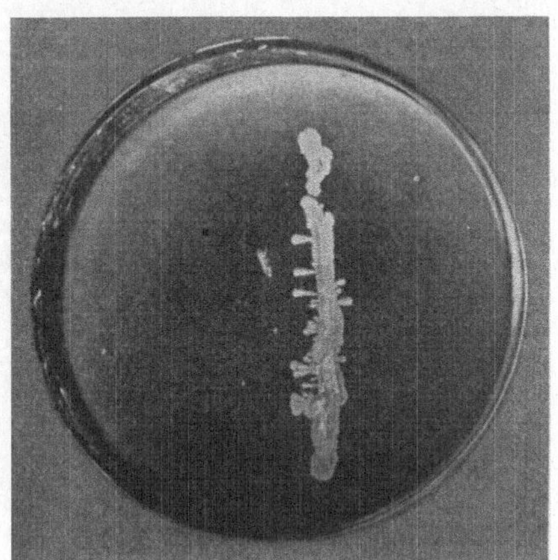

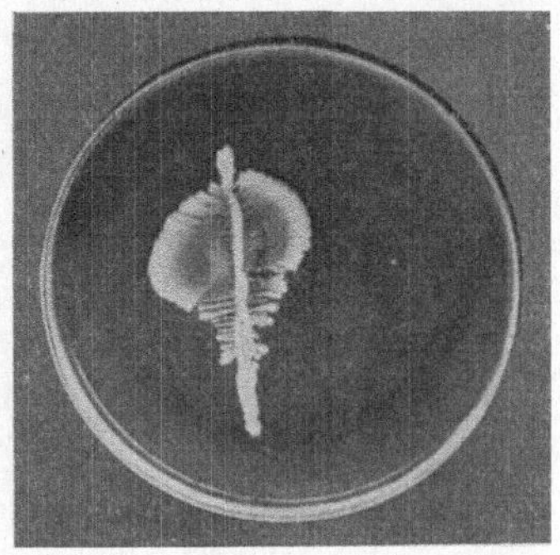

Abb. 6. Abb. 7.

Abb. 6. Prot. 531. Faulkultur des Fleckfieber-Meerschweinchens 10075, 1. Passage auf Fleischagar. Beginn des vorher völlig unterdrückten Schwärmens in Gestalt kleinster seitlicher fingerförmiger Sprossenbildung am Impfstrich. — Abb. 7. Prot. 260. Faulkultur des Fleckfieber-Meerschweinchens 9513, auf Agar ausgestrichen. Typisch gehemmtes Schwärmen in fingerförmigen Ausläufern unregelmäßiger Anordnung.

Aminosäuren angewiesen. Ich bin vor Jahren auf Grund hypothetischer Erwägungen bereits zu einer entsprechenden Vorstellung gelangt, die für die Darstellung des Aminosäurenährbodens (Ams = „21“), auf dem die ersten Kulturen gelangen, maßgeblich wurde. Wenn wir auch heute von diesem Nährboden unabhängig geworden sind, so bleibt seine Güte für viele Zwecke gerade der Anzucht des Virus unter erschwerten Bedingungen dennoch unangetastet. Die Gesamtheit unserer Erfahrungen führt uns zu der Überzeugung, daß der anfänglich gezogene Schluß im wesentlichen richtig ist. Wir werden bei der Besprechung der Pathogenese der exanthematischen Proteuskrankheiten sehen, daß man tatsächlich auf Grund gerade der kulturellen Erfahrungen zu brauchbaren Vorstellungen der Wirksamkeit und Reaktivität der Erreger im Infektionsvorgang gelangen kann.

Prüft man aber Virusstämme auf Fleischagar, der Schwärmen begünstigt, dann erholt sich das unterdrückte Schwarmvermögen, und es ergeben sich die eigenartigsten Bilder sehr zarter *fingerförmiger Aus-*

läufer, die sich oft sehr regelmäßig in Abständen rings um den Kultur-
strich herum mehr oder weniger weit — von Millimetern bis zu vielen
Zentimetern — auf dem Nährboden ausdehnen. In anderen Fällen
begrenzt sich das Schwärmen auf einen Pol des Striches und nimmt sofort diffus-flächenhaften Charakter an. Es ist unnötig zu sagen, daß
auch das fingerförmige Schwärmen jederzeit bei der Weiterimpfung ebenso gut in flächenhaftes übergehen kann, wie es auch wieder für einige
Passagen völlig verschwinden kann. Solche Beobachtungen lehren
jedenfalls, daß in den beobachteten Kulturen das Schwärmvermögen der
einzelnen Keime des „Striches" verschieden ist. Dabei ist es merkwürdig, daß einzelne Abschnitte
säulenartige   Schwarmfortsätze

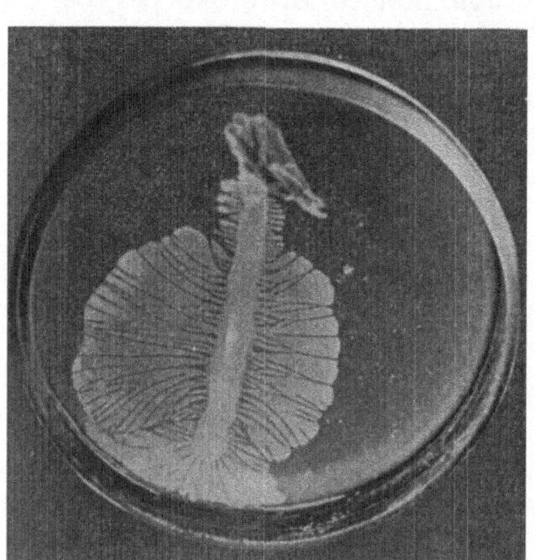 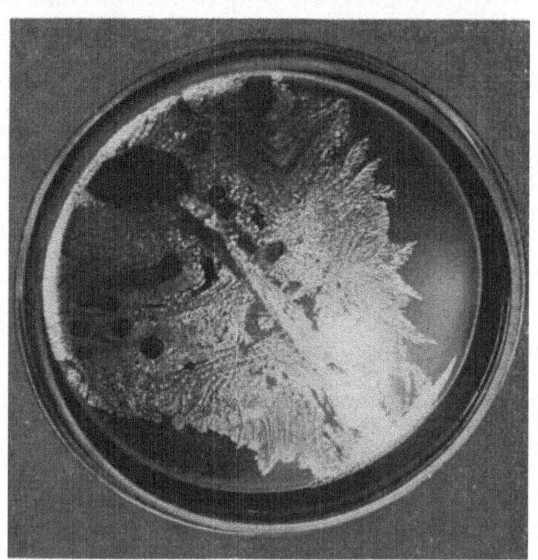

Abb. 8.   Abb. 9.

Abb. 8. Prot. 530. Fleckfieberstamm 10075 (Lemberg) auf Fleischagar. (vgl. Abb. 6). Die ursprüngliche Kultur entstammt einem Faulversuch. Typisch gehemmtes Schwärmen in Ausläufern, die
aber stellenweise peripher miteinander verschmelzen. — Abb. 9. Prot. 458. Wilder Proteus, aus
einer unklaren Dermatitis gezüchtet, von stärkstem Schwärmvermögen. P 3 auf Amsagar.
Die durch die chemische Beschaffenheit des Nährbodens bewirkte *Hemmung des Schwärmens*
ist deutlich und führt ganz ähnlich häufigen Bildern bei Infektions-Protei zu einem nicht mehr
homogenen, strauchwerkartig aufgelösten Schwarmbilde. (Diese Hemmung kann alle auch sonst
beobachteten Grade annehmen!)

aussenden, die keine Neigung zeigen, mit benachbarten zu verschmelzen,
vielmehr in oft feiner Zeichnung streng parallel mit diesen verlaufen.
Hieraus ergibt sich zweifellos eine sehr merkwürdige gegenseitige Beeinflussung solcher Wachstumsstraßen. Sie ist aber kein Ausdruck irgendwelcher geheimnisvoller Gesetzmäßigkeiten — man könnte etwa an die
polare Differenzierung von Sexualzellen oder -trieben denken! — denn
wir sehen gelegentlich auch deutliche Verschmelzungen solcher fingerförmiger Ausläufer, und bei weiteren Übertragungen der Bakterien verschiedener Straßen auf eine neue Platte, zeigt sich beim Ausschwärmen
keine Beeinflussung der flächenhaften Ausbreitung durch die gegenseitige Existenz. Ganz allgemein dürfen wir wiederholend hervorheben,
daß geringere Festigkeit und größere Feuchtigkeit des Nährbodens das
Schwärmen begünstigt. Die beschriebenen Erscheinungen des *Finger-*

und *Polschwärmens* sieht man sehr gut auf unseren üblichen Böden mit 3—3,5% Nähragar. (Man vergleiche hierzu die Beobachtungen von Schaeffer 1919, Berl. Klin. Wochenschr. und Braun und Schaeffer 1919, Zeitschr. f. Hyg. und Infektionskrankh. 89.)

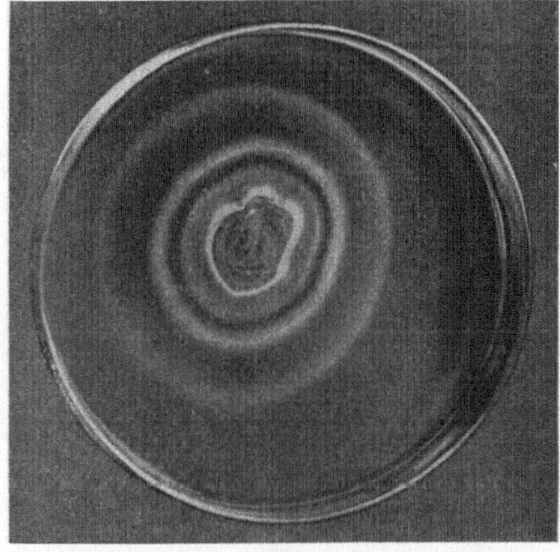

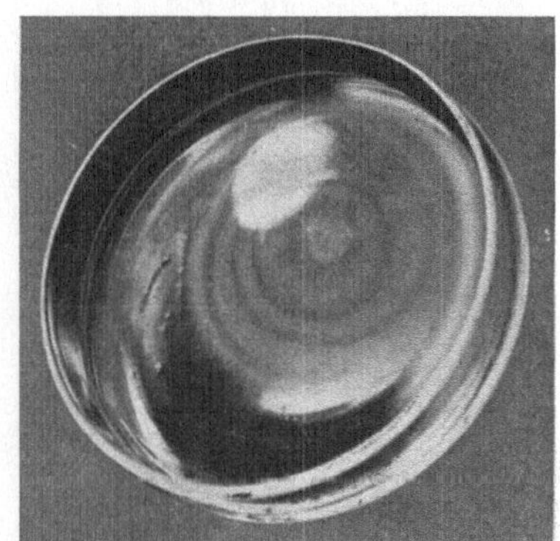

Abb. 10.   Abb. 11.

Abb. 10. Prot. 310. Stamm Prag X 2 auf 2% Traubenzucker-Placenten-Gelatine (6%), p_H 7,0. Ausgesprochenes Liesegangsches Schwärmen in konzentrischen Ringen.
Abb. 11. Prot. 315. R. M.-Kultur 900 (Felsenfieber) in Liebig-Gelatine p_H 6,4. Die Kultur ist nach der Verimpfung in die Tiefe der Gelatine eingesunken, wie man an dem spiegelnden Glanze der Oberfläche im Bereiche des darauf gelegten Lichtkegels erkennen kann. In der Tiefe zeigt sich deutliches Liesegangsches *Schwärmen*.

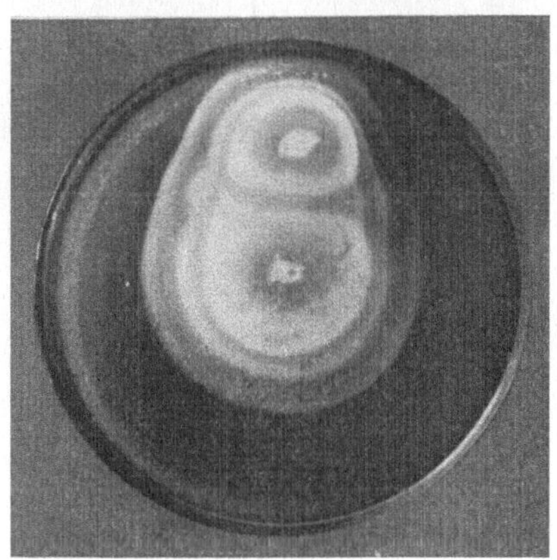

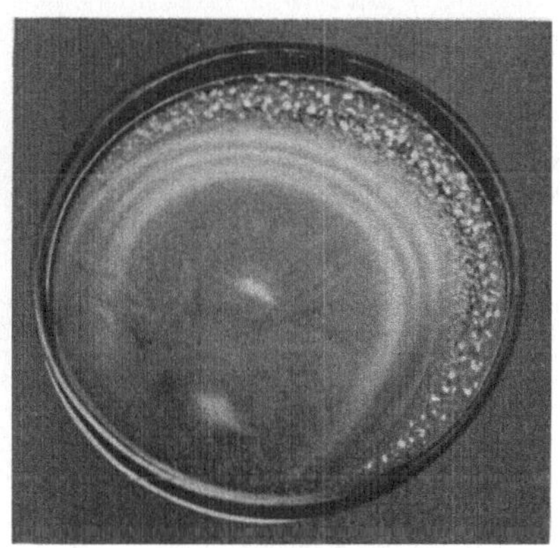

Abb. 12.   Abb. 13.

Abb. 12. Prot. 508. Fleckfieberstamm 5151, 3 Tage auf 2% Traubenzucker-Placenten-Gelatine (7%) p_H 7,0. Doppelte punktförmige Beimpfung mittels Pinsel. Zartes Schwärmen in Liesegangschen *Ringbildern*. — Abb. 13. Prot. 511. Der Fleckfieberstamm 46, 6 Tage auf 2% Traubenzucker-Liebig-Gelatine p_H —7,0. Diffuses Schwärmen, das peripher deutliche Liesegangsche Ringe erkennen läßt, um an der äußersten Peripherie in „Ablegerkolonien“ überzugehen.

Auf Gelatine kann man bekanntlich das Schwarmphänomen besonders gut studieren. Es wird hier allerdings durch die Art des Substrates leicht etwas verwickelt und mit anderen Erscheinungen ver-

Gelatine-
Verflüssigung.

Stämme	Datum des Versuches	Liebig-Bouillon			+2% Traubenzucker			21 Bouillon		
		6,4	7,0	7,8	6,4	7,0	7,8	6,4	7,0	7,8
0 X 19	7. I.	⌣	⌣	⌣	—	—	—			
	22. I.	—	—	—	—	—	—			
Prag X 2	21. XI. 26. XI. 10. I.	⌣	⌣	⌣	—	—	—	⌣	⌣	⌣
5151 Te-Kultur	17. II.		—	—		—	—			
	23. II.		—	—		—	—			
2 b Omsk Te-Läusekultur	23. II.		⌣	⌣		⌣	⌣			
845 RM	21. XI. 26. XI.	—	—	—	—	—	—	—	—	—
1099 RM	21. XI. 26. XI.	⌣	⌣	⌣	—	—	⌣	⌣	⌣	⌣
911 RM	8. IV.		—	—		—	—			
9842 Te-Rattenkultur	21. III.		—	—		—	—			
DL 5 Te-Kultur aus	19. V.		—	⌣		⌣	⌣			
DL 1 Menschenblut	19. V.		—	⌣		⌣	—			
Te-Wanzenkultur 11	17. I.		—	—		—	—			
RM Wanzenkultur 1	7. I.		⌣	⌣		—	—			
	17. I. 22. I.		—	—		—	—			
0 X 19 Wanzenkultur 5	7. I.		—	—		—	—			
	17. I.		⌣	—		—	—			
	22. I.		—	—		—	—			
283 Te-Kultur	23. II.		—	—		—	—			
46 Te-Kultur	23. II.		—	—		—	⌣			

⌣ = Verflüssigung   21. XI. 6 % Gelatine   7. I. 8 % Gelatine
— = keine Verflüssigung   26. XI. 6 %   „   10. I. 8 %   „
   17. I. 8 %   „
   22. I. 8 %   „

knüpft. Man ist nämlich gezwungen, bei der hier üblichen Temperatur von 18—20° C mit 6—8% Gelatine zu arbeiten. Höhere Grade gestatten es sehr oft nicht, die Gelatinasebildung zu erkennen, tiefere Grade, und auch selbst 6%, sind oft Mißdeutungen ausgesetzt, weil geringe Temperaturschwankungen schon Verflüssigungen des Substrates selbst hervorrufen, so daß es nicht zu reinen Versuchsanordnungen

Versuch (Beispiele).

Schwärmen.

Stämme	Datum des Versuches	LIEBIG-Bouillon			+2% Traubenzucker			21 Bouillon		
		6,4	7,0	7,8	6,4	7,0	7,8	6,4	7,0	7,8
0 X 19	7. I.	—	—	—	—	—	—			
	22. I.	—	—	—	—	—	—			
Prag X 2	21. XI.	3	3	3	—	3	3	1	1	1
	26. XI.	—	—	—	—	3	1	—	2	—
	10. I.									
5151 Te-Kultur	17. II.		—	1		—	—			
	23. II.		3	—		3	—			
2 b Omsk Te-Läusekultur	23. II.		—	—		—	—			
845 RM	21. XI. 26. XI.	—	—	—	—	—	—	—	—	—
1099 RM	21. XI.				—	3	2			
	26. XI.	—	—	—	—	2	1	—	—	—
911 RM	8. IV.		—	1		1	3			
9842 Te-Rattenkultur	21. III.		—	—		—	2			
DL 5 } Te-Kultur aus	19. V.		—	—		—	—			
DL 1 } Menschenblut	19. V.		—	—		—	—			
Te-Wanzenkultur 11	17. I.		—	—		—	—			
RM-Wanzenkultur 1	7. I. 17. I.		—	—		—	2			
	22. I.		—	1		—	2			
0 X 19 Wanzenkultur 5	7. I.		—	3		—	1			
	17. I.		—	—		—	—			
	22. I.		—	3		—	2			
283 Te-Kultur	23. II.		3	1		3	3			
46 Te-Kultur	23. II.		3	—		3	—			

17. II. 7 % Gelatine   1 — 2 — 3 Schwärmen geringen, mittleren, starken
23. II. 7 %   „   Grades;
21. III. 7 %   „   1 — 2 — 3 entsprechendes Schwärmen mit LIESE-
 8. IV. 7 %   „   GANGschen Zonenbildungen.
19. V.   7 %   „   Te = Fleckfieber.   RM = Felsenfieber.

kommt, die Wirkungen von verschiedenen Kulturen auf einen und denselben Nährboden zu studieren gestatteten. Selbst diese Angaben:
Bouillonart, Gelatinegehalt usw. besagen aber nicht immer eine genaue
Festlegung der Versuchsanordnung, weil die Art und Dauer der Sterilisierung die physikalisch-chemische Beschaffenheit des endlichen Pro-

duktes so erheblich beeinflussen, daß man heute wirklich schwer imstande ist, ganz exakte und jederzeit identisch wieder herstellbare Bedingungen zu schaffen. Man kann sich also nur dadurch vor groben Irrtümern schützen, daß man möglichst große Vorräte einheitlicher Nährböden vorrätig hält, möglichst gleichmäßig verflüssigt, alle Versuche oft wiederholt und irgendwie methodisch zweifelhafte zwar genau ansieht, aber nur mit größter Zurückhaltung verwertet. Wichtige Vergleiche müssen unbedingt unter ganz identischen Bedingungen, also auf dem nämlichen Nährboden am gleichen Tage usw. angestellt werden. Temperatur und Feuchtigkeit haben wir mit Hilfe einer GOERZschen Trommelvorrichtung, wie sie die Klimatologen gebrauchen, fortlaufend registriert. Sie bewegte sich zwischen 17—20° sowie 60—90, meist gegen 80 % Feuchtigkeit und war recht konstant. Es zeigte sich, daß man meist eine minimale Temperatur von 19° C benötigt, um befriedigende, namentlich *fermentative* Ergebnisse zu erhalten.

Auch auf Gelatine sieht man recht häufig ein cyklisches Ausschwärmen der Kulturen in *konzentrischen Kreisen* oder (infolge von Störungen) kreis*ähnlichen* Figuren. Diese geben in eindrucksvollster Weise das Bild LIESEGANGscher Ringe. Tagelange sorgsame automatische Registrierungen ließen den Nachweis führen, daß weder Temperatur noch Feuchtigkeit für diesen periodischen Vorgang verantwortlich sind. Dem Bilde liegt nicht etwa nach Art der bekannten Modellversuche über die LIESEGANGschen Schichtungen ein *chemischer Vorgang* in reiner Form, also eine periodische Niederschlagsbildung infolge einer Diffusion von der zentral gelegenen Kultur aus zugrunde, sondern *es findet ein echtes bakterielles schwärmendes Wachstum statt.* Aber dies Wachstum selbst zeigt periodisch an- und abschwellende Grade, ausgesprochene *Maxima* und *Minima.* Nehmen wir den einfachsten beobachteten Fall an, daß das Feld des Schwärmens ein *homogenes* Wachstum, eine hauch-, schleier- oder nebelartige Ausbreitung zeigt, so dürften hier im Falle konzentrischer Verdichtungen und Verdünnungen dieses Wachstums, im Falle also eines Vorganges, den wir LIESEGANGsches *Schwärmen* nennen können, Faktoren in Betracht zu ziehen sein, die man erfolgreich (OSTWALD) zur Erklärung dieser *Schichtungen im Diffusionsfelde* herangezogen hat. Dies sind *Diffusion* von Stoffen, die zunächst einmal beim Wachstum der zentralen Kultur entstehen, *Keimbildung* und *periodische Anreicherung derart, daß sich das ausbreitende Wachstum oder Schwärmen entsprechend der Periodizität dieser chemischen Vorgänge gehemmt oder gefördert, jedenfalls funktionell beeinflußt erweist.*

Gerade in den Optimalzonen, also den positiven Ringbildungen, löst sich öfter der bei einfacher Betrachtung homogen erscheinende Wachstumsvorgang unter schwachen Vergrößerungen in einzelne Quanten, Schwarmsäulen oder -pfeiler auf, die wie Strahlen einer Sonne in einem Felde auftreten, dessen Zentrum die Kultur ist. An ihnen kann man Verdickungen und Verdünnungen wahrnehmen, die in hohem Maße für rhythmisch verlaufende Einwirkungen auf die Intensität des Wachstums sprechen. Zuweilen besteht eine so auffallende Kongruenz der Biegungen, Gabelungen usw. der einzelnen Wachstumsstrahlen, daß man auch aus ihr darauf schließen muß, daß sich äußere Faktoren geltend machen, die diese Bildungen beherrschen.

Öfter sieht man von einer fast ringförmig geschlossenen Grenzlinie einer cyklisch vorschwärmenden Kultur zarte Bakterienstraßen sich wie starre Pseudopodien in das Medium vorstrecken. Am jeweiligen Ende dieser stabförmigen Wachstumsvorgänge erkennt man kleinste — mit bloßem Auge eben noch sichtbare — *Kristalle*, wie sie sich übrigens ungeordnet im Bereiche der zentralen Kultur sehr reichlich finden. Eine genaue Bestimmung dieser gleichsinnig *anisotropen* Kristalle war nicht möglich. Gerade diese kristallinischen Abscheidungen in enger Bezie-

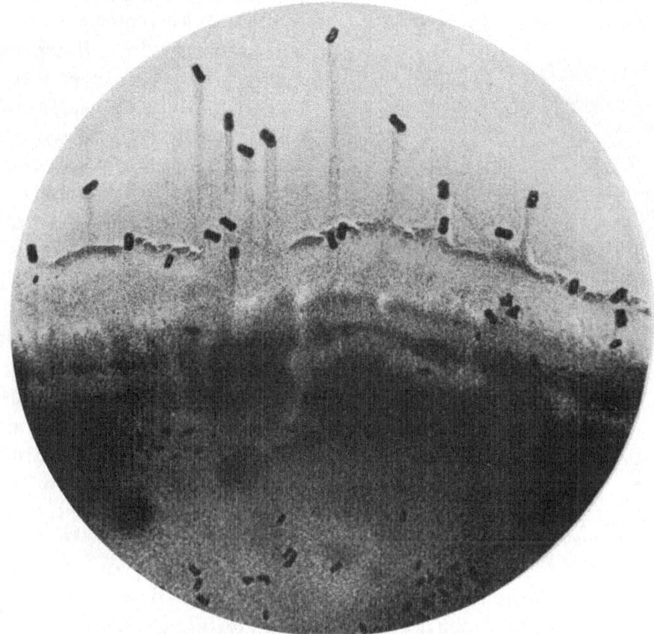

Abb. 14. Prot. 500. Fleckfieberstamm 283 auf Placenten-Gelatine, p_H —7,8. Mikroskopisches Bild der Schwarmzone. Periodizität und Kristallbildung, diese in Verbindung mit einzelnen Wachstumsstraßen der Bakterien.

hung zu den Straßen und Zentren des Bakterienwachstums scheinen uns zu beweisen, wie innig sich hier LIESEGANG-Phänomene und Bakterienwachstum und -stoffwechsel verbinden. (Diese Kristallbildungen sind leicht von großen Fettsäurekristallen zu unterscheiden, die als Nadeln zuweilen auf Nähragarplatten im Bereiche der zentralen Kultur auftreten.) Eine wirkliche Analyse dieser verwickelten Verhältnisse kann im Rahmen dieser biologischen Abhandlung nicht versucht werden und muß eingehenden physiko-chemischen Studien vorbehalten bleiben.

Impft man unsere verschiedenen Proteusstämme auf Gelatinen, so ist der Reichtum an Erscheinungen so groß, daß er den Untersucher überwältigt. Wir sind weit davon entfernt, die sich bietenden *Bilder* auch nur annähernd in ihrem Zustandekommen zu begreifen, geschweige denn, sie rechnerisch aus bekannten Faktoren abzuleiten. Wir haben hier mit den Eigenschaften des Nährbodens, auch mit elastischen der Gelatine zu rechnen. Wir wissen aber auch aus den erörterten Verhältnissen des „fingerförmigen“ Schwärmens auf Gelatine, daß sich keineswegs alle Bakterien einer heranwachsenden Kultur gleichartig zu verhalten brauchen. Wir sahen auf Nähragar, daß die nämliche Kultur in einer Passage ein abenteuerlich feines Filigran zarter fingerförmiger oder fädiger Ausläufer, in der nächsten Überimpfung dagegen schleierartiges Schwärmen zu zeigen vermag. Oder sie schwärmt gar nicht. Wir wissen, daß dies für Kulturen aus dem Infektionsverhältnis oder für andere gilt, sofern sie durch den Nährboden selbst im Schwärmen gehemmt werden. *Jedenfalls handelt es sich um Bilder gehemmten Schwärmens, wobei homogen-ausbreitendes Wachstum in ungleichartig - diskontinuierliches übergeht.* Unter solchen Umständen gibt es, wie wir abgebildet haben, auch *farnblattartig* fein verästeltes Wachstum ausbreitender Art, das man mit Fug und Recht auch dem Schwärmen unterordnen muß.

Auf Agarböden verlaufen diese Vorgänge fast ausnahmslos an der Oberfläche. Wir haben nur einmal einen Kaninchenstamm in Händen gehabt, der auf frischem Schrägagar imstande war, in diesen einzudringen und ihn in ziemlichem Abstande von der oberflächlichen Mutterkolonie unter Bildung von im Agar ge-

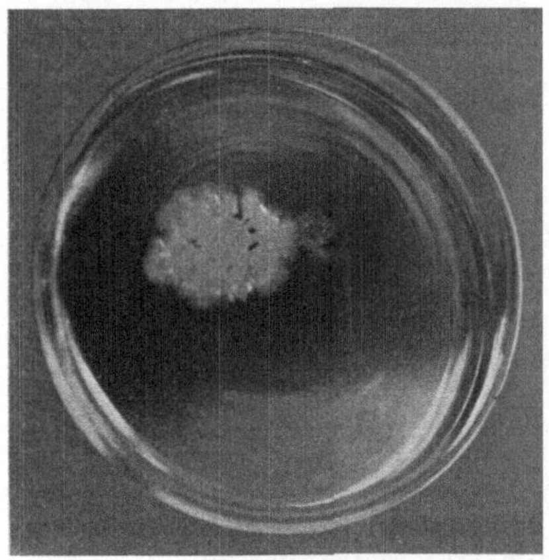

Abb. 15. Prot. 313. Beginnendes Schwärmen in flechtenartiger Ausbreitung der Impfstelle. R. M.-Kultur 2137 auf 2% Traubenzucker-Placentengelatine, p_H 7,8.

legenen Ablegerkolonien zu spalten. Wir haben diese Eigenschaft zu wiederholten Malen beobachtet und durch vielfältige Kontrollen, sowie durch Abimpfung aus dem Agar heraus in ihrer Eigenart und Reinheit sicher gestellt. Später verlor sie sich, und wir sind ihr nie mehr begegnet. Dagegen haben wir bei dem Omsker Läusestamm „1 b“ *sehr oft* beobachtet, daß nach einigen Tagen auf Schrägagar an einzelnen Stellen aus dem Bakterienrasen Kolonien pilzartig in den Agar einwachsen, so daß nach oberflächlichem Abschaben des Rasens die einwachsenden Kulturen als umschriebene strahlige Trübungen bestehen bleiben. Auch hier haben wir diese unseres Wissens bisher unbekannte und leicht verwirrende Leistung eines Bakteriums so oft beobachtet und so eingehend geprüft, daß an ihr kein Zweifel bestehen kann: *Bakterien der Proteusgruppe vermögen, wenn auch sicherlich sehr selten, in den Nähragar nach Art von Pilzen einzudringen.* Es liegt nahe, diese bei Bakterien äußerst seltene Eigenschaft mit der Biologie eines Fäulniserregers als eines Keimes, der in organische Stoffe *eindringt* und sie zersetzt, in Beziehung zu bringen. In Gelatineböden dagegen tritt allein dadurch immer eine Verwicklung ein, daß die Kultur auf jeden Fall etwas in die Gelatine einwächst. Nicht selten kommt es sogar vor, daß das Impfmaterial in die Gelatine einsinkt und daß der ganze Wachstumsvorgang *unterhalb der spiegelblanken und bakterienfreien Oberfläche* stattfindet. Dies wird durch den geringen Festigkeitsgrad der verwendeten Gelatine, deren Konzentration man aus vielen Gründen möglichst niedrig halten muß, begünstigt. So kann sich also der Vorgang des Ausschwärmens sehr wohl ganz oder vorwiegend unterhalb der Oberfläche abspielen. Man erkennt dies sehr leicht, indem man unter schräger Betrachtung einen Lichtkegel (Reflex) auf die Schicht legt.

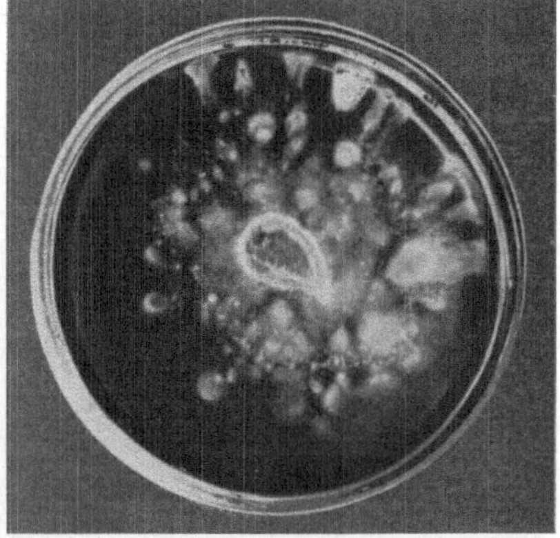

Abb. 16. Prot. 330. Stamm Prag „X 2“ auf $^1/_{10}$ conc. Ams-Gelatine, p_H 7,0. 1. Passage auf Gelatine! Wolkige Ablegerkolonien in der Tiefe der Gelatine. Trotz der verschiedenen Tiefe und damit Schärfe der Ablegerkolonien erkennt man sehr gut, daß die Größe der Kolonien im Abstande von der Mutterkolonie wächst und daß einige der äußersten leichtes Eigenschwärmen aufweisen.

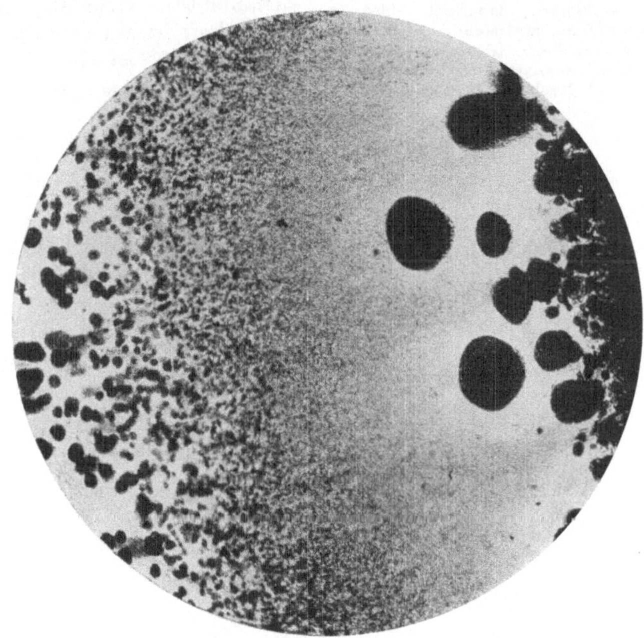

Abb. 17. Prot. 502. Fleckfieber-Faulkultur-Stamm 9835 (vgl. Abb. 20—22), 7 Tage alte Kultur auf 7% Placenten-Gelatine, p_H 7,8. Schwärmen in Ablegerkolonien: scheinbare Aufhellung um die Kultur, an die sich ein breiter Kranz von Ablegerkolonien anschließt. Makroskopisch wird fast der Eindruck homogenen Schwärmens bewirkt. Nur die mikroskopischen Verhältnisse sind dargestellt. Sie zeigen besonders schön, daß die Größe der Einzelkolonien des Ableger*feldes* eine Funktion ihrer räumlichen Beziehung zum kolonialen Zentrum darstellt. Auch hier liegt ein LIESEGANG-Phänomen vor.

*Wie wir schon von dem Verhalten auf Agar wissen, ist der Wachstums-
typus unserer Kulturen — schwärmend — nichtschwärmend usw. — kein*
ganz streng gefestigter. *Dieser
Umstand dürfte in hohem Maße
bei den Verhaltungsweisen auf
Gelatine mitwirken, und zwar
sowohl hinsichtlich des Verhaltens auf verschiedenen wie auch
innerhalb ein und derselben Gelatine.* Tatsächlich dürfte die
scheinbare Launenhaftigkeit auf
noch unerkannten Faktoren
meist äußerer Bedingungen beruhen, denn wir sehen teils die
verschiedenen Formen des
Wachstums und der Ausbreitung unbeabsichtigt für sich gelegentlich auf Gelatineböden
auftreten, teils aber treten sie
in äußerst geordneter und fast
ornamental wirkender Regelmäßigkeit in ein und derselben
Kultur auf, so daß man bei
der feinen Folge verschiedener

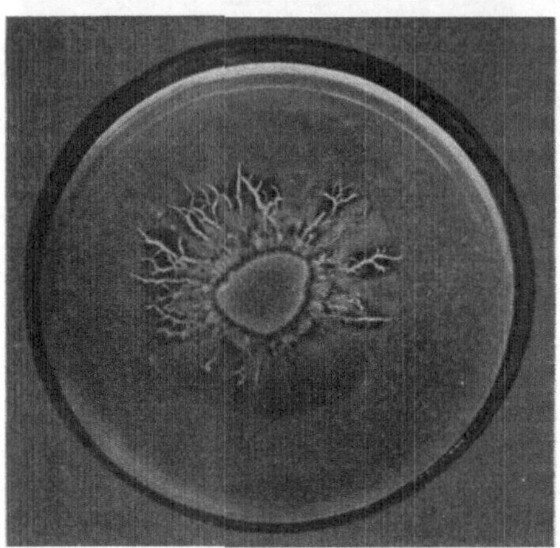

Abb. 18. Prot. 453. Rocky Mountain spotted fever-
Kontakt-Wanze I. auf 2% LIEBIG-Gelatine, p_H 7,8.
4 Tage alte Kultur. Feines radiäres Schwärmen in
wurzelförmigen Ausläufern, innerhalb eines homogenen Schwarmfeldes auftretend. Eine Zonen-
bildung ist durch periodische Lösungserscheinungen
innerhalb der Gelatine angedeutet. Das Zentrum
der Kultur beginnt durchscheinend zu werden.

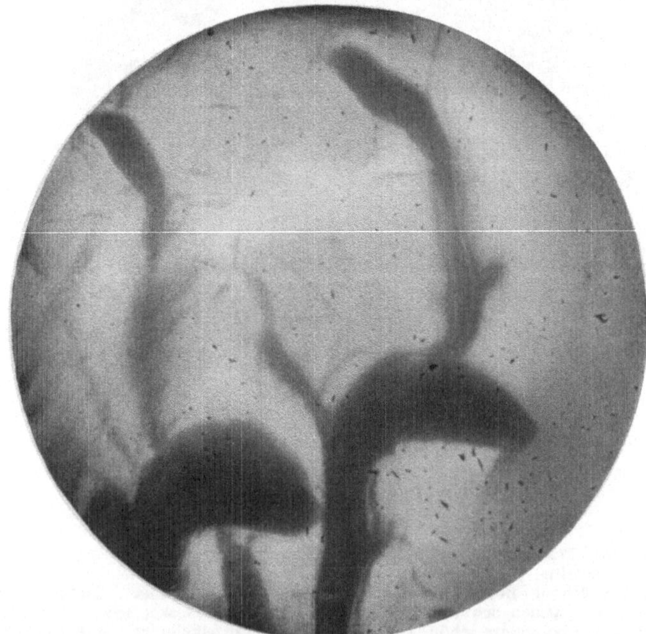

Abb. 19. Prot. 457. Mikroskopisches Bild bei schwächster Vergrößerung einiger der Ausläufer
der vorstehend abgebildeten Kultur (453). Man beachte das An- und Abschwellen der Wachstumsintensität, sowie die auffallende Kongruenz der Einzelbildungen.

Formtypen des Wachstums gar nicht daran zweifeln kann, daß sich die Bedingungen dieser Verschiedenheiten während des Lebens und Wachstums der Kultur im Nährmedium herstellen, *daß sich ein biologisches Feld bildet*, in dem Kräfte wirken, denen sich die Kultur fügt, die sie aber selbst zum Teil hervorruft.

Neben dem *homogenen* Schwärmen bildet das Schwärmen in *Ablegerkolonien* eine besonders einfache Form ausbreitenden Wachstums. Entweder können Nebel von kleinen Kolonien von vornherein die Ausgangs- oder Mutterkultur umgeben, oder es zeigt sich zuerst homogenes, auch LIESEGANGsches Schwärmen und daran schließt sich nach außen die Bildung diskreter Einzelkolonien, *wie wir dies übrigens bei sorgsamer Beobachtung gar nicht selten auch auf Agar zu sehen bekommen.* C. GUENTHER hat diese Erscheinung zuerst in der 4. Auflage seiner „Einführung in das Studium der Bakteriologie“ beschrieben. Er versuchte, sie derart zu erklären, daß die Gelatine an der Sonne oder sonstwie zeitweise etwas verflüssigt würde und so einigen beweglichen Bakterienzellen Gelegenheit gäbe, in die Nachbarschaft auszuschwärmen und zu neuen, eben den Tochterkolonien, rings um die Mutterkolonie anzuwachsen, nachdem sich die Temperatur wieder gesenkt hätte. Gegen diese Vorstellung sprechen eine Reihe von Erfahrungen, die wir an mehr als tausend einzelnen Gelatineversuchen machen konnten. Hatten wir z. B. wirklich zu weiche Gelatine, die in einen zähflüssigen Zustand geriet, so sahen wir wohl, daß die heranwachsende Kultur darin flottierte, aber keineswegs, daß dies irgendwann einmal die Bildung derartiger Tochterkolonien begünstigt oder hervorgerufen hätte. Weiterhin aber kontrollierten wir durch unseren Rigistrierapparat die Temperaturkurve genau und sahen nun die fragliche Erscheinung neben anderen Formen des Schwärmens, so daß man sofort einsehen mußte, daß es nicht Gründe der Temperatur und ihrer Nährbodenfolgen sein können, die diesen Vorgang bewirken, ganz abgesehen davon, daß diese Erklärung für Nähragar überhaupt nicht zutreffen kann.

Nicht eben selten kann man auch an diesem „Schwärmen in Ablegerkolonien“ in sehr einfacher Weise feststellen, daß die Größe der Einzelkolonien (teilweise auch ihr Abstand voneinander) mit dem Abstande von der Mutterkolonie eine Veränderung erfährt. Es ergibt sich etwa rings um die Kultur ein kaum wahrnehmbares zartes, diffus erscheinendes Schwärmen. Ganz allmählich verdichtet es sich. Gleichzeitig ballen sich kleinste Tochterkulturen. Geht man noch weiter von der Mutterkultur fort, so vergrößern sich diese noch beträchtlich und rücken auseinander.

Diese bereits etwas größeren Ablegerkolonien lassen dann erkennen, daß sie teils glatt begrenzt, teils astrosphärenartig strahlig sind. In diesem Falle wird man lebhaft an die künstlichen Diffusionsstrahlungen LEDUCs erinnert, die er in Salzlösungen mittels Tusche herstellte. Hier handelt es sich natürlich um eine ganz bestimmte Form begrenzten Auswachsens in die Umgebung, die an punktförmigen Kolonien astrosphärenartig, an linearen Kolonien lampenbürstenartig erscheint. Aber innerhalb des Schwärmfeldes der Mutterkolonie kommt es nur in sehr seltenen

Ausnahmen zu stärkerem Schwärmen einer Ablegerkolonie. Nur die alleräußersten Kolonien des Feldes zeigen etwas stärkeres Schwärmen.

Wir sehen also innerhalb des Wachstumsfeldes der Hauptkultur eine ausgesprochene *Hemmung des Schwärmens*, die mit der Entfernung vom Wirkungszentrum abnimmt, um schließlich zu erlöschen. Sie wäre nicht erkennbar, wenn ein ganz homogen-diffuses Schwärmen vorläge. Erst die Auflösung des ausbreitenden Wachstums, sei es in einzelne Schwarmsäulen oder in Ablegerkolonien, schafft die Bedingungen, die uns diese Feldwirkung erkennen lassen. Wir erinnern uns, daß auch das fingerförmige Schwärmen auf Agar mit seinen Filigranen von streng gesonderten ausbreitenden Wachstumsstraßen zu der Anschauung zwingt, daß diese — man möchte fast bildlich sagen: abstoßend — aufeinander einwirken. Es liegt, wie gesagt, gar kein Anlaß vor, hier Analogien zu gewissen Sexual-

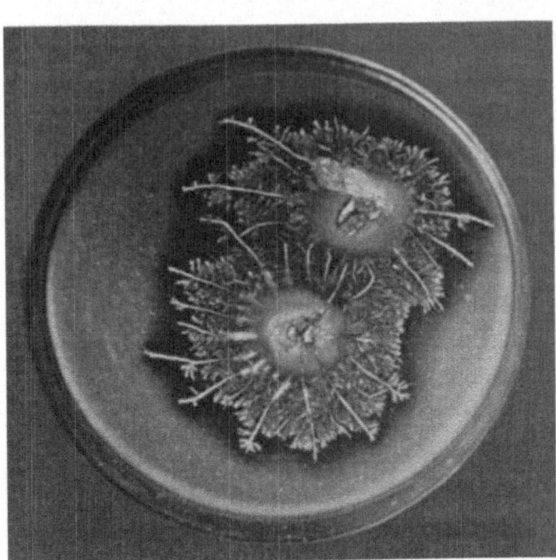

Abb. 20. Prot. 507. Fleckfieber-Faulkulturstamm 9835, 72stündige Kultur auf 2% Traubenzucker-LIEBIG-Gelatine (7% Gel.), p_H 7,0. Eigenartiges strauchwerkartiges Ausschwärmen, dessen erstes „Maximum" nach 48 Stunden eintrat, während sich das äußere nach etwa 72 Stunden ausbildete.

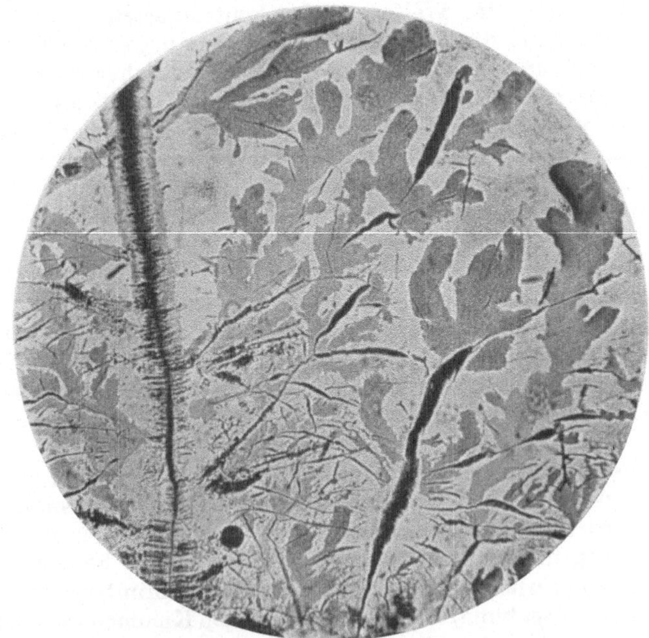

Abb. 21. Prot. 506. Mikroskopisches Bild der vorstehend abgebildeten Kultur, aber nach 48stündiger Bebrütung. Man beachte den sehr verschiedenartigen Charakter der einzelnen Ausbreitungen.

vorgängen zu suchen. Vielmehr sehen wir lediglich eine äußerst auffällige Periodizität im Verhalten der Keime eines Kulturstriches oder eine in der Fläche oder im Raum deutliche Periodizität der räumlichen Ausbreitung, wobei sowohl das Zentrum die Straßen der Ausbreitung beherrscht, wie sich zwischen den Strahlen selbst Wirkungen aufeinander feststellen lassen. Wir stehen vor einem unbekannten und schwer analysierbaren *Beziehungsreichtum* kulturellen Wachstums, der dies geradezu in „Kunstformen der Natur“ gießt.

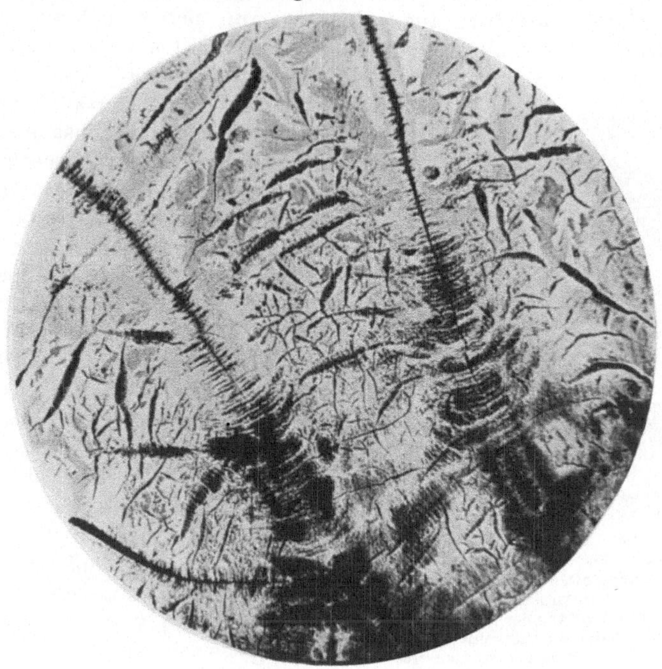

Abb. 22. Prot. 506. Ein anderes mikroskopisches Bild der gleichen Kultur, an dem man sehr gut den schnellen Übergang eines Wachstumsmaximums in ein Minimum an einer der strahlenartigen Wachstumsstraßen erkennt.

Wir haben bereits darauf hingewiesen, daß sich innerhalb einer Kultur systematisiert erscheinende Verschiedenheiten des Wachstumstypus zeigen können. So kann vor allem eine typische Schwärmzone durch ein System festerer *strahlen-* oder *wurzel-* oder *rankenartiger Wachstums fäden* in zierlichster Bildung, die an *Radiolarien* erinnern mag, unterbrochen werden. Vielfach findet man um diese Fäden Zonen intensivster *Aufhellung* der Gelatine, so daß die Bildung dadurch sehr auffällig wird und uns zugleich eindringlich vor Augen führt, wie verschiedenartig das Wachstum innerhalb und zwischen diesen Radien ist. Aber die *Ursachen* kennen wir durchaus nicht. Nur auf eine Erfahrung muß in diesem Zusammenhang hingewiesen werden. Das typische vollwertige Schwärmen scheint doch das homogene diffuse zu sein. Wir erwähnten bereits, daß stark schwärmende „wilde“ Proteuskeime auf Aminosäureagar, der ihr

Schwärmen hemmt, eigenartige farnblattartige Schwarmbilder zeigen, die nicht wenig an die Bilder des rankenartigen Schwärmens gemahnen, die wir zuweilen in Gelatine sehen, wenn wir verschiedene Stämme auf ihr prüfen, die noch eine deutliche Hemmung des Schwärmens aufweisen. Wir betrachten es daher als *wahrscheinlich*, daß auch die vielfältigen Bilder dieser *teils* diffus, *teils* rankenartig schwärmenden Kulturen zum Teil auf örtlich verschiedenartigen Schwarmvermögen beruht, das zu einem gleichfalls örtlich verschiedenartigen Schwarmbilde führt. Es bleibt aber durchaus unklar, warum sich dies Verhalten in so regelmäßigen Abständen wiederholt. Wiederum lehrt aber die feinere mikroskopische Betrachtung der Kulturen, daß sogar innerhalb des „Rankenwerkes“ charakteristische Änderungen des Wachstumstypus auftreten, deren Charakter schneller und besser durch die Betrachtung der Photogramme als durch langwierige Beschreibungen klar wird.

Der hervorstechende Charakter dieser Kulturen, die aus dem Virusverhältnis herausgezüchtet sind, ist ihre Variabilität, die es bewirkt, daß verschiedene Eigenschaften nur dann zur Entfaltung kommen, wenn sie ein Optimum der Bedingungen antreffen. Daher werden sie auch schon durch geringfügige Verschlechterung der Bedingungen unterdrückt. Man muß sich dieser Erfahrung durchaus bewußt sein, wenn man die verwickelten Verhaltungsweisen dieser Stämme in den Kulturmedien näher zu begreifen bestrebt ist. *Wir wissen jetzt, daß der Chemismus der Nährböden für die Ausprägung des Schwarmvermögens von maßgeblicher Bedeutung ist. Insbesondere wird es durch hohen Aminosäuregehalt bei geringer Peptonkonzentration der Nährmedien gehemmt und diese Wirkung addiert sich mit der Hemmung, die bereits durch das vorangegangene Infektionsverhältnis gegeben erscheint. Um also das Schwärmen einer aus dem Infektionsverhältnis gelösten Kultur aufleben zu lassen, bedarf man geeigneter Nährböden, die ein Optimum an Bedingungen für das Schwärmen darbieten, feuchte, peptonhaltige Nähragare, denen die Stämme durch eine Reihe von Passagen ausgesetzt werden.*

Wir haben dem in den meisten Lehrbüchern sehr kümmerlich abgehandelten Schwarmvermögen, als einer zwar nicht hinreichend für die Artdiagnose, aber im Rahmen aller anderen formalen und Leistungsmomente für die Gruppe des B. Proteus recht kennzeichnenden Leistung besondere Aufmerksamkeit geschenkt. Durch den Nachweis des unterdrückten, sowie der verschiedenen Formen des variablen Schwärmens dürfte im Rahmen

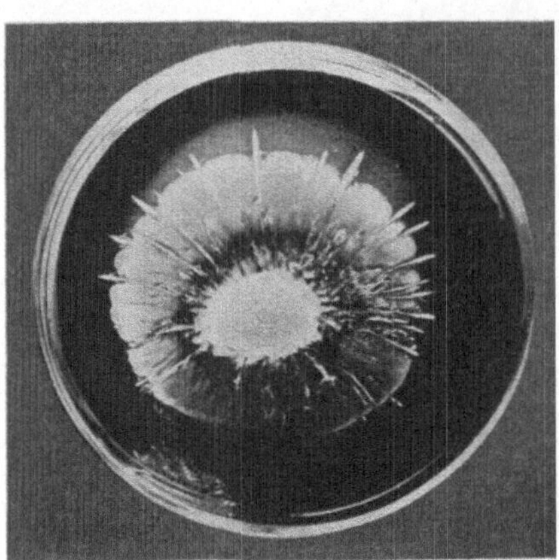

Abb. 23. Prot. 400. Fleckfieberstamm 1768 auf 2% Traubenzucker-Placenten-Gelatine, p_H 7,8. Homogenes Schwarmfeld, rhythmisch von strahlenartigen Wachstumsstraßen unterbrochen. Ein „Minimum“ in der Nähe der Impfstelle kennzeichnet sich durch den durchscheinenden Nährboden, weitere Zonenbildungen wurden erst bei längerem Wachstum deutlich („Radiolarientypus“ des Schwarmbildes).

*wieder aller anderen kennzeichnenden Verhaltungsweisen die Eingliederung
der verschiedenen Kulturen aus Fleck- und Felsenfieber in die Proteusgruppe eine weitere verstärkte Begründung erhalten haben, die lediglich noch
durch das Studium des antigen-serologischen Verhaltens eine wesentliche
Ergänzung erfahren kann. Wir haben erkannt, daß diese Hemmung einer
Eigenschaft in ganz gleicher charakteristischer Weise bei den Kulturen aus
Fleck- und aus Felsenfieber feststellbar und in ihrer Aufhebung verfolgbar
ist. Hierin zeigen also beide Keime ein isoreaktives Verhalten, aus beiden
geht durch geeignete Kultur ein „pleomorpher“, zu Fadenbildungen nei-
gender, Eiweiß oder seine Bruchstücke unter Bildung stark riechender Zer-*

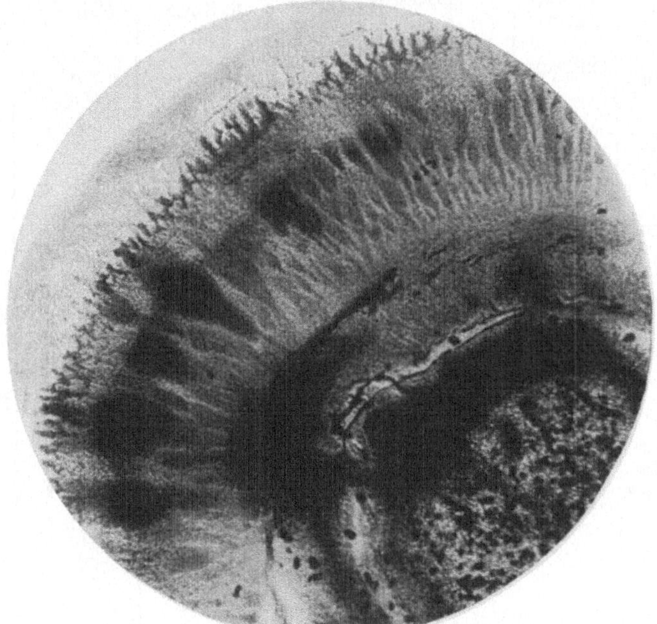

Abb. 24. Prot. 499. Fleckfieberstamm 5151 auf Placenten-Gelatine p_H 7.8. Schwärmen in konzen-
trischen Ringen bei starker Lupenbetrachtung (Mikrosummar 35 mm, ohne Kondensor mit Komp.-
Okul. 6). Man erkennt sehr deutlich, daß den LIESEGANGschen Ringbildungen Unterschiede der
Wachstumsintensität zugrunde liegen. Besonders im Zentrum der Kultur sieht man viele Kristalle.

*setzungsstoffe abbauender aërober bakterieller Keim hervor: ein unzweifel-
hafter Proteuskeim.*

Es ist offensichtlich, daß sich der „Steckbrief“, das Bild des allgemeinen Verhaltens einer aus einem fleckfieberkranken Organismus gezüchteten Kultur durchaus ändern muß, je nachdem das Vorgehen des
Untersuchers wechselt. Es ist daher ganz unberechtigt und nicht sonderlich scharfsinnig, wenn immer noch von Kulturen des Herrn X und solchen des Herrn Y gesprochen und etwa ihr unterschiedliches Verhalten
betont wird. Es gibt tatsächlich doch nur *eine einzige* Kultur, die leider
Eigenschaften hat, die ihrem Proteuscharakter alle Ehre machen.

Noch eine weitere auf Gelatineplatten häufige Beobachtung bedarf
in diesem Zusammenhange der Besprechung, nämlich die *Klärung,* die

Bunte Reihen (Indikator: Lakmit.

Stamm	Bouillon	Indol	Lack-mus-molke	Milch-zucker	Trauben-zucker	Galaktose	Inulin
0 X 19	Trübung	+	Rötung dann Bläuung	un-veränd.	Rötung Fällung	Rötung Fällung	un-veränd.
5151 Te-Kultur	„	—	Ent-färbung	„	Rötung	leichte Entfärbung	Bläuung
10133 Te-Kultur	Trübung Kahm-haut	—	Rötung	Rötung dann Bläuung	Rötung Fällung	Rötung Fällung	„
10153 Te-Kultur	Trübung	—	un-veränd.	un-veränd.	„	„	un-veränd.
9842 Te-Ratten-kultur	„	—	Rötung dann Bläuung	„	„	„	„
911 RM-Kultur	„	—	Rötung dann leichte Bläuung	„	„	„	„
992 RM-Kultur	„	—	Rötung Fällung	Rötung Fällung	„	unveränd.	„
10163 RM-Kultur	„	—	Bläuung	„	„	Rötung Fällung	„
10191 RM-Kultur	„	—	Ent-färbung	un-veränd.	unveränd.	Rötung	Bläuung
Normalwan-zen-Kontakt-kultur 138	„	—	Rötung dann Bläuung	„	Rötung Fällung	Rötung Fällung	un-veränd.
Rocky Mountain-Wanzenkul-tur 6	„	—	Ent-färbung	Rötung Fällung	„	„	„
8665 Eigenrickett-sia-Kontakt-wanze	„	—	Rötung dann Bläuung	un-veränd.	„	„	„
10223 Eigenrickett-sia-Kontakt-wanzenkult.	„	—	Rötung dann leichte Bläuung	„	„	„	„
Te-Kontakt-wanze 47 (rot)	„	—	Rötung	Rötung Fällung	„	„	Rötung

Anm.: Die Wiedergabe dieser Verhältnisse auf Zuckernährböden geschieht nur der vorläufig noch vollkommenen *Undurchsichtigkeit* der Vorgänge innerhalb Spaltungsvorganges

sich in der unmittelbaren Nachbarschaft der Kultur in der Gelatine vollzieht und oft sehr augenfällig ist. Diese Erscheinung ist vom Schwärmen ganz unabhängig und wird anscheinend vorzüglich dann beobachtet,

Grundlage: BARSIEKOW).

Salicin	Mannit	Laevu-lose	Rohrzucker	Maltose	Milch-zucker-Agar	Neutralrot-Trauben-zucker-Agar
Rötung Fällung	unver-ändert	Rötung Fällung	Rötung Fällung	Rötung Fällung	unver-ändert	Spaltung Fluorescenz
„	„	„	unverändert	„	„	unverändert
unver-ändert	Rötung Fällung	„	„	„	„	Spaltung Fluorescenz
„	unver-ändert	„	„	„	„	„
„	Rötung Fällung	„	leichte Bläuung	„	„	Spaltung
„	„	„	„	„	„	„
„	„	„	unverändert	„	„	Spaltung Fluorescenz
Bläuung	„	„	„	„	„	Spaltung
unver-ändert	„	„	„	Rötung	„	Spaltung Fluorescenz
Rötung	unver-ändert	„	„	Rötung Fällung	„	Spaltung
unver-ändert	Rötung Fällung	„	„	„	„	„
„	„	„	leichte Bläuung	„	„	„
leichte Bläuung	„	„	unverändert	„	„	„
Rötung Fällung	„	„	Rötung Fällung	„	„	unverändert

der Vollständigkeit halber und in vollem Bewußtsein des Umstandes, daß bei vieler dieser Medien die Verwertbarkeit feinerer Unterschiede im Verlaufe eines äußerst gering ist.

wenn zur Nährgelatine Zucker zugesetzt ist. Die Klärung selbst beruht auf einem Lösungsvorgang, der die in der Gelatine suspendierten Teilchen betrifft. Wir haben darauf verzichtet, die Bouillon in bekannter

Weise mit Eiweiß völlig zu klären. Da wir zugleich mit Wittepepton oder gleichartigen Präparaten gearbeitet haben, besteht die Flockung der Nährgelatine aus den leicht flockbaren Nährbodenbestandteilen wie Albumosen, Peptonen. Wir haben also in diesem Vorgang der Klärung durch das Bakterium eine Proteasewirkung vor uns, die jedoch von der Gelatinasewirkung abweicht, wie es ja überhaupt klar ist, daß wir nicht von einer einheitlichen Protease dieser Keime sprechen dürfen. Natürlich kann man selten einmal unter sehr günstigen Umständen nebeneinander Klärung und Lösung sehen, aber im allgemeinen wird die Klärung *auf Gelatine* nur deutlich, wo die Gelatinelösung fehlt. Sie gedeiht bis zu glasklarer Durchsichtigkeit der Gelatine. Die Erscheinung tritt

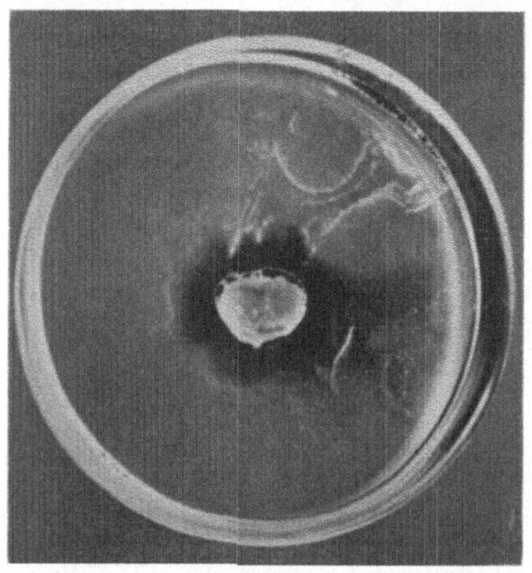 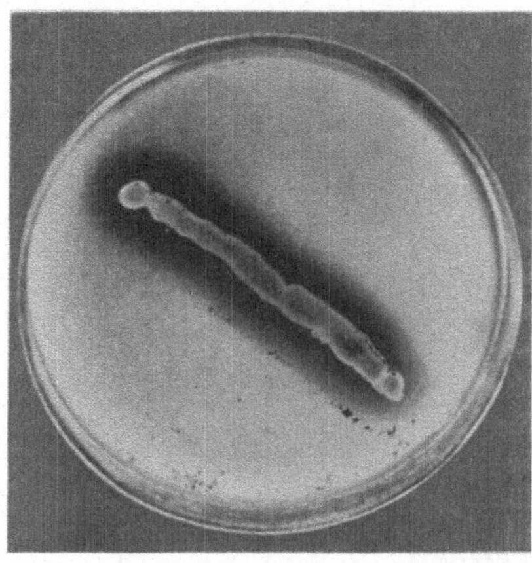

Abb. 25.   Abb. 26.

Abb. 25. Prot. 324. Prag X 2 erste Passage auf ¹/₂ % Traubenzucker-Placenten-Gelatine, p_H 7,0. Keine Lösung der Gelatine, aber Auflösung der suspendierten Peptonflocken. — Abb. 26. Prot. 533. Der aus dem fleckfieberkranken Menschen gezüchtete Stamm „D L 5", ein typisch gelb wachsender Stamm auf Serum-Agar. 48 stündige Bebrütung, Die hitzegeflockten Serumbestandteile sind im Umkreise des Kulturstriches gelöst. Die Degeneration der alternden Kultur deutet sich durch die sehr auffallende zentrale Durchsichtigkeit der Kultur schon bei einfacher Betrachtung an. Mentor-Spiegelreflexkamera. Tessar.

zwar bei vielen Kulturen bald auf, aber meist erst, wenn das Wachstum einen gewissen Stand erreicht hat. Da gerade Zuckerzusatz begünstigend wirkt, ist es sehr wahrscheinlich, daß wir es mit Lösungserscheinungen zu tun haben, die nicht von der wachsenden, sondern von der alternden und degenerierenden Kultur ausgehen. Es ist ein Vorgang, der ähnlich zu bewerten ist, wie die bereits 1923 von uns beschriebene Erscheinung, daß *gelbe* Fleckfieberkulturen im Nähragar hitzegeflockte, also denaturierte *Serumflocken* nach einiger Zeit zur Lösung bringen, so daß der vorher trübe Nährboden geklärt wird. Wir haben damals aus solchen Kulturen durch Gefrieren und Tauen Auszüge gewonnen, die stark proteolytisch wirkten. Wir haben damals bereits darauf hingewiesen, daß in solchen Kulturen die einzelnen Individuen zunehmend stärker degenerieren, wie dies in ihrer *Form* und *Färbbarkeit* zum Ausdruck kommt.

Daß es sich bei der *Lösung* von geflockten Serumglobulinen und ähnlichen Eiweißkörpern durch die Fleckfieberkulturen tatsächlich höchstwahrscheinlich um den *Austritt* von lösenden Fermenten aus der Zelle handelt und nicht um eine ganz normale Ektoproteolysinbereitung, geht meines Erachtens unzweifelhaft aus dem Verhalten gewisser *Zellpigmente* hervor. Wir haben wiederholt auf die gelben Pigmente gewisser Kulturen aus Fleckfieber hingewiesen. Rote Farbstoffe beobachteten wir zweimal bei Kulturen von Wanzen-„Rickettsien". In beiden Fällen handelt es sich um *Pigmente des Zelleibes.* Man kann sich hiervon leicht durch Ausschleudern und Waschen von Kulturen überzeugen. Bei dem Vorgange der Lösung hingegen tritt mit ihm zugleich und weiterhin anwachsend eine Verfärbung des Nährbodens durch das Pigment auf. Man darf daraus schlußfolgern, daß zu dieser Zeit die Bakterienzelle „nicht mehr dicht hält". Eine bei sehr üppigem kulturellem Wachstum frühzeitige Zellschädigung dürfte damit erwiesen sein. Eine ausführliche Erörterung dieser Pigmente — es ist sehr wenig Befriedigendes über sie bekannt — findet sich bei CZAPEK im 1. und 3. Bande seiner „Biochemie der Pflanzen". Dort ist die Literatur abgehandelt. Auch im vorliegenden Falle kann der Farbstoff durch Alkohol bzw. Alkohol-Äther ausgezogen werden.

Auch an Kulturen ohne Zuckerzusatz sieht man Aufhellungsvorgänge; aber sie betreffen hier besonders die Mutterkultur selbst, die ganz *glasig-durchsichtig* werden kann. Mikroskopische Präparate zeigen, daß sich dann im Zentrum kaum mehr färbbare Bakterien finden. Unter Hunderten, die bei stärkster Farbeinwirkung ganz schattenhaft blaß sind, finden sich einige wenige angefärbte, die aber wieder verunstaltet sind, blasig aufgetrieben erscheinen, kurz „krank" erscheinen. Mit dem D'HÉRELLEschen Phänomen hat diese Erscheinung jedoch nichts zu tun. Es handelt sich um einfach autolytische Vorgänge.

Ein Einfluß verschiedener pH auf den Vorgang des Schwärmens ist nicht mit einwandfreier Sicherheit festzustellen. Jedenfalls erfolgt es *sehr* gut auf dem Neutralpunkt, während die Gelatinasewirkung ihr Optimum bei alkalischer Reaktion, bei pH — 7,8 unserer Prüfungen findet.

Die dem *Virus* nahestehenden Stämme zeigen im allgemeinen *keine Verflüssigung* bzw. eine schwache und flüchtig-unbeständige. Nur ganz vereinzelte aus dem Infektionsverhältnis heraus gewonnene Stämme nähern sich dem Verhalten wilder Protei (d. h. frei saprophytisch vegetierender) in starker Gelatinasebildung von verhältnismäßig großer Regelmäßigkeit des Auftretens, jedoch *absolut* regelmäßig ist sie keineswegs, auch nicht bei den „X-Stämmen"! Diese starke Gelatinasebildung dürfte meist, wenn nicht immer, mit Schwärmfähigkeit verknüpft sein. Wir haben jedoch bereits eine wichtige Einschränkung dieser Feststellung von der mangelnden Gelatinasewirkung der Viruskulturen besprochen: *Kulturen, die eine gelbe Farbstoffbildung zeigen, lösen in der Regel die Gelatine,* wobei allerdings betont werden muß, daß die Umkehr nicht streng zulässig ist, weil wir auch *grau* wachsende Stämme kennen, die lösen, aber sie sind doch in der Minderzahl. Ein derartiger Stamm ist

jetzt nach vielen Passagen z. B. der in Omsk aus Fleckfieberläusen gezüchtete Stamm 1 b. Ebenso haben wir bereits vor Jahren beschrieben,
daß es gar nicht selten vorkommt, daß ein gelb wachsender Stamm plötzlich diese Farbstoffbildung und die damit verkuppelten Eigenschaften
einbüßt, während der umgekehrte Vorgang sehr viel seltener ist. Gelb
wachsende Kulturen haben wir jedoch allein aus Fleckfiebervirus gezogen, bei Felsenfieber wurden bisher keine beobachtet. Aber Noguchi
sah ähnliche bzw. gleiche Pigmentierungen bei seinem „B. rickettsiformis“, d. h. den Kulturen, die er aus Dermacentorzecken gewinnen
konnte. (Mikroskopisch findet man im Giemsapräparat vielfach die

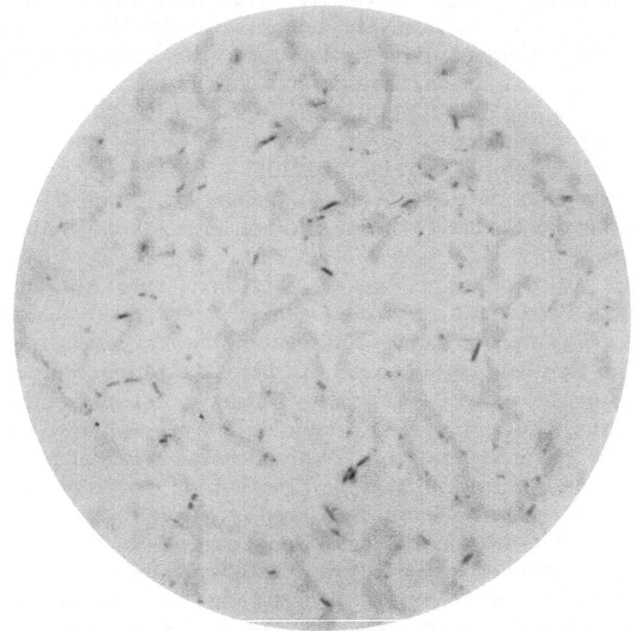

Abb. 27. Prot. 504. OX 19-Kontakt-Wanze 45. Gelatinekultur mit beginnender zentraler Aufhellung nach Art der in Abb. 25 dargestellten. Die meisten Bakterien sind autolytisch zersetzt
und schattenhaft, unförmig und unfärbbar. Einzelne Formen haben sich, etwas gequollen, erhalten.

gelben Stämme mehr stäbchenförmig, die grau wachsenden mehr diplokokkoid. Dies beruht wohl auf leichten Unterschieden der sogenannten
Ektoplasmastruktur und tritt im *Cyanochinpräparat* nach Ph. Eisenberg-*Krakau* nicht überzeugend deutlich zutage.)

Anläßlich unserer Omsker Studien haben wir auf die Erfahrung hingewiesen, daß sich Kulturen aus *Läusen* und solche aus *Krankenblut*
etwas verschieden verhalten können. Der hauptsächliche Unterschied
besteht darin, daß die Kulturen aus der Laus und vielleicht in noch etwas
höherem Grade, wie wir weiterhin zeigen werden, aus der Wanze viel
weniger empfindlich sind als die aus dem strengen Infektionsverhältnis
zum warmblütigen Wirte gewonnenen. *Wir kommen somit zunächst zu
dem allgemein gehaltenen Schlusse, daß die Lebensbedingungen, aus denen*

man den Keim holt, wie diejenigen der Kultur, in die man ihn versetzt,
zusammen bestimmend für das sind, was man wohl den Charakter dieser
Kultur nennen kann, und diejenigen variablen Merkmale regeln, an Hand
derer man verschiedene, aber nahe verwandte Stämme zu unterscheiden im-
stande ist. ALVERDES hat ausführlich die Erscheinungen der „**Nachwir-**
kung“ bei Tieren und Pflanzen erörtert. Sie bewirkt, daß umweltbe-
dingte Charaktere nicht sofort auftreten oder verschwinden, sondern daß
dieser Vorgang sich nur schrittweise im Laufe mehrerer Generationen
vollzieht[1].

Wir haben immer wieder feststellen müssen, daß es derartige Nachwirkungen bei bakteriellen Keimen gibt, die aus längeren, aber auch aus
kurzen Infektionsverhältnissen entbunden sind. Die aktuelle Reaktivität eines derartigen Bakteriums ergibt sich daher, wie ausgeführt, nicht
allein aus seiner Reaktivitätsnorm überhaupt, sondern aus dieser, den
modifizierenden Einflüssen durchlebter Umwelt („Nachwirkung“) und
den als „Reiz“ wirkenden Einwirkungen des Prüfungsfeldes, in dem wir
die Reaktivität des Bakteriums beobachten bzw. messend untersuchen.
Daher besitzt keine Feststellung in diesem Zusammenhange wirklich
absolute Gültigkeit; dieses Umstandes muß man sich wirklich bewußt
sein, will man nicht wieder in die chaotische Verwirrung des Schrifttums
versinken, der wir mit Mühe entronnen sind. Wir wissen nicht, warum
wir früher aus den Fleckfieberstämmen „Rudolph Virchow“ und „Reinickendorf“ mit Hilfe der „Ams“-Methodik meist gelbe und proteoly-
tische, später mit der fast gleichen Methode aus Läusen und Wanzen
wie mit anderen Methoden aus anderen Meerschweinchen-Passagestäm-
men („Metschnikoff“ und „Prag“, Virus Rickettsia Lwow und Läusestämme 1—5) überwiegend graue und proteolyseschwache Kulturen gezogen haben, aus Krankenblut in Lemberg gelbe und graue, zuweilen
nebeneinander aus einem Patienten bei der gleichen Entnahme. Nähr-
bodenbedingungen kommen also für diesen Unterschied nicht ursächlich
allein in Frage.

Berücksichtigt man diese Verhältnisse, so stellt man fest, daß Viruskulturen im allgemeinen über keine starken proteolytischen Ektofermente verfügen, daß die pigmentierten Kulturen auch meist erst bei
der *Degeneration* derartige, wohl ausschließlich endocelluläre Fermente
entladen. Soweit aber Fermentwirkungen auf Gelatine nachweisbar
sind, folgen sie den Regeln der tryptisch-proteolytischen Bakterienfer-
mente. Sie werden durch gewisse Kohlehydrate, besonders Traubenzucker, in ihrer Bildung gehemmt, so daß bei Zuckergegenwart nur kräftige Fermente überhaupt merklich werden, während schwächere unsicht-
bar bleiben. Das Wirkungsoptimum spielt aber eine deutliche Rolle,
insofern am längsten die Lösungserscheinungen bei p_H 7,8 erhalten bleiben, wenn schon die parallelen Versuche mit p_H 6,4 bzw. 7,0 negativ
geworden sind. Bildungs- und Wirkungshemmung vereinigen sich also,
man müßte denn annehmen, daß im Wirkungsoptimum auch die Fer-
mentbildung am längsten erhalten bliebe. Diese Annahme erscheint

---

[1] ALVERDES: Rassen- und Artbildung, in Abh. theor. Biol. 1921, Heft 9.

nicht sehr naheliegend, jedoch fällt eine ausführlichere Erörterung außerhalb des Rahmens unserer Darstellung[1].

Es wäre wunderschön, wenn es wirklich „Steckbriefe" für Bakterien gäbe, an denen man sie erkennen kann, wo und wann immer man sie trifft. Für den Proteus gilt dies ganz sicher nicht und weitere Studien werden zu lehren haben, für welche anderen pathogenen oder bedingt pathogenen Keime ähnliche Einschränkungen nötig sein werden. Es wird aber nützlich sein, zu einer Vertiefung dieses Eindrucks, den wir vermitteln möchten, wie wir ihn in jahrelanger Arbeit empfingen, andere Steckbriefeigenschaften zu erörtern, an deren Hand man gern Diagnostik treibt und Ähnliches vom Unähnlichen sondert, wenn diese Unterscheidungsmöglichkeit auch nicht mehr die Rolle von ehedem spielt: wir zielen hier in erster Linie auf *Färbbarkeit* und *Form* ab.

Wir können am einfachsten von einer praktischen Erfahrung ausgehen, wenn wir zunächst die *Gram*färbung, ein bekanntlich sehr beliebtes Differenzierungsmittel, auf ihren Wert im Zusammenhange unserer Erreger prüfen. Läuse- und Zeckenvirus, also „Rikettsien", sind streng gramnegativ. Ebenso verhalten sich alle auf Aminosäurenährböden, auf Serum gezüchteten Kulturen aus dem Infektionsverhältnis heraus, sei dies ein solches mit Mensch, Ratte, Meerschweinchen, Laus oder Zecke. Seltene Ausnahmen trifft man bei sehr sorgfältigen Prüfungen aller Kulturen zuweilen an, besonders auf Nährmedien, die natürlich oder künstlich zuckerhaltig sind, also auf Milch oder mit „PGN" bereiteten Medien nach Art des „NN"-Nährbodens. Aus dem mit Rocky Mountain spotted fever geimpften Meerschweinchen 24 wurde eine rickettsiforme Kultur gewonnen, die einmal auf Milch, dann zweimal hintereinander auf Nutrose verimpft wurde. Am 5. V. zeigte sie grampositive kleine Stäbchen. Ebenso verhielt es sich am 10. V. von gleichem Nährboden und am 5. VI. von Levinthal-Ams-Ascites herunter. Am 6. IX. war die Kultur von Fleischagar herunter gramnegativ und verhielt sich sogar ebenso, nachdem dem Agar 1% Trauben- bzw. Milchzucker zugefügt war, und blieb auch auf Lackmusmolke negativ. Das gleiche Gramverhalten ergab jetzt die Kultur auf Levinthal-Ams-Ascites sowie auf 2% Peptonwasser. Die Originalkultur entstammte einem „NN"-Nährboden. Wir brachten also die Kultur auf diesen Nährboden wieder zurück und erhielten jetzt in 48stündiger Kultur wieder eine positive Gramfärbung bei einem kokkoid-rickettsiformen Giemsabilde, in dem die Hüllen bzw. perigranulären Leibbildungen der Bakterien kaum erkennbar waren. Wir haben diese Verwandlungen durch mehr als 6 Monate verfolgt.

Wir werden später noch an anderen Kriterien feststellen, daß die einzelnen „Stämme" der Proteusbazillen ihren *Stoffwechsel*, den sie unter irgendwelchen *eindrucksvollen* Lebensbedingungen einmal angenommen haben, ziemlich fest behalten. So werden wir begreifen, daß dies auch für jene im einzelnen nicht scharf formulierbaren Vorgänge Geltung hat, in deren Verlauf es zu gramfärbbaren Speicherprodukten kommt. In

---

[1] Man vergleiche die älteren, sehr guten Darlegungen bei Fuhrmann: Vorlesungen über Bakterienenzyme, 1907, und Hirsch: Die Einwirkung von Mikroorganismen auf die Eiweißkörper, 1918.

dem eben erörterten Beobachtungsfalle bot schon der „NN-Boden“ — also ein Ascites-Glykogen-PGN-Gemisch einer Kultur die physiologische Unterlage der Gramfestigkeit. Bei früherer Gelegenheit haben wir darauf hingewiesen, daß bei Anwendung anderer Nährböden viele Stämme durch Angebot von Zucker im Nährboden zu einer unvollkommenen, schwankenden oder auch vollendeten Gramfärbbarkeit gebracht werden können. Wir haben dies neuerdings wieder an sehr zahlreichen „NN“-Kulturen verfolgt, indem wir das Glykogen des Nährbodens durch 0,25% Traubenzucker ersetzten. Dann erhält man vielfach gramschwankende und zuweilen auch grampositive Stämme, während man auf dem normalen „NN“-Boden *gramfeste Stämme* nur *als sehr große Seltenheit* antrifft. *Immer wieder sehen wir, daß die Varianten einer Eigenschaft bei einzelnen Beobachtunsreihen in etwas modifizierter Weise bedingt und hervorgerufen werden, so daß in einem Falle Lebensbedingungen für die Ausprägung eines Charakters schon genügen, die in anderen Fällen den Keim noch nicht sichtlich berühren.*

Die *Träger der Gramfärbbarkeit* sind nach den Untersuchungen von GUTSTEIN[1] *Lipoide* sauren Charakters von noch unbekannter Konstitution. Zum Unterschiede von dem Aufbau der grampositiven Bakterien weisen die gramnegativen Lipoide auf, die nicht gramfest sind. Es scheint, als ob der Gehalt an grampositiven bzw. gramnegativen Lipoiden verhältnismäßig innerhalb eines Bakterienleibes schwanken kann; dies ist seit längerer Zeit bekannt und von GUTSTEIN erörtert worden. Man kommt also mit dieser recht groben Form mikrochemischer Betrachtung nicht sehr viel weiter. Jedenfalls sehen wir an unserem Objekte, daß das physiologische Verhalten des Keimes die Gramfestigkeit mitlenkt und vom negativen zum positiven Verhalten führen kann, wobei die erste positive Färbbarkeit *endosomatisch* an den Körnelungen des Leibes auftreten kann, sich aber nicht immer so zu verhalten braucht, denn es gibt auch oft genug Bakterien oder Stämme, die sofort im ganzen Leibe die Gramfarbe festhalten. Man tut gut, diese Erfahrungen zu beachten, wenn man bei KUSAMA und seinen Mitarbeitern liest, daß „sein Stamm“, der auf einem sehr zuckerreichen Medium gewonnen und gewachsen war, grampositiv ist.

Es liegt jedenfalls die Annahme nahe gerückt, daß auch die synthetische Bildung des noch ungenügend definierten grampositiven Lipoides bzw. einer ihm prosthetischen Gruppe als Trägerin der betrachteten Eigenschaft mit der Aufnahme oder Verbrennung von Kohlehydraten in irgendeinem Zusammenhang stehen mag. Die *„Unfärbbarkeit“* und *„Unsichtbarkeit“* (FRIEDBERGER)[2], in Wirklichkeit die stark erschwerte

---

[1] a) M. GUTSTEIN: Das Ektoplasma der Bakterien. II. Mitteilung: Über färberische Verschiedenheiten zwischen grampositiven und gramnegativen Bakterien. Ein Beitrag zur Theorie der GRAMschen Färbung. C. Bakt. Orig. 94, S. 145. 1925. III. u. IV. Mitteilung: Morphologie und Aufbau des Ektoplasmas der grampositiven Bakterien. Ebenda 95, Heft 1, S. 1. 1925. — b) Ders.: Das Ektoplasma der Bakterien. V. Mitteilung: Färberischer Nachweis und chemischer Bau des Ektoplasmas der gramnegativen Bakterien. Ebenda 100, Heft 1—3, S. 1.

[2] Vgl. E. FRIEDBERGER: Unsichtbare und unzüchtbare Formen (kryptantigene Vira) bei pathogenen Bakterien. Klin. Wochenschr. 1926, Nr. 18.

optische Differenzierung und Anfärbung der *Virusformen* beruht, wie
ich schon 1923 betont habe, auf dem Mangel an jeglicher Speicherung
oder „Thesaurierung“, darauf, *daß bei einem ganz bestimmten Fermentstoffwechsel die Vermehrung bei weitem die somatische Ausbildung des Parasiten überwiegt.*

Die scheinbare „Unsichtbarkeit“ fällt vielleicht am meisten beim
Blutvirus auf. SPENCER und PARKER[1] gehen daher in einer ihrer Untersuchungen über das Virus des Felsenfiebers erneut von dieser Erfahrung
aus, daß oft $^1/_{1000}$ ccm Blut bzw. $^1/_{500}$ ccm Serum infektiöser Tiere fähig
befunden wird, die Krankheit zu übertragen. „The suggestion is made
that the virus of Rocky Mountain spotted fever may assume a form
incapable of demonstration by known methods.“ Wenn wir annehmen,
daß 18—20 Tropfen auf ein Kubikzentimeter Serum kommen, so bedeutet dies, daß in 1 Tropfen jedenfalls mindestens etwa 25 „Erreger“
vorhanden sein müssen. Es ist klar, daß diese Erreger hier als Einzelformen auftreten. Wir selbst wie andere vor uns haben in sehr mühsamen Untersuchungen „dicker Tropfen“ versucht, den Nachweis entsprechender Gebilde im Blute zu führen. Er ist zweifellos sehr schwer,
wenn überhaupt, einwandfrei zu führen. Weder muß das Blutvirus
„Rickettsia“-Habitus besitzen, noch kommt nach unseren Erfahrungen
an ersten Kulturen die Färbbarkeit stets dem Nachweise entgegen.
Dennoch darf man nicht vergessen, daß selbst 20—30 Einzelformen in
einem richtigen „dicken Tropfen“ bei der fraglosen Kleinheit der Gebilde
dem Nachweise größte Schwierigkeiten entgegensetzen. Jeder Versuch
einer gewaltsamen Anreicherung durch langes Zentrifugieren stößt aber
auf die neue Schwierigkeit einer sehr erheblichen Widerstandslosigkeit
des Virus gerade in solchen Medien, so daß man sehr wohl mit erheblichen und die Erkennung vollends verhindernden Veränderungen seiner
Gestalt rechnen kann. Es widerstrebt uns, aus diesem Befunde eine
„Unsichtbarkeit“ ableiten zu wollen, zumal das eigentliche zellständige
Gewebsvirus sicherlich diese Bezeichnung nicht verdient, so daß man
höchstens von Graden der Darstellbarkeit sprechen sollte und zugeben
könnte, daß Einzelformen so wenig deutlich darstellbar sind, daß ihre
zweifelsfreie Erkennung Schwierigkeiten begegnet.

Gerade dadurch kennzeichnet sich die einschneidend für den Keim
umgestaltende Wirkung des Kulturmilieus, daß sie nicht allein seine Infektionstüchtigkeit schnellstens beeinträchtigt und ändert, sondern daß sie
auch oft sehr schnell unter starker Änderung der *Ernährung* die *Form*
vergröbert und die *Färbbarkeit* wesentlich erhöht. So hat sich auch wieder in Lemberg gezeigt, daß mikroskopisch die ursprünglich aus dem
Krankenblut gewonnenen Kulturen selbst für einen so überragenden
Kenner der eigentlichen „Rickettsia“ wie Herrn WEIGL von dieser *nicht*
unterscheidbar sind, während alte Kulturen, die sehr viele Überimpfungen durchgemacht haben, sich teils noch ebenso verhalten, teils deutlich
vergröbert erscheinen, so daß sie sich beispielsweise nach dem Urteile

---

[1] PARKER and SPENCER: Rocky Mountain spotted fever; Certain characteristics of blood virus. Public Health Reports 1926, Nr. 1105.

des Herrn W**EIGL** Bildern nähern können, wie sie gewohnheitsgemäß von der R. pediculi, dem apathogenen Parasiten der Kleiderlaus, dargeboten werden. In originalen Kulturen, „Anzuchten", kann man als guten Hinweis dieser Umgestaltung gar nicht selten neben staubfeinen oder etwas größeren, *kaum gefärbten* Formen die bereits deutlich tingibeln Kulturformen erkennen. Aber man findet auch erste Kulturen, die nur aus den sehr schwer färbbaren — auch im Giemsapräparat nach mehrstündiger Verweildauer schwach graublauen — kokkoiden Gebilden bestehen. Sie nehmen gar keine Gram- und kaum die Giemsafarbe an, und, wenn man solche Kulturen nicht überimpfen würde, so wäre es wohl manchmal schwer, ohne Tierversuch oder Cyanochinpräparat zu erweisen, daß überhaupt ein kulturelles Wachstum vorliegt. Aber schon die erste Passage

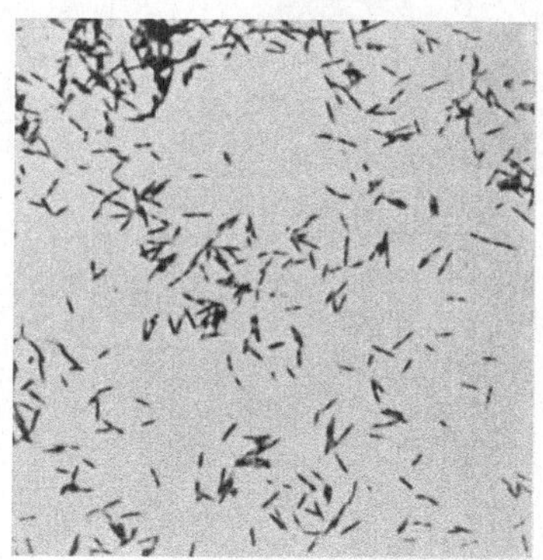 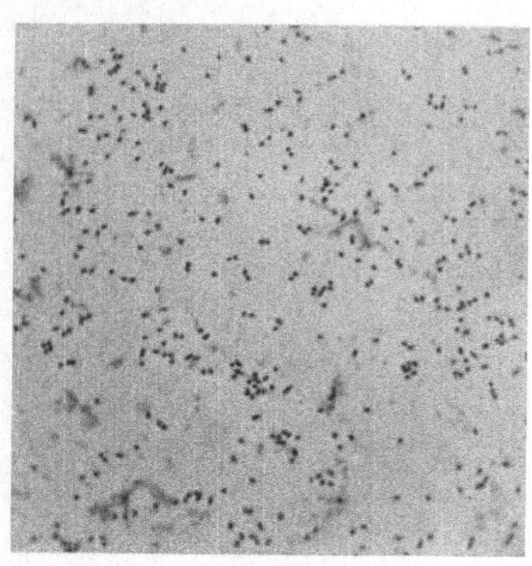

Abb. 28. Abb. 29.

Abb. 28. Prot. 476. Te-Stamm 3500 von Levinthal-Ascites-Agar. Giemsa. *Spindlige Stäbchen.*
Abb. 29. Prot. 496. Der gleiche Stamm, nachdem er das Meerschweinchen 9816 durchlaufen hat. Fleischagar. Giemsa. Gramnegative *kokkoide Formen.*

zeigt dann regelmäßig das übliche kulturelle färberische Verhalten der Anfärbung mit der Azurkomponente des Farbstoffgemisches — rein oder in mäßiger Mischfarbe. Treten aber die mehr bakterienartigen Formen, die diphtheroiden oder fusiformen, oft beidseitig zugespitzten Gebilde auf, die einer stärkeren Entfaltung eines Bakterienleibes ihre Besonderheit verdanken, dann nimmt im Giemsapräparat dieser Leib eine blaue bzw. bläuliche Tönung an und die Granula können darin azurrot erscheinen oder auf gewissen Nährböden — oder aber auch bei manchen Kulturen auf allen Nährböden von der Leibesfärbung überdeckt werden, bzw. sich dem Nachweise auf irgendwelche Art entziehen. Darüber haben wir früher bereits ausführliche und lediglich vom Standpunkte des Bakteriologen aus bemerkenswerte Mitteilungen gemacht. Hier genügt der Hinweis, daß manche Stämme aus ihrer anfänglich bezeichnend rickettsiformen Wuchsform nach sehr vielen Passagen sich immer mehr dem Bilde gewöhnlicher Bakterien nähern. In diesem Sinne haben wir den Stamm 3500 durch mehrere Jahre verfolgt. Wir müssen hier kurz die Geschichte dieses Stammes wiedergeben, die wir in unserer letzten Arbeit angeführt haben, da wir ihn inzwischen weiter studiert haben und zu neuen und für das Formproblem belangvollen Beobachtungen an ihm gelangt sind.

3500. Der Stamm wurde ursprünglich als „typischer“ Virusstamm aus Meerschweinchen gezüchtet, wie er 1923 beschrieben wurde. Er wurde dann auf Amsagar gehalten. Er verlor in Omsk seine bis dahin stets bewährte gelbe Pigmentierung nach 110 Nährbodenpassagen, wie in den Omsker Studien (Klin. Wochenschr. 1924) beschrieben wurde. Damals gelang es zuerst, ihn auf „Standard 1“, E. MERCK, zu züchten, also auf einem normalen, peptonhaltigen Nährboden. Gleichzeitig agglu-

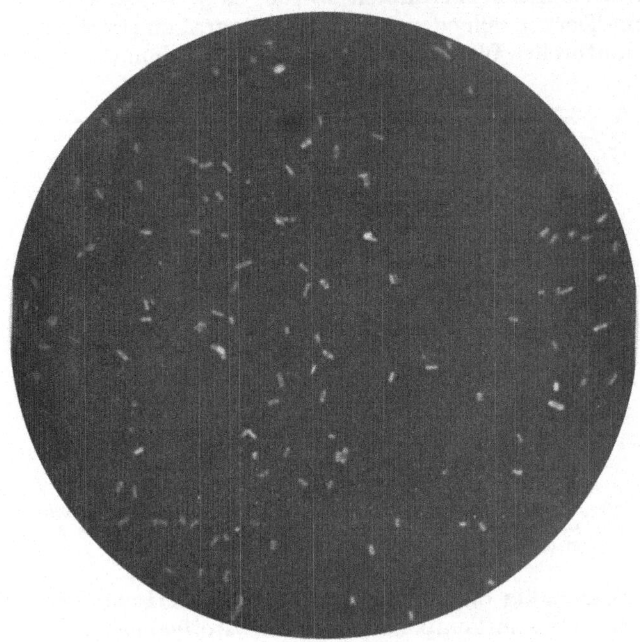

Abb. 30. Prot. 540. Cyanochinpräparat des Novirudinblutes vom R.M.-Meerschweinchen 10168 auf Levinthal-Ams-Ascites-Agar, nach 48 stündiger Bebrütung. Man beachte den etwas gröber gequollenen Charakter dieser Kulturen im Vergleiche mit denen des Fleckfiebers, sowie der Rickettsia Prowazeki. Dabei bleibt jedoch der „Rickettsia“-Habitus kennzeichnend erhalten.

tinierte er mit einem hochwertigen X 19-Serum (Titer 1 : 2500) bis zur Verdünnung 800. Er wächst also seit dieser Zeit fein grau, proteusartig, aber außerordentlich schwer. Das Präparat zeigt jetzt feine gramnegative Stäbchen. Hinsichtlich seines agglutinogenen Vermögens (X 19- bzw. X 2-Titer im Kaninchen) sei auf die letzten zwei Arbeiten verwiesen: er erzeugt nämlich sehr hohe X 19-Titer, selten außerdem X 2-Titer von geringem Grad, Verhältnisse, die sehr eingehend untersucht wurden. Gleichzeitig wurde allerdings seine eigene Agglutinabilität durch X 19-Sera wesentlich schwächer. Januar 1925 ergab das mikroskopische Bild spindlige Stäbchen mit Granulis. April 1925 zeigten sich im Stamm nebeneinander gramnegative und grampositive schlanke, spindlige Stäbchen einheitlichen Charakters. Das Giemsabild zeigte feine spindlige, teilweise granulierte Stäbchen einheitlichen Charakters. 25. IV. 1925 zeigten die Kolonien auf einmal Ausläufer, so daß der Verdacht des Schwärmens auftauchte. Der Stamm wurde daher auf eine sehr gut vorgetrocknete, 48 Stunden alte Ams-LEVINTHAL-Agarplatte gebracht und schwärmte in der Tat aus. Das Schwärmen verlor sich aber wieder bzw. ging sehr stark zurück. (Wir kannten damals die Bedeutung der Art des Nährbodens für das Schwärmen noch nicht!) Der hängende Tropfen zeigte jetzt mit Sicherheit *Eigenbewegung*, während der Stamm ursprünglich unbeweglich war. Er war aber nicht regelmäßig geprüft worden. Der Stamm blieb seitdem unverändert, bis er am 19. VI. 1926 wieder aus der Sammlung (Oberflächenkulturen auf Ams-LEVINTHAL-Nähragar) entnommen wurde und aufs neue geprüft wurde. Die Röhrchen zeigten grauweißes, nicht sehr üppiges Wachstum, das Giemsabild wies lange Stäbchen mit schwach gefärbter Hülle und Granulationen auf, das Grambild ziemlich lange, teils gramnegative, teils gramschwankende Stäbchen. Am 22. VI. auf dem gleichen Nährboden in Petrischale feines Wachstum mit zahlreichen feinen Ausläufern, die fingerförmig flach von den zarten Kolonien ausstrahlen. Präparate zeigen mittellange, schlanke Stäbchen, wieder zwischen gramnegativen vereinzelte gramschwankende Individuen, die meisten aber mit eingelagerten grampositiven Körnchen; Giemsa: mittellange, schlanke Stäbchen, zum Teil schwach gefärbte Hülle mit eingelagerten Granulationen. 24. VI. klassisches Schwärmen! Jetzt treten mehr grampositive Stäbchen in der Kultur auf. Zugleich vergröbert sich das mikroskopische Bild. Während der Stamm kaum von X-Seren agglutiniert wird, erzeugt er nach wie vor im Kaninchen in der beschriebenen Weise starke X-Titer, besonders des X 19-Typus.“ Wir brauchen kaum diese Ausführungen dahin zu ergänzen, daß das plötzlich auftretende Schwärmen in seiner elementaren Kraft dadurch gehemmt war, daß der Stamm auf Amsboden gezüchtet wurde, dessen Bedeutung in dieser Richtung uns erst neuerdings bekannt wurde. Es muß aber beachtet werden, daß dieser Stamm bis auf den heutigen Tag mit der Schwärmfähigkeit und anderen Eigenschaften, wie etwa einer verhältnismäßig hohen Unempfindlichkeit gegen Hitze — derzufolge er schwer bei 60° abzutöten ist — eine ungewöhnlich hohe Nährbodenempfindlichkeit verbindet und nie sehr üppig wächst.

Diesen Stamm 3500 haben wir nach mehrfacher vaccinierender Einverleibung auf Meerschweinchen lebend verimpft. Dabei hat sich herausgestellt, daß dieser bisher meist stäbchenförmig wachsende Stamm ganz ähnlich dem Verhalten, daß auch andere Proteusstämme unter solchen Bedingungen zeigen, zum Teil, und zwar in den meisten Unterstämmen, die man aus infizierten Tieren züchten kann, in kleine *kokkoide*, wenn man will, „rickettsiforme“ Bildungen übergeht. Jeglicher echte Infektionsvorgang bringt Proteuskeime dazu, sich formal rickettsiformen Bildungen zu nähern, wenn auch die meisten wilden Protei zunächst noch eine gewisse Regellosigkeit und Unordnung ihrer Formgestaltung erkennen lassen, die eine Unterscheidung von echten „Rickettsien“ leicht macht. Man erlebt aber sehr häufig, daß z. B. bei Verimpfung von X-Stämmen in der von uns geübten Weise anfänglicher wiederholter Vaccinierung mit toten, dann der Infektion mit lebenden Keimen *neben* derartig vielgestaltigen und meist noch etwas groben Formen auch Stämme aus dem Tiere wachsen, die selbst ein Kenner nur schwer von gewissen Virusstämmen der exanthematischen Gruppe mit Sicherheit zu unterscheiden vermöchte.

Übersicht über das Verhalten von Kulturen, die aus Meerschweinchen und Kaninchen gewonnen wurden, die mit dem Fleckfieber-Proteus-Stamm 3500 (aus Meerschweinchen) nach anfänglicher Vaccination infiziert worden waren. Die Kulturen wurden von Levinthal-Ascites-Ams-Agar mit Kochsalz abgeschwemmt.

Dauer des Ver- suchs	Tier	Serum	Kultur		
			Agglutination	Schwärmen	Mikroskop. Bild
11. I. bis 22. I.	Mee 9762	Stamm 0 X 19: — „ 3500: 1 : 20	Serum 0 X 19: — Hammelserum: 1 : 3200	variables Schwärmen	gram-, kokkoid
26. I. bis 5. II.	Mee 9815	Stamm 0 X 19: — „ 3500 —	Serum 0 X 19: — Hammelserum: 1 : 3200	variables Schwärmen	gram-, kokkoid
26. I. bis 30. I.	Mee 9816		Serum 0 X 19: — Hammelserum: 1 : 800	variables Schwärmen	gram-, kokkoide Gebilde, daneben Gr. $\pm$ schlanke granulierte Stäbch. wieder Kultur 3500
22. I. bis 11. II.	Mee 9827	Stamm 0 X 19: — „ 3500: 1 : 160	Ser. 0 X 19: 1 : 25 Hammelserum: 1 : 3200 Eigenserum: —	variables Schwärmen	3 Stämme: gram-, kokkoid; 1 Stamm: schlanke granulierte Gr. — Stäbchen
10. I. bis 25. I.	Kan 9758	Stamm 0 X 19: 1 : 320 Stamm 3500: 1 : 320	Serum 0 X 19: — Hammelserum: 1 : 3200 Eigenser.: 1 : 10	variables Schwärmen	27. I. gram-, kokkoid 20. II. gram-, kokkoid daneben schlanke granulierte Stäbch.

Ich möchte aber bereits hier darauf hinweisen, daß auf Grund erneuter eigens hierauf gerichteter Untersuchungen gesagt werden muß, daß das *Gewebsvirus* gestaltlich von der „Rickettsia", also dem Läuseparasiten *abweicht*. Wir kommen hierauf später noch eingehender zu sprechen. Das Gewebsvirus ist noch beträchtlich feiner als meistens das Läusevirus, wenn auch dies nicht eben selten bedeutende Unterschiede in der Feinheit der Form erkennen läßt. Das Gewebsvirus ist so fein gebaut, daß es nur dort möglich ist, es wirklich sicher zu erkennen, wo seine Häufung besonders innerhalb von Zellen oder in Verbindung mit Resten zerfallender Zellen die Feststellung wegleitend ermöglicht. Sie wird dadurch unterstützt, daß sich neben und unter den sehr kleinen Formen wenige gröbere finden, die öfter den Bautypus erkennen lassen, den wir aus der Laus von der „Rickettsia" kennen und der sich zuweilen ganz unverkennbar als bakteriell ausweist. Da zudem diese Häufung des Gewebsvirus — unter Voraussetzung der hierfür allein zum Nachweis geeigneten „alternierenden" nicht kettenartigen Infektionen! — innerhalb

von Zellen auftritt, und zwar von Zellen, die etwa verwirrende Körnelungen unter Anwendung entsprechender technischer Verfahren durchaus vermissen lassen, da solche Zellen zuweilen zum Ausgangspunkte
recht bezeichnender Gewebs*reaktionen* werden, so ist die an sich stets
schwierige mikroskopische „Virus“-Diagnose hier so weitgehend gesichert, daß man ganz unbesorgt wirklich von „*Gewebsvirus*“ reden darf.

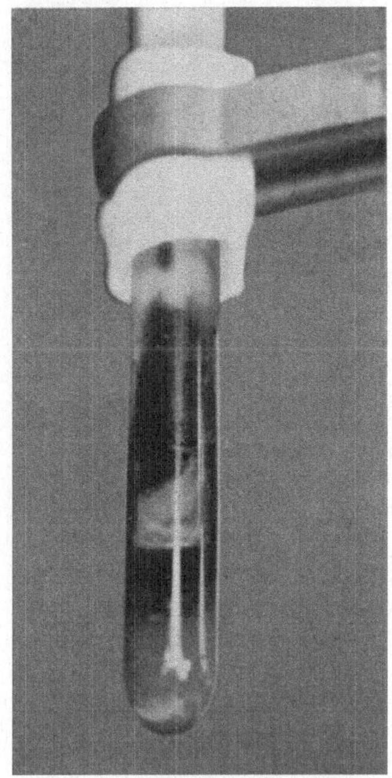

Wir haben bereits darauf hingewiesen,
daß die Zucht auf Amsnähragar fast regelmäßig unbewegliche Bakterien liefert, die
auch unbeweglich bleiben, zumal es ja
schwer gelingt, die so gezüchteten Stämme
ihrem Milieu zu entfremden und auf andere,
einfachere Nährböden zu überpflanzen.
Dagegen liefern „NN“-Kulturen wie Faulversuch vielfach bewegliche Bakterien.

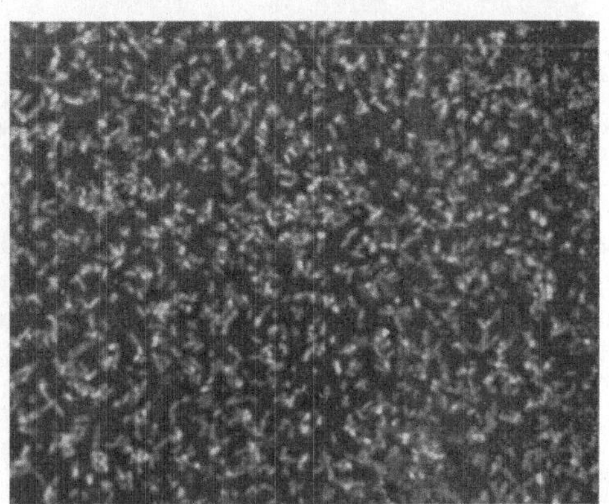

Abb. 31.   Abb. 32.

Abb. 31. Novirudinblut des *Fleckfieber-Meerschweinchens* 10153 auf *Levinthal-Ams-Ascites-Schrägagar* nach 24 stündiger Bebrütung, photographiert und präpariert nach weiterem 24 stündigem
Verweilen auf Eis. Das Wachstum erscheint als üppiger grauer, von dem unteren Teile des
Röhrchens, wo sich das Blut befindet, aufsteigender Schleier. Das Meerschweinchen war unmittelbar mit 17 Lemberger Fleckfieberläusen des Herrn Prof. WEIGL intraperitoneal geimpft
worden. Diese waren gemörsert und die Emulsion ganz steril befunden. Mentor-Spiegelreflexkamera. Tessar 4,5. — Abb. 32. Prot. 538. Cyanochinpräparat der nebenstehend abgebildeten
Kultur des Meerschweinchens 10153.

Jedenfalls werden die Stämme unter solchen Lebensbedingungen früher
oder später *peritrich begeißelt*. Die „Rickettsien“ als die unserem Studium am einfachsten zugänglichen Virusformen sind stets unbeweglich!

Die stets unbeweglichen gelben oder braungelben Kulturen nähern
sich nicht allein in ihrer Gestaltung, sondern auch in ihrer besonders
großen Empfindlichkeit diesem Virus. Dies gilt sogar oft für das Cyano-
chinbild alter, vielfach umgezüchteter Stämme. Es ist bemerkenswert,
daß die „Faul-“ und „NN“-Kulturen, die sehr viel „saprophytärere“
Stämme liefern, unter annähernd tausend positiven Beobachtungen nur
ein einziges Mal, also *äußerst selten*, zu einem gelben Stamme führten.

Wie variabel aber alle Erscheinungen an Proteusstämmen sind, lehrt ein weiterer Versuch. WEIL und FELIX haben zwischen nicht schwärmenden „O“-Formen (*Ohne* Hauch!) und schwärmenden „H“-Formen

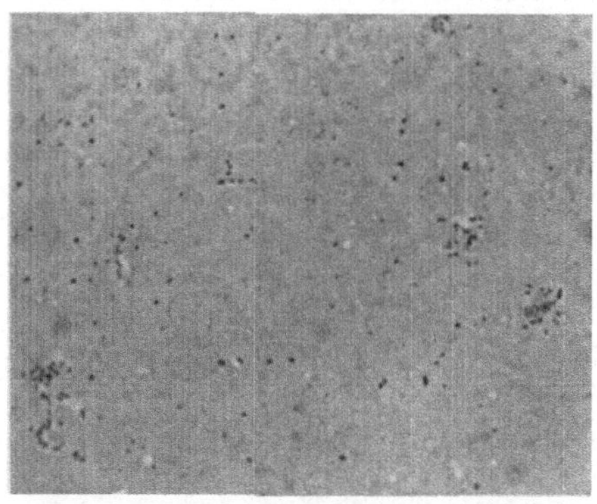

Abb. 33.   Abb. 34.

Abb. 33. Prot 411. *NN-Kultur* dreitägiger Dauer 2233 der Leber des *R.M.-Meerschweinchens* 834, das mit typischen Nekrosen schwer erkrankte. Stamm SPENCER und PARKER. Feinst kokkoides Wachstum, z. T. in kaum gefärbten Formen. Giemsa. — Abb. 34. Prot. 523. Kultur aus dem Blute eines *fleckfieberkranken Menschen*, „DL 4 Lemberg“. 48 Stunden in *PGN-Nutrose-Menschenblut* aa bebrütet. Giemsa.

(*Hauchbildung*!) des Proteus unterschieden. Wir verfügen über einen von WEIL selbst überlassenen „O“-Stamm, der sich seit Jahren unverändert erhalten hat. Ihn haben wir zu wiederholten Malen durch ein Meerschweinchen geschickt und nach 24 Stunden aus diesem durch viele Faulversuche zahlreiche Proteuskeime gewonnen. Unter diesen waren

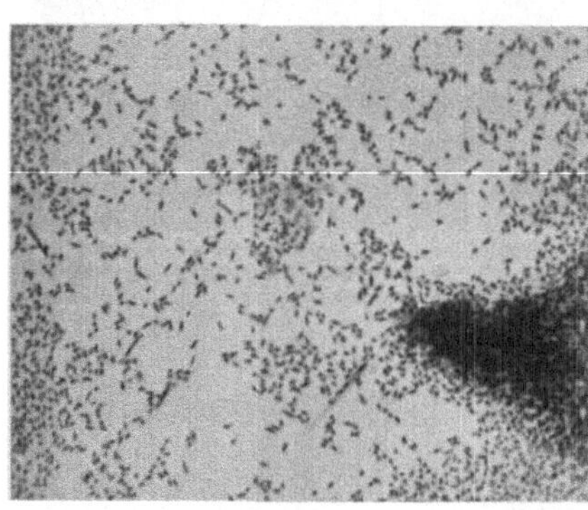
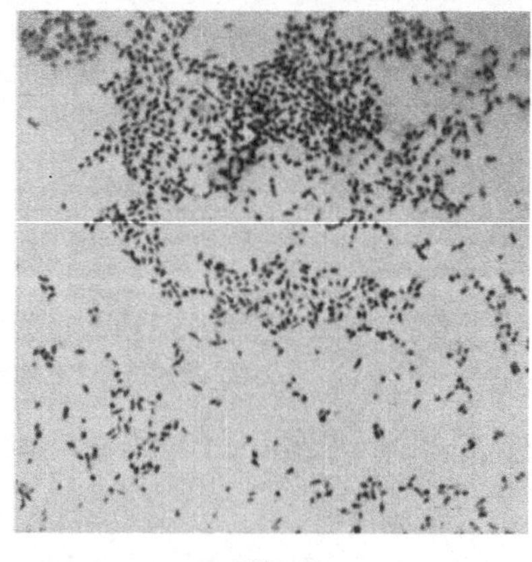

Abb. 35.   Abb. 36.

Abb. 35. Prot. 491. *Faulkultur Fleckfieber*-Meerschweinchen 9835. Von Prof. BREINL-Prag am 31. 1. 1927 geimpftes und von uns am 8. 2. getötetes Tier: Stamm „Prag 2“. Die Faulkultur wurde in üblicher Weise auf Levinthal-Ams-Agar *ausgestrichen* und nach 48 stündiger Bebrütung präparativ untersucht. Giemsa. Typisch rickettsiformes Wachstum.
Abb. 36. Prot. 524. *Novirudin-Blut des R.M.-Meerschweinchens* 10069 auf *Levinthal-Ams-Ascites-Schrägagar*, 3 Tage bei 37° bebrütet (Kultur 2433). Zarte rickettsiforme Kultur. Giemsa. Stamm „Brandt“ P 4. Das Tier erkrankte nach dreitägiger Inkubation hochfieberhaft und wurde am 5. Fiebertage zur Kultivierung des Virus herzpunktiert. Es starb am folgenden Tage mit beginnender blau-roter Verfärbung an Genitalien und Ohren (beginnende Nekrosen).

ebensowohl „O“- wie „H“-Formen: *eine Passage eines „O“-Stammes durch ein Tier vermag also die „O“-Eigenschaft aufzuheben und wieder die für den Proteus eigentlich zuständige „H“-Eignung herzustellen.* Wir hatten jedoch nicht in allen Versuchen dies Ergebnis.

Wir haben hier kurz den *Stoffwechsel* unserer Bakterien gestreift. Stoffwechsel ist, wie DRIESCH einmal sagt, das allgemeine Schema, innerhalb dessen sich alle Lebensvorgänge abspielen. Wenn bei unseren bakteriellen Parasiten schließlich gerade die Besonderheit von Ernährung und Stoffwechsel den Parasiten als *biologische Existenz* eigenartigen Charakters und als besonderen Zustand kennzeichnet, wenn bei Bakterien innerhalb der gröbsten unterschiedenen Gruppen die „artlichen“ Unterschiede von Form und Leistung auf solche des Stoffwechsels in innigster Beziehung zurückgehen — dann erkennt man, welch ungeheuren Schwierig-

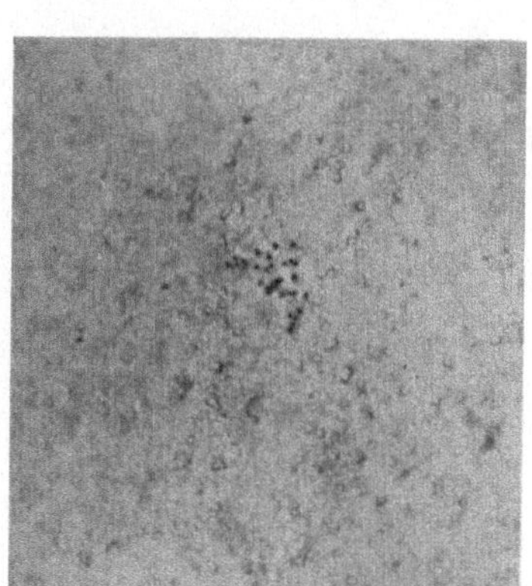 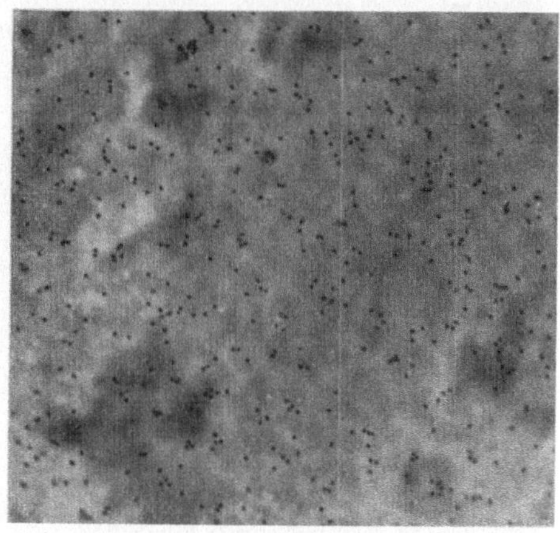

Abb. 37.Abb. 38.

Abb. 37. Prot. *Milchkultur* 103 von *Novirudinblut* des *R.M.-Meerschweinchens* 24. Rickettsiform-kokkoide Einzelformen. Dieser Stamm zeigte auf verschiedenen Nährböden zeitweilig grampositives Verhalten. Vgl. den Text! Giemsa. — Abb. 38. Prot. 403. 5tägige *Nutrosekultur* des älteren *Fleckfieberstammes* 283, der zu verschiedenen Malen erfolgreich in das exanthematische Infektionsverhältnis zurückgeführt werden konnte. Streng rickettsiformes Bild. Giemsa.

keiten der Bakteriologe gegenübersteht, der oft genug, zwischen der Skylla praktischer Erfordernisse und der Charybdis theoretischer Bedenken schwankend, zu Entscheidungen getrieben wird, deren Wagemut größer ist als ihre Logik.

Die optisch färberisch darstellbare *Form* besitzt hier im Reiche der Bakterien häufig nicht den Wert, der der Form im Reiche höher zellig organisierter Lebewesen zukommt. Form wird zum *Ergebnis*, Ausfluß und Begleiterscheinung einer bestimmten und zugleich doch variablen Stoffwechselleistung. Bestimmt ist diese, soweit eben die Reaktionsnorm in Wechselwirkung mit bestimmten Anforderungen, also mit Leistung, Form unmittelbar beeinflußt; variabel ist sie, insofern als es verschiedene Möglichkeiten des Stoffwechsels gibt. Mit seiner Änderung wechseln oder *können* doch wechseln die Aufbaustoffe des „Leibes“, die Färbbarkeit, die Einschlüsse, die Größe, die Beweglichkeit.

Die Änderung des Stoffwechsels von einer wenig spezialisierten, saprophytären, polyphagen, „*wilden*“ Form zu den Verhältnissen des parasitären Virus kann nicht befriedigend leicht und sicher durch den Untersucher herbeigeführt werden. Sie ist schwer, wenn überhaupt, erreichbar. Von dieser Erfahrung ausgehend, dürften wir den parasitären Zustand kaum als adaptativ bezeichnen. Da wir jedoch sehen, daß die Parasiten, aus ihrem parasitären Verhältnis gelöst, sich einer viel polyphageren und freieren gemeinsamen Form nähern oder eine solche sogar erreichen, also der parasitäre Zustand erfolgreich aufgehoben werden kann und sich künstlich auf den breiteren Reaktionsbereich der wilden Form zurückführen läßt, erscheint uns der parasitäre Zustand dennoch mit guter Begründung als adaptativ. Wie ich dies schon früher immer betont habe, so kommen wir auch jetzt und mit vertiefter Begründung zu dem

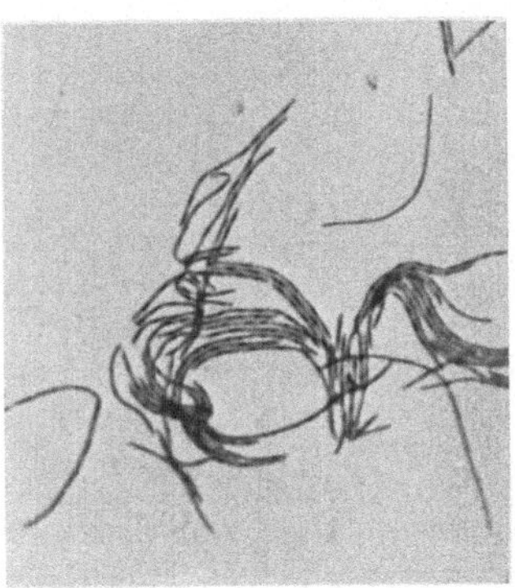

Abb. 39.   Abb. 40.

Abb. 39. Prot. 176. 9tägige *NN-Kultur* 2033 des *R.M.-Meerschweinchens* 601. Streptokokkenartiges Wuchsbild. Giemsa. — Abb. 40. Prot. 321. *Klatschpräparat* einer 24 stündigen Kultur des Prager X2-Stammes in der *Schwärmzone* einer 2% Traubenzucker-Placentenagar-Platte, $p_H = 7{,}0$. Giemsa.

Schlusse: gegenüber dem wilden Zustande mit seiner breiten alimentären Bereitschaft und seiner schnellen Folge fermentativer verschiedenartiger Leistungen, seiner großen somatischen Anspeicherung, die meistens nachweisbar ist, erscheint die parasitäre Form eingeengt in ihren physiologischen Leistungen — nichts beweist dies besser als die großen Schwierigkeiten, die sich anfangs der Kultur entgegenstemmten —, verarmt in ihrem somatischen Bestande, weil sie besonders durch negative Kennzeichen bestimmt ist: mangelnde Beweglichkeit, mangelnde Färbbarkeit, mangelnde Entwicklung der Leibesbestandteile, die in der Kultur gewissermaßen unter unseren Augen schrittweise wieder gebildet werden.

Die Enge der parasitären Beziehungen gestattet es leicht, für den Parasiten einen „Typus“ aufzustellen. Wir verstehen dabei unter *Typus*, einer treffenden Definition JOHANNSENS[1] folgend, dasjenige *Maß* einer

---

[1] W. JOHANNSEN: Elemente der exakt. Erblichkeitslehre. Jena: Fischer, 1926.

Beschaffenheit (oder diejenige Intensität einer Eigenschaft), welche für den betreffenden, einheitlich aufgefaßten Bestand charakteristisch sind. Der parasitäre Bestand kann einheitlich aufgefaßt werden, nicht ebenso der saprophytär-wilde. Die *Formen* wechseln hier bunt genug, einen Typus können wir nur aufstellen auf Grund genauer und nicht ohne langdauernde Untersuchungen erreichbarer Analyse der Reaktionsnorm.

Wir haben bereits kurz die Frage berührt, *wieweit* sich etwa die aus dem parasitären Verhältnis entbundenen Keime nähern und ob ein wirklich *gemeinsames*, identisches *Endziel* erreicht wird. Es ist äußerst schwer, diese Frage gewissenhaft zu entscheiden.

Betrachtet man zunächst wieder die *Einzelgestalten*, die uns in den Kulturen entgegentreten, so bildet man sich oft genug ein, man könnte solche aus Fleckfieber und solche aus Felsenfieber unterscheiden. Aber in jeder Gruppe bestehen hinreichend viele feinste Varianten und bestenfalls gestatten die äußersten eine zuverlässige Diagnose. Je mehr man sieht, desto zurückhaltender wird man in solchen Versuchen. Die Erfahrungen des Faulversuches haben uns gelehrt, daß auch das *physiologische Erfordernis* des LEVINTHAL-Prinzipes, das *anfänglich* den Fleckfieberkulturen zukommt, verloren geht und damit eine Angleichung zu den Verhältnissen der Kulturen aus dem Felsenfieber erreicht wird. Im allgemeinen geht schließlich das Vermögen, wieder von bestimmten Nährmedien aus in das *besondere* „exanthematische" Wirtsverhältnis einzutreten, mehr oder weniger schnell, schließlich wohl immer verloren. Die meisten Kulturen verlieren diese Readaptationsfähigkeit sogar *sehr schnell*. Alle anderen Momente sind für eine Unterscheidung schon um dessentwillen sehr wenig belangvoll, weil sie selbst im bestimmten Bestande zu großen Schwankungen unterliegen. Wir würden also zu dem Schlusse gelangen können, daß praktisch keine oder so geringe Unterschiede im endlichen Verhalten der verschieden abgeleiteten Kulturen nach hinreichend viel Überimpfungen nachweisbar sind, daß man von einer unendlichen Annäherung sprechen dürfte, — wüßten wir nicht aus immer erneuten Erfahrungen, daß man mit merkwürdig starken Beeinflussungen der Reaktivität durch vorangegangene sehr eindrucksvolle Lebenslagen, mit erheblichen biologischen *Nachwirkungen*, rechnen muß. Dieser Gesichtspunkt mahnt unzweifelhaft zu einer gewissen vorsichtigen Zurückhaltung in letzten Urteilen, wenn auch die *Richtung* der Entwicklung von den Virusformen wohl unterschiedenen Verhaltens zu späten Kulturformen zweifellos eine konvergente ist und *Adaptation aufhebt.*

Eine bakteriologisch-kulturelle Monographie des B. Proteus hätte noch mannigfache einzelne Beobachtungen zu verzeichnen, auf die wir hier nicht eingehen können, da wir hier nur insoweit vom B. Proteus handeln, als „*exanthematische" Proteusstämme, Erreger exanthematischer Krankheiten der Proteusgruppe*, und von ihnen durch Kulturverfahren abgeleitete Stämme in Rede stehen, während das Verhalten anderer Proteusstämme nur in dem Maße berücksichtigt werden konnte, als es durch ähnliches oder gegensätzliches Verhalten, kurz *durch Vergleich* zur Beleuchtung exanthematischer Stämme beigetragen hat. Man muß nur beachten, daß immer wieder festzustellen ist, daß besondere Lebensumstände die kennzeichnenden Leistungen des Stammes weitgehend beeinflussen können. So sahen wir beispielsweise das Schwärmvermögen vorübergehend gehemmt, wenn wir Kulturen aus gallehaltigen Nährflüssigkeiten anlegten. Es wuchsen dann eigenartig unregelmäßige und randwärts gewellte und geriefelte Kolonien, die an die Flatterkolonien GILDEMEISTERS erinnerten. Aber solche Hemmungen sind nur vorübergehend.

Stämme nach Art des ausführlicher abgehandelten 3500 leiten zu jenen bereits erwähnten selteneren Beobachtungen über, denen zufolge aus dem Virus in und außerhalb der Laus (WEIGL) oder im menschlichen Blut oder Urin (WEIL, DIENES und andere) oder aus Kulturen (unsere Beobachtungen) typische Protei — bei menschlichem Material des X 19-Typus — entstanden. Diese stehen in ihrem allgemeinen Verhalten *den saprophytär vegetierenden, den „wilden“ Protei*, äußerst nahe. Mannigfache Zwischenstufen zwischen virusnahem exanthematischen Keim und wildem Proteus führen uns die kulturellen Verfahren vor Augen. Voll können wir dies alles erst würdigen, wenn wir die serologischen und die keimphysiologisch-pathogenen Verhältnisse mit berücksichtigen. *Drei Ergebnisse müssen wir festhalten:*

1. Durch geeignete Methoden lassen sich *mit größter Regelmäßigkeit* aus Fleckfiebermaterial Kulturen ziehen. Die Erweiterung unserer Verfahren hat uns dahin gebracht, mit viel größerer Deutlichkeit als früher den Beweis zu führen, daß alle diese Kulturen, wie sie auch je nach Wahl der Kulturmethode beschaffen sein mögen, *Proteuskulturen* sind. Wir haben hier, ohne andere Kriterien zu vernachlässigen, die *Analyse des Schwarmvermögens* in den Vordergrund gestellt.

2. Das Infektionsverhältnis führt zu einer Abänderung desjenigen Bildes, das uns „wilde“ Protei darbieten, indem ganz bestimmte Eigenschaften, die gerade die Proteusgruppe auszeichnen, zur Verkümmerung gebracht werden, während zugleich der „exanthematische“ Keim, wie wir den Erreger genannt haben, allgemein *empfindlicher* und der Umwelt gegenüber anspruchsvoller wird. Wir haben dies auf seine Adaptation, seine Einpassung in das parasitäre Milieu zurückgeführt. Diese *adaptativen Kennzeichen* können wieder aufgegeben werden und werden bei jeder erfolgreichen Lostrennung aus dem Infektionsverhältnis irgendwie verändert und meist gemindert.

3. Die besondere Art des Kulturmediums bestimmt aber weiterhin in beträchtlichem Umfange die Lebensäußerungen des Kulturkeimes, so daß das wirklich beobachtete Ergebnis stets dadurch zustande kommt, daß *die Nachwirkung der Wirtsadaptation und die Gegenwartswirkung des Substrates zusammenwirken.* Diese Milieuwirkung läßt sich auch an wilden Protei gut nachweisen. —

Damit ist zugleich erneut ausgedrückt, daß nur eine Vielheit von Versuchsanordnungen, also Verfahren, imstande ist, das reaktive Moment, die wirklichen *Potenzen* der fraglichen Keime aufzudecken — und daß es viele Verfahren gibt, die alle gut und nebeneinander berechtigt sind und schließlich dadurch zu Verfahren der Wahl werden, daß sie eben die „Kultur“ leisten. Neben unserem ursprünglichen Nährboden haben wir

den Hottingerschen bereits genannt. Vielfach tut es, besonders für
Blutzuchten vom Kranken aus auch ein guter Kalbfleischnähragar mit
niedrigem Peptongehalt (etwa 0,2%), stets bei nahezu oder völlig neutraler Reaktion, Gewährleistung des „Levinthal-*Prinzipes*“, das bei
Fleckfieber unerläßlich, beim Virus des Felsenfiebers aber nur begünstigend und wachstumsfördernd ist, und unter Schutz gegen Verdunstung
und Eintrocknung. Dann aber haben wir noch brauchbare flüssige Verfahren und die vorzügliche Methode des neu beschriebenen „Faulversuches“.

Wir haben bereits kurz die Bedeutung gestreift, die der besonderen
Art der studierten exanthematischen Infektionskrankheit zukommt. Wir
lernten einen grundsätzlich wichtigen Unterschied zwischen den ketten-
weis weitergeführten Impferkrankungen der Laboratoriumstiere bzw.
der Läuse und den Infekten kennen, die in natürlicher Folge zwischen
Warmblüter und Kaltblüter wechseln. Gerade diese erweisen sich als
besonders günstig zur Lösung nicht allein der histobakteriologischen,
sondern auch der bakterio-kulturellen Aufgaben. Wir werden weiterhin
noch sehen, daß — naturgemäß — neben der Art und Beschaffenheit des
Nährbodens auch die Qualität des der Züchtung unterworfenen Materials
in viel höherem Maße für den Erfolg verantwortlich ist, als aus der kurzen
Kennzeichnung unserer eben gegebenen Zusammenfassung hervorgeht.
Schon die bisherigen Ergebnisse weisen uns darauf hin, daß wir den
„exanthematischen Proteuskeimen“ nicht gerecht werden können,
weder in ihrem natürlichen Milieu, noch in der künstlich geschaffenen
Umgebung einer bestimmten Kultur, wenn wir sie nicht biologisch zu
erfassen suchen, d. h. als Glieder eines besonderen, eigenartigen *Lebenskreises*, aus den Bedingungen ihres *Lebensraumes* heraus.

Schon bei diesem Anlaß möchte ich einem *Mißverständnis* begegnen,
das — anläßlich des *Streptokokkenproblems* — aufgetaucht ist und
gleicherweise für die große Proteusgruppe eintreten könnte[1]. Scheinbar
verschiedenes züchterisches Verhalten bei Verwendung verschiedener
Verfahren spricht nicht unbedingt für Verschieden*artigkeit* der kultivierten Keime, umgekehrt aber spricht Gleichförmigkeit bestimmter
Merkmale und Isoreaktivität in bestimmter Richtung nicht gegen Verschiedenartigkeit. Streptokokken können nahe verwandt sein, die sich
Erythrocyten im Nährboden gegenüber sehr verschieden verhalten. Dies
haben wir durch den Nachweis gezeigt, daß unter der Einwirkung des
infizierten widerstandsfähigen Körpers oder von Kümmernährböden ein
dauernder Verlust hämolytischen Vermögens auftreten und nachweisbar
werden *kann*, wenn wir derartige Keime rechtzeitig aus dem Körper
kulturell entbinden. So leiten sich sogenannte Viridans-Streptokokken
aus hämolytischen Formen her. Damit ist aber keineswegs *von uns*
gesagt worden, daß etwa die ganze Streptokokkengruppe einheitlich
wäre und „alles *nur* Standortsformen“ wären. Hinsichtlich der Beeinflussung des Erythrocyten gleichartige Keime können natürlich in

---

[1] Heim u. Schlirf: Was ist es mit der Einheit der Streptokokken? Eine zeit-
gemäße Frage. Zentralbl. f. Bakteriol., Parasitenk. u. Infektionskrankh., Abt. I,
Orig. Bd. 100, Heft 1/3, S. 24. 1926.

anderen, schwerer der Prüfung zugänglichen Eignungen durchaus verschieden sein. Wir entnehmen daraus nur die relative Begrenzung des
Merkmals „Hämolysecharakter" als unterscheidendes Mittel der Syste-
matik. Gerade bei Bakterien sind einzelne Merkmale und einzelne Reaktionen nicht in dem Maße typisch wie Strukturen und Strukturreaktionen höher organisierter Lebewesen. Das Verhalten gegenüber Wirtstieren, gleichviel welcher Art, gestattet zweifellos, sehr wohl charakterisierte Formen innerhalb einer Bakteriengruppe, also etwa innerhalb
der Streptokokken und der Protei, zu unterscheiden. Ob diese Verschiedenartigkeit in der *Wirtsrelation*, also in Infektiosität und Pathogenität im weitesten Sinne, stets vom wissenschaftlich kategorisch ord-
nenden Standpunkt gleichwertig ist, ist eine ganz andere Frage. Aber
von einer „*Arteinheit*" der gewaltigen Streptokokkengruppe oder Proteusgruppe wird kein überlegender ernsthafter Forscher zu sprechen
wagen, zumal wir noch später darauf zurückkommen müssen, daß das
*Art*problem bei den Bakterien tatsächlich ein großes und noch ganz un-
gelöstes *Problem* ist.

III. Versuch an Bettwanzen.

1917 stellte ich zuerst Versuche einer künstlichen Infektion von
Kleiderläusen an. Ich infizierte sie mit Hilfe einer sehr feinen Kanüle
mit X 19-Bakterien, um so festzustellen, ob diese Läuse dann auf mich
als den dauernden Blutspender Fleckfieber übertrügen und wie sich
weiter die X-Bakterien in der Laus verhielten. Damals waren meine
Kenntnisse und Fertigkeiten jedoch noch nicht soweit gediehen, um
diesen Versuch so zu gestalten, daß er wirkliche Entscheidung brachte.
Heute wäre dies wohl auf den Arbeiten WEIGLS[1] fußend möglich. Daher
begegnete mein Unternehmen berechtigten Einwänden, wiewohl es
keineswegs des Interesses entbehrte und gewisse Beobachtungen über
die Gestalt und Wuchsform der eingebrachten Bakterien erlaubte, die
nicht ganz wertlos waren. Sie legten nämlich den Gedanken nahe, daß
gewisse fädige Bildungen, die nach Verimpfung von X-Kulturen von mir
beobachtet waren, Bildern entsprechen, die von OTTO und DIETRICH[2]
wenige Tage nach dem Saugen am Fleckfieberkranken in der natürlich
infizierten Laus erstmalig beschrieben worden waren. So tauchte bei
mir die Vermutung auf, daß auch diese in den Formenkreis des B. Proteus
zu stellen wären. Damit bot sich aber zum ersten Male die Aussicht,
die beiden Probleme der „Rickettsia" und des „WEIL-FELIX" zu verschmelzen. Leider blieben, wie gesagt, zunächst die theoretischen Vorstellungen wie die Forschungen, die sich auf diese stützen konnten, noch
ganz ungenügend, weil eben hinreichende Kenntnisse doch fehlten, auf
die jene hätten gegründet werden können. Später stellte sich dann

---

[1] R. WEIGL: Badania nad Rickettsia Prowazeki. Przeglad epidemijol. I,
1, S. 4. 1920; und: Dalsze badania nad Rickettsia. Rickettsia Rochae-Limac
(Nov. spec.). Ebenda, 1920.

[2] OTTO und DIETRICH: Beiträge zur „Rickettsien"-Frage. Dtsch. med.
Wochenschr. 43, S. 577. 1917.

heraus, daß solche *Fadenbildungen* auch für Viruskulturen sehr bezeichnend sind und besonders dann häufig angetroffen werden, wenn die Kulturen altern, wobei es zu tiefgreifenden chemischen wie physikalisch-chemischen Veränderungen der (flüssigen) Nährböden kommt. Ich habe sie 1923 bereits bei Fleckfieberkulturen genau beschrieben und ELISABETH BRANDT und ich fanden sie später bei den Kulturen des Felsenfiebers wieder und haben sie in unserer letzten Arbeit ausführlich abgebildet. Auch NOGUCHI sah sie in seinen Kulturen aus dem Dermacentor Andersoni[1]. Lange nach Abschluß dieser unserer Untersuchungen beschreibt ANIGSTEIN[2] die nämliche Bildung für die „Rickettsia Melophagi", die er leider auf Grund meines Erachtens unzureichender Kriterien in die Nähe der Corynebakterien bringen möchte, obwohl die bakteriologischen Unterlagen dieses Versuches nicht neu und bereits von dem Studium der arttypischen Rickettsien bzw. den von ihnen abgeleiteten Kulturen her wohl bekannt waren. ANIGSTEINS sorgfältige Studien zeigen aber mit größter Wahrscheinlichkeit, daß diese „Rickettsia" den menschenpathogenen recht nahe steht.

Es ist bekannt, daß WEIGL sodann mit Hilfe seiner schönen Methode der *rektalen Auffüllung* des Läusedarms sehr erfolgreich Läuse mit Fleckfiebermaterial infiziert und so sehr viel dazu beigetragen hat, die ätiologische Bedeutung der „*Rickettsia*" sicherzustellen. Auch sonst hat dieses Vorgehen in seiner Hand schöne Ergebnisse gezeitigt, die noch nach vielen Richtungen weiteren Ausbaues fähig erscheinen. Es ist jedoch ein Verfahren, das ebenso und mehr noch gelernt und beherrscht sein will als die kulturelle Arbeit — jeder, der diese Methode bei Herrn WEIGL gesehen und sich in ihr versucht hat, wird dies bestätigen müssen — so daß man bei der Betrachtung der Versuche anderer Forscher auf diesem Gebiete nicht ganz den Eindruck los wird, daß hier die Methode schöner war als ihre Ergebnisse.

Die Verbreitung von „Rickettsien" in Arthropoden ist eine ganz außerordentliche. Ihre Kenntnis gründet sich bisher fast ausschließlich auf mikroskopische Untersuchungen. Kulturelle Studien haben wir erst neuerdings bei uns systematisch aufgenommen. (Eigene Arbeiten und solche von Herrn YAMATO.) Darüber werden wir später zu sprechen haben. *Es ist aber keineswegs ausgemacht, ob all das, was als „Rickettsia" beschrieben wurde, eine „Rickettsia" ist.* Es scheint jedoch sicher, daß tatsächlich ein großer Teil dieser mikroskopischen Gebilde Rickettsien, d. h. *Form- und Funktionszustände von Proteusbakterien* darstellen. Für das Virus des Rocky Mountain spotted fever und des Flecktyphus, sowie für gewisse Symbionten der Küchenschabe (YAMATO) ist dies erwiesen.

Es ist lohnend, in diesem Zusammenhange die Verbreitung solcher Rickettsien (mit oben erwähntem Vorbehalte!) kennen zu lernen. Cow-

---

[1] HIDEYO NOGUCHI: Cultivation of *Rickettsia*-like microorganisms from the Rocky Mountain spottet fever Tick, *Dermacentor Andersoni.* Journ. of Exp. Med. XLIII, Nr. 4, S. 515. 1926.

[2] LUDWIG ANIGSTEIN: Untersuchungen über die Morphologie und Biologie der *Rickettsia melophagi*, NOELLER. Arch. f. Protistenkunde 57, S. 210. 1927.

Versuch an Bettwanzen.

Dry[1] hat sich der Mühe unterzogen, eine kurze Zusammenstellung darüber zu veröffentlichen, die wir hier zum Abdruck bringen wollen.

Tabelle aus Cowdry: „Rickettsiae and Disease"
Distribution of Rickettsia in Arthropods

Class	Order	Family	Genus and Species	Observed
Arachnida	Araneida.....	Attidae........	Salticus scenicus (jumping-spider)	Cowdry (1923 b)
Arachnida	Acarina.....	Trombidiidae ..	Lucoppia curviseta (mite) Atomus sp. (mite)	Cowdry (1923 b)
Arachnida	Acarina	Argasidae.	Ornithodorus *moubata* (tick)	Hertig and Wolbach (1924)
Arachnida	Acarina......	Ixodidae...... .	*Ambliomma hebraeum* (Heartwater tick)	Cowdry (1925 d)
Arachnida	Acarina......	Ixodidae.......	*Dermacentor venustus* (Rocky Mountain spotted fever tick)	Ricketts (1909), Wolbach (1917)
Arachnida	Acarina......	Ixodidae.......	Dermacentor variabilis (dog tick)	Cowdry (1923 b)
Arachnida	Acarina.....	Gamasidae.....	Dermanyssus sp. (mite from doves)	Reichenow (1922)
Arachnida	Acarina......	Gamasidae.....	Dermanyssus avium (bird mite)	Nöller (1920)
Hexapoda	Thysanura ...	Cinura........	Lepisma saccharina (silver fish)	Cowdry (1923 b)
Hexapoda	Corrodentia ..	Psocidae.......	Psocus sp. (dust louse)	Sikora (1918, 1920)
Hexapoda	Corrodentia ..	Atropidae......	Dorypteryx pallida (book louse)	Hertig and Wolbach (1924)
Hexapoda	Mallophaga ..	Trichodectidae .	Trichodectes pilosus (horse louse) R. trichodectae	Hindle (1921)
Hexapoda	Mallophaga ..	Trichodectidae .	Trichodectes limax (goat louse)	Arkwright (1923)
Hexapoda	Mallophaga ..	Philopteridae ..	Lipeurus bacalus	Sikora (1922)
Hexapoda	Mallophaga ..	Liotheidae	Trinoton sp...............	Sikora (1922)
Hexapoda	Mallophaga ..	Liotheidae	Menopon pallidum (hen louse)	Sikora (1922), Hertig and Wolbach (1924)
Hexapoda	Hemiptera ...	Pediculidae	*Pediculus humanus* (1) R. prowazeki	da Rocha-Lima (1916 a)
			(2) R. quintana (wolhynica)	Töpfer (1916)
			(3) R. pediculi	da Rocha-Lima
			(4) R. rocha-Limae.......	Weigl (1921, 1924 a, b)
			(5) R. (Cairo)............	Arkwright and Bacot (1923 b)
Hexapoda	Hemiptera ...	Pediculidae	Linognathus *stenopsis* (goat louse) R. linognathi	Hindle (1921)
Hexapoda	Hemiptera ...	Pediculidae	Phthirius *pubis* (pubic louse)	Guimarais (1922), de Mello and associates (1923)
Hexapoda	Hemiptera ...	Acanthiidae....	Cimex lectularius (bedbug) R. lectularia	Arkwright. Atkin, and Bacot (1921)
Hexapoda	Neuroptera ..	Chrysopidae ...	Chrysopa oculata (lace-winged fly)	Cowdry (1923 b)
Hexapoda	Diptera......	Culicidae	(1) Culex pipiens (mosquito) (2) Culex pipiens..........	Nöller, Sikora (1920) Hertig and Wolbach (1924)
Hexapoda	Diptera......	Chironomidae ..	Culicoides sanguisuga (sand fly)	Hertig and Wolbach (1924)
Hexapoda	Diptera.....	Tabanidae	Tabanus pumilis (horse fly)	Hertig and Wolbach (1924)
Hexapoda	Diptera	Tabanidae	Tabanus costalis (green-head)	Hertig and Wolbach (1924)
Hexapoda	Diptera......	Hippoboscidae .	Melophagus ovinus (sheep-ked) R. melophagi	Nöller (1917 a, b). Jungmann (1918), Arkwright (1921), Thiel (1925)
Hexapoda	Diptera	Cicadidae......	Tibicen septendecim (seventeen year "locust")	Cowdry (1925 a)

---

[1] E. V. Cowdry: Rickettsiae and disease. Arch. of Pathol. a. Lab. Med. II, 1, S. 59. 1926.

Distribution of Rickettsia in Arthropods (Fortsetzung).

Class	Order	Family	Genus and Species	Observed
Hexapoda	Siphonaptera	Pulicidae	Ctenophalus felis (cat-flea) R. ctenophali	Sikora (1918, 1920)
Hexapoda	Siphonaptera	Pulicidae	Ctenophalus canis (dog-flea)	Cowdry (1923 b)
Hexapoda	Siphonaptera	Pulicidae	Pulex irritans (human flea)	Cowdry (1923 b)
Hexapoda	Coleoptera...	Ptinidae	Sitodrepa panicea (drug-store beetle)	Hertig and Wolbach (1924)
Hexapoda	Hymenoptera	Ichneumonidae	Casinaria infesta (ichneumon-fly)	Cowdry (1923 b)

Die bisher wohl nie so scharf gestellte Frage drängt sich auf: *Wie kommen „Rickettsien" in so zahlreiche Arthropoden? und zwar in weltweiter Verbreitung?* Wir können sie beantworten, wenn wir drei Faktoren dieses Befundes herausheben. Dies sind

1. die *Proteusnatur* der Rickettsien;

2. ihre zumeist beträchtliche Apathogenität für den wechselwarmen Zwischenwirt niederer Körpertemperatur, die nicht eine vollkommene zu sein braucht, aber dennoch als Gegensatz zu ausgesprochener Pathogenität Sinn und Berechtigung hat. Eine Ausnahme macht hierin, soweit wir heute wissen, allein die von „*Rickettsia Prowazeki*" befallene Kleiderlaus, die *erkrankt und stirbt*. In ihrem Falle jedoch ist der Wirtswechsel zwischen Kaltblüter-Zwischenwirt und Warmblüter-Wirt ein so inniger und undurchbrechbarer, daß die Pathogenität auch für die Laus der „Erhaltung der Art" nicht entgegenwirkt, weil die Laus ohne den Menschen ja gar nicht leben kann und längst infektiös ist, ehe sie selbst deutlich erkrankt, d. h. ehe so viele Darmzellen vernichtet sind, daß der Darm für Hämoglobin durchlässig wird und das Tier kurz nach diesem fatalen Anzeichen stirbt.

3. der Mechanismus der Verarbeitung in den Darmkanal aufgenommener Keime seitens der Arthropoden.

Betrachten wir zunächst die Proteusnatur der Rickettsia. Aus ihr ergibt sich die weltweite Infektionsgelegenheit mit diesem Keime. Da wir in den wenigsten Handbüchern irgendwelche genügenden Angaben über den Proteus finden, begrüßen wir eine kurze und ganz treffende Bemerkung im „Traité nouveau de médecine" von ROGER-WIDAL-TEISSIER[1] mit der MACAIGNE seine sonst natürlich nicht erschöpfenden Ausführungen über die pathogene Bedeutung dieser Keime einführt.

„Le Proteus Hauser est un saprophyte qui se trouve constamment dans les matières organiques en putréfaction. C'est un des agents les plus actifs de la décomposition de la viande; on le trouve toujours dans le fumier, dans les ruisseaux des rues. Il manque dans l'eau potable. Sa présence dans le lait, les huîtres est le fait d'une souillure ou d'une addition d'eau impure. On le trouve presque constamment sur les végétaux qui sont en contact direct avec le sol, surtout les salades (CANTIN). Les souillures extérieures auxquelles sont exposés les aliments (mains sales, mouches, poussières) expliquent la présence fréquente des proteus dans le milieu intestinal."

---

[1] 2. Aufl. 1926, Bd. I, S. 356.

Jedenfalls haben *sarcophage* und *saprophage* Arthropoden reiche Gelegenheit zur Proteusaufnahme. Für die hämophagen Blutsauger liegt die doppelte Möglichkeit vor, daß ihre Infektion durch Einwanderung von Außenkeimen in ihren Darm und weiter die Körpergewebe stattfindet — oder daß sie diese Keime aufnehmen, wenn sie sich ihnen irgendwie mit dem Blute eines erkrankten Wirtes anbieten. Für die menschliche Kleiderlaus hat der Krieg eine Reihe von Infektionen neben der mit „Rickettsia Prowazeki" kennen gelehrt, die leider! heute allem Anscheine nach völlig verschwunden sind. Insbesondere gilt dies für die „R. wolhynica bzw. quintana" und die überaus interessante „R. Rocha-Lima" WEIGL, die vielleicht vorher von ROCHA-LIMA beobachtet worden ist. Hier hat WEIGL ganz leichte Infektion von Laus zu Laus durch Berührung mit infiziertem Materiale wie mit Läusekot festgestellt. Es bildet dies das bestbekannte Beispiel einer direkten Keimeinwanderung von außen in den Läusedarm, unabhängig von der Ernährung und mag hier lediglich als ein Beispiel dafür gelten, daß die erörterte *Möglichkeit auch zur Wirklichkeit zu werden vermag.*

Hypothetisch kann man also folgern, daß eine große Anzahl von Insekten und anderen Arthropoden bzw. ihren larvalen Zuständen derartige Bakterien — abgesehen von einer möglichen und mehrfach nachgewiesenen germinativen Übertragung von der Mutter her („Vererbung") — gelegentlich aufnehmen und daß ein Teil von ihnen sich dann infiziert, weil sie den Insekten einmal nicht schaden (bzw. nicht durchweg schaden) und weiterhin durch Verschleppung im Körper an verschiedenen Stellen zur Haftung gelangen. Hierbei würde sich dann *meist* im Arthropoden die gleiche Tatsache vollziehen, die im warmblütigen Wirt sichergestellt ist, nämlich die *intracelluläre Ablagerung und Vermehrung.* Mit ihr ändert sich dann der Habitus, die Form und Funktion des Bakteriums weitgehend in Richtung auf die „Rickettsia" oder kann dies wenigstens in gewissen Fällen so tun, obwohl die Vielfältigkeit der formalen Ausgestaltung innerhalb des Insektes nicht immer richtig gewürdigt wird, man oft sogar ganz unsicher darüber bleiben muß, ob alle beobachteten Formgebilde wirklich in den Kreis des betrachteten Bakteriums gehören.

Gibt es eine Möglichkeit, diese zunächst rein hypothetische Annahme zu prüfen?

Wir suchten die Entscheidung in *synthetischen Infektionsversuchen an geeigneten blutsaugenden Insekten.* Als solche wählten wir aber nicht die Laus, sondern die bei uns leichter zu beschaffende und zu behandelnde *Bettwanze* als ein Tier, welches in der Natur nach tausendfältiger Erfahrung (man vergleiche hierzu z. B. ZLOCISTI!) *als Überträger der hier in Frage stehenden zwei Krankheiten,* des Fleckfiebers und des Felsenfiebers, *nicht in Betracht kommt.* Die Wanze hat aber „Eigenrickettsien". Kam sie demnach überhaupt für Versuche wie die geplanten in Frage? Dieser Einwand konnte sehr bedeutsam sein, *wenn* 1. die Eigenrickettsien der Wanze nach den Methoden züchtbar waren, nach denen man die Erreger des Flecktyphus bzw. Rocky Mountain spotted fever züchten kann und die wir in *Omsk* genauestens für die Kultur der Rickettsia

Prowazeki aus der infektionstüchtigen Fleckfieberlaus ausgebildet haben;
— 2. die Eigenrickettsien irgendwie auf Versuchstiere dadurch übergehen,
daß ihre Träger, die Wanzen, an diesen saugen. Beide Fragen mußten
also in *Vorversuchen* beantwortet werden. Dies geschah, wie wir noch
zeigen werden, *zunächst* in durchaus verneinendem Sinne: *weder ergeben
normale Wanzen nach der Warmblütermethode, wie wir die eben kurz erwähnte Methode nennen wollen, Kulturen, noch ergeben sich aus dem Saugen einzelner Wanzen an dem Meerschweinchen oder Kaninchen Infekte,
auch solche verborgener Art, die aber durch die sehr empfindlichen kulturellen Nachweise aufgedeckt werden könnten.* —

Eine ganz andere Frage aber ist es, ob ein Insekt usw. eine Krankheit
überträgt oder ob es einen Krankheitserreger in sich aufnimmt. Die
artspezifische Organisation braucht trotz Vermehrung des Krankheits-
erregers im Körper nicht eine Übertragung auf einen neuen Warmblüterwirt zu gestatten. Hierher gehört beispielsweise eine Beobachtung von
DUNN, wonach die tropische Bettwanze aus Rückfallfieberkranken zwar
Spirochäten aufnimmt, die Krankheit aber nur dann erzeugt, wenn man
sie nach Verreibung einspritzt. Dies beruht darauf, daß die Spirochäten
in die Cölomflüssigkeit eindringen und sich dort wenigstens anfänglich
vermehren, aber nicht durch den Saugakt übermittelt werden können.
Natürlich kann dennoch eine Übertragung zustande kommen, wenn das
Insekt entweder auf der Haut zerquetscht wird, oder wenn, wie NOELLER
im Prinzip gezeigt hat, infizierter und infektiöser *Kot* durch das betreffende Tier auf den Juckreiz hin *aufgeleckt* wird. In ähnlicher Richtung
bewegt sich eine Beobachtung von HOWARD und CLARK, die mehrere Tage
nach dem Saugen von Wanzen an Poliomyelitis-kranken Affen durch Zer-
reiben und Einspritzen der Wanzen wieder Poliomyelitis erzeugten, während der Saugakt allein dies nicht bewirkte.

Wir wissen aus früheren Untersuchungen am Fleckfieber, daß die
Wanze praktisch in dieser Richtung nicht in Betracht kommt.

Eine zweite Möglichkeit dafür, daß das Insekt *nicht* zum Überträger
wird, bestünde theoretisch darin, daß sich der Krankheitserreger in
diesem Insekt — im Gegensatz zu seinem natürlichen Zwischenwirt —
derart verändert, daß er die besondere Krankheit *nicht mehr zu erregen
vermag.* Hierfür fehlen uns bisher die Belege, wenn wir auch der Tatsache eingedenk sein müssen, daß ja bereits durch die klassische Entdeckung JENNERS und durch die unübertrefflichen Arbeiten PASTEURS
an Warmblütern nachgewiesen wurde, daß die Passage eines Keimes
durch einen fremden Wirt seine Pathogenität für den ursprünglichen
grundsätzlich zu ändern vermag.

Unser besonderes Augenmerk muß weiter der Frage gelten, ob ein
derartiges synthetisches Verhältnis, wie wir es erstreben, — wenn es erreicht wird — schadlos von dem neuen „Wirt" bzw. „Zwischenwirt" ertragen wird. Es ist mehrfach darauf hingewiesen worden, daß beispielsweise die Infektion mit Fleckfiebererregern von der Laus schlecht vertragen wird, daß sie daran stirbt. Bei strengster Auslegung gibt es wohl
überhaupt keine Form des Parasitismus, unter Einschluß der „Sym-

biose"[1], die nicht zu irgendwelchen Störungen des Wirtskörpers führte. Gerade an Insekten aber kennen wir ein Heer von bakteriellen Erkrankungen, die ja zum Teil epidemisch auftreten und deren Studium nach vielen Richtungen hin lohnend und wichtig erscheint. Unsere Frage lautet also: Führt die Parasitierung des gewählten Insektes mit den Bakterien unserer Gruppe zu einer Erkrankung des Insektes und welchen Ausgang nimmt dieser Vorgang, sofern er eintritt?

Unser erstes Bestreben ging dahin, *kulturell* die Wanzen zu untersuchen, die, einem engen *Kontakt* mit kranken Tieren ausgesetzt, die Möglichkeit der Virusaufnahme besaßen.

Um diese Prüfung vorzunehmen, mußten wir die Wanzen sorgsam desinfizieren. Hierzu verwendeten wir genau das Verfahren, das sich uns bei *Läusen* bewährt hat. Man schwenkt das Insekt vielleicht eine halbe bis eine Minute lang in zweipromilliger Sublimatlösung, wobei man sich einer feinen paraffinierten Pinzette bedient, geht dann für etwa eine halbe Minute in 70%igen Alkohol und führt unter Verwendung einer weiteren feinen in Alkohol aufbewahrten und leicht abgeflammten Irispinzette durch drei Schalen mit steriler Kochsalzlösung auf einen in steriler Petrischale aufbewahrten sterilisierten Objektträger. Auf diesem wird die Wanze zweckmäßig präpariert und so für die kulturelle oder tierexperimentelle Verarbeitung vorbereitet. Die Kochsalzlösung ist in der Regel nach der Desinfektion von 4 bis höchstens 5 Wanzen durch neue in neuen sterilen Schalen zu ersetzen. Chitinkräftige Wanzen (wie Zecken usw.) kann man nach dem Alkohol vorteilhaft ganz kurz durch die Flamme ziehen, muß nur sehr schnell in die erste Kochsalzschale, um eine zu starke Hitzewirkung auf die Eingeweide zu vermeiden. Die Eingeweide werden mit der (feuchten) Öse (wodurch das Arbeiten sehr erleichtert wird!) auf LEVINTHAL-Ams-Serumagar frischen Gusses übertragen und kräftig ausgespaltet. Die Schicht wird, wie gewöhnlich, nach unten gekehrt und in die Deckelschale kommt zur Erhöhung der Feuchtigkeit ein Tropfen Kochsalzlösung (mit dem verwendeten Spatel aufgetragen), bevor die Schale mit Plastilin, Pflaster oder sonstwie verschlossen wird und in den Brutschrank zu mindestens 12stündiger Bebrütung kommt. Verunreinigende, den Wanzen außen anhaftende Keime werden bei sorgsamer Desinfektion vernichtet. Selten überleben einige Staphylokokken, ganz selten trifft man B. mycoides. Staphylokokken und selten auch andere Bakterien kommen zuweilen, besonders bei höherer Temperatur (32° C), auch *in* den Wanzen vor. Dies ist jedoch bei normalen Temperaturen eine Ausnahme.

Wir wollen zunächst das wesentliche Ergebnis vorwegnehmen, die Tatsache, daß *Wanzen in Kontakt mit infizierten Meerschweinchen*, unendlich viel schwerer mit Kaninchen, *Kulturen bei Zimmer- oder Brutschrankwärme* (24—38° C) *auf* LEVINTHAL-*Nähragarplatten gewinnen lassen*, also nach dem Verfahren, das sich sowohl für die Kultur des

---

[1] Ich gehe an anderer Stelle dieser Abhandlung auf die folgerichtige Ablehnung des Begriffes der „Symbiose" durch KOSTYTSCHEW ein (vgl. S. 88).
(Vgl. hierzu KUCZYNSKI, MASCHBITSCH, BRANDT: Klin. Wochenschr. 1924, 3, 32.)

Läusevirus wie für die Zucht des Gewebsvirus des Fleckfiebers (in naturgemäß etwas geänderter Anordnung) bewährt hat.

Es ist für die Beurteilung dieser ersten Ergebnisse, die unsere Versuche in dieser Richtung einleiteten, wichtig, die Art zu kennen, in der sie gewonnen worden sind. Wir nahmen ältere Untersuchungen auf, die schon vor vier Jahren von mir und BOETTCHER durchgeführt wurden und über die ich gelegentlich berichtet habe. Unsere früher benutzten metallenen Tierkäfige ließen sich um so weniger frei von Wanzen halten, als wir außerstande sind, Meerschweinchen selbst zu züchten und daher auf Einkauf aus bestimmten Quellen angewiesen sind. Durch sorgsame Reinigung in ungefähr achttägigen Abständen konnten wir jedoch eine „Verwanzung" durchaus vermeiden und namentlich ältere Wanzen wurden vernichtet, so daß eigentlich kein Wanzenbestand eines Bauers Gelegenheit erhielt, längere Zeit ungestört an unseren Versuchstieren zu saugen.

In sehr zahlreichen früheren und neuen Untersuchungen haben wir solche Wanzen, die flüchtig an fleckfieberkranken Meerschweinchen bei Zimmertemperatur saugen konnten, steril gefunden. Wir müssen aber zu dieser Feststellung bemerken, daß sie — wie ausdrücklich angedeutet — in erster Linie für *Fleckfieber*-Kontakt gilt.

Als wir jetzt die gestellte Frage erneut bearbeiten wollten, vermieden wir die Entwanzung, so daß die Wanzen üppig gediehen und ungestört an den zahlreichen Versuchstieren saugen durften. Wir hielten zwar unsere Fleckfieber- und unsere Felsenfiebertiere käfigweise getrennt, aber doch so, daß die verschieden besetzten Käfige nebeneinander standen. Zunächst also hatten wir wieder wie früher das geschilderte doppelt negative Ergebnis einer fehlenden Kultur aus den Wanzen und einer fehlenden erkennbaren Infektion der Meerschweinchen. Bald aber änderte sich das Bild gründlich.

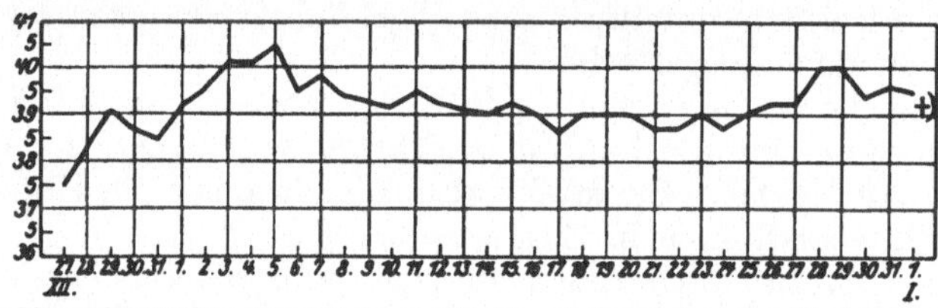

Abb. 41. Das Meerschweinchen 9684 wurde am 26. 12. mit Gehirnbrei des Fleckfieber-Meerschweinchens 9663 geimpft. Es wurde dauernd einer größeren Anzahl von Wanzen ausgesetzt. Diese wurden am 10. 1. noch erneuert. Die Wanzen stammten aus uninfizierter Zucht (bei gewechselten Futtertieren!). Dies Meerschweinchen veranschaulicht die Infektion an den eigenen Wanzen bei intensiver Exposition. Man beachte, daß im Gegensatz zum normalen Verhalten die Körpertemperatur nicht, wie dies ohne Wanzenkontakt immer der Fall ist, am 5.—12. Tage auf niedere Werte (37—38° C) sinkt, sondern ziemlich hoch bleibt und schließlich wieder steigt. Die ganz leicht nach allen Methoden züchtbaren Kulturen entsprachen der Kontaktinfektion. Anatomisch ergab sich der für „wilde" Infekte bezeichnende Befund.

Nachdem kaum eine gute Woche die Verwanzung erlaubt worden war, merkten wir eine merkwürdige Veränderung unserer Fleckfieberpassagen. Ihre Inkubation wurde unregelmäßig und sank schnell ab. Die Tiere zeigten kleinere und größere Nekrosen in der Leber, innerhalb derer man recht leicht Bakterien nachweisen konnte. Entsprechend wuchs aus ihnen auf gewöhnlichen Nährböden ein Bakterienbestand, der sichtlich — nach Ausweis aller herangezogenen Kriterien ein Proteusbakterienbestand war — aber durch seine ganz ungemein leichte Züchtbarkeit sofort von exanthematischen Keimen, also dem abwich, was wir „Erreger des Flecktyphus" zu bezeichnen gewohnt sind. *Innerhalb von knapp drei Wochen hatten wir unsere sämtlichen Fleckfieberstämme eingebüßt*, ein Ereignis, das uns nach mehr als achtjähriger technischer Arbeit in dieser Richtung aufs höchste in Erstaunen versetzte, denn es konnte als völlig ausgeschlossen gelten, daß sich irgendein Fehler der Aufarbeitung eingeschlichen hatte, daß die Sterilität zu Klagen Veranlassung gegeben hätte, daß wir etwa einen durchseuchten Tierbestand als Ursache dieses schweren Verlustes beschuldigen durften. Alle diese Möglichkeiten wurden durch sehr zahlreiche und vielseitige Kontrollen aufs sorgsamste ausgeschlossen. *Wir hatten in unseren Fleckfieberpassagen eine „wilde" Proteusinfektion*, unter deren Einfluß das „Fleckfieber" als Krankheit erstarb, weil die wilde Infektion so ungehemmt zur Entwicklung gelangte, daß sie den exanthematischen Keim überwucherte und schon in der ersten, sicher in der zweiten Passage auch die sorgsamste Untersuchung der Tiere nichts mehr von dem Fleckfieber der Ausgangstiere erkennen ließ.

Die Lage war also derartig:

Käfig für Käfig getrennt wurden Fleckfieber- und Felsenfieberpassagen gehalten. Man erlaubte Wanzen, sich ungestört an diesen Tieren längere Zeit zu nähren und im Verlaufe dieser einzigen Veränderung, einer sonst Monate hindurch gleichen, straflos geduldeten Tierhaltung, starb uns der Bestand an Fleckfiebertieren infolge einer plötzlich einsetzenden „wilden" Proteusinfektion aus, denn wenn man die überaus schnell anfiebernden Meerschweinchen nicht tötete, so starben sie tatsächlich meist im Zustande höchster Erschöpfung der Körpervorräte; die Fleckfieberinfektion, das Fleckfiebervirus aber war jedenfalls verschwunden, ausgelöscht.

Die einzige Änderung gegenüber früher gegebenen und für die Dauerhaftigkeit unserer Untersuchungen bewährten Verhältnissen war durch die *Verwanzung* gegeben. Sie mußte also irgendwie mit der Katastrophe unserer Fleckfieberstämme in Zusammenhang stehen.

Wir haben darauf hingewiesen, daß wir sehr oft zur Kontrolle gesunde Tiere zwischen unsere Impflinge gesetzt haben, ohne daß wir dabei irgendwelchen *Kontaktinfektionen*, exanthematischen oder anderen, begegnet wären. Auch jetzt übten wir diese sichernde Maßnahme. Jetzt aber hatten wir ein anderes und zwar positives Ergebnis: die gesunden Tiere fieberten nach einer wechselnden Inkubation, die zwischen 5 und 14 Tagen schwankte, und wurden schwerkrank. Ihre Sektion bot dann das nämliche Bild, das wir eben für die proteus-verseuchten Fleckfiebertiere entwickelt haben.

Es ist also klar, daß die nämliche Infektion gesunde und fleckfieberkranke Tiere befallen hat. Nach der ganzen geschilderten Anordnung und auf Grund unserer früheren Erfahrungen muß also die Verwanzung um so eher als bestimmender Faktor dieser Infektion angesprochen

Beispiele von „*Kontaktinfektionen*".

	Dauer des Versuchs	Infizierte Tiere, an denen die Ansteckung erfolgen konnte	Normaltiere und Raum	Kulturergebnisse der Kontaktinfektionen
Flecktyphus	10. XII.—31. XII.	bis 17. XII. 9648, dann 9662	9643 „GOLDMANN-stiftung"	Proteus
	10. XII.—27. XII.	„ 17. XII. 9648, „ 9662	9644 „GOLDMANN-stiftung"	Proteus
	17. XII.—31. XII.	„ 27. XII. 9660, „ 9681	9668 II	Proteus
	27. XII.—7. I.	9662	9685 „GOLDMANN-stiftung"	nicht angelegt
	27. XII.—6. I.	9683, 9689	9686 IV	Proteus
	27. XII.—10. I.	9683, 9689	9687 IV	Proteus
	4. I.—10. I.	an Te-„Prag" Kontaktmee	9730	†
	5. I.—14. I.	9683, 9689	9739 IV	Proteus
	26. I.—5. II.	an Wanzen von 9739, 9683, 89	9817 IV	Proteus
	7. II.—23. II.	„ „ „ 9817, 9839, 9683, 89	Kanin. 9839 IV	Proteus
	9. II.—8. III.	9846	9853	Proteus
„0 X 19"	8. XII.—17. I.	9619, 9620	9640 V	Proteus etw. gequollen
	10. XII.—21. I.	9649	9642 V	† nicht angelegt
	5. I. lebt	mit Kontaktmee 9642	9736 V	
	5. I.—15. I.	mit Kontaktmee 9642	9737 V	Proteus
Rocky Mountains spotted fever	15. XI.—20. XII.	gesondert, aber im infizierten Gebiet	785	Proteus etw. gequollen
	15. XI.—29. XI.	gesondert, aber im infizierten Gebiet	786	Proteus gequollen
	16. XI.—14. XII.	in RM-käfigen mit RM-Tieren zusammen	791	Proteus gequollen
	16. XI.—20. I.	in RM-käfigen mit RM-Tieren zusammen	792	† nicht angelegt
	10. XII.—7. I.	mit RM-Tieren	844	Proteus
	22. XII. lebt	mit Zeckentier 809	854	
	22. XII.—3. I.	„ „ 809	855	† nicht angelegt
	4. I.—24. I.	mit Normaltieren	865	steril

werden, als wir ja bereits die erste Erfahrung mitgeteilt haben, wonach sich Wanzen bei dichter und hinreichend langer Exposition an exanthematisch-proteuskranken Meerschweinchen anzustecken vermögen, so daß aus ihnen leicht züchtbare Kulturen bei Brutschrankwärme gezogen werden können.

Aus diesen Beobachtungen heraus wurde es zuerst ganz klar, daß die Wanze, die Kulturen von Proteuskeimen liefert, auch *infektiös* ist; denn die nämliche Infektion hatte geimpfte wie ungeimpfte Tiere befallen und die Wahrscheinlichkeit wurde schon fast Gewißheit, daß die Wanze der Vermittler dieser Infektionen sein mußte — mit anderen Worten, daß *unter bestimmten Bedingungen die Wanze die Rolle eines Zwischenwirtes zu spielen vermag.* Aber *woher hat sie in dem geschilderten Massenversuch ihre Proteuskeime bezogen?* In dem hier behandelten Versuchsfelde gab es vier Möglichkeiten:

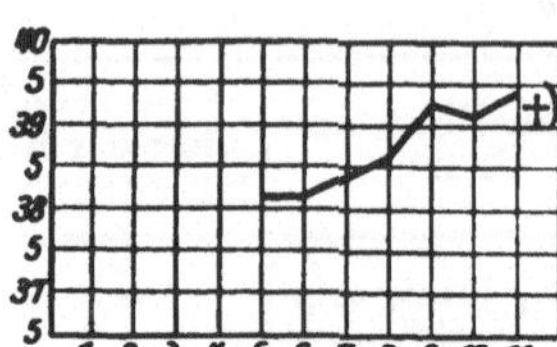 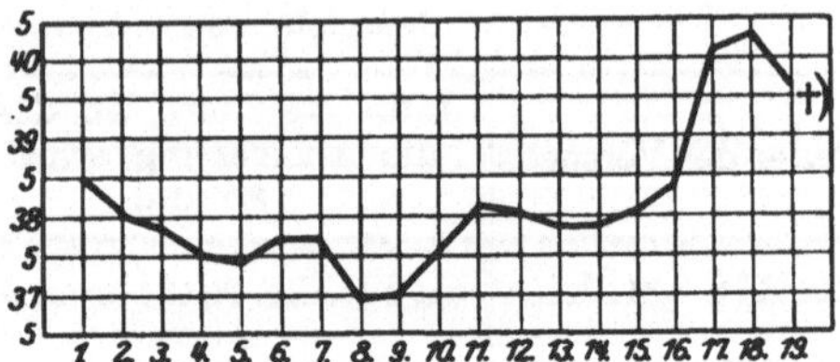

Fleckfieber-Meerschweinchen 9648 und Kontakt-Meerschweinchen 9643.

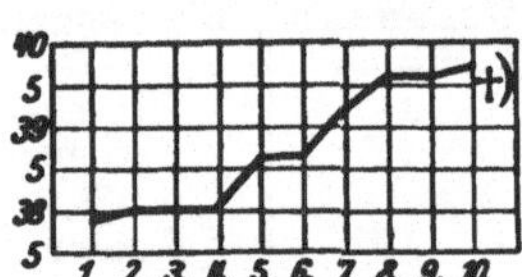 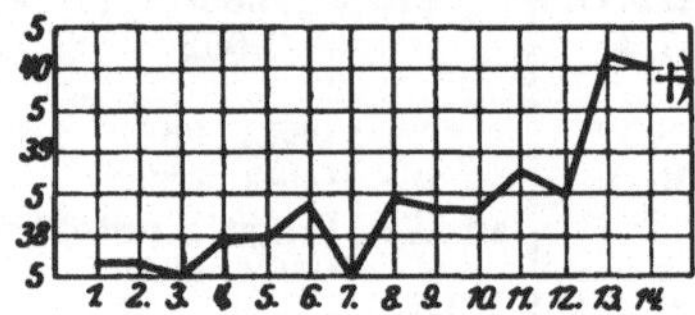

Fleckfieber-Meerschweinchen 9660 und Kontakt-Meerschweinchen 9668.

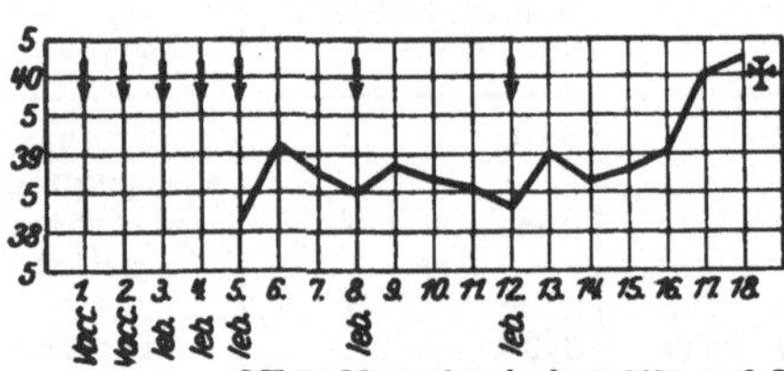 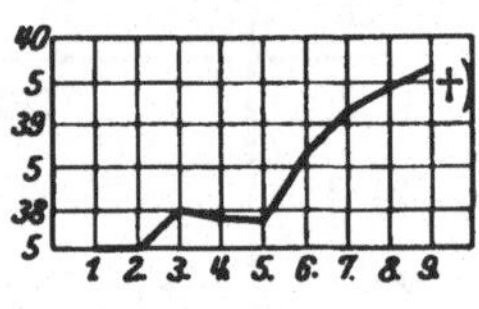

OX 19-Meerschweinchen 9620 und Kontakt-Meerschweinchen 9640.

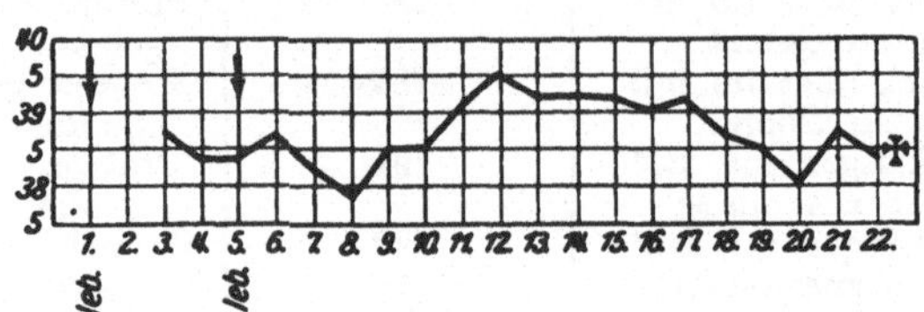 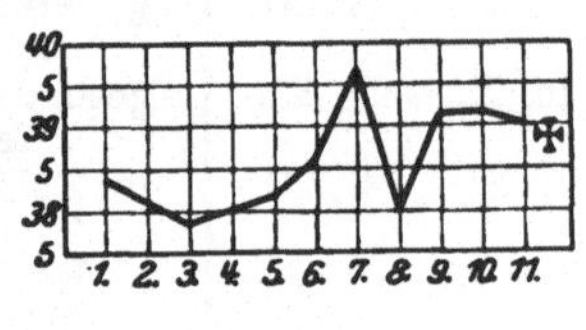

OX 19-Meerschweinchen 9649 und Kontakt-Meerschweinchen 9642.

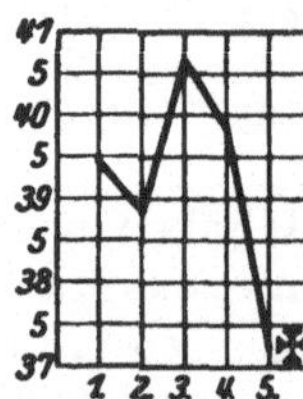 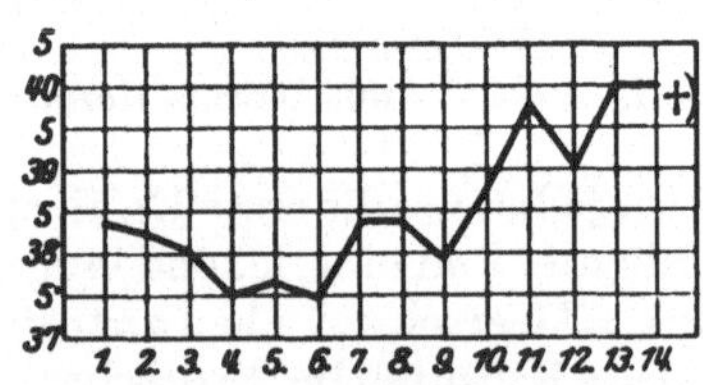

Felsenfieber-Meerschweinchen 783 und Kontakt-Meerschweinchen 786.

Abb. 42a.

    1. die Wanze hatte die Proteuskeime von außen, aber nicht mit dem Blute, sondern etwa vom After her aus der Umgebung aufgenommen;

    2. sie hatte sie von Rocky Mountain spotted fever-Tieren aufgenommen oder bzw. und

    3. aus Fleckfiebertieren, indem sie jeweils an diesen gesogen hatte;

    4. sie hatte irgendwie aus dem Bestande ihrer Eigenrickettsien eine Infektion von Meerschweinchen erwirkt, die in verwickelterer Weise

rückläufig zu einer Proteusinfektion der saugenden Wanzen mittels des ernährenden infektiösen Bluts geführt hatte.

Tatsächlich sind uns diese vier Möglichkeiten erst im Laufe mehrmonatiger, sehr mühevoller Versuche ganz klar geworden. Insbesondere die letztgenannte, vierte Möglichkeit soll vorläufig unerörtert bleiben, obwohl ihr — allerdings wohl nicht in dem geschilderten ersten Versuche — eine ganz besonders hohe Bedeutung zukommt.

Die erste Möglichkeit — Eintritt nicht mit dem Nährblut, sondern durch Verschmutzungsinfektion von außen — besteht bei Wanzen zweifellos. Hält man aber die Wanzen, wie es in dem betrachteten Falle

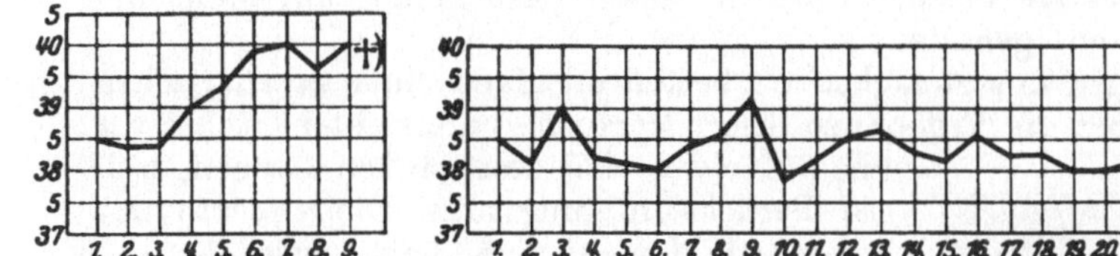

Felsenfieber-Meerschweinchen 820 und Kontakt-Meerschweinchen 791 und 792.

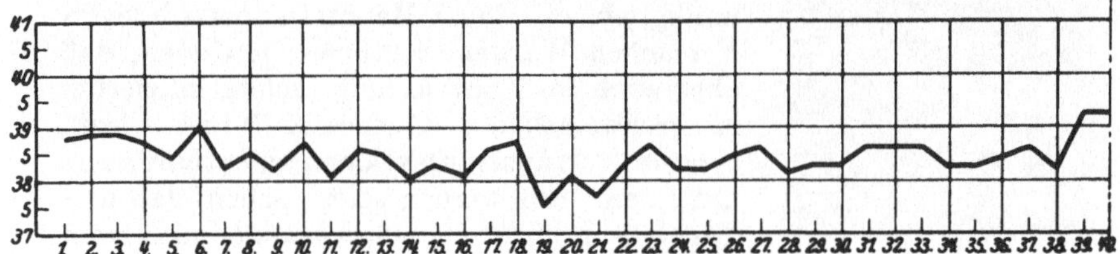

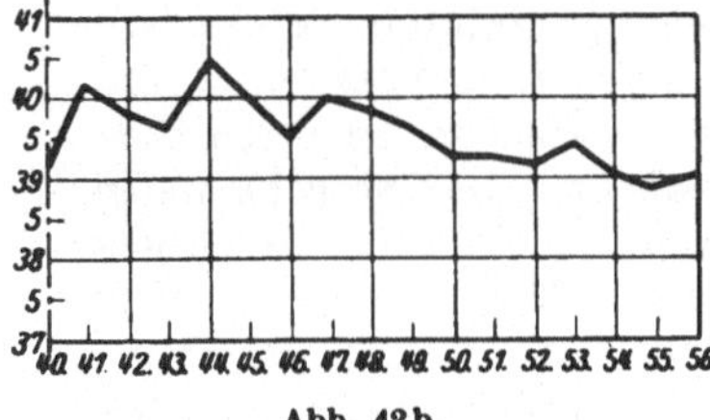

Abb. 42b.

Abb. 42a—b. Die Übersicht zeigt die Fieberkurven verschiedener Kontakt-Meerschweinchen samt den Tieren, an denen sie sich mit Hilfe von Wanzen infiziert haben. Die Tiere wurden samt ihren Wanzen in Gläsern beieinander gehalten und entstammten genau bekannten und durch zahlreiche Kontrollen geprüften Zuchten. Die Inkubation der Kontaktinfektionen schwankt gemäß der Infektion der Wanzen. Der Vergleich mit wanzenfreien Glasbehältern lehrt, daß Kontaktinfektionen durch einfache Ansteckung mittels Kot, Urin oder durch andere unmittelbare Beziehungen der zusammen gepflegten Tiere nicht stattfindet.

geschah, bei Zimmertemperatur unserer nicht-tropischen Gegenden, so ist sie ebenso sicherlich sehr gering zu veranschlagen. Wir begegneten ihr in später zu behandelnden Versuchsreihen, in denen Meerschweinchen und Wanzen in Brutschränken bei 33—34° und hoher Luftfeuchtigkeit gehalten wurden, *ohne daß es jedoch je zu Proteusinfektionen auf dem Wege der „kontaminierenden Infektion"* (wie wir diese Infektionsart nach Art der Läuseinfektion mit Rickettsia Rocha-Limae zum Unterschied von der Infektion durch Saugakt, der *„ingestiven Infektion"* nennen können) *des Wanzendarmes gekommen wäre.* Meistens trifft man dann Staphylokokken und sporenbildende Erdbakterien an.

Um zu entscheiden, ob sich die Wanzen an Felsenfieber-, an Fleckfiebertieren oder aber an beiden anstecken, mußten besondere und nun mit allen Vorsichtsmaßregeln umgebene Versuche angestellt werden.

Diese verliefen in zwei Etappen. In der ersten infizierten wir jeweils mehrere Meerschweinchen mit Fleck- oder Felsenfieber, oder wir vaccinierten sie sorgsam dreimal mit abgetöteten Proteuskeimen (etwa X 19), um sie dann mit lebenden Keimen der gleichen Beschaffenheit nachträglich zu infizieren, und setzten dann zu diesen Tieren Wanzen, die längere Zeit so Gelegenheit bekamen, an einem Bestande einheitlich infizierter Tiere und nur an solchen zu saugen. Diese Angabe allerdings muß dahin eingeschränkt werden, daß wir meist *ein* gesundes Meerschweinchen als sogenanntes *Kontakt*tier beigaben, um eine auftretende *Infektiosität* des Wanzenbestandes festzustellen.

Jeder derartige Versuch wurde in hohen Glasbehältern angestellt und so „in Klausur" gehalten.

Wir können uns zunächst am besten an Hand einer tabellarischen Übersicht über die Ergebnisse dieser Versuche unterrichten, wobei wir uns auf einen Teil beschränken können, weil die Berücksichtigung aller Experimente das gesamte Bild nicht verändern würde.

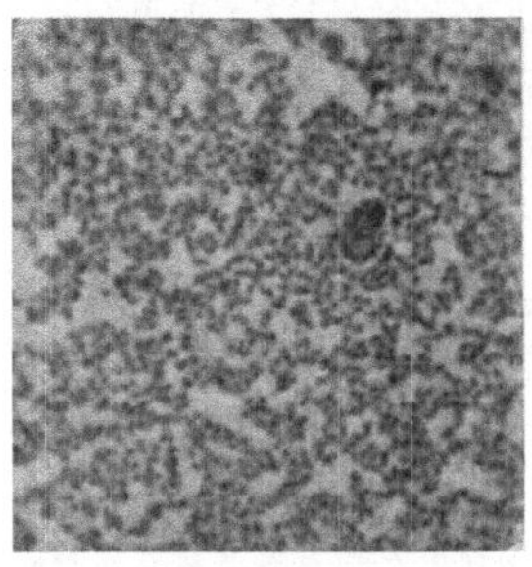

Abb. 43. Prot. 419. Ursprüngliche Kultur aus der *Fleckfieber-Kontakt-Wanze* 11 auf Levinthal-Ams-Ascites-*Agar*. RickettsiformesWachstum, darunter ein *Globus*, wie er gelegentlich in Kulturen beobachtet wird und erstmalig von Loewe, Ritter und Baehr beschrieben wurde. Giemsa.

Hieraus geht sehr klar hervor, wie regelmäßig wir aus Rocky Mountain spotted fever-Versuchen Wanzeninfektionen gewinnen, daß aber auch im Kontakt mit anders infizierten Meerschweinchen — Proteus X 19 bzw. Flecktyphus — Wanzeninfektionen züchtbarer Art auftreten. Wir werden später sehen, daß dies Ergebnis mindestens *möglichenfalls* mit einem sehr ernsten Fehler behaftet ist, den wir aber anfangs nicht erkennen konnten. Jedenfalls erkennen wir, daß „*Kontaktwanzen*", die sich an infizierten Meerschweinchen ernähren dürfen, in einem gewissen, bei verschiedenen Versuchsbedingungen wechselnd günstigen Verhältnis unmittelbar Proteuskulturen nach Warmblütermethodik zu ziehen gestatten, während reichliche Kontrollwanzen gleicher Abstammung bzw. gleicher Lebensbedingungen — aber außerhalb ähnlicher „Kontakt"-Möglichkeiten — solche Kulturen niemals nach gleicher Methodik erlauben.

Wir sehen in diesen Einzelversuchen wiederum ausnahmslos, daß die gesunden beigegebenen Tiere früher oder später infiziert werden, hochfieberhaft erkranken und auch sterben, während die Verimpfung ihres Blutes bzw. von Organbrei zu einer sehr bezeichnenden bösartigen Proteusinfektion immer schnelleren und immer schwereren Verlaufes bei den späteren Impflingen führt. Die anatomisch-histologische Erscheinungsform dieser Erkrankung werden wir noch ausführlich erörtern.

Unser technisches Vorgehen nahm dann eine andere Richtung. Die Veranlassung hierzu ergab sich aus dem Wachstum unserer Kenntnisse. Dies erstreckte sich auf drei Punkte: auf das Studium der Kulturen, auf das der Wanzenhistologie und schließlich und von weittragendster Bedeutung von allen drei Einzeluntersuchungen: auf das Verhalten der

Tabellarische Übersicht über einige Kontaktwanzenversuche,
bei denen die infizierten Tiere längere Zeit mit den Wanzen zusammen gelassen wurden.

		1	2	3	4	5	6	7	8	9	10	11	12	13	14	15	16	17	18
	Nr.	1	2	3	4	5	6	7	8	9	10	11	12	13	14	15	16	17	18
Te-Prag-W.	Datum	11.I.	11.1.	11.I.	11.I.	11.I.	11.I.	11.I.	11 I.	11.I.	11.I.	11.I.	11.I.	18.I.	18.I.	18.I.	23.I.	28.I.	28.I.
	Versuch	Glas GOLDMANN-Stiftung			Glas IV							Glas II		von Ratten (gespr.m. Mee-Gehirn 9689)			Jungbrut aus Glas II		
	Kulturerg.	—	—	—	—	—	×	—	×	—	—	×	—	—	—	—	—	—	—
OX19-W.	Datum	8.XII.	8.XII.	22.XII.	22.XII.	22.XII.	22.XII.	22.XII.	22.XII.	11.I.	11.I.	11.I.	11 I.	11.I.	15.I.	15.I.	15.I.	15.I.	15.I.
	Versuch	8 Tage an m. 0X19 leb. gespr. Mee	von 0X19 Mee							Glas III					Glas V				
	Kulturerg.	—	—	—	—	×	×	—	×	×	×	×	×	—	—	—	×	—	×
RM-W.	Datum	11.XI.	11.XI.	11.XI.	11.XI.	18.XI.	18.XI.	18.XI.	27.XI.	27.XI.	27.XI.	4.XII.	4.XII.	10.XII.	10.XII.	14.XII.	14.XII	14.XII	14.XII.
	Versuch	aus RM-Käfigen				aus RM-Käfigen			aus RM-Käfigen			aus RM-Käfigen		aus RM-Käfigen		aus RM-Käfigen			
	Kulturerg.	—	—	—	—	×	×	—	×	×	—	×	—	—	—	×	×	×	×
Normal-W.	Datum	11.XI.	11.XI.	11.XI.	15.XI.	15.XI.	15.XI.	15.XI.	4.XII.	4.XII.	4.XII.	10.XII.	10.XII.	10.XII.	11.XII.	11.XII.	12.XII.	12.XII.	12 XII.
	Versuch																		
	Kulturerg.	—	—	—	—	—	—	—	—	—	—	—	—	—	—	—	—	—	—

Tabellarische Übersicht über einige Kontaktwanzenversuche, bei denen die infizierten Tiere längere Zeit mit den Wanzen zusammen gelassen wurden. (Fortsetzung.)

	Nr.	19	20	21	22	23	24	25	26	27	28	29	30	31	32	33	34	35	36	37	38	39	40
Te-Prag-W.	Datum	1.II.	1.II.	1.II.	1.II.	1.II.	5.II.	5.II.	5.II.	5.II.	5.II.	25.II.	25.II.	25.II.	25.II.	25.II.	25.II.	25.II.	9.III.	9.III.	9.III.	9.III.	9.III.
	Versuch	Jungbrut aus Glas GOLDMANN-Stiftung					Glas IV Mee 9817					Mee 9846				Mee 9846			aus dem Brutschrank bei 30—35° 7 Tage an Mee 9905 u. 9913				
	Kulturerg.	—	—	—	—	—	—	×	—	×	—	—	—	—	—	—	—	—	×	×	×	×	×
Normal-W.	Datum	27.I.	27.I.	27.I.	27.I.	27.I.	27.I.	27.I.	8.II.	8.II.	8.II.	8.II.	8.II.	3.II.	8.II.	22.II.	22.II.	22.II.	22.II.	22.II.	22.II.	22.II.	22.II.
	Versuch	Jungbrut aus Glas III					Jungbrut aus Glas V		von Kaninchen 9794 = m. 0 X 19 gespr.							von Kaninchen 9825							
	Kulturerg.	—	—	—	—	—	—	—	—	—	×	—	—	—	—	—	—	—	—	—	—	—	—
RM-W.	Datum	15.I.	15.I.	15 I.	15 I.	15.I.	20.I.	20 I.	9.II.	9.II.	9.II.	9.II.	9.II.	8.III.	8.III.	8.III.	8.III.	8 III.	8.III.	8.III.	8.III.		
	Versuch	Jungbrut					von Zecken-Mee 854		aus RM-Käfigen					Jungbrut		Jungbrut							
	Kulturerg.	—	—	—	—	—	×	×	×	—	×	—	—	—	—	—	—	—	—	—	—	—	—
0 X 19-W.	Datum	24.I.	24.I.	24.I.	24.I.	24.I.	26.I	26.I.	26.I.	26.I.	26.I.	26.I.	26.I.	12.II.	12.II.	12 II.	12.II.	15.II.	15.II.	15.II.	15 II.	15.II.	28.II.
	Versuch						48 Stunden an Tieren bei 30—35° gesessen																
	Kulturerg.	—	—	—	—	—	—	—	—	—	—	—	—	—	—	—	—	—	—	—	—	—	—

Tabellarische Übersicht über einige Kontaktwanzenversuche,
bei denen die infizierten Tiere längere Zeit mit den Wanzen zusammen gelassen wurden. (Fortsetzung.)

	Nr.	41	42	43	44	45	46	47	48	49	50	51	52	53	54	55	56	57	58	59	60
Te-Prag-W.	Datum	9.III.	9.III.	9.III.	9.III.	9.III	9.III.	9.II I	9.III.	9.III.	9.III.	10.III.	10.III.	10.III.	10.III.	10.III.	10.III.	10.III.	10.III.	10.III.	10.III.
	Versuch	aus dem Brutschrank bei 30—35° 7 Tage an Mee 9905 u. 9913										aus dem Brutschrank bei 30—35° 8 Tage an Mee 9905 u. 9913									
	Kulturerg.	−	×	−	×	−	×	×	×	×	−	×	×	×	−	×	×	×	×	−	×
OX 19-W.	Datum	23.II.	23.II.	23.II.	23 II.	23.II.	23.II.	23 II.	23.II.												
	Versuch	von Kaninchen 9825																			
	Kulturerg.	−	−	−	−	×	−	−	−												
RM-W.	Datum																				
	Versuch																				
	Kulturerg.																				
Normal-W.	Datum	28.II.	28.II.	28.II.	28.II.	28.II.	28.II.	28.II.	28.II.	28.II.	28.II.	28.II.	28.II.	28.II.	28.II.	28.II.	1.III.	1.III.	1.III.	1.III.	1.III.
	Versuch																24 Stunden bei 30—35° an Mee gesessen				
	Kulturerg.	−	−	−	−	−	−	−	−	−	−	−	−	−	−	−	−	−	−	−	−

Tabellarische Übersicht über einige Kontaktwanzenversuche,
bei denen die infizierten Tiere längere Zeit mit den Wanzen zusammen gelassen wurden. (Fortsetzung.)

Nr.	61	62	63	64	65	66	67	68	69	70	71	72	73	74	75	76	77	78	79
Te-Prag-W. Datum																			
Te-Prag-W. Versuch																			
Te-Prag-W. Kulturerg.																			
O X 19-W. Datum																			
O X 19-W. Versuch																			
O X 19-W. Kulturerg.																			
RM-W. Datum																			
RM-W. Versuch																			
RM-W. Kulturerg.																			
Normal-W. Datum	1.III.	1.III.	1.III.	1.III.	1.III.	2.III.	2.III.	2.III.	2.III.	2.III.	2.III.	2.III.	2.III.	3.III.	3.III.	3.III.	3.III.	3.III.	3.III.
Normal-W. Versuch	24 Stunden bei 30—35° an Mee gesessen								siehe Text										
Normal-W. Kulturerg.	—	—	—	—	—	—	—	—	—	×	×	×	×	—	—	—	—	—	—

Tabellarische Übersicht über einige Kontaktwanzenversuche,
bei denen die infizierten Tiere längere Zeit mit den Wanzen zusammen gelassen wurden. (Schluß.)

		Nr.	80	81	82	83	84	85	86	87	88	89	90	91		
Te-Prag-W.	Datum															
	Versuch														40% Kultur-Ergebnisse	ohne Jungbrut 43%
	Kulturerg.															
0 X 19-W.	Datum															
	Versuch														22,9% Kultur-Ergebnisse	26,8%
	Kulturerg.															
RM-W.	Datum															
	Versuch														36,8% Kultur-Ergebnisse	56%
	Kulturerg.															
Normal-W.	Datum		5.III.	5.III.	5.III.	5.III.	5.III.	5.III.	7.III.	7.III.	7.III.	7.III.	7.III.	7.III.		
	Versuch		aerob und anaerob untersucht						2 Monate an normalen Meerschweinchen (gewechselt) gesessen							
	Kulturerg.		—	—	—	—	—	—	—	—	—	—	—	—		

„Eigenrickettsien" der Bettwanze. Es erscheint daher zweckmäßig, daß wir uns zunächst diesen Fragen und ihren Beantwortungen zuwenden.

Die *Kulturen* aus Kontaktwanzen stellen meist feine, leicht grau getrübte Rasen dar, seltener Einzelkolonien, ein Bild, das sich aus dem Ausspateln des Wanzeninhaltes mühelos erklärt. Hinsichtlich des Schwärmverhaltens gewinnen wir wiederum das Bild variablen Schwärmens, wie es im ersten Abschnitt ausführlicher analysiert wurde. Gelatinelösung wird im allgemeinen vermißt. *Pigmentbildung* haben wir nur bei zwei Kontaktstämmen, und zwar bei Wanzen, die an fleckfieberkranken Meerschweinchen gesogen hatten, beobachtet. Sie zeigten intra-

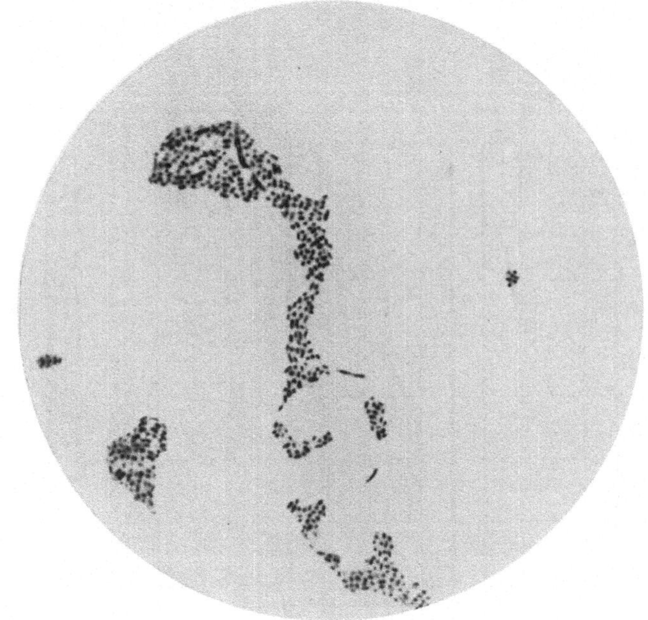

Abb. 44. Prot. 268. Kultur der R.M.-Kontakt-Wanze 2 von Levinthal-Ams-Ascites-Agar. 24 Stunden bebrütet. Giemsa. Kokkoid-rickettsiform-fädig pleomorphes Bild.

celluläre *rote* Farbstoffbildung, die besonders auf LIEBIG-Gelatine deutlich erkennbar war — wobei die Gelatine, als seltenes Verhalten, gelöst wurde. Der Farbstoff war schwer mit Alkohol, besser mit Alkoholäther auszuziehen. Auf Fleischagar verlor sich die Pigmentierung, um auf Gelatine wiederzukehren.

Auch mikroskopisch ergeben sich nirgends faßbare und durchgreifende Unterschiede gegenüber den Viruskulturen, wie sie durch den Faulversuch oder mittels anderer Verfahren gewonnen werden. Man muß allerdings im Auge behalten, daß gerade Formverhältnisse in Beziehung zum angewendeten Nährboden schwanken. Wendet man nun zur Anzucht an Stelle von Amsagar gewöhnlichen Peptonfleischbrüheagar, der nach LEVINTHAL behandelt ist, an, so sieht man durchgehend eine *Vergröberung* der sonst gleichbleibenden Aufbauverhältnisse des

Bakterienleibes, der eine „rickettsiforme" Gestalt zeigt, um diesen Ausdruck NOGUCHIs anzuwenden. Es sind feinste spindlige Stäbchen mit

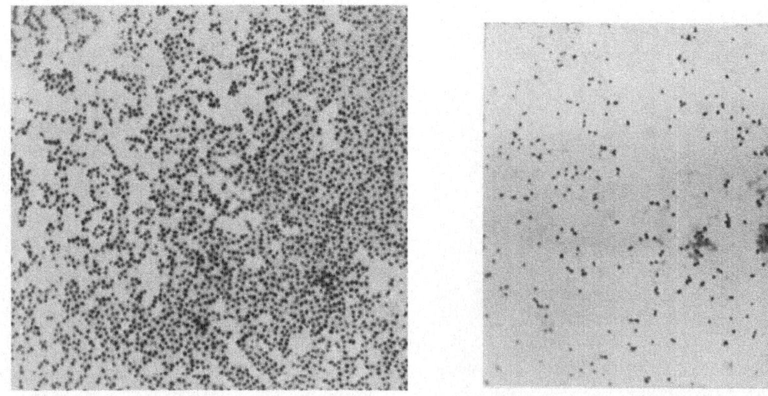

Abb. 45.Abb. 46.

Abb. 45. Prot. 563. *Te-Kontaktwanze* 207. Kultur. Üppiges reines Wachstum sehr zart kokkoid-rickettsiformer Gebilde. Giemsa. — Abb. 46. Prot. 360. *Kultur* aus der *R. M.-Kontakt-Wanze* 14 auf Levinthal-Ams-Ascites-Agar nach 24 stündiger Bebrütung, rein, üppig. Giemsa. Zart kokkoide Einzelformen.

schwachem oder kaum nachweisbarem Zelleib, in dem sich ein oder zwei stärker färbbare Körnelungen zeigen lassen können, so daß bei schwachem Zelleib eine kokkoid oder diplokokkoide Gestalt färberisch zum

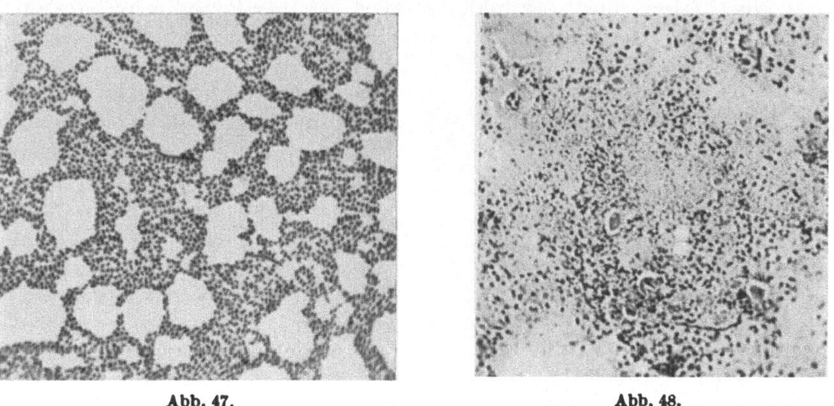

Abb. 47.Abb. 48.

Abb. 47. Prot. 564. *Normalwanzen-Kontakt*-Dauerversuch am gesunden Meerschweinchen. Die Wanzen wurden 10 Tage ohne Wechsel des Meerschweinchens gefüttert. *Kultur aus der Wanze* 230. Mäßig zartes rickettsiformes Wachstum mit einzelnen Fäden. Giemsa.
Abb. 48. Prot. 431. *Zupfpräparat* der *OX 19-Kontakt-Wanze* 16. Giemsa. Größter Reichtum selten grob-kokkoider Bakterien neben vereinzelten kolbig angeschwollenen Fäden.

Vorschein kommt. In anderen Fällen sieht man — wie auch zuweilen in Läusen Fleckfieberkranker, sowie besonders beim Virus des Felsenfiebers — mehr kurzstäbchenförmige sehr schwach färbbare Gebilde, die erst in Weiterführungen den erstbeschriebenen Typus annehmen.

In weiten Grenzen unabhängig von den besonderen Versuchsbedingungen, unter denen die Infektion erzielt wurde, zeigen die Kulturen

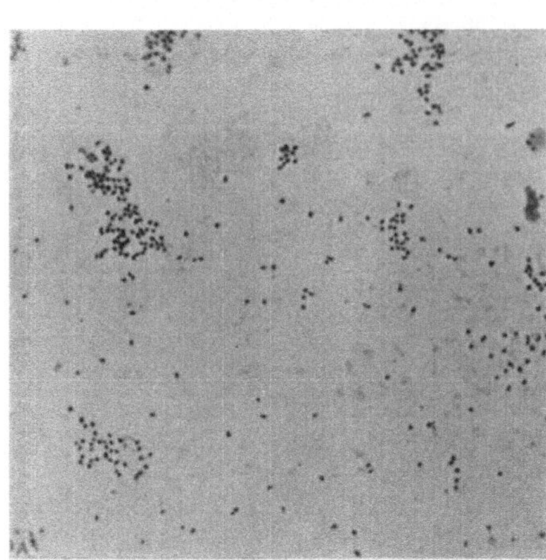
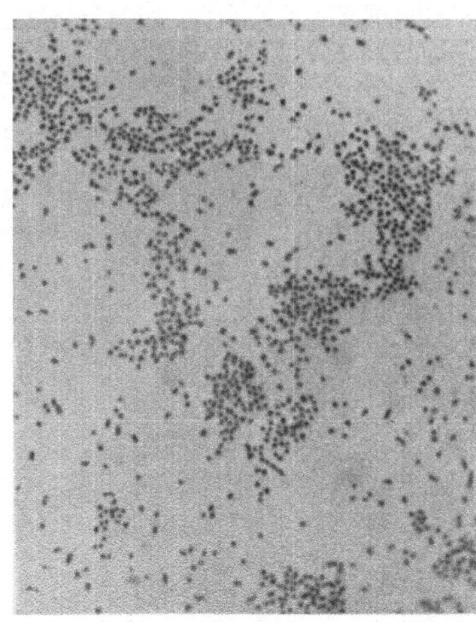

Abb. 49.   Abb. 50.

Abb. 49. Prot. 446. *NN-Kultur* 1856 aus der Niere der mit *Fleckfieber* geimpften *Ratte* 1. 6 Tage bei 37° bebrütet. Zart rickettsiforme Wuchsformen. Giemsa. — Abb. 50. Prot. 447. *NN-Kultur* 1865 aus dem Herzen des Meerschweinchens 9732, das die erste Passage eines *OX 19-Kontakt-Meerschweinchens* (9688) darstellt. Dies Tier hatte sich also an einem nach Vaccination mit OX 19 infizierten Meerschweinchen durch Wanzenkontakt hochfieberhaft angesteckt. Zart kokkoidrickettsiforme Kultur. Giemsa.

meist einen feinen und regelmäßigen Bau. Immer treten sehr bezeichnend und in der früher von mir beschriebenen Weise mehr fädige Formen neben den rickettsiformen auf. Man sieht oft sehr große, unregelmäßige,

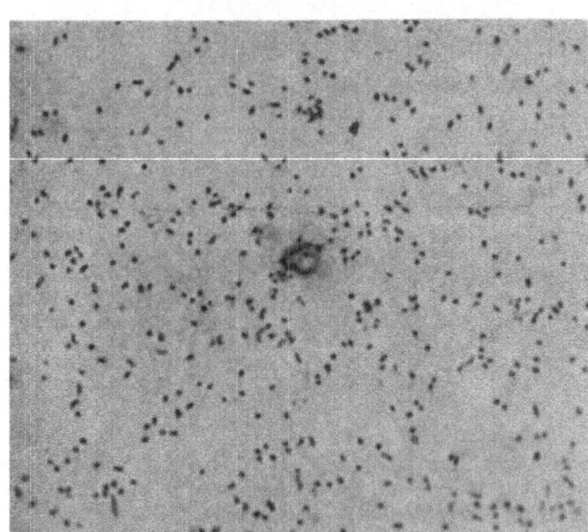

Abb. 51. Prot. 443. *NN-Kultur* 1854 aus dem Herzen des Meerschweinchens 9740, das die erste Passage eines *Fleckfieber-Kontakt-Meerschweinchens* (9686) darstellt. Giemsa.

an- und abschwellende Fäden oder Schläuche, die bei Giemsafärbung in einem zartblauen Leibe azurrote Granula oder eine entsprechende Bänderung erkennen lassen. Wir brauchen wohl hier nicht erneut ausführlich auf diese Verhältnisse einzugehen.

An Meerschweinchen, die nach Vorvaccination mit gemeinen Proteuskeimen infiziert wurden, erhält man meist Kulturen, die durch etwas größere Unregelmäßigkeit und Grobheit der Einzelformen sowie durch das Fehlen des überaus eindrucksvollen rein rickettsiformen Bildes gekennzeichnet sind. Aber diese Darstellung gibt auch nur einen durchschnittlichen Eindruck wieder, während es im einzelnen Falle

nicht immer sicher möglich ist, eine Entscheidung herbeizuführen. Aber
wir werden sehen, daß immerhin dieser leichten Verschiedenheit des kulturellen Bildes ein gewisser Wert zukommen kann, wenn wir später eingehend die Bedeutung dieser Kulturen kritisch besprechen werden.

Zur Beurteilung der Infektionen mit gemeinen Proteuskeimen nach
Art des X 19 sei darauf hingewiesen, daß die *vorvaccinierten* Tiere (3mal

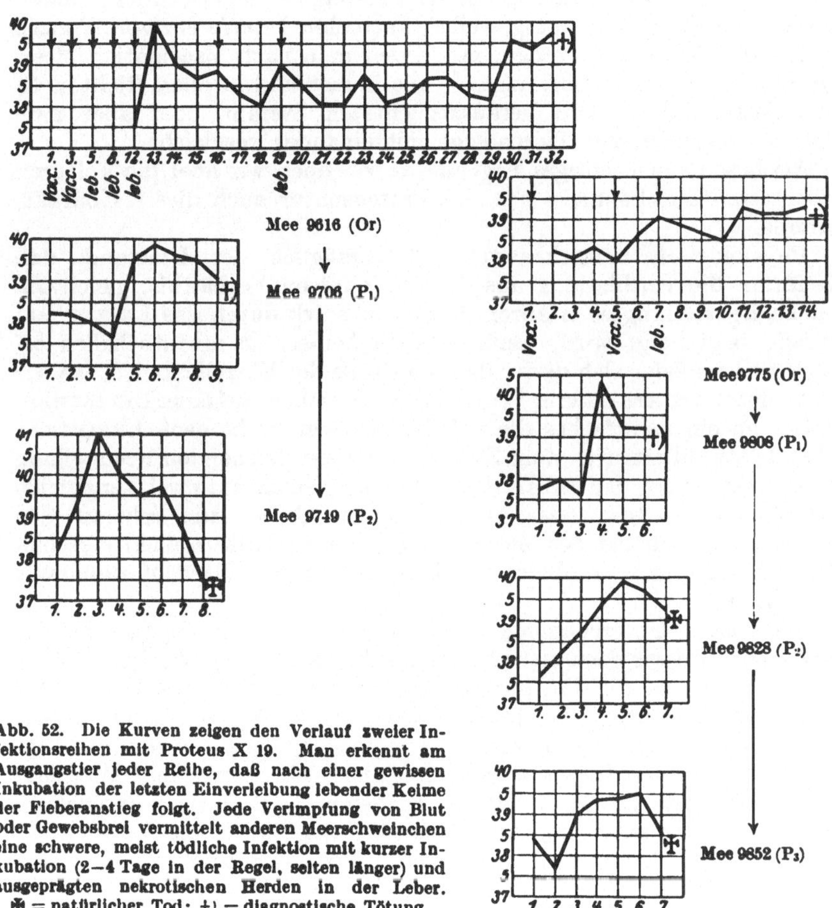

Abb. 52. Die Kurven zeigen den Verlauf zweier In-
fektionsreihen mit Proteus X 19. Man erkennt am
Ausgangstier jeder Reihe, daß nach einer gewissen
Inkubation der letzten Einverleibung lebender Keime
der Fieberanstieg folgt. Jede Verimpfung von Blut
oder Gewebsbrei vermittelt anderen Meerschweinchen
eine schwere, meist tödliche Infektion mit kurzer Inkubation (2—4 Tage in der Regel, selten länger) und
ausgeprägten nekrotischen Herden in der Leber.
✠ = natürlicher Tod; †) = diagnostische Tötung.

¹/₃ Öse abgetöteter Bakterien) nach Verimpfung lebender Keime eine
sehr deutliche Fieberbewegung zeigen, die der infizierenden Impfung
nach einer mehrtägigen Inkubation folgt. So erhält man einen Anhalts-
punkt hinsichtlich des Zeitpunktes und der Besonderheiten des Impf-
erfolges.

Jedenfalls erkennen wir, daß diese „*Kontaktstämme*" im großen und
ganzen sehr einheitlich sind. Wir haben sie bereits im ersten Abschnitt
eingehend mitberücksichtigt und konnten dies, weil sich kein prinzi-

pieller Unterschied zwischen Kontaktstämmen und solchen ergibt, die sich aus Gewebsvirus beider exanthematischer Krankheiten durch den Faulversuch oder sonstwie züchten lassen. Kontaktstämme aus Wanzen sind Proteusstämme, die nicht wesentlich von denen abweichen, die aus dem exanthematischen Infektionsverhältnis heraus züchterisch auf künstlichen Nährböden gewonnen werden können. (Unterschiede in der Vergärung eines einzelnen Zuckers in der Prüfung der sogenannten „bunten Reihen" bedeuten sehr wenig, weil sie auch ohne Interferenz von Wanzen an Protei beobachtet werden, mit denen man nach Vaccination Meerschweinchen impft, sofern man, — wie immer und in allen Richtungen — Ausgangsstamm und herausgezüchteten Stamm, oder aber zwei Stämme verschiedener Tierpassage mit einander vergleicht.)

Als besonders wichtiges Ergebnis verzeichnen wir aber die kulturell sichergestellte Erkenntnis von der Proteusnatur auch dieser Kontaktstämme.

Physiologisch bemerkenswert ist vorzüglich der Umstand, daß wiederum die Entbindung aus dem parasitären Verhältnis, gleichviel, welche Beurteilung es erfahren muß, sehr stark durch das LEVINTHAL-Prinzip begünstigt wird, wenn es auch keineswegs unentbehrlich erscheint. Dies zeigt sich darin, daß die Größe der Einzelkolonien, wo wir solche durch die Art unserer Verarbeitung erreichen, auf einer LEVINTHAL-Platte um ein mehrfaches die auf der gleichen, nicht nach LEVINTHAL behandelten, übertrifft. Zum Zwecke dieser vergleichenden Feststellung ist es zweckmäßig, den Inhalt der nämlichen Wanze auf zwei Vergleichsplatten auszuspateln oder auszustreichen. Aber man erkennt den Unterschied auch bei der Betrachtung größerer Kulturreihen verschiedener Anlage ganz mühelos, weil er ein regelmäßiges Vorkommnis darstellt.

Als unsere Untersuchungen bis zu diesem Stande fortgeschritten waren, besaßen wir noch keine hinreichende Vorstellung, wie diese höchst merkwürdige und für die theoretische Durchdringung unseres Gebietes grundlegend wichtige Kontaktinfektion tatsächlich genetisch aufzufassen wäre. Man konnte mit sehr einfachen Verhältnissen rechnen, aber es waren, wie früher angedeutet, auch sehr verwickelte Möglichkeiten denkbar. Es lag daher am nächsten, jetzt durch ausgedehnte *histologische Untersuchung kulturgebender Wanzen* einen Versuch zu machen, die Infektions*art* zu erforschen. „Normalwanzen" wie Kontaktwanzen verschafften wir uns teils aus zuverlässigen Stallungen unseres Hauses, teils durch Kammerjäger Berlins, teils durch freundliche Vermittlung des Herrn WEIGL aus verschiedenen Häusern der Stadt Lwów. Wir legten den größten Wert darauf, möglichst alle Versuche mehrfach, mindestens in 5 Wiederholungen, und möglichst mit Wanzen verschiedener Herkunft anzustellen. Monatelang züchteten wir uns auch Wanzen selbst, ohne daß wir hier diese Tiere und die Versuche mit ihnen berücksichtigen wollen, weil sich hier leicht ein später ausführlich zu erörternder Versuchsfehler einschleichen kann.

Entsprechend der Anlage dieser Studien möchten wir uns auch in dieser Frage so kurz wie möglich äußern und nur die uns *wesentlich und* völlig *gesichert* erscheinenden Erfahrungen hervorheben, weil eine ganz ausführliche Darlegung, die bei der Fülle unseres Materials sehr nahe gelegt wäre, einmal nicht recht in den roten Faden dieser Untersuchung passen würde und uns weiterhin dazu zwänge, eine Reihe von Beobachtungen vorzubringen und zu erörtern, die wir heute noch nicht sicher zu erklären imstande sind, während aus dieser Abschweifung für die uns beschäftigenden Probleme kein sicherer Nutzen herausspränge.

Ganz entsprechend den Verhältniszahlen der Kulturen ergaben natürlich nicht alle histologisch geprüften Wanzen Befunde, die derart von denjenigen „normaler" Kontrollen abwichen, daß man sie mit hinreichender Sicherheit mit den — ja an *anderen* parallelen Versuchsbedingungen ausgesetzten Wanzen gewonnenen! — kulturellen Ergebnissen in Zusammenhang bringen dürfte. Wir betrachten es vielmehr als ein überaus wichtiges Ergebnis unserer mehrmonatigen Studien, *daß sich ein beträchtlicher Teil der Kontaktwanzen histobakteriologisch und histopathologisch so deutlich anders verhält als alle Kontrolltiere, daß wir die Tatsache einer Fremdinfektion auch mit histologischer Methodik nachweisen können.*

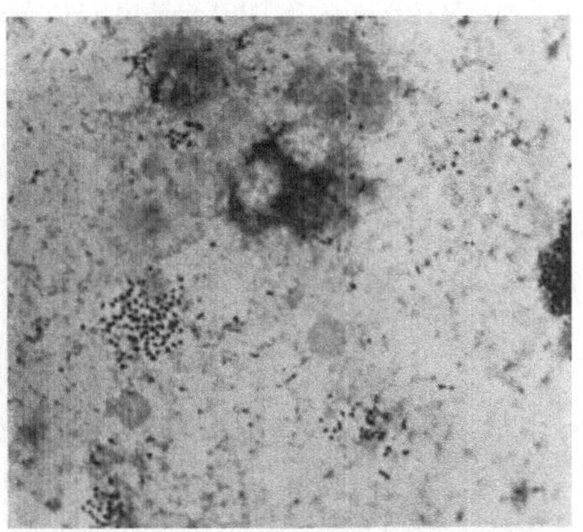

Abb. 53. Prot. 483. *NN-Kultur* 1904, vom 23. 1. bis 4. 2. bebrütet aus der Niere des *Fleckfieber-Kontakt-Meerschweinchens* 9778. Dieses Tier war die zweite Passage des Meerschweinchens 9686, das sich vermittels Wanzenkontakt an einem fleckfieberkranken Meerschweinchen infiziert hatte. Dieses Tier 9778 fiel durch eine ausgesprochene blau-rote Verfärbung der Haut über den prall hervortretenden Hoden auf. Mikroskopisch entsprach diesem Bilde eine schwere Stase im Bereiche des Papillarkörpers, vgl. den Text S. 225. In der Bauchhöhle fand sich ein fadenziehender Erguß. In der Leber erkannte man kleine Nekrosen unter einem erheblichen fibrinösen Belage. — Giemsa. Die Kultur zeigt wieder fein rickettsiforme Einzelformen in Haufen.

KOSTYTSCHEW hat sich in sicherlich nicht unberechtigter Weise gegen den Mißbrauch gewendet, der in dem Begriffe „*Symbiose*" mit der Anwendung soziologischer Gesichtspunkte auf physiologisch - biologische Erscheinungen getrieben wird[1].

„Es ist überhaupt irrig, das Prinzip der *äußeren* Zweckmäßigkeit auf die gegenseitigen Beziehungen der von uns beobachteten Naturerscheinungen zu verwenden; ganz gewagt ist es daher, dieser vermeintlichen Zweckmäßigkeit noch den soziologischen Charakter beizugeben. Diejenigen Fälle der sogenannten Symbiose, die durch genaue Methoden untersucht wurden, ergaben in der Tat ein Bild, welches der „sozialen" Theorie der Symbiose keineswegs entspricht. Am besten ist die Symbiose der *Leguminosen* mit Knöllchenbakterien studiert worden. Wir wissen, daß die Bakterien in den Körper der *Leguminose* wie typische Parasiten eindringen, indem sie die Haut der Wurzelhaare auflösen und

---

[1] KOSTYTSCHEW: Lehrbuch der Pflanzenphysiologie. S. 247 ff. 1926.

dabei ein krankhaftes Kräuseln dieser Organe hervorrufen. Ihrerseits vollführt die Samenpflanze eine Reihe von Wirkungen, welche auf die Vernichtung der in dieselbe eingedrungenen fremden Organismen gerichtet sind, was manchmal in der Tat gelingt; dann bilden sich auf den Wurzeln keine Knöllchen. Die Bakterien schützen sich vor der Verdauung durch Ausscheidung einer besonderen Membran, wie es bei den parasitischen Mikroben oft der Fall ist. Wenn es den Bakterien gelingt, in das Wurzelparenchym zu gelangen, so findet nach der Auflösung des Bakterienschlauches eine Einwirkung des Zellplasmas auf die entblößten Bakterien statt. Ist das Plasma der Samenpflanze genügend kräftig, um die Bakterien in Bakteriode zu verwandeln, so entwickeln sich normale Knöllchen, erfolgte aber die Infektion der Wurzel zu spät und ist das Übergewicht der Kräfte auf Seiten des Mikroorganismus, so findet keine Entwicklung von Bakterioiden statt und die Samenpflanze erkrankt durch die Anwesenheit des Eindringlings. Es liegt also hier ein deutliches Bild des hartnäckigen Daseinskampfes zwischen der höheren und niederen Pflanze, ein typisches Bild des Parasitismus vor."

Mit einem gewissen Rechte lehnt KOSTYTSCHEW auch die *prinzipielle* Unterscheidung parasitärer und saprophytischer Ernährung ab. Man darf aber gewiß in diesem Bestreben nicht zu weit gehen.

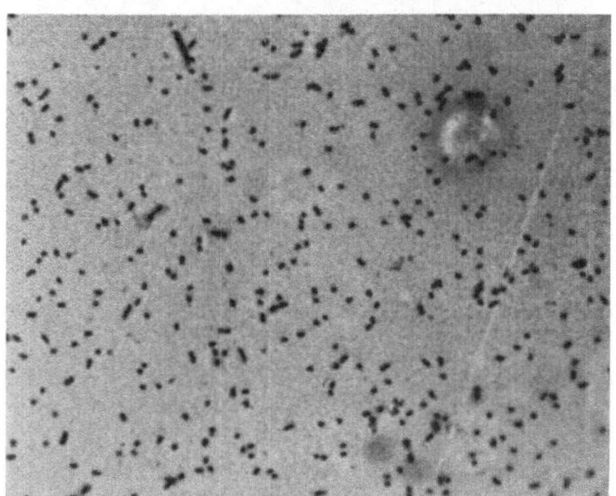

Abb. 54. Prot. 518. *NN-Kultur* 2065 aus der Leber des Meerschweinchens 9918, das mit einer *Normalwanzenemulsion* gespritzt war. Diese ergab unmittelbar keinerlei Bakterienkultur! (Normalwanze 56—60, 24 Stunden bei 34° gehalten.) Das Meerschweinchen begann nach 7 tägiger Inkubation zu fiebern. Giemsa. Die Kultur ist grob-kokkoid.

Immer wieder erkennen wir wohl, daß Parasitismus und Saprophytismus derart ineinander übergehen können, daß der Parasitismus nur als eine sehr besondere und weniger mannigfaltige, aber nicht grundsätzlich unterscheidbare Lebensform von der weiteren saprophytischen abweicht. Das Leben des Parasiten ist aber ein eng in die Bande der Wirtsphysiologie und Wirtsreaktivität geschlagenes. Der Parasit lebt in dem Wirte nicht mit den gleichen Fermenten wie auf toter Materie, denn die Gegenwirkung der Säfte hemmt gewisse Fermente. Bietet sich außerhalb des Körpers eine Fülle von Lebensmöglichkeiten, so ist er hier durch die Normen des Wirtes ausgesprochen *beschränkt*. Es ist nicht nötig, dies hier im einzelnen auszuführen. Einzelheiten sind auch für jedes parasitäre Verhältnis verschieden. Wir haben die Proteusinfektionen studiert. Die kulturellen Untersuchungen haben die Brücke vom Parasiten zum Saprophyten auch hier lückenlos geschlagen, und insoweit stimmen wir KOSTYTSCHEW wohl zu; aber die pathogenetische Betrachtung hat zu einer sehr scharfen Unterscheidung zwischen saprophytärem Keim und parasitärem Virus geführt. Wir haben diesen Unterschied aus biologischen auf physiologische Fragestellungen geführt und in ihm einen Faktor von so großer Bedeutung gefunden, daß wir ohne seine genaue Kenntnis niemals die Biologie dieser Bakteriengruppe im freien, halbfreien und parasitär-gebundenen Leben begreifen könnten.

Über die „intracellulären Symbionten"[1] (BUCHNER) bzw. „Rickettsien" der Bettwanze besteht eine beträchtliche Literatur, auf die wir aber nicht ausführlicher einzugehen beabsichtigen, weil sich eigentlich nicht viel mehr ergeben hat als die Erfahrung einer das ganze Tier fast regelmäßig befallenden, ihm unschädlichen und germinal übertragbaren In-

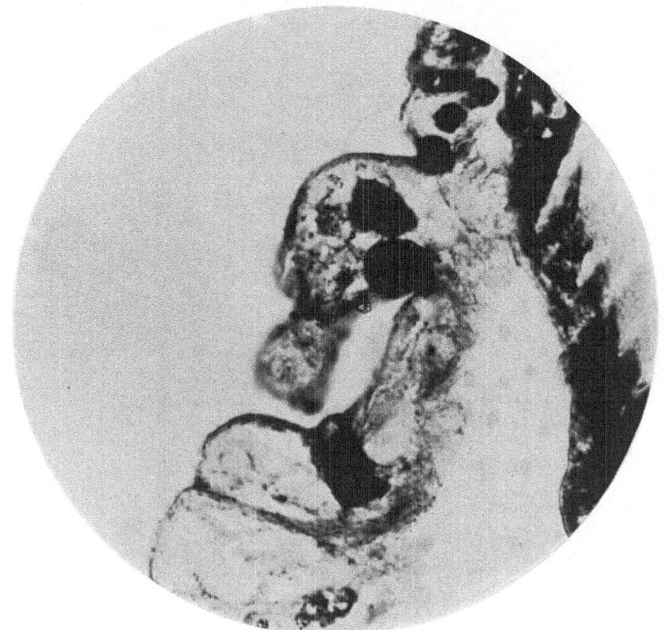

Abb. 55. Prot. 357. Normalwanze. Vorderer Mitteldarm. Zelle mit bläschenartigen an Protozoen erinnernden Parasiten (Rickettsien?).

fektion mit äußerst pleomorphen bakteriellen Keimen, die man nie züchten und daher nie genau bestimmen konnte und mangels entgegenstehender Beweise für etwas Einheitliches, also für die formal besonders stark schwankenden Bildungen *einer* „Art" ansprach. Die bekanntesten Arbeiten stammen von ARKWRIGHT, ATKIN und BACOT[2] und von HERTIG und WOLBACH[3]. Eine weitere Bearbeitung fand dieses Gebiet

---

[1] P. BUCHNER: Tier und Pflanze in intracellularer Symbiose. Borntraeger, 1921. — Ders.: Studien an intracellularen Symbionten. 1. Die intracellularen Symbionten der Hemipteren. Jena 1912; auch in Arch. f. Protistenkunde Bd. 26.

[2] Rickettsia-like Parasite of the Bedbug (Cimex lectularius). Parasitology XIII, S. 27. 1921.

[3] Studies on Rickettsia-like micro-organisms in insects. Journ. of Med. Research XLIV, S. 329. 1923.

durch Kuskop[1]. Hier genügt es vollauf, die *Zusammenfassung* von Hertig und Wolbach wiederzugeben.

„Rickettsia lectularia". „Ein gramnegativer, intracellulärer, pleomorpher Organismus, bisher nicht gezüchtet, ruft eine Allgemeininfektion vieler Organe der Bettwanze, *Cimex lectularius*, in weltweiter Verbreitung hervor. Der Grad der Infektion wechselt sehr, aber der Organismus erscheint nie pathogen, obwohl er manche Zelle hypertrophieren läßt. Die verschiedenen Formen dieser Rickettsia umschließen kleine kokkoide und diplokokkoide Körper, kleine gekrümmte, gebogene wie grade Stäbchen, Bazillen und Fäden. Größe und Färbbarkeit dieser

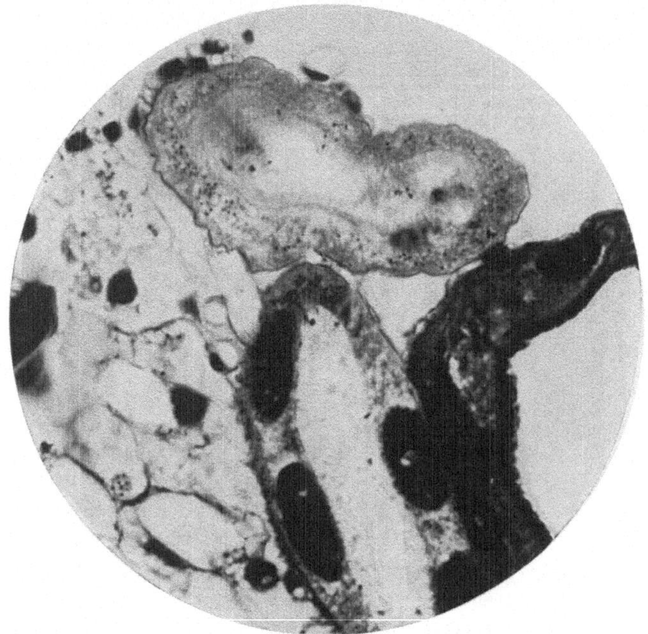

Abb. 56. Prot. 353. Normalwanze. Dunkel: Darmwand mit reichlicher Infektion. Kokkoide Rickettsien im Malpighischen Gefäß sowie bläschenartige zusammengelagerte Keime im benachbarten Fettkörper.

Formen schwankt sehr wie auch ihr verhältnismäßiges Auftreten im befallenen Organ. Die Fäden sind oft aktiv beweglich. In Verbindung mit dieser Allgemeininfektion besteht stets ein Pseudoorgan oder *Mycetom*, dessen Zellen von wechselnden Mengen der genannten Typen von Mikroorganismen, aber gewöhnlich mit einer großen Anzahl gekrümmter, gebogener und ringförmiger Bildungen erfüllt sind. Gewisse scheibenförmige Granula scheinen im Mycetom genetisch mit den Ringformen zusammenzuhängen. Andere größere Granula sind vielleicht mit den langen Fäden verknüpft, die zu einer Kugel aufgeknäuelt sind. Die Ovarien und Eier sind stets infiziert und sorgen so für die Infektion des

---

[1] Bakteriensymbiose bei Wanzen. Arch. f. Protistenkunde 47. 1924.

Embryo, in dem die Organismen und gewisse Wirtszellen eine bestimmte Entwicklung eingehen, die zur Bildung des Mycetoms in Nymphen und Imagines führt. Die Erscheinung des Mycetoms und seiner Organismen geht vielen anderen Fällen intracellulärer ‚Symbiose‘ parallel.“

Dieser im ganzen wohl zutreffenden, wenn auch etwas summarischen Darstellung entnehmen wir also *vorläufig* als besonders wichtig die *Apathogenität der intracellulären, formmannigfaltigen „Rickettsien“.* Dem gegenüber haben wir bei den *Kontaktinfektionen* also besonders sorgsam alle diejenigen Punkte zu beobachten und zu studieren, in denen die Schmarotzer der *Kontaktwanzen* hiervon *abweichen.*

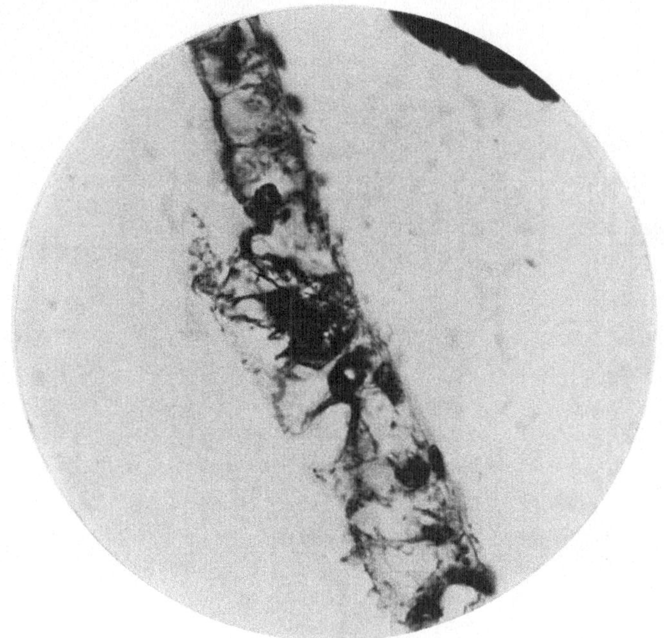

Abb. 57. Prot. 356. Normalwanze. Darmwandzelle mit fädigen „Eigenrickettsien“.

Späterhin wird es dann unsere Aufgabe sein müssen zu prüfen, ob diese grundsätzlichen und definitiven Ausführungen tatsächlich zu Recht bestehen und ob wir nicht imstande sein werden, zu festeren Vorstellungen vom Wesen dieser „Rickettsia lectularia“ oder wie wir vorziehen werden zu sagen: dieser „*Eigenrickettsien*“ der Bettwanze zu gelangen.

Wir gingen von der Feststellung aus, daß „Eigenrickettsien“ der Wanze nach der „Warmblütermethodik“ nicht kultivierbar sind. Demgegenüber schafft der Bedingungskomplex des „Kontakts“ in geeigneter, noch genauer zu analysierenden Form die Voraussetzungen *unserer* Kulturen.

Läßt sich daraus folgern, daß die „Eigenrickettsie“ etwas völlig Verschiedenes ist von den Proteuskeimen, die im Warmblüter gedeihen oder gedeihen können? *Ist die Eigenrickettsie überhaupt ein Proteuskeim, eine Rickettsia, wenn wir unseres Erachtens in Erfüllung einer zwingenden Notwendigkeit nunmehr diese Bezeichnung für parasitäre intracelluläre Zustände infektionstüchtiger bzw. „symbiontisch" gedeihender Proteusbazillen vorbehalten?*

Diese Frage läßt sich nur durch *Kultur* beantworten, Kultur, die naturgemäß wieder der Biologie dieser Keime, den Lebensumständen Rechnung zu tragen hat. Denn es ist wohl leicht zu erkennen, daß die Eigenrickettsien sich etwa ebenso oder ähnlich zur Wanze verhalten, wie das exanthematische Virus zum exanthematisch erkrankten Tiere

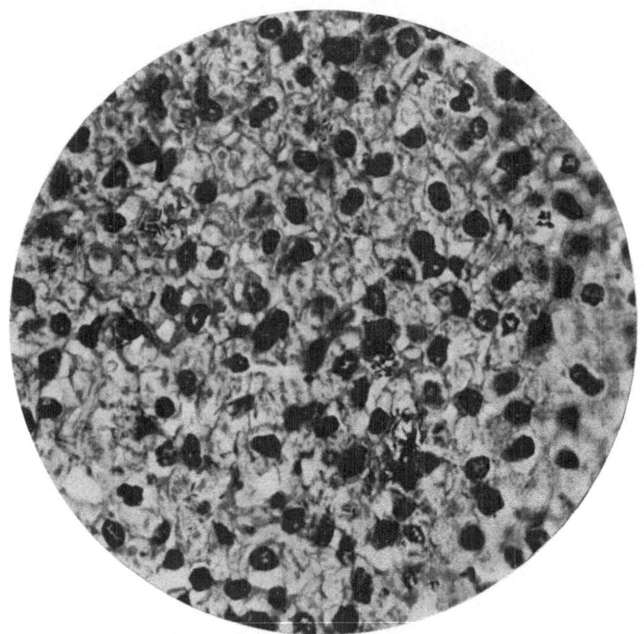

Abb. 58. Prot. 354. Normalwanze. Zellgewebe der Bauchhöhle mit spärlichen, stäbchenförmigen, intracellulären „Rickettsien".

oder zu seinem zuständigen Zwischenwirt. Es ist vielleicht sogar noch fester in diese Lebensgemeinschaft gefügt, da sie wohl durch Generationen hindurch Bestand hatte. (Man vergleiche die Ausführungen über WEIGLS Laus-Lauspassagen der R. Prowazeki!)

In diesem Zusammenhange ist eine Erfahrung von besonderem Wert, die YAMATO in unserem Laboratorium machen konnte. Bei Küchenschaben (Blatta germanica), die, als typische Saprophagen, sehr oft Proteuskeime in sich aufnehmen, gehen diese auch in den Fettkörper über. Dieser ist ein phagocytäres Organ, in welchem nach den grundlegenden Untersuchungen von BLOCHMANN *bakterienführende Zellen* zerstreut verteilt sind. Proteusbazillen, die solche Schaben frisch aufgenommen haben, lassen sich züchterisch leicht gewinnen.

Immerhin konnte YAMATO eine Beobachtung erheben, die wir in ganz gleicher Weise bei unseren Kontaktinfektionen (mit Proteus X 19), wie kurz angedeutet wurde, machten. Während die ursprüngliche Kultur, wie jeder Bakteriologe weiß, auf den gewöhnlichen Standardnährböden üppig gedeiht, erweist sich ein Teil der Kulturen aus der Wanze und zuweilen aus der Küchenschabe auf solchen Nährböden schlecht möglich, während die Behandlung des Nährbodens nach LEVINTHAL das Wachstum sofort viel üppiger gestaltet oder überhaupt erst ermöglicht. *Damit ist gezeigt, daß bei unseren Parasiten jegliches parasitäre Verhältnis physiologisch dahin wirkt, daß der Keim, wie vielleicht die*

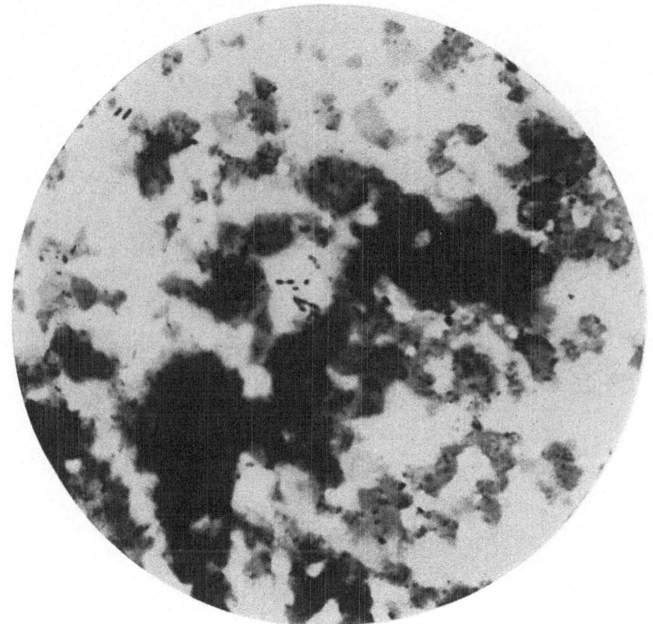

Abb. 59. Prot. 267. R.M.-Kontakt-Wanze 2. Zupfpräparat mit einzelnen „Rickettsien". Kultur ++.

Mehrheit der Zellparasiten, ohne das LEVINTHAL-Prinzip schlecht gedeiht. Wir haben auf diesen Zusammenhang bereits frühzeitig bei unseren Fleckfieberstudien aufmerksam gemacht. Dürften wir aus unseren Kontaktversuchen mit Wanzen oder Schaben schließen, daß schon der Proteus X in dieser Richtung erhebliche Ansprüche stellt, wenn man ihn aus dem Arthropoden zurück gewinnen will, so darf man erwarten, daß die „Eigenrickettsien" demgemäß ebenso schwer und schwerer zu züchten, d. h. dem Adaptationszustande zu entreißen sind, als wir dies beim Erreger des Flecktyphus erfahren haben.

Leider gibt die Erfahrung dieser Voraussetzung recht. Es lag uns zunächst nichts daran, die Eigenrickettsien um jeden Preis zu kultivieren. Wir wollten nur ganz sicher sein, daß unsere Methoden sie nicht zu erfassen vermögen, falls es sich um normale Bestände von „Eigen-

rickettsien“ handelt. Weder auf Serumams-Agarplatten unter aëroben
wie anaëroben Bedingungen, noch in „NN“ bei 30—37° gelang es in nunmehr Hunderten von Kontrollen, irgendeine Kultur zu erzielen. Diese
Versuche wurden dauernd mit jedem Wanzenmaterial wiederholt und
lieferten stets das nämliche Ergebnis, *wenn frisch gefangene Wanzen verarbeitet wurden.*

Ganz ähnlich einer Erfahrung, die SPENCER *und* PARKER *an der Zecke
Dermacentor, dem Überträger des Rocky Mountain spotted fever, machen
konnten, stellen wir zunächst fest, daß die Wanzen, die in einem derartigen
Kontakt gehalten wurden, daß sie Kulturen lieferten und gesunde Meer-*

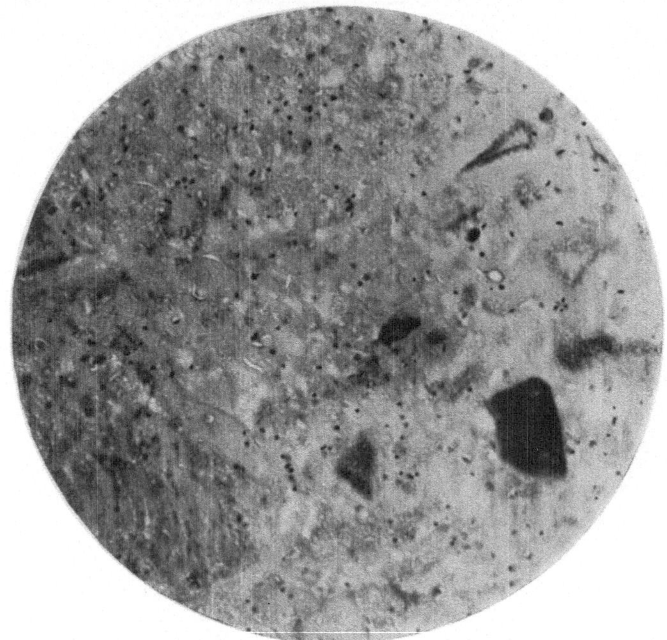

Abb. 60. Prot. 329. R.M.-Kontakt-Wanze 2. Schnittpräparat vom Mitteldarm mit zahlreichen
in der Lichtung verteilten kokkoiden Bakterien.

*schweinchen leicht zu infizieren vermochten, eine weit größere Menge von
Bakterien bzw. „Rickettsien“ bergen als andere Wanzen.* Wir wissen, daß
die sogenannten „Normalwanzen“ bereits alle möglichen *Formen* be-
herbergen. Wäre es richtig, wofür man einige Überlegungen anführen
kann, daß alle oder doch die meisten dieser Formen nur *Erscheinungsformen einer Infektion* sind, so ist damit eigentlich ohne weiteres ersichtlich zum Ausdruck gebracht, daß ein Proteuskeim, wenn er in dem
Körper eines derartigen Arthropods dauernd oder zeitweilig zur Ansiedlung kommt, je nach dem Gewebe andere Lebensbedingungen findet
und andere Gestalt annimmt; wobei es sicher ist, daß gewisse Degenera-
tionsformen in Kulturen gewissen intracellulären „Rickettsia“-Bildern
ungemein ähneln. Streng bewiesen ist diese Annahme gewebsmäßig
wechselnder Gestalt keineswegs; aber schon die Möglichkeit dieser Er-

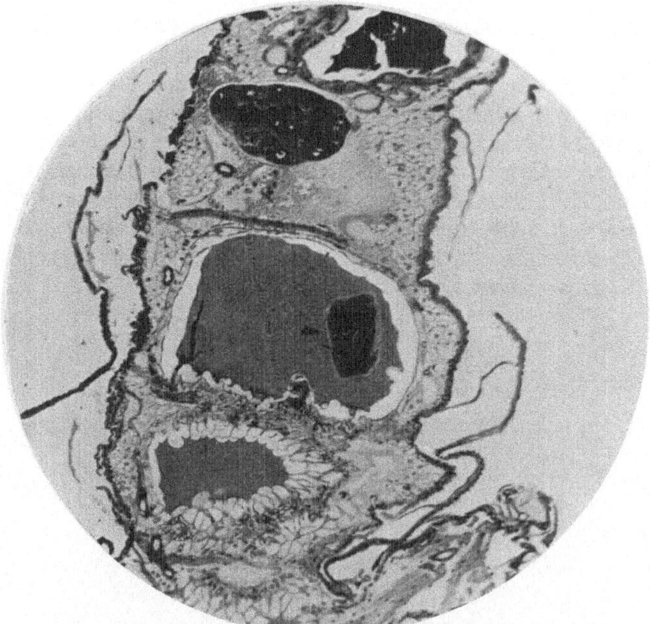

Abb. 61. Prot. 382. R.M.-Kontakt-Wanze 6. Übersichtsbild. Man erkennt eine riesenhaft durch Infektion angeschwollene Zelle, die in die Lichtung des in der Mitte gelegenen Darmquerschnittes kissenartig vorspringt.

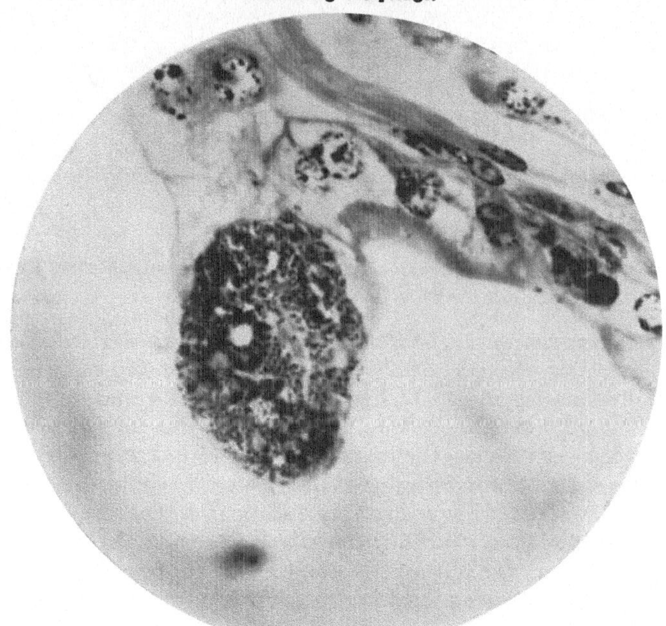

Abb. 62. Prot. 410. R.M.-Kontakt-Wanze 6. Gewaltig infizierte Darmzelle, die — nach Art der in Abb. 61 wiedergegebenen polsterartig in die Lichtung vorspringt.

örterung verhindert uns, einen künstlich eingebrachten Keim durch die Wanze mit histologischer analytischer Methodik so zu verfolgen, daß wir ihn gegen die Formen der „Eigenrickettsia" unter allen Umständen abgrenzen könnten. Wir können sehr bald nur mehr feststellen, daß vielfach als Folge der Infektion und Begleiterscheinung der Kultivierbarkeit nach Warmblütermethodik sowie der Infektiosität für Kontaktmeerschweinchen die Zahl der „Rickettsien" ins Ungeheuere vermehrt ist, *während zugleich bestimmte Besonderheiten dieses Bakterienbestandes derartiger Wanzen auftreten, die man kaum mit dem normalen Rickettsienbestande in Zusammenhang bringen kann.*

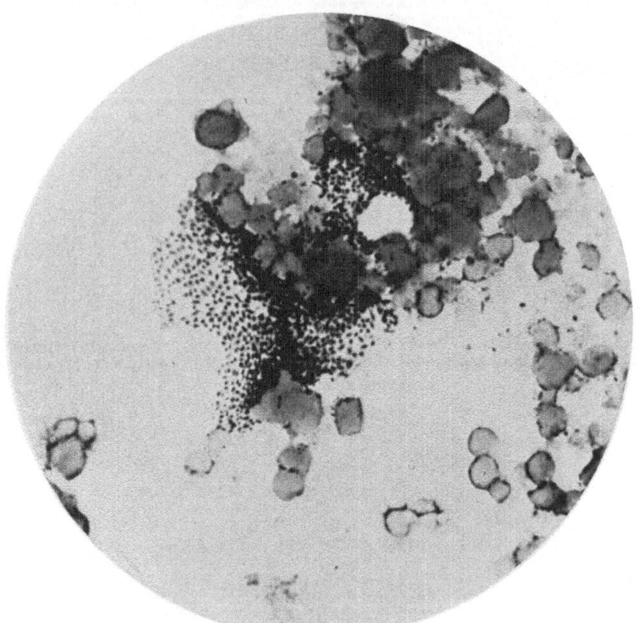

Abb. 63. Prot. 365. Zupfpräparat R.M.-Wanze 15. Außerordentlich charakteristisches Rickettsienbild solcher Kontakt-Wanzen.

Diese Besonderheiten betreffen zunächst *Felsenfieberkontaktwanzen* und zwar ihren Darmkanal. An *Rocky Mountain-Wanzen* sieht man sehr eigenartige kissenartig in die Lichtung vorspringende und zum Platzen mit „Rickettsien" erfüllte Zellen. Sie sind auf das allerdichteste mit kurz kokkoiden oder lanzettlich-rickettsiformen Bakterien erfüllt, wie wir sie ganz genau entsprechend aus den Geweben und den Kulturen Rocky Mountain spotted fever-kranker Meerschweinchen kennen. Diese Gebilde sind aber vielfach verhältnismäßig *grob und stark färbbar*. Greift man zu den Bildern, die WOLBACH[1] aus der Zecke, besonders mit Hilfe von Zupfpräparaten gewonnen hat, so gelangt man zu äußerst befrie-

---

[1] S. BURT WOLBACH: Studies on Rocky Mountain spotted fever. Journ. of Med. Research XLI, Nr. 1 (Nr. 177), S. 1 ff. 1919.

digenden Übereinstimmungen, ohne daß wir hierauf besonderen Wert legen möchten. Unendlich viel zarter sind vielfach die intracellulären bakteriellen Einschlüsse solcher Wanzen, die sich in den Anhangsschläuchen des Darmes finden. Hier wuchern sie teils in kleinen, anfangs vielfach paranukleären kugligen Haufen, teils in mehr diffuser Durchsetzung der auskleidenden Zellen, die sie vielfach zum Untergange bringen, so daß man sie dann massenhaft in den Lichtungen antrifft. Sie entsprechen in Färbbarkeit und Größe dem Gewebsvirus in der Gefäßwand, insbesondere in der Muskularis kleiner Arterien, sind also viel zarter als die erstgenannten Formen, wenn sie auch etwas gröber erscheinen als

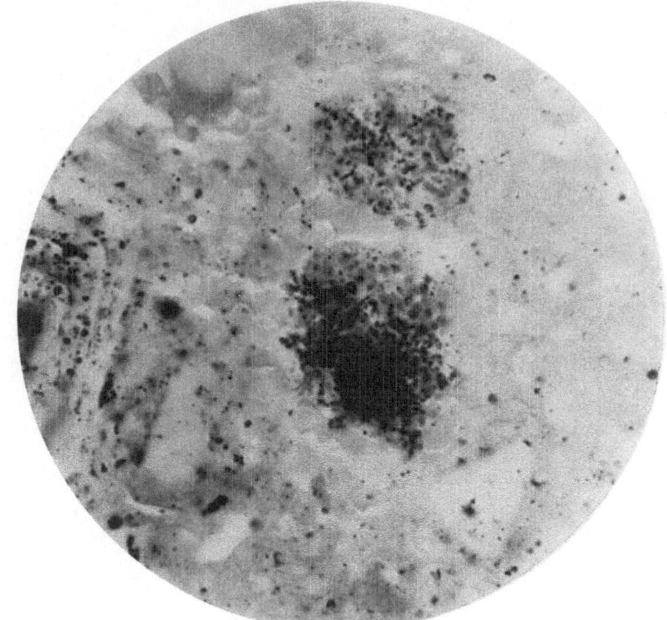

Abb. 64. Prot. 366. R.M.-Kontakt-Wanze 5. Großer Bakterienhaufen im Lumen des Vorderdarmes. Daneben schattenhafte rote Blutkörperchen.

die Rickettsia der Menschenlaus, die uns als Typus der ganzen Gruppe zu gelten hat. Wir möchten später im Zusammenhange der pathogenetischen Darstellung einige Photogramme derartiger Metastasen innerhalb des „Exanthems" geben, um der Legende von dem „unsichtbaren Virus" durch die augenscheinliche Darstellung so gut sogar photographisch darstellbarer Erreger entgegenzuwirken (vgl. Abb. 105/6 auf S. 196/7). Die Darstellbarkeit ist beim Flecktyphus nicht ganz so leicht, aber doch annähernd und, wie wir früher gezeigt haben und noch im letzten Abschnitt dieses Buches weiter belegen werden, hinreichend deutlich, wo sie gelingt, unbeschadet der noch zu erörternden Frage, ob diese Darstellung immer *alle* wirklich vorhandenen Formen innerhalb des Gewebes sicher darstellt. Eine gradweise abgestufte Sichtbarmachung ist zwar einmal ein Ausdruck wirklich erschwerter Nachweis-

barkeit, dann aber auch eine Widerlegung einer zu weit getriebenen
Lehre von der „Unsichtbarkeit" gewisser virulenter Bakterien.

Die Schwellung der Zelle geht so weit, daß sie teilweise platzt und
ihren Inhalt entlädt. Vorher scheint zuweilen doch eine Schädigung der
Zelle bzw. ihres Kernes möglich, wenn man auch schwer aus dem histologischen Bilde ein unbedingt gültiges Urteil abzuleiten imstande ist.
Nun tritt der Zellinhalt in die Darmlichtung über und ist hier seltener
ziemlich gleichmäßig verteilt, öfter in kleinen oder größeren Klumpen
sichtbar. Zuweilen entlädt sich im mikroskopischen Präparate das Virus
wie Sand aus einer Stundenuhr aus einer stark infizierten Zelle in die

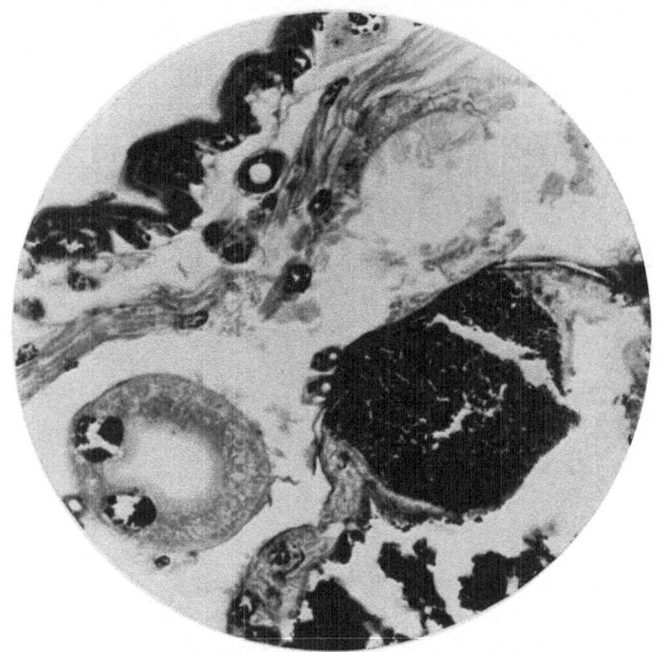

Abb. 65. Prot. 373. R. M.-Kontakt-Wanze 6, 5. Mitteldarm-Endabschnitt. Zum Platzen gefüllte
infizierte Zelle, beim Schneiden etwas angerissen. Man beachte den hier verwirklichten Wucherungs-
typus, der bei „Normalwanzen" nach unserer Erfahrung nicht zur Beobachtung gelangt.

Umgebung. Sehr häufig sind in engster Nachbarschaft eine Reihe oder
Gruppe von Zellen schwer infiziert, während große Strecken weit sonst
keine auffällige Infektion erkennbar ist. Das Zupfpräparat derartiger
Wanzen ergibt gleichfalls recht bezeichnend Bilder, wie man sie bei
Normalwanzen unseres Erfahrungskreises *nie* sieht.

Wir halten also als vorläufiges Ergebnis der histologischen Durch-
forschung von Rocky Mountain spotted fever-Wanzen fest, daß Wanzen
nicht nur quantitativ durch die Zahl ihrer „Rickettsien", sondern auch
qualitativ durch gewisse Bilder besonders gesteigerter und eigenartiger Zell-
infektion ausgezeichnet sind. Diese Kennzeichen erinnern zweifellos in
hohem Maße an Bilder, die gerade in infektionstüchtigen Zecken gesehen
werden.

Bemerkenswert erscheint der Umstand, daß diese und infektionstüchtige Wanzen überhaupt sehr häufig reichlich Keime innerhalb der Darmlichtung erkennen lassen. *Bei Wanzen, die mit vielen Fleckfiebertieren in engstem Kontakt gesessen haben, ist das Bild der Zellinfektion, soweit unsere Erfahrung reicht, ein anderes,* wenn es auch schwer sein dürfte, eine genaue und erschöpfende Beschreibung zu geben. *Auch hier kommt es zu sehr starken Entladungen von Bakterien aus den Wandzellen in die Darmlichtung.* Gleichzeitig sieht man gar nicht sehr selten, daß Wandzellen bei sonst dichter Infektion auch Bakterien in dichten Haufen unter Vakuolenbildung *abbauen,* resorbieren: Symbiose wandelt sich,

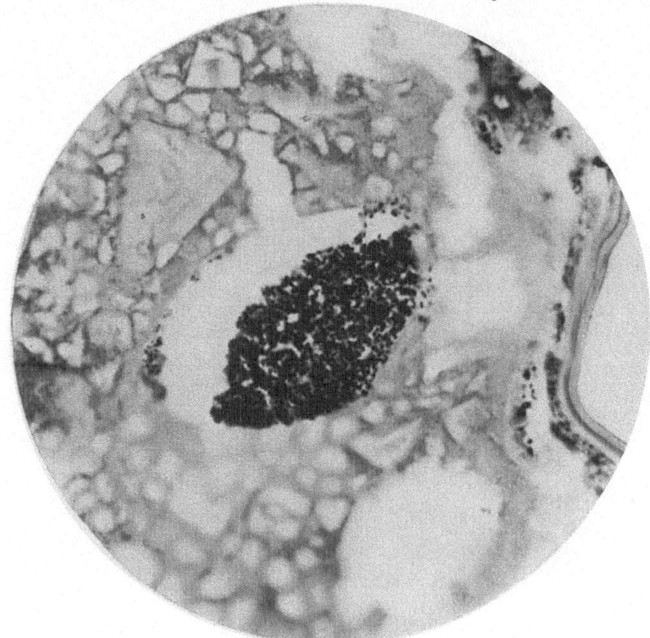

Abb. 66. Prot. 513. R.M.-Kontakt-Wanze 8, 9. Vorderster Darmteil mit einer stark infizierten und gewaltig angeschwollenen Zelle, die so stark in die Lichtung hervorragt, daß sie hier scheinbar in ihr liegt, ohne daß die Wurzel der Zelle im Zusammenhange der Darmwand getroffen wäre.

wie so oft, in Phagocytose. Andererseits wurde eine stark zellschädigende Wirkung mehrfach besonders in den Blinddärmen der sogenannten MALPIGHISchen Schläuche gesehen. Vielfach begegnet man ausgesprochenem *Zelluntergang.* Selbst dort, wo er in einem einzigen Querschnitte fehlt, deutet er sich durch eine reichliche Anwesenheit von „Rickettsien" in den Lumina an, wo man sie bei normalen Tieren sehr selten antrifft. Manchmal sind diese Lichtungen mit „Rickettsien" so ausgegossen, wie die vorderen Darmhörner einer Fleckfieberlaus am Ende ihres Lebens.

Bei den Rocky Mountain spotted fever-Wanzen sieht man also in dieser Richtung ganz ähnliches und findet in mannigfachen Organen der Leibeshöhle, sogar auch im Zentralnervensystem Zelluntergang, pathologische Kerngestaltungen, Pseudosynapsis z. B. — daneben im Fettkörper *Mitosen — daß gar kein Zweifel darüber bestehen kann, daß diese Infektionen für die Wanze nicht gleichgültig sind.* So sehen wir auch gerade bei gut gelingenden Infektionsserien Wanzen untergehen. In anderen Fällen dagegen gedeihen die Wanzen üppig und sterben nicht —, dann ist in der Regel die Infektion wiederum eine mäßige oder fehlende, wie man durch Kultur und Kontaktversuch feststellt. Jedenfalls scheint aber die Kontaktinfektion, gleichviel welcher Herkunft, nicht gesetzmäßig zum Absterben der befallenen Wanze zu führen, wie es im Falle der Fleckfieberinfektion der Laus gesehen wird.

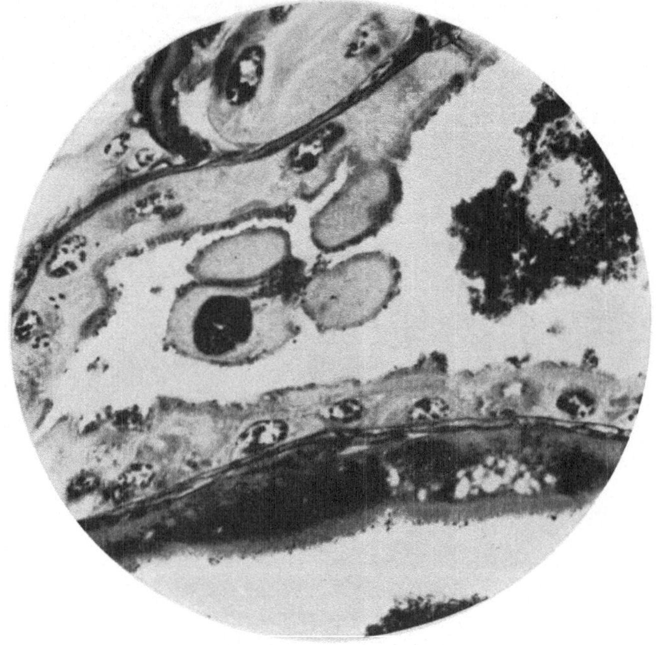

Abb. 67. Prot. 376. R.M.-Kontakt-Wanze 6, 7. Stark infizierte Zelle, deren Parasiten ganz kuglig wachsen und sich gerade wie Sand aus einer Stundenuhr in die Lichtung entleeren. Vorzüglich diese Bilder sind überaus bezeichnend und von denen in Normalwanzen durchaus abweichend.

Nun ist, wie erwähnt, nicht allein das Vorkommnis bezeichnender Zellinfektionen, das Auftreten von schweren Zellschädigungen und das freie Auftreten von „Rickettsien“ in den Lichtungen für die Aufnahme „fremder“ Rickettsien bezeichnend, sondern zugleich zeigt sich eine im ganzen äußerst starke Infektion der Tierchen. Besonders an einigen „Flecktyphuswanzen“ fiel uns eine derartig starke Infektion des Fettkörpers, dieses typisch phagocytären Organes, auf, daß es bei schwacher Vergrößerung im Giemsabilde ganz schwarz-blau dalag und sich auf das allerdichteste mit Büscheln und Bündeln von Bakterien infiziert erwies. Gleichzeitig natürlich sind die Generationsorgane, die Muskulatur, das Nervensystem infiziert, wie dies zum Teil aus den leider nur in beschränkter Anzahl hier wiederzugebenden Photogrammen deutlich genug

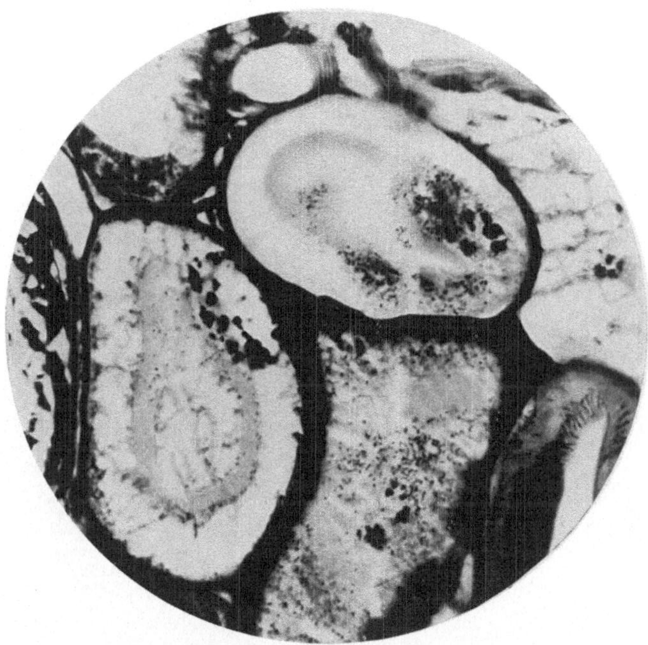

Abb. 68. Prot. 469. Fleckfieber-Kontakt-Wanze 1. 2. MALPHIGIsche Gefäße mit rickettsiformer Infektion und Zelluntergang. Viele freie Rickettsien im Lumen.

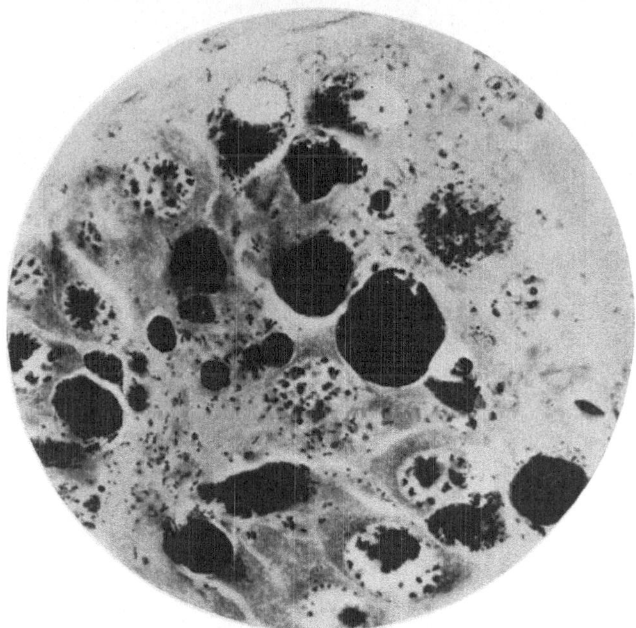

Abb. 69. Prot. 346. R.M.-Kontakt-Wanze 20. Schwere Infektion der Körpergewebe (Nervensystem). Zellschädigung.

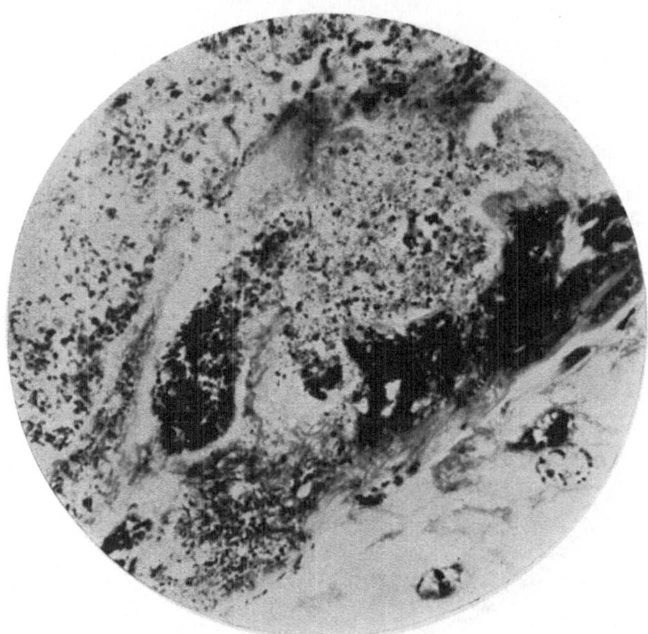

Abb. 70. Prot. 460. Fleckfieber-Kontakt-Wanze, Reihe 3. Schwerste Rickettsieninfektion der Darm-
wandzellen mit Überschwemmung der Darmlichtung nach Platzen von Zellen.

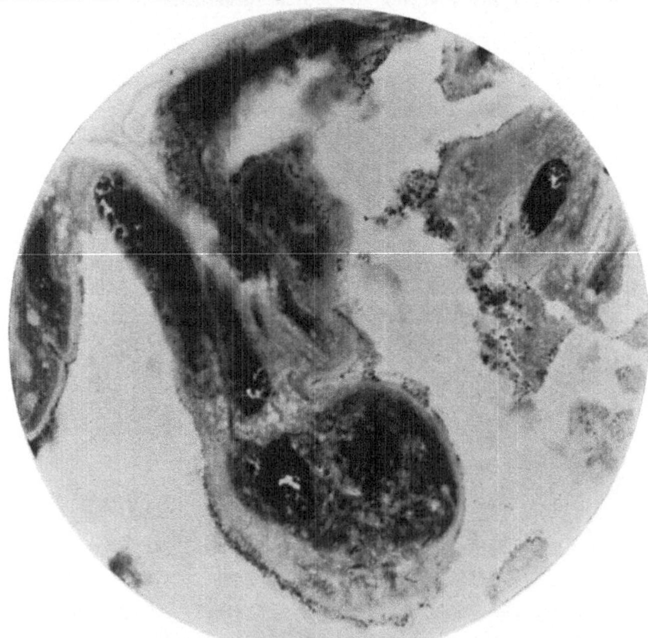

Abb. 71. Prot. 439. Fleckfieber-Kontakt-Wanze 1, 5. Mitteldarmzelle mit Rickettsieninfektion.
Sehr häufiges, aber schwer gegen normale Infektion abgrenzbares Bild.

hervorgeht. *Wenn also die Kulturen den Schluß veranlaßten, daß sich Wanzen im Kontakt mit exanthematisch kranken Tieren zu infizieren vermögen, so ergibt die histologische Untersuchung hierzu ergänzend, daß diese exponierten Wanzen einer ausgedehnten und schweren Infektion unterliegen, einer echten unzweifelhaften Infektion, während ja die „Eigenrickettsien" typisch harmlose und im allgemeinen wohl nie zellschädigend wirkende „Symbionten" darstellen.*

Aber selbst wo die schwere Zellschädigung noch nicht so deutlich ist, ergibt sich meist, daß der Charakter der Infektion mit Eigenrickettsien etwas anders ist als der mit den fremden Protei. Diese wachsen vielfach

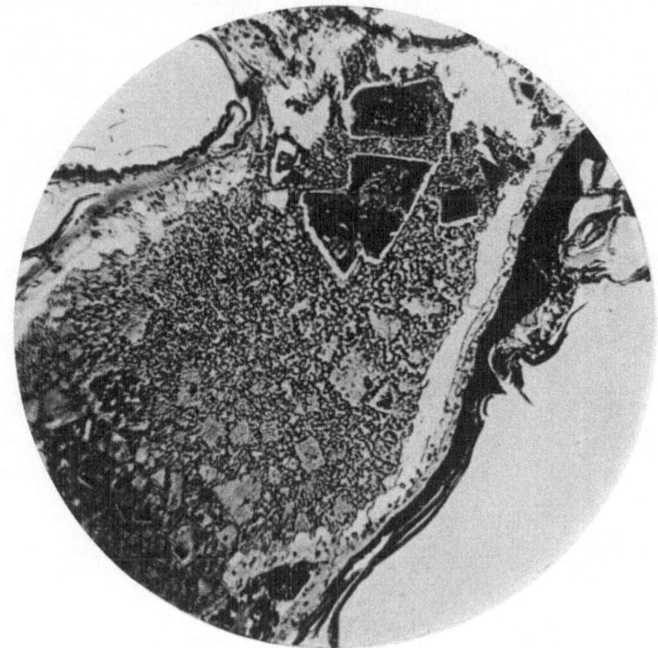

Abb. 72. Prot. 464. Fleckfieber-Kontakt-Wanze 1. Übersichtsbild bei schwacher Vergrößerung. Unter dem Darmepithel erkennt man das ganz tintig schwarz erscheinende Zellgewebe, das diese abnorme Färbbarkeit aufweist, weil es mit Bakterien vollgepfropft ist.

in den Darmzellen von einem Zentrum ausgehend, kuglig, geballt, *verdrängend*, während die Eigenrickettsien unter gleichen Bedingungen die Zelle diffus durchwachsen, bzw. sich im Zellinnern nicht, geballt *bewegen*, ohne den Zellkern zu verdrängen oder zu stärkeren Veränderungen zu bringen.

Schon bei diesen Infektionen findet man unterhalb des Darmepithels sowie zwischen den Muskelfasern langfädige Bakterienformen in meist geringer Anzahl.

Diese Wucherung wird dagegen äußerst stark bei Wanzen, die an Meerschweinchen gesogen haben, die mit Proteus X 19 infiziert wurden. Man muß sich sehr genau über die Verhältnisse der Spermatozoen im Körper unterrichten, wenn man nicht zunächst annehmen will, daß der ganze

Körper, Fettkörper, Muskulatur, Nervensystem, von Spermien durchsetzt ist. Natürlich kann hiervon keine Rede sein. Aber das Tier erscheint in äußersten Fällen tatsächlich von langfädigen Bildungen so
durchwachsen, daß man bei der Gestalt der Wanzenspermien zunächst
wohl an solche denken könnte. Sie finden sich innerhalb wie auch reichlich außerhalb von Zellen. Wie weit hier die oft sehr beträchtliche Zunahme fädiger Bakterien in den Darmzellen auf Eigen- oder Fremdbakterien der Wanze zurückgeht, vermögen wir zunächst nicht zu beantworten. Auch hier ist die Schädigung, besonders am Zentralnervensystem, zuweilen sehr ausgesprochen.

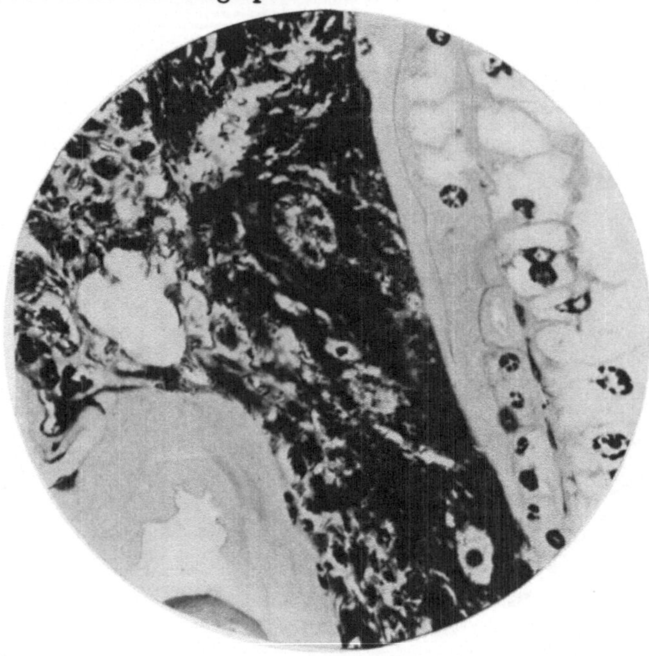

Abb. 73. Prot. 463. Einzelbild des Fettkörpers aus vorstehender Abbildung. Man erkennt, daß
der schwarze Strich des Übersichtsbildes tatsächlich der dichten Bakterienfärbung zuzuschreiben
ist, die den ganzen Zellkörper auf Grund seiner ganz ungewöhnlich starken Infektion erfaßt.

*Besonders außerhalb des Darmkanals ähneln sich Wanzen, die
X-Bakterien und solche die Flecktyphusvirus aufgenommen haben, oft
beträchtlich, während die Befunde der Rocky-Wanzen davon doch meist
abweichen.*

Im „exanthematischen Kontakt" infiziert sich der Darm an jeder
Stelle, und wir begegnen „Viruszellen" wie freien „Rickettsien" schon
in den vordersten Abschnitten, wo die Veränderung des aufgesogenen
Blutes eben beginnt. Die stärksten Infektionen allerdings finden sich
in den hinteren Darmteilen, besonders dem dünnen, oft schleifenartig
gelegten Abschnitt, der sich an den sackartig erweiterbaren Hauptabschnitt des eigentlichen Mitteldarms anschließt und der demgemäß
zuweilen in der Wand zahlreiche Viruszellen zeigt, während seine Lich-

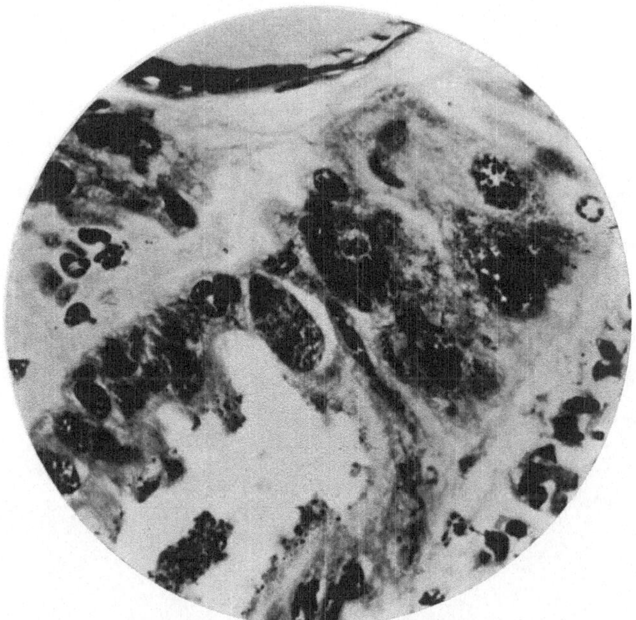

Abb. 74. Prot. 472. Fleckfieber-Kontakt-Wanze 1, 10. Hinterer Teil des Darmes mit starker Infektion der Wandzellen, z. T. Phagocytose.

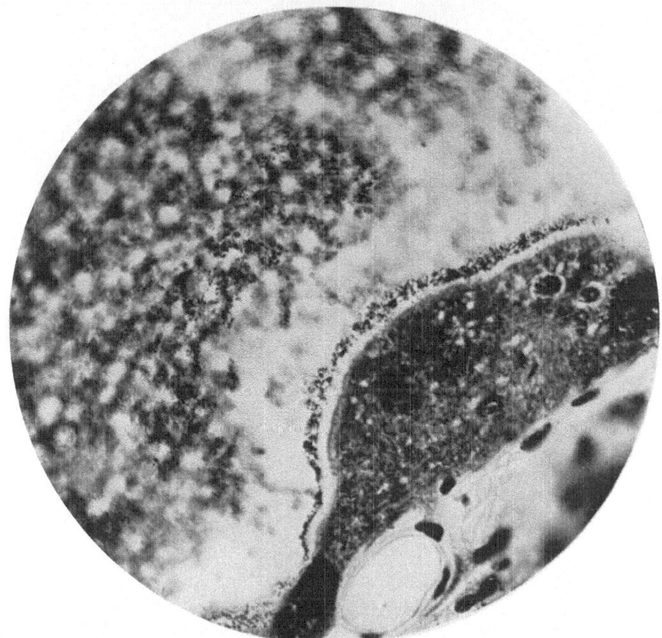

Abb. 75. Prot. 101. Fleckfieberwanze 2, II. Starke Infektion einer Darmwandzelle mit zahlreichen in Vakuolen untergehenden Büscheln von Bakterien.

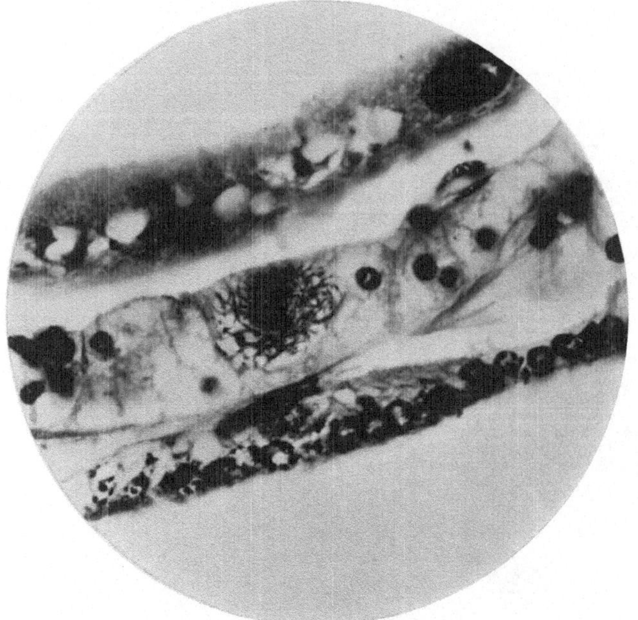

Abb. 76. Prot. 404. R.M.-Kontakt-Wanze 9. Fettkörper neben dem Mitteldarm mit fädig-
„rickettsiform"-infizierter Zelle. Typus der Normalwanzeninfektion.

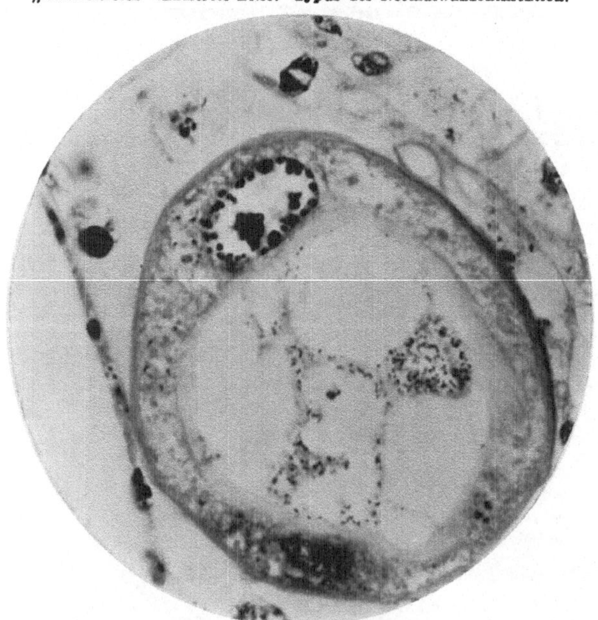

Abb. 77. Prot. 469. Fleckfieber-Kontakt-Wanze 1. Schnitt 2. MALPIGHIsches Gefäß mit starker
rickettsiformer Infektion und vielen Bakterien in der Lichtung. In diesem Gefäße finden sich
viele untergehende Zellen.

tung stellenweise durch thrombenartige Ausgüsse bereits aus Zellen entladenen Bakterienmaterials fast verstopft erscheint.

Wir möchten uns bereits an dieser Stelle grundsätzlich gegen den Versuch wenden, aus den saprophytär feststellbaren Leistungen und Eignungen eines Keimes auf parasitäre zwingende Schlüsse zu tun. Gemäß den Ausführungen von Sorauer-Lindau[1] äußerte von Hall hinsichtlich des B. Proteus die Meinung, er könne in unseren Breiten unmöglich als fakultativer *Parasit* auftreten, weil er erst über 30° seine toxischen Eigenschaften gewönne. Diese Ansicht stimmt keinesfalls. Es mag vielleicht richtig sein, daß im Nährbodenstoffwechsel gewisse giftige

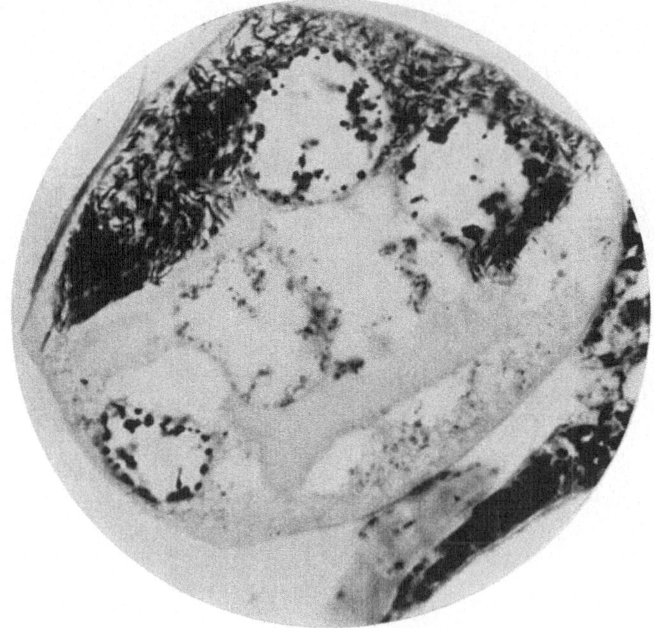

Abb. 78. Prot. 461. Fleckfieber-Kontakt-Wanze Reihe 3. Malpighisches Gefäß mit fädiger und kokkoider Infektion. Kokkoide Rickettsien im Lumen.

Stoffe nur bei gewissen Temperaturen in hinreichender Menge gebildet werden, um physiologisch nachweisbar zu sein. (Obwohl hierüber keineswegs ausreichende Untersuchungen an verschieden *eingestellten* Proteusstämmen vorliegen.) Aber unsere tierpathologischen Erfahrungen widersprechen dem Geiste dieser Überlegung; denn die bakterielle Wirksamkeit im Infektionsvorgang kann sich ganz anderer Mittel und Waffen bedienen als sie uns ein Laboratoriumsstudium ohne Kenntnis dieser natürlichen Möglichkeiten zu erforschen gestattet. Auf diesen wichtigen Gesichtspunkt kommen wir bei der Besprechung der Pathogenese der tierischen Krankheit noch zurück. Für die Wanze stellen wir nur fest,

---

[1] Die pflanzlichen Parasiten. Handb. d. Pflanzenkrankheiten II, 1, S. 105. 1921.

daß wir die besten Infektionserfolge allerdings bei einer möglichst hohen Raumtemperatur erzielten, die ungefähr 24—27° Celsius beträgt, während Versuche bei tieferer Temperatur öfter unbefriedigend verliefen. Es mußte zunächst jedenfalls zweifelhaft bleiben, ob wirklich eine Temperatur von mindestens 32° für die Entwicklung des Fleckfiebervirus auch in der Wanze erforderlich ist, wie sie von DA ROCHA-LIMA für das Läusevirus angegeben wird.[1] Die Schwierigkeit einer ganz genauen Beurteilung liegt darin begründet, daß sich die tierische Wärme in den Glaskäfigen namentlich, wenn mehrere Meerschweinchen zusammen gehalten werden, staut, so daß die Raumtemperatur kein ganz genaues Maß der

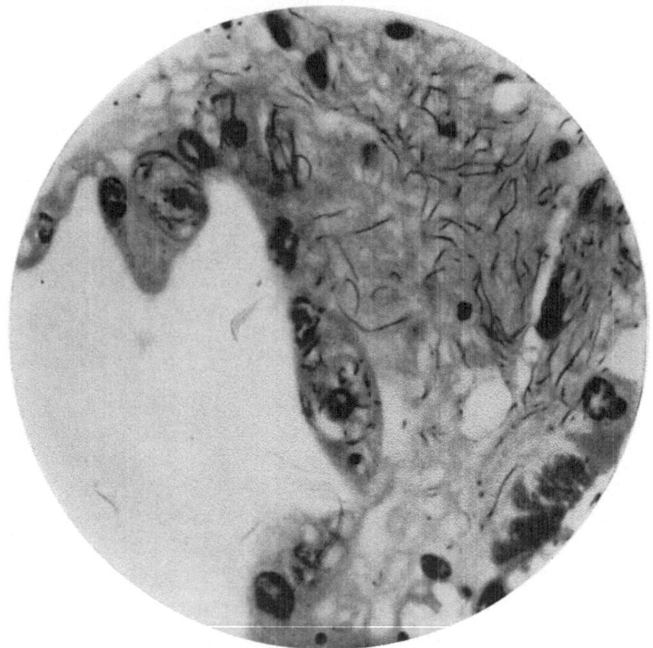

Abb. 79. Prot. 397. OX 19-Kontakt-Wanze 1. Durchwucherung der Körpergewebe mit fädigen Bakterien.

Temperatur mehr abgibt, unter der die Wanzen wirklich leben. Wir haben daher eine Zeitlang die Meerschweinchen zu einem Teil unserer Versuche samt ihren Wanzen im Wärmeschrank bei 33° C gehalten.

Das zuweilen wenigstens bessere Ergebnis der Wärmeschrank-

---

[1] Eine absolute Gültigkeit kommt der Angabe ROCHA-LIMAS sicherlich nicht zu. Sie läßt außer acht, daß die Infektion von Läusen zu erheblich längeren Inkubationen führen kann, als dies gewöhnlich beobachtet wird. Ebenso spricht das Überleben des Fleckfiebervirus im infektiösen Blute unter den später zu schildernden Bedingungen tiefer Temperaturen (4—10° C) sowie die dabei beobachtete gewaltige Vermehrung leicht mikroskopisch nachweisbarer Keime in allerdings wochenlang ausgedehnter Beobachtung gegen eine strenge *Gesetzmäßigkeit* jener viel angeführten und für die *Praxis* von Läuseversuchen sicherlich nicht zu vernachlässigenden Aussage.

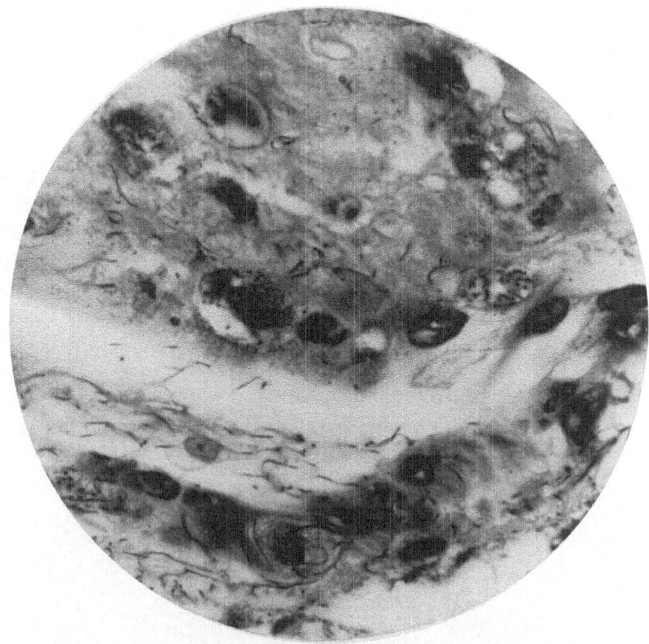

Abb. 80. Prot 393. OX 19-Kontakt-Wanze 1. Durchwucherung der Körpergewebe und Zellen mit fädigen Bakterien.

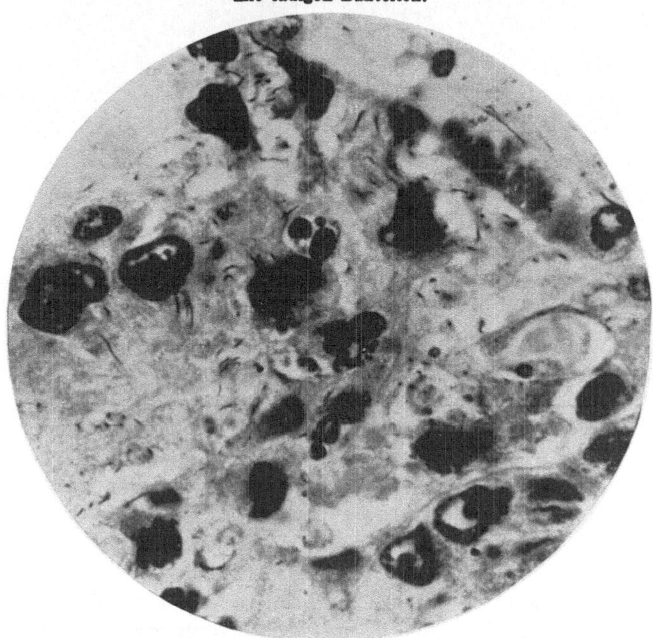

Abb. 81. Prot. 396. OX 19-Kontakt-Wanze 1. Sehr starke fädig-bakterielle Infektion. Man beachte die z. T. pathologische Kerngestaltung, sowie die Phagocytose.

Kontaktversuche beim Flecktyphus zeigt, daß auch für die Wanze ganz gleich dem Verhalten in der Kleiderlaus (Rocha-Lima) tatsächlich ein Temperaturfaktor mitspricht oder mitsprechen kann, wenn eine *befriedigende* schnelle Entwicklung etwa aus fleckfieberkranken Tieren aufgenommener Keime stattfinden soll.

Kulturelle und mikroskopische Ausbeute gehen einander gut parallel.

In diesem Zusammenhange interessiert es uns besonders, daß die betroffene Wanze nicht allein nach Ausweis ihrer geweblichen Reaktionen erkrankt, sondern daß auch ein Teil der Wanzen vorzeitig stirbt, andere, vielleicht die meisten, die Infektion, wie wir noch besprechen werden,

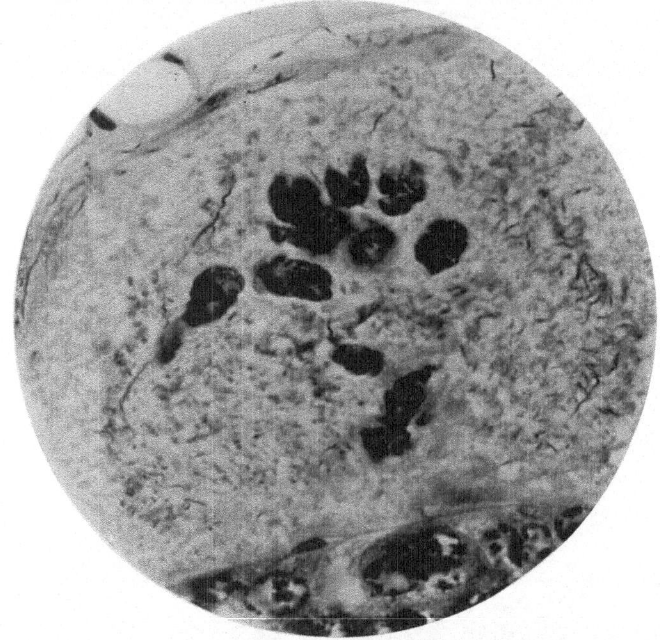

Abb. 82. Prot. 398. OX 19-Kontakt-Wanze 1. Bakterielle Infektion der Körpergewebe (Ganglion). Man beachte die langen und gewundenen fädigen Formen, die vielfach nur im Querschnitt getroffen sind.

überwinden, ohne daß wir uns heute schon getrauen möchten, hierüber genauere Angaben zu machen.

Wenn wir uns zunächst derart kurz über die geweblichen Verhältnisse in der Wanze äußern, obwohl uns ein ungewöhnlich großes und reichhaltiges Material hierüber auf Grund monatelanger Versuche vorliegt, sei noch einmal betont, daß wir hier keine Pathologie der Wanze zu schreiben beabsichtigen, weil wir die Normologie dieser Arthropoden in Hinblick auf ihre Symbionten noch keineswegs hinreichend kennen. Eine Ausdeutung der zahlreichen beobachteten Bilder im einzelnen würde aber viel zu weit von dem Faden unserer Untersuchung abführen und ausführliche Erörterung der Histologie usw. erfordern, die Interessenkreise ganz anderer Art betreffen, als sie für unsere Untersuchungen an-

genommen werden können. So möge die beabsichtigte Beschränkung
Entschuldigung finden, zumal dadurch das Dargestellte als unzweifelhafter Besitz den Vorzug genießen darf, daß es in einem an Problemen
äußerst reichen Fragengebiet so wenig wie möglich selbst Problema-
tisches darbietet.

Mehrfach haben wir aus unseren positiven „Kontaktwanzenver-
suchen" die erwachsenen Wanzen entfernt und die Jungbrut aufgezogen.
Es war uns bisher nicht möglich, auf Befunde zu stoßen, die eine Übertragung der Kontaktprotei auf die Nachkommenschaft irgendwie dartun
konnten, wenn wir damit die unmittelbare Infektiosität und kulturell-

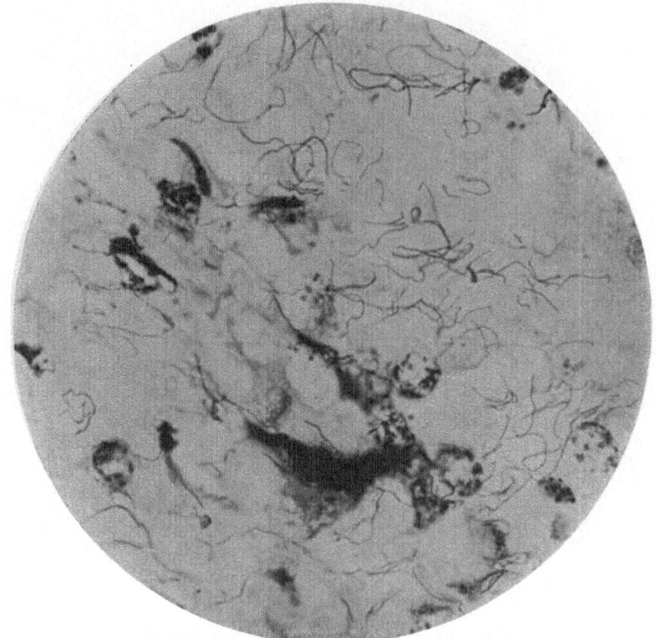

Abb. 83. Prot. 417. OX 19-Kontakt-Wanze 6. Fettkörper. Schnitt 1. Man beachte die sehr
zahlreichen, langfädigen Bakterien.

positive Verarbeitung der Nachkommenschaft meinen. Man muß
natürlich äußerst vorsichtig sein und nur Erfahrungen verwenden,
deren man in ihrer Eindeutigkeit und Klarheit völlig sicher ist. Da
dies für den einzelnen Versuch natürlich nie in vollendetem oder
ideal wünschenswertem Umfange zutrifft, ist eine entsprechend breite
Anlage der Versuche und mehrfache Wiederholung jeder Anordnung
mit gleichbleibendem Erfolge für eine vollwertige Beurteilung zu
erstreben.

Ließen wir Wanzen eines erfahrungsgemäß zur Infektion führenden
Versuches weiter an den Tieren, auch wenn sie abfieberten, ohne neue
Futtertiere hinzuzugeben, sitzen und prüften wir dann den Wanzen-
bestand erst nach Ablauf von etwa drei oder mehr Wochen, so fanden

wir wiederholt keine Wanzen mehr, die nach der Warmblütermethodik
züchtbare Bakterien enthielten.

Diesen hier besprochenen Versuchsreihen liegen äußerst reichliche
Wanzenkontrollen zugrunde, wovon die tabellarische Übersicht einen
sehr bescheidenen Ausschnitt gewährt. Niemals, wenn wir beispielsweise
Wanzen aus der Stadt oder Nachzucht geprüfter Wanzen für die Versuche
verwendeten, stießen wir auf Ergebnisse, die die dargestellten erschüttern
konnten.

Dreimal jedoch begegneten wir bei ausgedehnten Prüfungen der
Wanzen *unserer Stallung*, wo wir teils vorher die infizierten Versuchstiere,

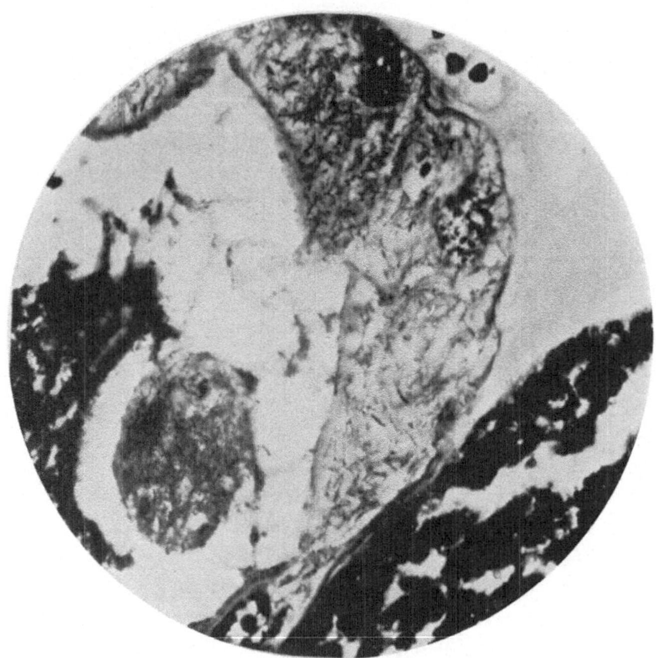

Abb. 84. Prot. 421. OX 19-Kontakt-Wanze 5. Hinterer Darmteil mit starker Bakterieninfektion
der Zellen, die z. T. stark in die Lichtung vorspringen.

teils die aus irgendwelchen Gründen aus den Versuchen entlassenen
dauernd hielten, *Wanzen, die sich infiziert und infektiös erwiesen*. Der
Umstand, daß man immerhin noch nach mehreren Wochen, wenn längst
keine infizierenden Säuger mehr in der Stallung gehalten wurden, noch
proteusinfizierte Wanzen antreffen *kann*, mahnt zu äußerster Vorsicht
und hat uns bei unseren Untersuchungen zuerst große Schwierigkeiten
bereitet. Sie waren um so größer, als es bei uns merkwürdig schwierig ist,
selbst durch Kammerjäger Wanzen zu erhalten. Die glücklichen Be-
sitzer verleugnen sie ganz bestimmt, weil ein Geständnis ihre menschliche und bürgerliche Würde zu beeinträchtigen scheint!

Zieht man dagegen Wanzen in Glasbehältern an dauernd gewechselten gesunden Tieren auf und vermißt man nach etwa drei Wochen sowohl

eine kulturell feststellbare Infektion der Wanzen wie eine fieberhafte
Erkrankung der Meerschweinchen, so kann man im allgemeinen damit
rechnen, daß der Nachwuchs dieser Wanzen frei von Warmblüterprotei
ist, und kann sich seiner zu einwandfreien Versuchen bedienen, wenn er
herangewachsen ist. Kleine larvale Stadien sind deshalb schlecht zu verwenden, weil ihre notwendige Desinfektion vor einer kulturellen Verarbeitung auf Schwierigkeiten stößt.

*Es ist aber durch einen solchen Versuch keineswegs ausgeschlossen, daß
„Eigenrickettsien" irgendwann und irgendwie das Meerschweinchen dennoch infizieren können.*

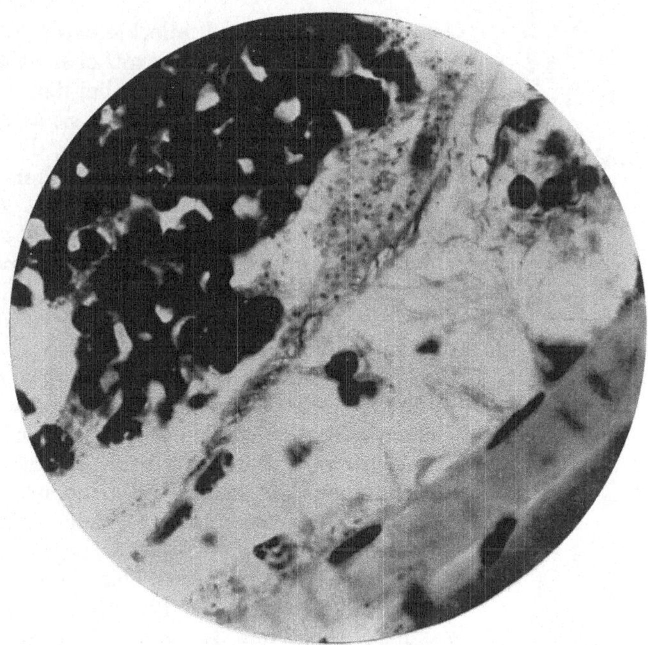

Abb. 85. Prot. 427. OX 19-Kontakt-Wanze 7. Kokkoide Rickettsien neben ganzen Strängen fädiger
Bakterien, die den Gewebsstrukturen folgen, so daß sie eine Art zartes Flechtwerk bilden.

Wir verfügen über eine Reihe von Versuchen, in deren Verlauf wir
Meerschweinchen Wanzenemulsionen (von einer bis zu 5 Wanzen) in den
Bauchraum gespritzt haben, ohne daß es zu einer irgendwie merklichen
Infektion gekommen wäre. Ebenso haben wir wahllos „gesunde" Tiere
herausgegriffen, die gewiß im Stalle *etwas* verwanzt waren, und haben
kulturell negative Ergebnisse zahlreicher Organ- und Blutkulturen gehabt.

Diesen negativen Beobachtungen, die also zunächst dagegen zu
sprechen scheinen, daß Normalwanzen irgendwie Meerschweinchen zu
infizieren imstande sind, stehen nun eine Reihe ganz einwandfreier Beobachtungen gegenüber, die wir im Laufe der Monate angestellt haben und
die sich vermehrt haben, seitdem wir gelernt haben, auf diese Dinge richtig zu achten.

Zunächst haben wir festgestellt, daß ein einziges Meerschweinchen, das mit etwa 30 „Normalwanzen" in einem Glasbehälter zusammensitzt, zwei Monate hindurch ganz gesund und fieberfrei bleiben kann, — was unbedingt dafür spricht, daß die Wanzen des Versuches einwandfrei sind! — *daß aber nach zwei Monaten das Tier plötzlich anfangen kann zu fiebern, am dritten Tage getötet eine Leber zeigt, die von unzähligen kleinsten nekrotischen Herden auf das dichteste durchsetzt erscheint, und eine Reinkultur eines Proteuskeimes aus allen Organen unschwer züchten läßt.*

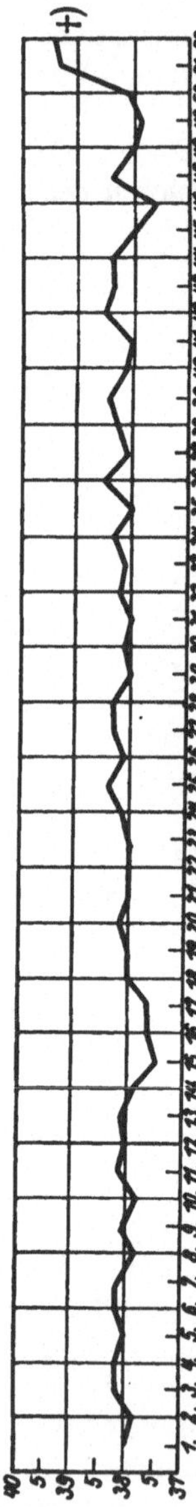

Gerade dieser Befund allerkleinster dichtester nekrotischer Herde, die die ganze Lebermasse ziemlich gleichmäßig durchsetzen, ist bei den sonst beobachteten „Kontakttieren", wie wir sie ausführlich besprochen haben, nämlich denjenigen, die mit exanthematisch oder sonst proteuskranken Tieren zusammen gesessen haben, ungewöhnlich. *Dagegen haben wir ähnliches ganz gelegentlich im Laufe der Jahre bis in die jüngste Gegenwart an anscheinend normalen Meerschweinchen unseres Einkaufes gesehen,* ohne früher diesen Erscheinungen weiter nachgegangen zu sein.

Wir haben sorgsam die zum Zeitpunkt der Erkrankung des oben besprochenen Meerschweinchens noch lebenden einigermaßen großen und präparierfähigen Wanzen untersucht und in keiner mit unserer üblichen Methodik Proteuskeime nachgewiesen! Aber die Wanzen hatten sich — ohne daß die Ursachen, Alter oder Erkrankung, sicher zu nennen wären — bereits stark vermindert.

Dann haben wir Wanzen für ein bis zwei Tage im Wärmeschrank bei 34° am Meerschweinchen gefüttert und hernach jeweils 3—5 einem Meerschweinchen intraperitoneal eingespritzt, nachdem wir von den zerzupften Wanzen Plattenkontrollen auf Proteus angelegt hatten. In einem Falle trafen wir bei den wahllos aus unserem Versuchsstall gefangenen Wanzen tatsächlich eine infizierte und hatten demgemäß nach kürzester Inkubation eine sehr kennzeichnende Erkrankung, die keiner weiteren erneuten Schilderung bedarf. In zwei weiteren Versuchen dagegen spritzten wir sicher kulturell negative Wanzen, die also keinerlei Proteuskultur auf Serum-Ams-Agarplatten lieferten, und erhielten nach einer etwas längeren Inkubation der sorgsam wanzenfrei gehaltenen Meerschweinchen Infektionen, die nun züchtbare Proteuskeime aufweisen und den klaren Beweis dafür liefern, daß gemäß der zuvor mitgeteilten Erfahrung anderer

Abb. 86. Dies Meerschweinchen „806" wurde mit etwa 20 Wanzen in Kontakt gehalten Es blieb 49 Tage fieberfrei, erkrankte dann hochfieberhaft. Die Kultur ergab Proteuskeime der beschriebenen Art, die Weiterimpfung von Blut und Gewebsbrei eine ganz bösartig werdende tödliche Proteusinfektion der Impflinge. (Eine ähnliche wie die im Text geschilderte Beobachtung.)

Art, *von sogenannten Normalwanzen doch Infektionen von Meerschweinchen
ausgehen können, wobei die Wanzen selbst nach dem Warmblüterverfahren
steril sein können, während aus dem Säugetier typische Proteuskeime
kultiviert werden.* Derartige Versuche haben wir weiterhin sehr oft
mit dem gleichen Ergebnisse wiederholen können.

Es ist leicht einzusehen, welche Folgen eine derartig geglückte Infektion in einem auch nur mäßig verwanzten Gebiet haben muß: da
nämlich eine Erkrankung der blutspendenden Tiere nach Art einer
bakteriämischen Proteusinfektion vorliegt, erhalten die Wanzen die
Gelegenheit, reichlich Proteusbakterien mit dem Blute aufzunehmen.
Dies kann dann plötzlich zu *überraschenden Kulturergebnissen anscheinend „normaler" Wanzen* führen.

Es ist sicher, daß Infektionen von Meerschweinchen *durch den bloßen
Saugakt* der Normalwanzen eine intensive und langdauernde Exposition,
vielleicht die vielfältige Injektion von „Eigenrickettsien" und eine gewisse Sensibilisierung zur Voraussetzung des *Haftens* haben. Dies ist
natürlich *im einzelnen* etwas hypothetisch. Wir entsinnen uns, daß die
„Normalrickettsien" praktisch niemals in dem Lumen des Darmkanals,
meist *innerhalb der Zellen in bescheidener Anzahl* getroffen werden.
Es wäre also denkbar und ist notwendig anzunehmen, daß es ganz seltene
Augenblicke gibt, wo auch diese Eigenrickettsien sich plötzlich und epi-
sodenhaft derart vermehren, daß sie in beträchtlicher Menge in die
Lichtungen des Darmes und seiner Anhänge, der Speicheldrüsen usw.
kommen, und so in den Kreislauf des Wirtstieres gelangen, an dem die
Wanze dann gerade saugt. Wir können dies aus dem einfachen Grunde
bisher nicht sicher sagen, weil man nie auf diese Verhältnisse geachtet
hat und weil man jedenfalls den Hinweis auf solch Vorkommnis durch
einen Infekt so spät erhielte, daß ein Suchen ganz zwecklos erscheinen
müßte, wie denn auch die kulturelle Prüfung der Wanzen bisher selbst
dort *oft* negativ war, wo der positive Tierversuch aufweist, daß die Bedingungen der Tierinfektion für die Eigenrickettsien durch biologische
unbekannte Verhältnisse oder vielleicht durch einen bloßen *Massenfaktor* gegeben waren. Es ist äußerst lehrreich, in diesem Zusammenhange Versuche zu betrachten, die wir sogleich eingehend zu besprechen
haben werden, Versuche, in denen Wanzen unter dauerndem Tier-
wechsel den verschiedenen „Kontakten" ausgesetzt waren. Insbesondere
gilt dies hier für Wanzen, denen alle 2—3 Tage neue ganz gesunde Meerschweinchen als Futtertiere zugesellt wurden. Diese „Normalmeer-
schweinchen" zeigen ein für die Frage der Infektiosität der Eigenrickettsien äußerst bedeutsames Verhalten. Die bemerkenswerten Erfahrungen von SPENCER und PARKER[1] lehren uns sehr bezeichnender
Weise, daß sogar bei eindeutig exogen infizierten Zecken Anwesenheit der
potentiellen *Erreger* keineswegs mit *Krankheitserregung* zusammenfällt.

Wir haben die „Kontaktstämme" und diese unmittelbar gewonnenen
Stämme von „Eigenrickettsien" der gleichen kulturellen Prüfung unter-

---

[1] SPENCER, RR. and PARKER, RR.: Rocky Mountain spotted fever, in
Public Health Reports 38 ff. 1923 ff. Reprints 834, 976, 982.

zogen, wie wir sie im vorigen Abschnitt ausführlich erläutert haben.
*Dabei fand sich auch hier kein durchgreifender Unterschied gegenüber den
Proteusstämmen, die aus dem exanthematischen Infektionsverhältnis, etwa
durch den Faulversuch, abgeleitet waren.* Sie wiesen die gleichen *Hemmun-*

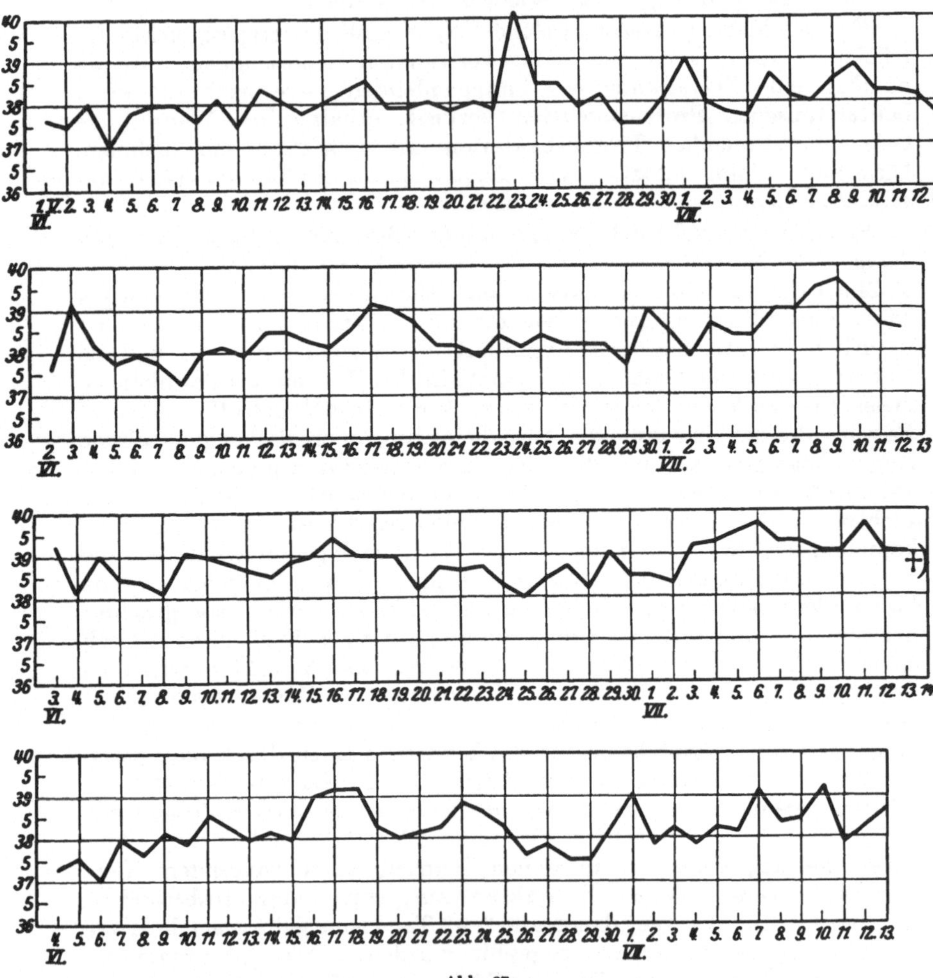

Abb. 87a.

gen des Schwärmens usw. auf, die wir als Folgen eines echten Infektionsverhältnisses deuten mußten.

*Für die Wanzen ergibt sich also zunächst weiter der Schluß, daß die
Eigenrickettsien wirklich Protei sind, Protei von so hoher Einpassung in das
„symbiontische" Verhältnis zur Wanze, daß es in der Regel nicht gelingt, es
durch unsere Kulturmethoden zu durchbrechen — Analogie zu den schwer
zu zerstörenden, d. h. kulturell zu durchbrechenden „exanthematischen"
Infektionsverhältnissen des Menschen und der Säugetiere. Unter gewissen*

Bedingungen jedoch geht die Eigenrickettsie auf das Meerschweinchen über und erzeugt hier eine Krankheit, die durch einen „sichtbaren" und leicht „züchtbaren" Proteuskeim hervorgerufen wird.

Wir haben gewiß noch keinen endgültigen Beweis dafür, daß alle beob-

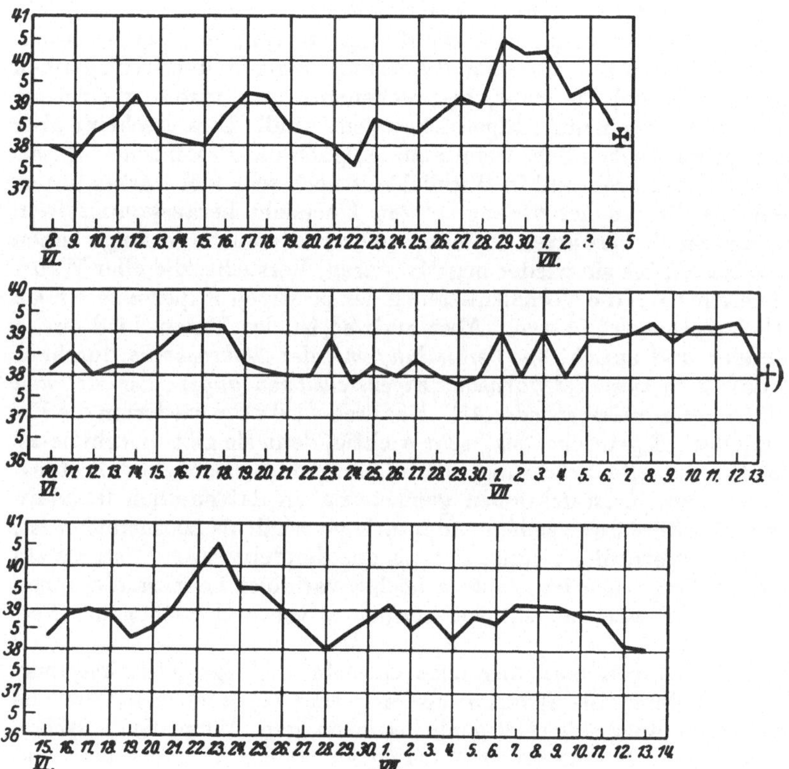

Abb. 87b.

Abb. 87a und 87b. Die hier wiedergegebenen Fieberkurven betreffen normale Meerschweinchen aus bekannter Zucht, die jeweils während zwei bis drei Tagen in Kontakt mit einer sehr großen Zahl von Wanzen gehalten wurden, so daß diese lediglich an dem betreffenden Meerschweinchen Blut saugen konnten und dies auch, wie unmittelbarer Augenschein lehrte, ergiebig taten. Vielfach wurden die Glasbehälter dieser Versuche verdunkelt gehalten. Die Wanzen erhielten in einem brückenartigen Holzgestell Unterschlupf. Die geringe Regsamkeit der Meerschweinchen erlaubt solche Anordnungen ohne große Wanzenverluste herzustellen. 30 bis zu 200 Wanzen sogen derart jeweils an dem Versuchstier! Das Ergebnis ist in den meisten Fällen eine Infektion. Kreuze kennzeichnen natürlichen Tod, angeklammerte Kreuze diagnostische Tötung! Infolge der immerhin sehr kurzen Exposition und der geringen Zahl der einverleibten und an den neuen Wirt noch nicht angepaßten Keime sind die meisten Infekte nicht tödlich, sondern führen nur zu Fieberbewegungen, allerdings oft lang hingezogenen Charakters, oft auch nur flüchtigen Charakters. Dennoch offenbart die Kultur den Charakter der zugrunde liegenden Krankheit als Proteusinfektion. Ihre Bösartigkeit wächst sofort durch Tierpassage. Weiterhin kann aber jede Nachinfektion mit irgendeinem Virus die Proteusinfektion durch Wanzenkontakt aufflammen lassen und zu überraschenden Todesfällen unter den Versuchstieren führen. Zur Kritik der Fieberbewegungen muß beachtet werden, daß streng genommen Temperaturkurven nur neben gleich viel Kontrollen oder in Verbindung mit einer Kurve der Außentemperatur verwertet werden dürfen, da namentlich durch kleine Infekte oder Impfungen labile Meerschweinchen schon auf geringe Änderungen der Außentemperatur auch auf zu enge Haltung mit ihrer Körpertemperatur ansprechen. Daher sieht man auch die absolut höchsten Temperaturen bei hoher Außentemperatur, sei es bei uns im Sommer oder in heißeren Klimaten. So kann sich das normale Temperaturmaß um 1½ Grad oder etwas mehr heben und senken.

achteten Formen wirklich in einen Lebenskreis, eben des Wanzenproteus, gehören, aber die Wahrscheinlichkeit ist eine sehr große, daß diese Vorstellung im wesentlichen richtig ist. Wir haben die kulturelle Aufgabe nicht unmittelbar gelöst, aber wir haben sie mittelbar dadurch erledigt, daß wir wieder eine „Kontaktinfektion" erwirkt haben.

Angesichts dieser Ergebnisse könnte man fragen, ob nicht — besonders in Hinblick auf die im nächsten Abschnitt behandelten serologischen Verhältnisse — auch die früher besprochenen Kontaktprotei züchtbarer Art in Wanzen auch nur „Eigenrickettsien" sind! Dies erscheint aber durchaus unwahrscheinlich, wenn man lediglich die *Prozente der Züchtbarkeit* vergleicht. Sie sind in Wirklichkeit noch sehr viel stärker unterschieden, als dies in der vorangesetzten Übersicht herauskommt, weil wir aus mehrfach berührten Gründen mehrere Versuche so lange haben stehen gelassen, bis sie wieder negativ waren, Versuche, die aller Wahrscheinlichkeit nach die Verhältniszahlen der positiven Experimente noch wesentlich verbessert hätten. Aber auch so ist der Unterschied ein so bedeutender und spricht *in Verbindung mit der Mikroskopie* durchaus dafür, daß hier *zweierlei* vorliegt: *Eigenrickettsien angepaßter Art und Fremdinfektion vorübergehender Art.* Dadurch wird aber wiederum die Erscheinung der „Eigenrickettsia" sehr wichtig, denn sie gibt uns ein neues Beispiel für die alte Erfahrung, die wir an den menschlichen Proteusinfektionen, den *Virus*infektionen, gemacht haben, daß nämlich der adaptierte Keim sehr schwer seinem Adaptationsverhältnis zu entreißen ist, daß er aber, sofern dies gelang, sich als das darstellt, was er ist, als ein etwas veränderter *vulgärer Proteus* höchst variabler Lebensäußerungen und damit sehr wandlungsfähiger fermentativer und pathogener Leistungen!

Vor allen Dingen muß hier noch ein sehr wichtiger Gesichtspunkt Beachtung finden. Die Wanzen unserer bisher besprochenen Versuche hatten *stets* sehr ausgiebige Gelegenheit zum Saugen. Wenn also zwischen den allermeisten „Normalwanzen" bei verschiedenen Temperaturen und einem Teile der „Kontaktwanzen" ganz ungeheuerlich erscheinende Unterschiede des „Rickettsien"-Gehaltes bestehen, so kann die Ursache hierfür kaum in einem Quantitätsunterschiede der Ernährung gesucht werden. Da es sich im übrigen um Tiere einer und derselben Zucht handelt, liegt kein Grund dafür vor, Unterschiede etwa der „Rasse", der tierischen „Konstitution", anzunehmen. Es muß vielmehr etwas anderes hinzukommen, und dies unbekannte Etwas muß an die Ernährung geknüpft sein. Es besteht kaum die Möglichkeit zu der Annahme, daß das Blut der fiebernd-kranken Tiere an sich dazu beitrüge, den Rickettsienbestand der daran saugenden Tiere so gewaltig zu vermehren. Sonst müßten wir diese Wirkung auch dort beobachten, wo *pneumonisch kranke Meerschweinchen* Wanzen ausgesetzt sind, und hier fehlt eine solche Wirkung vollkommen. So werden wir auch von dieser Überlegung ausgehend auf die *Fremdinfektion* als eigentliche und ausreichende Ursache der Parasitenzunahme innerhalb der Bettwanze hingewiesen.

Dennoch könnte auch hierin kein naturwissenschaftlich befriedigendes Vorgehen erblickt werden. „Indizienbeweise" können uns wirklich nicht befriedigen. Wir müssen uns vergegenwärtigen, daß Eigenrickettsien auf Meerschweinchen übergehen. Ganz sicherlich wissen wir nicht von vornherein, *wann* im einzelnen Falle dieser Vorgang statthat. Wir können ihn auch nicht willkürlich beeinflussen. Diese Eigenrickettsien können jedenfalls eine *Rückinfektion der Wanze* an seinen eigenen, das Meerschweinchen bakteriämisch durchsetzenden Keimen zur Folge haben. Diese *Rückverpflanzung* tierpassagierter Eigenrickettsien, besser *Protei*, können wir nicht als solche erkennen. Weist die Wanze beispielsweise an einem exanthematisch infizierten Meerschweinchen eine kultivierbare Proteusinfektion auf, so *kann* diese auch von den in die Zirkulation geworfenen, dort im Tiere haften gebliebenen, Infektion erregenden, kreisenden und wieder aufgenommenen Eigenrickettsien herrühren. Alle angeführten Gründe, die für die Fremdinfektion zu sprechen scheinen, können zunächst diese sicherlich *zuweilen* verwirklichte Möglichkeit nicht beseitigen. Wir können also die rückläufige Wanzeninfektion von ihrer Fremdinfektion nicht kulturell oder mikroskopisch mit Sicherheit unterscheiden. *Aber wir können sie verhindern.*

Zu diesem Zwecke haben wir in mehrfach wiederholten teuren und mühevollen Versuchen zu größeren Wanzenbeständen geprüfter Art Meerschweinchen, teils gesunder Beschaffenheit, teils infizierte, gesetzt, aber stets die Meerschweinchen nach so kurzer Zeit wieder entfernt, daß wohl eine Infektion der Meerschweinchen bzw. der Wanzen, nicht aber eine Rückinfektion der Wanzen mit ihren ausgeschütteten „Eigenrickettsien" via infiziertes Tier eintreten konnte. *Diese Versuche haben bei gesunden Meerschweinchen zu völlig negativen kulturellen Befunden an den Wanzen geführt.*

Ließen wir jedoch jetzt in einem unserer Versuche nach mehrwöchiger Beobachtung das letzte Meerschweinchen in *Dauerkontakt* mit den Wanzen, so erzielten wir zunächst eine ungemein bösartige Proteusseptikämie dieses Tieres, das schließlich mit einer Proteusperitonitis und Darmlähmung einging, weiterhin fanden wir die große Mehrheit der älteren Wanzen dieses Glases dicht infiziert und daher leicht unserem Kulturverfahren zugängig. Hierbei erwies nun der Vergleich dieser Kulturen mit ähnlich angesetzten und durchgeführten, also sicher gegen „Eigenrickettsien" geschützten Fremdinfektionsversuchen, daß tatsächlich, wie wir bereits vorher *vermutungsweise* ausgesprochen hatten, die rückläufige Eigenrickettsieninfektion wie eine wilde durch die verhältnismäßig groben Einzelformen der Kulturen gegen sicher rein exanthematische Fremdinfektionen leidlich abgrenzbar ist, wenn wir auch nicht allzu großen Wert auf diese Möglichkeit legen möchten.

In klarstem und unzweideutigem Gegensatz zum „*Normal*-Versuch" infizieren sich Wanzen bei etwa 24° C an Rocky Mountain spotted feverkranken, alle 2—3 Tage gewechselten Meerschweinchen regelmäßig und in mehreren unserer Versuche zu 100%! Dabei legen wir Wert auf die Feststellung, daß wir sowohl beim Felsenfieber wie beim Fleckfieber alle und so auch diese Versuche an ganz verschiedenen „Stämmen" vorgenommen haben, um irgendwelche zufällig gegebene Irrtümer durch besonderes Verhalten eines bestimmten Stammes auszuschließen.

Genaue Vergleiche haben uns dazu geführt, einen mindestens jeden 3. Tag vorgenommenen Wechsel des ernährenden Wirtstieres der Wanzenversuche für hinreichend zur Vermeidung der „Rückinfektion" mit „Eigenrickettsien" zu erachten.

Ebenso gelingt es in derartig mit stets wechselndem Tierbestande durchgeführten Versuchen, den ganz bündigen Nachweis zu führen, daß auch das Fleckfiebervirus zu einer entsprechenden, züchterisch ganz leicht nachweisbaren Infektion in entsprechendem Kontakt gehaltener Wanzen zu führen vermag, wenn auch die Ausbeute eine Wenigkeit hinter der bei Rocky Mountain spotted fever zurückbleibt.

Wir halten es also auf Grund dieser vielfältigen Versuche für sicher, daß von exanthematisch proteuskranken, wie von proteuskranken Meerschweinchen überhaupt, eine Proteusinfektion der Wanze ausgehen kann, wenn die beidseitige Exposition (man könnte von reziproker Exposition sprechen) gegeben ist. Allerdings muß man sehr ausdrücklich darauf hinweisen, daß selbst bei den gemeinen Proteusinfekten im allgemeinen nur die bakteriämisch hochfieberhafte Periode die für die Wanzeninfektion günstige und hinreichende Voraussetzung schafft. Ebenso ist es bei den exanthematisch kranken Tieren unerläßlich, daß sie gerade zu den Zeiten der dichtesten Keimaussaat im Blute den Wanzen ausgesetzt sind. Tatsächlich können wir noch nichts darüber aussagen, wie viele Keime dazu nötig sind, daß eine Wanzeninfektion, wie die geschilderte, zustandekommt. Im Falle des Fleckfiebers hatten wir jedenfalls schlechte Ergebnisse, als wir zweifelhafte Stämme verwenden mußten, sehr gute dagegen, als wir uns mit Hilfe infizierter Läuse neue hochvirulente Infektionen verschafften.

Wenn wir also vielleicht noch keine hinreichende Sicherheit darüber besitzen, wie viele oder wie wenige Keime die Überpflanzung der Infektion aus dem kranken Tiere in die Wanze herbeiführen, so wissen wir doch wenigstens jetzt ganz bestimmt, daß eine solche Überpflanzung stattfinden kann und daß nicht etwa eine rückläufige Infektion des den Wanzen ausgesetzten Tierbestandes mit Wanzen-„Eigenrickettsien" dies Ergebnis vortäuscht. Diese Feststellung ist natürlich von größter Bedeutung

1. für die Bewertung des biologischen Verhältnisses zwischen schwer züchtbaren Gewebsvirus und leicht züchtbaren Wanzenkeim,

2. für die Beurteilung der sehr eigenartigen serologischen Beziehungen, die wir im folgenden Abschnitt darzustellen versuchen werden.

Bleiben wir hier bei dem kulturellen Befunde, so sehen wir, daß das immerhin doch sehr „eingestellte" und scharf charakterisierte „Virus" allein durch die Wanzenpassage in einen Zustand gebracht wird, der völlig mit dem jener Stämme übereinstimmt, die wir etwa durch die Methode des Faulversuches ausgesondert haben. *Die Wanze führt uns in überaus wertvoller Weise ohne unser Zutun das experimentum crucis vor, wie die Veränderung der Lebensbedingungen den Charakter, die Leistungen und damit auch, wie wir sogleich hinzufügen müssen, die Pathogenität eines hoch adaptierten Virus ändern kann. Sie bildet das vollendete Gegenstück unserer kulturellen Erfahrungen.* Ist Kultur ein sehr gewaltsames Verfahren, so ist der Eintritt des Felsenfiebervirus in die Wanze ein sehr mildes und dennoch sicheres Verfahren. Aber die Wanze überträgt nicht, auch unter den geschilderten besonderen Umständen nicht, das Felsenfieber, bei dem wir ruhig verweilen dürfen, weil hier die Verhältnisse am allerklarsten liegen und es uns auf das *Prinzip* mehr ankommt als auf die weitere Frage, ob nun immer oder nur unter besonders günstigen Umständen der nämliche Vorgang beim Fleckfiebervirus zu beobachten ist. Dies Prinzip der *biologischen Denaturierung eines exanthematisch eingestellten Keimes* durch einen nicht *nosotypischen* „Zwischenwirt" — wie die Wanze — zeigt uns aber das Virus des Felsenfiebers *für die ganze Gruppe der exanthematischen Proteuskeime.* Ebenso erkennen wir, daß der höchstadaptierte *Wanzenproteus* allein durch *eine einzige Tierinfektion* derart verändert wird, daß er, in die Wanze durch ihren Saugakt zurückversetzt, eine leicht züchtbare *Infektion der Wanze* bewirkt. Wir erkennen die Bedeutung der *biologischen Einpassung* des Viruskeimes für die Bewahrung seiner biologischen Charaktere.

Der Faulversuch etwa sondert aus den verschiedenen Infektionsverhältnissen sehr ähnliche, praktisch kulturell kaum oder gar nicht unterscheidbare Stämme. Die Wanze liefert uns sicherlich aus dem Virus des Felsenfiebers sowie aus dem Bestande ihrer Eigenrickettsien ein weiteres Material nahezu gleicher Beschaffenheit. Jedenfalls überwiegt in all diesen Fällen die grundsätzliche Ähnlichkeit der erforschbaren Verhaltungsweisen bei weitem vorhandene Unterschiede. Diese Erfahrung muß unsere theoretischen Erwägungen leiten. (Über ein etwa verschiedenes immunisatorisches Vermögen der verschiedenen Keime unter den hierzu als geeignet erkannten Bedingungen kann ich leider noch kein bindendes Urteil abgeben, da hierzu sehr ausgedehnte Untersuchungen und damit auch entsprechende Mittel erforderlich wären, an denen es gegenwärtig leider durchaus fehlt. Jedoch besitzt auch diese zunächst eng „spezialisiert" erscheinende Frage eine erhebliche allgemeine Bedeutung!)

Richtung und Grad der biologischen Einpassung bildet jeweils das entscheidende und das unterscheidende Moment; wird sie aus irgendwelchen Gründen hinfällig, so ergibt sich etwas sehr weitgehend Übereinstimmendes. Umgekehrt dagegen kommen wir zu der Aussage, daß aus dem gewöhnlichen Proteuskeime äußerst anspruchsvolle, d. h. gegen Milieuwechsel *krankhaft* empfindliche „Erreger" oder „Symbionten" hervorgehen können, falls der Proteus in bestimmte Verhältnisse zu anderen Organismen tritt, die vielleicht alle daran gebunden sind, daß er sich zuvor gewissen Arthropoden anpaßt. In diesen wird er teils zu — für andere Organismen belanglosen — „Eigenrickettsien", teils zu bedingt oder unbedingt pathogenen „Erregern" von Krankheiten solcher Großtiere, an denen diese Arthropoden, die nun „Zwischenwirte" genannt werden, saugen. Aber die Einpassung in die Anthropodensymbiose — so schwer auch eine echte „Adaptiogenese" experimentell zu erzielen sein mag — dürfte der *Schlüssel* zu solcher Umstellung sein; die *Eignung* zu solcher Ein- und Anpassung dagegen ist zweifellos innerhalb der Proteusgruppe eine verschiedene, ohne daß wir aus dieser Unterschiedlichkeit und diesem wechselnden Verhalten leicht und einwandfrei Gruppenbildungen irgendwelcher Art ableiten könnten, die mit Sicherheit mehr als praktische Zwecke menschlicher Ordnung und Übersichtlichkeit erreichen würden.

Es ist von besonderem Interesse, sich zu vergegenwärtigen, daß die Fremdinfektion der Wanze durch das Gewebsvirus des infizierten Meerschweinchens ihr vollendetes Gegenstück in der Fremdinfektion des Meerschweinchens durch die „Eigenrickettsia" der Wanze findet. Wie sich aber das gesunde und das exanthematisch kranke Meerschweinchen an den wanzenpassagierten Virusstämmen im Sinne einer gemeinen Proteusinfektion anstecken, so erleidet auch die Wanze bei der Rückinfektion mit ihren meerschweinchenpassagierten Eigenrickettsien eine neuartige und schwere Infektion, die zu einer wirklich „wilden" Vermehrung der Keime in ihrem Körper unter erheblichen Veränderungen der „Rickettsia"-Zellbeziehungen führt. Es unterliegt auf Grund unserer neuen Versuche kaum einem Zweifel, daß gerade an dem so überwältigenden histologischen Bilde, das wir bei Fleckfieberkontakt antrafen, eine derartige „Eigenrickettsien"-Infektion mitgespielt hat und bewirkte, daß sich die sehr ähnliche „Eigenrickettsien"- und Proteus X-Infektion im histologischen Bilde der Fleckfiebervirusinfektion näherten.

Jede „Rickettsia" verdankt ihr bezeichnendes Verhalten einem Lebenskreise, dessen Erhaltung notwendig ist, damit auch dies bezeichnende Verhalten gewahrt bleibt. Zwei Organismen oder mehr können dann einer und derselben Rickettsia als Wirt oder Zwischenwirt dienen, ohne ihre Fähigkeit, auf den oder die anderen Wirte zurückzukehren, zu vernichten, wenn sie die wesentliche biologische (richtiger wohl: physiologische) Einstellung erhalten, an die eben ihr bezeichnendes Verhalten in diesen Wirten und Zwischenwirten geknüpft erscheint. Sie können aber auch, wie wir jetzt gewissermaßen im Modellversuch erstmalig gezeigt haben, auf andere Wirte oder Zwischenwirte übergehen, die ihre wesentliche Einstellung verändern. Damit verlieren sie jedoch ihre „spezifisch" erscheinende früher bewährte Wirtsrelation in so hohem Maße, daß praktisch eine Readaptation ausgeschlossen erscheint, wodurch eben verhindert wird, daß diese nicht-zuständigen, nicht-nosotypischen Wirte-Zwischenwirte „epidemiologisch", d. h. im Sinne einer Ausbreitung der *Infektion*, eine Rolle spielen. *Sie übertragen wohl Keime, aber keine Krankheit*, weil die Keime verändert sind. Diese Ausführungen sind natürlich nur ein anderer, aber vollkommenerer Ausdruck für die einfache praktische Erfahrung, daß die betrachteten nicht-nosotypischen Verhältnisse für die *Krankheit* zu vernachlässigen sind. Um so größer allerdings ist ihre Bedeutung für das Verständnis und die Beherrschung dieser Gruppe von Krankheits*keimen*.

Die Erfahrungen in der Proteusgruppe besitzen grundsätzliches Interesse für jedwede Theorie des *Parasitismus*. Besonders die neuen, hier zum ersten Male mitgeteilten Erfahrungen an Wanzen bestärken uns in der Auffassung, daß sicherlich eine Reihe von sogenannten „Rickettsien" wirklich *Verwandte*, weil *Proteus*formen, sind. Jetzt erkennen wir noch klarer und durchsichtiger die gewaltige und hinsichtlich der beobachteten Lebensräume (Milieu) ebenso vielfältige wie einheitliche, d. h. im *Typus* einheitliche, in der Durchführung mannigfaltige Verbreitung der

Rickettsien-Proteuskeime. Wir beachten das stets wesensähnliche Verhalten, das vielfach zu einem Eindringen in „Wirts"-Zellen führt, unabhängig von der wechselnden Akuität und vitalen Bedeutung der hierdurch im „Wirte" veranlaßten Vorgänge, für die auch die Folge der Infekte („Passage") bedeutungsvoll werden kann, und zwar sowohl im Sinne einer Verstärkung der Keimwirkung („Animalisierung") wie auch im Sinne einer Abschwächung. Für beide Möglichkeiten kennen wir Belege aus unserem besonderen Erfahrungsgebiet. Das Verhalten ist immer ein ähnliches, unabhängig davon, ob wir, wie in diesem Abschnitt den „Zwischenwirt" bzw. Kaltblüterwirt oder, wie im folgenden, den Warmblüterwirt betrachten. Die Grundlage dieser vielen und jeweils wieder sehr „typisch" erscheinenden parasitären Verhältnisse der Protei-Rickettsien, die Grundlage also dieser „*Rickettsiosen*", liegt in der Gruppenkonstitution „*Proteus*".

Wir stimmen also durchaus mit GOETTE[1] überein: Die *Fähigkeit* zum Parasitismus ist seine selbstverständliche — weil konstitutionell im vorparasitären Zustande gegebene — *Voraussetzung*. GOETTE bringt hier noch einen allgemein wichtigen Gesichtspunkt bei: „Wir sehen, daß die Variationsmöglichkeit der freilebenden Tiere ebenfalls nicht unbegrenzt ist; immerhin öffnen sich ihnen bei den phyletischen Änderungen ihrer Organisation in der Regel neue Existenzmöglichkeiten, während der Parasit einer fortschreitenden Einschränkung der Metamorphosen entgegensieht, weil seine Existenzmöglichkeit stets an dasselbe Ziel gebunden ist, und die andauernde Rückbildung vieler überflüssiger Organe auch die Möglichkeit von Neubildungen vermindert. In der phyletischen Entwicklung der Schmarotzer ist der Parasitismus nicht die Ursache von Neubildungen, sondern beschränkt vielmehr ihre Zahl und ihre Entwicklungsrichtungen, auch in der überkommenen Organisation, die mehr durch Rückbildung von entbehrlichen und Vereinfachung von unentbehrlichen Teilen als durch vollständige Neuerungen abgeändert wird."

Naturgemäß liegen die Verhältnisse im Kreise der Bakterien etwas anders als bei zellig organisierten Tieren und Pflanzen. Immerhin bleibt eine bedeutsame Übereinstimmung: der Parasitismus rudimentiert und fixiert, er läßt verkümmern und versteinern. Er verringert die Möglichkeiten der Formung wie der Leistung, festigt aber so die Notwendigkeiten jener Formungen und Leistungen, auf die der Parasit angewiesen ist. So gewinnen diese für den Parasiten eine so überragende Bedeutung, daß sie jedenfalls dem Beobachter wichtiger und wesentlicher erscheinen, als entsprechende Erscheinungen *nicht*parasitierender Lebewesen. Gegenüber den Erfahrungen an polyplastiden (mehrzellig organisierten) Parasiten ist es sogar auffällig, daß bei bakteriellen, wie den von uns studierten, eine „Kultur" gelingt, also eine Aufhebung jenes gefestigten und die bakteriellen Bildungen einschränkenden Lebensverhältnisses, zu dem der Parasit in dem Verhältnis engster Adaptation zu stehen scheint. So grau und eintönig wie im Vergleich mit dem fein ziselierten parasitären Verhältnis das kulturelle ist, so unspezifiziert erscheint die Kulturform

---

[1] GOETTE, A.: Die Entwicklungsgeschichte der Tiere. 1921. S. 156 ff.

gegenüber den „spezifische" *Krankheit,* und zwar „*spezifische*" Krankheit erzeugenden Parasiten.

Die praktische Bedeutung dieser nicht-nosotypischen Verhältnisse ist um so geringer, als der abgeartete, biologisch denaturierte Keim zunächst meist keine sehr erhebliche Pathogenität besitzt. Er erringt sie entweder durch Tierpassage, also kettenweise Überimpfungen, wie wir sie mit Absicht oder aus Unkenntnis künstlich durchführen, — oder durch den bereits besprochenen *Massenfaktor,* wie ihn gewisse unserer Versuche geschaffen haben. Es ist natürlich keineswegs ausgeschlossen, daß solches auch in der Natur (namentlich soweit Menschen sie zur Unnatur umgestalten) eintritt, aber es wird jedenfalls ein seltenes Vorkommnis sein. Vielleicht liefern uns aber Erfahrungen dieser Art ein Verständnis für die *Möglichkeit,* daß auch aus scheinbar gesunden Menschen in inniger Nachbarschaft mit kranken unter schlechten hygienischen Verhältnissen gelegentlich Proteuskeime gezüchtet wurden. Aber die hierüber vorliegenden Erfahrungen, besonders wie sie Dienes mitgeteilt hat, sind mit Recht als unzureichend bezeichnet worden (vgl. Erörterung und Schriftennachweis bei G. Wolff)[1]. Man kann sie rückschauend nicht mehr in den für unsere heutige Beurteilung erforderlichen Punkten ergänzen.

Man könnte aber nun ernsthaft die Frage aufwerfen, ob nicht alle oder viele oder doch eine unberechenbare Menge unserer „Viruskulturen" aus Meerschweinchen *unter einem „Wanzenfehler"* zu leiden hätten, ob wir etwa dadurch getäuscht worden wären, daß wir durch Wanzenprotei verseuchte Meerschweinchen vor uns hatten, die wir infiziert hatten und die uns zwar Kulturen geliefert hätten, *aber Kulturen ihrer Kontaktprotei, nicht jedoch des Virus.*

Diese sicherlich voll berechtigte Frage muß verneint werden. Den sicheren *Beweis gegen diesen Einwand bildet die unerläßliche und immer durchgeführte Verfolgung des fraglichen Infektes durch eine Reihe von Tieren,* also die Beobachtung der *Passage.* Besonders im Falle des Fleckfiebers haben wir zu wiederholten Malen tatsächlich einen derartig als möglich angenommenen *Mischinfekt* beobachtet. Er führt unweigerlich in bereits den ersten Passagen zum Untergang der Fleckfiebererkrankung! Die charakteristischen Gewebsreaktionen im Meerschweinchen hören auf. Eine Verimpfung auf Kaninchen *tötet diese, aber keine* Weil-Felix*sche Reaktion* tritt auf, der anatomisch-histologische Befund wird, wie wir später erörtern und zu begründen versuchen werden, durch große *Nekrosen* der Leber ein deutlich von der exanthemischen Krankheit abweichender, und die vorher bei Reihenimpfung einigermaßen gleichbleibende *Inkubation* sinkt schnell ab. Diese Infektionen werden früher oder später in der Tierreihe zu schnell tödlichen.

Es erweist sich, daß gerade das Fleckfiebervirus im Meerschweinchen überaus empfindlich gegen solche Mischinfektionen ist, während das Rocky Mountain spotted fever-Virus sich sehr wohl lange Zeit neben

---

[1] Wolff, G.: Die Theorie, Methodik und Fehlerquellen der Weil-Felixschen Reaktion. Weichardts Ergebn. 5, S. 532. 1922.

derartig wilderen Proteusstämmen in der Tierreihe zu halten vermag. Auch hier weist allerdings die genauere Anatomie durch große Lebernekrosen und die feinere Histologie durch den Nachweis dichter Wucherungsherde vergröberter (besonders leicht züchtbarer) Proteusbazillen *neben* den Reaktionen auf das exanthematische Virus einwandfrei auf den *gemischten* Charakter des Infektes hin. Herr Dr. Dhar hat diese Verhältnisse liebenswürdigerweise gründlich studiert, als wir derartige Mischinfekte antrafen. Bei der großen Infektiosität des Virus des Felsenfiebers gelingt es, durch geeignete Impfungen mit hoch verdünntem Material wieder das exanthematische Virus rein zu erhalten. (Wir haben diese Untersuchung aus Interesse an der Sache durchgeführt, obwohl uns eine Fülle von Zecken durch das Entgegenkommen der amerikanischen Forscher erlaubte, beliebig viele Virusstämme im Tier zu erzeugen.)

Für die aus dem Menschen und aus den Läusen gewonnenen Kulturen kommen solche Bedenken dagegen ebensowenig in Betracht wie für die zahlreichen Kulturen der frisch vom Menschen oder von der Laus bzw. Zecke aus infizierten Meerschweinchen und Ratten, die wir besonders in letzter Zeit zur entscheidenden Prüfung dieser möglichen Fehlerquelle sorgsam angelegt und studiert haben.

Praktisch ist aber beim Arbeiten im Laboratorium sehr wohl sorgfältig zu beachten, daß Meerschweinchen und wohl auch andere Kleintiere Träger von Proteusinfektionen sein können, die auf Verwanzung zurückzuführen sind und peinlich mit kulturellen und anderen *experimentellen* Arbeiten interferieren können. (Allerdings ist bei den gegen Proteus widerstandsfähigeren Kaninchen und Ratten die Proteus-Bakteriämie eine recht geringe, so daß sich auch manchmal nur schwer Passagen von Tier zu Tier erzielen lassen. Hinsichtlich der exanthematischen Virusformen bietet die Ratte etwas günstigere Vermehrungsbedingungen dar.)

Wir wären übrigens kaum diesen Infekten bei uns begegnet, wenn wir nicht Interesse daran genommen hätten, Wanzen zu studieren, und aus eben diesem Grunde zu einem bestimmten Zeitpunkt die regelmäßige Entwanzung unterlassen hätten. Wir benutzten nämlich früher Metallkäfige, *während wir heute nur mehr sicher wanzenfrei zu haltende Glasbehälter für unsere Meerschweinchen verwenden.* So entstand eine flüchtige Katastrophe, die für uns von unschätzbarer Bedeutung wurde, weil wir aus ihr eigentlich erst den Zusammenhang geschilderter Art erkannten, um ihn dann in bewußt geleiteten Versuchen erneut und mit aller erreichbaren Übersichtlichkeit herzustellen. Es versteht sich von selbst, daß wir entsprechend rückschauend nach dem Verlaufe der Tierversuche unsere Kulturen einer aussondernden Kritik unterzogen haben, ein Umstand, der in Hinblick auf die serologischen Studien sehr ernst betont werden muß, weil von ihm naturgemäß die Verwertbarkeit der Kulturen und der mit ihnen angestellten Versuche abhängt.

Noch einmal möchte ich auf die Frage zurückkommen, *was wir aus den Wanzen züchten,* die wir einer Infektion ausgesetzt haben. Zur Beantwortung dieser Frage muß man zwei Punkte berücksichtigen: einmal, daß wir jetzt aus verschiedensten Kriterien erweisen können, daß es sich um *exogene* Bakterien ihres Darmschlauches handelt, wie wir dies eingehend abgebildet und erläutert haben, sei es nun, daß eine echte Fremdinfektion oder eine rückläufige Infektion veränderter Eigenrickettsien vorliegt; dann, daß jeder kultivierte Fall auch nach allen Richtungen der Kultur und Serologie nach Vermögen durchgeprüft *und einheitlich gefunden wurde.* Wir werden dies im folgenden Abschnitt sehr eingehend zu erörtern haben.

Wenn sich also, beispielsweise in den besonders eindrucksvollen Beobachtungen der Einbringung von X 19-Bakterien oder von Virus des Felsenfiebers, kulturell etwas *Einheitliches* ergibt, so spricht dies keineswegs dafür, daß wir hier nichts Neues in die Wanze gebracht haben, sondern zunächst nur dafür, daß wir etwas *einheitlich Anderes* herausholen. Wir werden diesem Schlusse aber mißtrauen müssen, — und wir haben ihm mißtraut, bis er uns auf Versuche geführt hat, die seine Denkmöglichkeit nicht sowohl, als seine *Denknotwendigkeit* erweisen.

Wir müssen in diesem Zusammenhange noch einmal darauf hinweisen, daß zweifelsohne die Ansteckung gesunder Meerschweinchen durch Kontakt sehr viel leichter in Berührung mit proteuskranken Tieren erfolgt, als durch bloße Wanzenexposition, jedenfalls wenn wir einige Dutzend Beobachtungen verwerten, um Zufälle auszuschalten. *Aber all diese Infekte sind identisch,* gleichviel, ob wir den Kontakt mit X 19- oder exanthematisch kranken Tieren bewirkt haben, oder ob eine spontane Wanzeninfektion eintritt, *sofern nur Infektion überhaupt eintritt.* All diese Infekte gleichen vollends, wie wir noch sehen werden, denen, die wir nach Einverleibung von Kulturen erzielen, die wir aus fleckfieber- oder felsenfieberkranken Tieren gewonnen und wieder auf das Tier zurückgebracht haben, *ohne den Erfolg einer exanthematischen Krankheit,* deren kulturelle Erzeugung nicht leicht und nicht häufig und nur unter besonderen Bedingungen gelingt. Sie gleichen also den Infekten, die wir meist sehen, wenn wir irgendeine Kultur von Nähragar spritzen, die wir etwa durch den Faulversuch gewonnen haben.

Bei der Darstellung der *Reihe von normalen Meerschweinchen,* die wir einer dichten Exposition seitens „normaler" Wanzen ausgesetzt haben, haben wir erkannt, daß, je flüchtiger die Exposition, desto schleichender der Verlauf wird. Der erste Versuch, der uns die Infektiosität der Wanzen überhaupt erwies, und erst nach dreiwöchiger Inkubation zu einer fieberhaften Erkrankung der Meerschweinchen führte, brachte eine so dichte Durchsetzung der Leber mit kleinsten Nekrosen hervor, daß darin tatsächlich ein Unterschied gegenüber den viel stürmischeren, weil virulenteren Erkrankungen im Kontakt mit Felsenfieber-Meerschweinchen etwa gelegen ist. Hier läuft die ganze Erkrankung sehr viel akuter ab. Die Herde werden daher zahlenmäßig beschränkter, aber größer. Es braucht jedoch kaum hervorgehoben zu werden, daß diese Feststellung kein *wesentlich* unterscheidendes Merkmal herstellt, sondern lediglich bemerkenswerte Hinweise für die Beurteilung der Dauer und Virulenz sonst ähnlicher oder gleicher Infekte gestatten mag. Schließlich aber erzielt man denselben Infektionserfolg am Meerschweinchen, wenn man es vorsichtig mit toten „wilden" Proteuskeimen, etwa X 19, immunisiert und dann nachträglich infiziert. Die Infektion verläuft in diesem Falle gleichfalls so lang hingezogen, daß es zu deutlichen Gewebswirkungen der Bakterien und damit zu jenem Bilde kommt, das wir bei allen eben besprochenen Keimen finden, die entweder dem exanthematischen Verhältnis durch Kultur oder durch Wanzenpassage entrissen sind oder aber ohne eigentliche Pathogenität und Virulenz für den Warmblüter zu besitzen, unter besonders günstigen Umständen aus Kaltblütern-Arthropoden in den Warmblüter übertreten und ihn infizieren konnten.

Wir beschließen diesen Abschnitt mit einem gewissen Gefühl der Betroffenheit insofern, als wir uns vor die Möglichkeit gestellt sehen, daß die Erreger zweier wohl unterschiedener exanthematischer Infektionskrankheiten von einem für sie nicht zuständigen, *nicht nosotypischen* „Zwischenwirt" aufgenommen, ihren Charakter derart ändern, daß sie ihre „spezifische" Pathogenität zugunsten eines viel indifferenteren Verhaltens einbüßen und in gleicher Weise wie gemeine Proteuskeime des Typus X 19, die denselben Weg genommen haben, zu einem einheitlichen Infektionsvorgang führen, der von dem exanthematischen beider Prägungen durchaus und grundsätzlich abweicht, wie sich auch die „Erreger" selbst hernach nicht mehr sicher bakteriologisch differenzieren lassen. *Wir erinnern uns, daß wir in dem ersten — kulturellen — Abschnitt festgestellt haben, daß die züchterische Losreißung der beiden exanthematischen Keime aus ihren Infektionsverhältnissen auch nach bakteriologischen Gesichtspunkten zu so überaus ähnlichen Keimen führt, daß ihre sichere Trennung mit diesen Mitteln undurchführbar erscheint. Innerhalb der Proteusgruppe erscheint für die kulturell-biologische Beschaffenheit eines Keimes die Tatsache des vorangegangenen Infektionsverhältnisses schlechthin sehr viel wichtiger als die besondere Art und Beschaffenheit dieser Infektion.*

Die Parallele dieser Wanzenerfahrungen zu den höchst wichtigen Feststellungen von SPENCER und PARKER an der Zecke Dermacentor, der Überträgerin des Felsenfiebers, ist so augenscheinlich, daß wir hier noch kurz darauf eingehen müssen.

Am Dermacentor stellte NOGUCHI fest, daß nach seiner Kulturmethodik aus nicht-infektiösen Zecken in 40%, aus infektiösen dagegen in 85% Zuchten seines „B. rickettsiformis" gewonnen werden können.

Die von uns aus Rocky Mountain-fieberkranken Tieren gewonnenen Kulturen entsprechen so weitgehend in ihrem formalen und reaktiven Verhalten den eben genannten Kulturen NOGUCHIS, daß wir zwar nicht mit voller Sicherheit die Identität dieser Kulturen und unserer Viruskulturen behaupten können — zumal gewisse Unterschiede z. B. hinsichtlich der Temperaturoptima bestehen —, wohl aber bestimmt damit rechnen dürfen, „daß der *B. rickettsiformis* NOGUCHIS *in der Gruppe des B. proteus, im besonderen der infektiösen Untergruppe, aufgeht*" (KUCZYNSKI und BRANDT).

SPENCER und PARKER stellten nun fest, daß *die allgemeine Rickettsieninfektion der infektiösen Zecken eine sehr viel höhere ist als die der nichtinfektiösen,* soweit wie dies die ja in derartigen Urteilen zuverlässige *mikroskopische* Untersuchung erkennen läßt.

Erwachsene Zecken, die erst im erwachsenen Zustande infiziert wurden, können vermittels des Stiches (Saugaktes) *uninfektiös* sein, während die Einspritzung ihrer Eingeweide in das Tier noch Infektion vermittelt. Diese geht über das abgelegte Ei auf die kommende Generation über und läßt sich in ihr noch nachweisen. Aber wie lange und unter welchen Umständen wissen wir noch nicht, obwohl die übersichtlichen und klug angelegten Versuche der Forscher auf eine Lösung dieses besonders wichtigen Problems hinzuzielen scheinen. Es umschließt mindestens teilweise auch das Problem der „Eigenrickettsien" (meist) nicht-infektiösen Charakters bei Arthopoden, die auch Träger infektiöser Rickettsien sind.

„Bezog sich diese Angabe auf Zecken, die erst im erwachsenen Zustande infiziert worden waren, so sind die Verhältnisse bei Zecken andere, die auf einem larvalen Stadium Gelegenheit zur Infektion hatten." Wenn man sie am Ende des Winters prüft, so infizieren sie leicht Tiere durch den Saugakt, während die Einspritzung des Zeckeninhaltes das Tier nur dann infiziert, wenn die Zecken erst bebrütet oder gefüttert sind. Auch fand man das Virus in gefütterten ausgewachsenen Tieren, die auf einem früheren Stadium ihres Zyklus infiziert waren, in höherem Maße gefährlich und viel reichlicher als Gewebsvirus oder Zeckenvirus anderer Stadien. Neue Prüfungen zeigen eine beträchtliche Konzentration des Virus in vollgesogenen Nymphen, die als Larven infiziert wurden.

Die Wanzenerfahrungen weisen darauf hin, daß verschiedene Protei in einem Arthropod nebeneinander gedeihen können, ohne daß eine so leichte Unterscheidung möglich wäre wie etwa im Falle einer Doppelinfektion der Laus mit R. Prowazeki und R. pediculi. Wir haben Grund zu der Annahme, daß auch in der Zecke die kulturell sichere Trennung mehrerer, einander nahestehender Formen auf erhebliche Schwierigkeiten stoßen könnte. Bei späterer Gelegenheit werden wir noch darauf hinweisen müssen, daß bei anderen Kulturbedingungen, wie sie z. B. aus dem Warmblüterwirt heraus verwirklicht sind, *Quantitätsverhältnisse* des Virus für die Kultivierbarkeit eine erhebliche Rolle spielen. Es ist allerdings durchaus fraglich, wieweit man diesen Gesichtspunkt hier verwerten darf. Unter der Annahme der Zulässigkeit wäre es nicht schwierig, durch Hilfshypothesen die Erfahrungen an Zecken verständlich zu machen. So könnte man daran denken, daß eine schwere Fremdinfektion auch die Eigenrickettsien „öfter" zu stärkerem Wuchern anregt als andere „normale" Einwirkungen auf die Zecke, und so etwa die Kulturverhältnisse Noguchis zu erklären versuchen. Dann würde allerdings seine Kultur, seiner Annahme entsprechend, *nicht Virus*, sondern Eigenrickettsien der Zecke darstellen. Noguchi hat mit einer von der unseren abweichenden Technik bei 28° aus Zecken seinen „B. rickettsiformis" gezüchtet. Da er aus den infizierten Wirtstieren (Meerschweinchen) keine ähnlichen Kulturen gewann und da sich nach Aussage der üblichen Immunitätsreaktionen keine Beziehungen der Kulturen zum kranken Körper nachweisen ließen, so verneinte Noguchi, überhaupt Virus in Händen zu halten. Wir selbst glaubten ehedem, daß diese Annahme doch vielleicht nicht voll zugetroffen hätte. Jedenfalls schienen unsere Kulturen aus dem infizierten Tiere und NOGUCHIS B. rickettsiformis einander ungewöhnlich ähnlich, soweit wir dies zu beurteilen imstande waren. Dennoch ging dieser früher gezogene Schluß vielleicht zu weit; jedenfalls müssen wir gerade auf Grund unserer etwas vertieften Kenntnisse sehr vorsichtig zu Werke gehen; denn eine ganz sichere Entscheidung ist ungewöhnlich schwer und um so schwerer, als wir die denaturierende Wirkung der *Kultur* auf adaptierte Proteuskeime genauer kennen gelernt haben.

Auch eine Kultur der Wanzenrickettsia und des exogen aufgenommenen Virus stimmt fast vollkommen überein, wenn wir vielleicht von der Feinheit der Formgestaltung absehen. Wir müßten in unabsehbar schwierige Untersuchungen über etwa abweichende *Potenzen* der Keime eintreten, um zu besseren Entscheidungen vorzudringen. Aber bei der *Wanze* liegen die Verhältnisse wohl dennoch für die Beurteilung günstiger als bei der Zecke. Diese lieferte, ob infektiös oder nicht, Kulturen, nur in wechselnd günstiger Ausbeute. Die Wanze liefert dagegen nach unserem Verfahren nie Kulturen, wenn sie nicht in ihren Organismus biologisch nicht hinreichend adaptierte Proteuskeime aufgenommen hat. Hier ist daher die Wahrscheinlichkeit eine bedeutende, daß auch — trotz der allgemeinen und nach Teilhabern nicht abschätzbaren Keimvermehrung — die Kultur lediglich die denaturierten Fremdkeime erfaßt. Es mutet wie ein wissenschaftliches Fangballspiel an, aber wir müssen es dennoch erneut betonen, daß auch die durch Meerschweinchenpassage denaturierte Eigenrickettsia der Wanze der gleichen Regel unterliegt, wenn sie wieder in die Wanze eintritt und dann wirklich kaum von irgendeinem anderen der Fremdkeime zu unterscheiden ist — wie wir im nächsten Abschnitte sehen werden, auch nicht mit Hilfe serologischer Untersuchung. Unser Zuchtverfahren faßt auch sehr *geringe* Keimmengen, wenn es sich um die dem adaptierten Verhältnis entglittenen handelt. Es versagt auch sehr gewaltigen Mengen von Eigenrickettsien gegenüber, wenn wir sie als Wanzenemulsion verarbeiten und durch entsprechende Maßnahmen (Zentrifugieren etwa) anreichern. Daher betonen wir abschließend, daß *höchstwahrscheinlich* unsere *Wanzenkultur* nicht einen durch äußere Einflüsse „mit" vermehrten Bestand an Eigenrickettsien, auch nicht solche *und* Fremdbakterien erfaßt, sondern daß sie *nur exogen aufgenommene Proteuskeime* darstellt.

Wir sehen also, daß unser früherer Einwand gegen NOGUCHIS Deutung vertiefter Kenntnis gegenüber an Gewicht verliert. Die Verhältnisse der Zecke liegen schwieriger als die der Wanze. Auch dort wird die Entscheidung, wie bei allen hoch adaptierten „Rickettsien", am besten in der Weise erstrebt, wie wir es — allerdings damals noch unbewußt — am Felsenfiebervirus durchgeführt haben, nämlich durch die Lösung des Keimes aus dem Adaptationsverhältnis zum Arthropoden und Überführung in ein neues *Infektions*verhältnis. Aus diesem heraus wird das *Virus* gezüchtet. Sonst jedoch ist es äußerst schwierig, das Virus und die apathogenen Eigenrickettsien zu unterscheiden.

Wanze wie Zecke lassen nur erkennen, daß Infektionstüchtigkeit mit beträchtlicher Vermehrung des „Rickettsienbestandes" einhergeht. Hier

wie dort sehen wir zunächst, wie schwer die Trennung von „Eigenrickettsien" und „Fremdrickettsien" ist. Eine weitergehende Deutung muß
wirklich aufklärenden neuen Untersucuhngen vorbehalten bleiben, für
die vielleicht die mitgeteilten Versuche eine erste Grundlage bilden
können. Eine Frage von ganz überragender praktischer und theoretischer Bedeutung wäre vorzüglich die, ob die ganz auffallenden Virulenz-
unterschiede des Felsenfiebererregers für den Menschen in verschiedenen
Gegenden der Staaten mit dem eigenartig von Wirt zu Wirt wechselnden
(„polyxenen") Leben der Zecke zusammenhängen.[1] Hier taucht eine Vorstellung auf, die seit JENNER und PASTEUR Bürgerrechte in der Pathologie besitzt. Dies Problem erschwert zunächst noch die Lösung der
bereits angeführten, aber vielleicht wird seine Bewältigung besonders
dazu beitragen, die schwierige Virulenzfrage und mit ihr die nach dem
Verhältnis von „Eigen"- und „Fremd"-Rickettsien einer Lösung zuzu-
führen.

IV. Das serologische Verhalten der Virusformen und Kulturen. Die Erscheinung der „Wirtseignung".

Die *Serologie* prüft — soweit als sie Mikroben betrifft — die Veränderungen, die im Blute bzw. Serum des Makroorganismus auftreten,
wenn dieser mit Mikroorganismen in Wechselwirkung tritt und weiterhin umgekehrt die Beeinflussung dieser, verwandter und auch fremder
Mikroben durch solche Sera und Blute. Sie begründet so *praktische*
Methoden, die aus bestimmten Reaktionen auf bestimmte Mikroben
schließen lassen, und wird zur Methode der Forschung, wo wir diese Wirkungen der Mikroben für wissenschaftliche Zwecke nützen oder ihre Ent-
stehungsbedingungen und ihren Ablauf studieren. So hat sich die neuere
Forschung mit sehr viel Eifer darum bemüht, aus Veränderungen des
Serums auf Leistungen gewisser Zellen und Gewebe Schlüsse zu ziehen,

---

[1] Man kann diese Frage gar nicht berühren, ohne der physiologisch bemerkenswert innigen Beziehungen zu gedenken, die zwischen blutsaugenden Arthropoden und ihren Blutspendern bestehen und sich höchstwahrscheinlich auch den
„Eigenrickettsien" dieser Arthropoden mitteilen. Es ist jedenfalls in diesem
Sinne ein recht wichtiger Hinweis durch den Umstand gegeben, daß die Meer-
schweinchenwanze auch, wie wir im folgenden Abschnitte sehen werden —
ihrem antigenen Charakter nach — „Meerschweinchen"-Protei, die Menschenlaus
dagegen „Menschen"-Protei enthält. Nun erscheint jeder einigermaßen seß-
hafte, blutsaugende Arthropod in einem gewissen Grade auf die Blutart angewiesen, an die er sich einmal gewöhnt hat. Es ist bekannt, daß man Menschen-
läuse nur an Menschen (und höheren Affen) zu halten vermag. Anderes Blut
wird zwar aufgenommen, die Laus erkrankt aber von seinem Genuß. Ebenso
haben wir in ausgedehnten Versuchen feststellen können, daß auch Wanzen
äußerst schlecht plötzlichen Wechsel der Futtertiere ertragen. Massensterben
ist fast immer die unmittelbare Folge. Schon WOLBACH und seine Mitarbeiter
haben derartiges beobachtet, wenn auch nicht richtig gedeutet. Es gelingt jedoch
leicht, die Wanzen-*Jungbrut* an einen neuen Wirt zu gewöhnen. Wir haben Hinweise darauf erhalten, daß sich dies auch den Proteusparasiten der Wanzen
einzuprägen vermag, ohne daß wir diese schwierigen Untersuchungen bereits
hätten zu vollem Abschluß bringen können.

während man sich noch verhältnismäßig wenig um die andere Frage gekümmert hat, *ob man nicht aus feineren serologischen Zeichen auf Reaktionen des Mikroben in Verbindung mit dem Vorgange der Infektion* Schlüsse zu ziehen vermöchte. Mannigfache Beobachtungen haben die schon älteren Forschern geläufige Vorstellung begründet, daß bei einer eigentlichen Infektion meist beide Teilnehmer Veränderungen erleiden, so daß auch in dieser Richtung das beliebte Gleichnis vom Kampfe eine gewisse Brgründung findet. Solche Veränderungen des Mikroben hat beispielsweise METSCHNIKOFF in seinen „Vorlesungen" ausdrücklich erörtert.

HENLE, dieser überaus feine Kopf, bemerkt einmal sehr richtig, die Natur antworte nur, wenn sie gefragt werde, oder richtiger, sie spreche beständig zu uns und mit tausend Zungen, aber wir vernähmen nur die Antwort auf unsere Frage. So kommt auch in unserem Zusammenhange alles darauf an, richtig zu fragen, unsere Versuche so anzustellen, daß wir ihnen das entnehmen können, was uns zur klaren Erkenntnis fehlt. Wir besitzen die Vorstellung, daß in der betrachteten Gruppe der Proteusinfektionen der Infektionsvorgang — vom Erreger aus betrachtet — zwar auf den physiologischen Eigenschaften der Gruppe des Erregers beruht und durch sie ermöglicht wird, die besondere Ausprägung des Virus dagegen in seiner Existenz wie in seiner davon untrennbaren Wirkung durch eine — wiederum vom Standpunkt des Erregers aus gesehen — pathologische Änderung seiner Leistungen zustandekommt. So wird er auch gegen Wechsel seiner Umgebung äußerst empfindlich. Wir sehen einmal, daß sich das Verhalten der *Kulturen* in sehr hohem Maße danach richtet, *wie wir kultivieren,* daß aber weiterhin die Milieuwirkung des parasitären Lebens sich ziemlich fest der Körperlichkeit des Keimes einprägt. Dies drückt sich beispielsweise, wie wir sehr ausführlich nachgewiesen haben, darin aus, daß gewisse physiologische Eignungen, die für normale Proteuskeime als besonders charakteristisch gelten, verkümmert sind und sich erst langsam und sehr charakteristisch erholen, wenn wir den Keim aus dem Infektionsverhältnis lösen und unter saprobische Lebensumstände bringen, die doch wohl als die „normalen" für die Proteusgruppe gelten müssen. Ist doch der Proteuskeim der weltweit verbreitete *Fäulniskeim* aërober Lebensweise, von dessen außerordentlich großer Bedeutung als Krankheitserreger man eigentlich nur sehr unbestimmte Vorstellungen hatte, vor dem wir zu der Erkenntnis gelangten, daß die „Rickettsia Prowazeki" die intracelluläre, in der Laus parasitierende Form eines Proteuskeimes darstellt und daß auch der Erreger des Felsenfiebers entsprechend zu bewerten ist, so daß man genötigt ist, von einer Gruppe „exanthematischer Proteusinfektionen" zu sprechen, deren ungefähre Grenzen wir heute annähernd kennen.

Die Frage liegt also aus diesem Sachverhalt heraus wiederum sehr nahe, ob diese Milieuwirkung auch *serologisch* zum Ausdruck kommt. Sie drängt sich um so mehr auf, als wir in der WEIL-FELIXschen Reaktion eine der seltsamsten und scheinbar unklarsten, dabei aber eine der zuverlässigsten — oder wie manche Forscher hierfür sagen: spezifischsten — Serumreaktionen besitzen, die wohl bekannt geworden ist.

Gerade serologische Überlegungen haben bei der Erforschung der exanthematischen Proteusinfektionen — Fleckfieber wie Rocky Mountain spotted fever — eine in gewissem Sinne verhängisvolle Bedeutung erlangt. Man versuchte nämlich, sich ihrer auf Grund bewährter und landläufiger Erfahrungen zu *praktischen Entscheidungen* zu bedienen, indem man stillschweigend unterstellte, daß man ohne eigens hierauf gerichtete Untersuchungen eine bei anderen Bakteriengruppen in gewissen Grenzen zulässige und nützliche Methode auch hier zur Anwendung bringen könnte. Kurz gesagt, konnten etwa Kulturen nicht „Erregerkulturen" sein, wenn sie nicht dem Kanon ungefähr entsprachen, dem etwa der Typhusbacillus Genüge leistet. Unter dem Eindruck der Laus und der Läuse-„Rickettsia" stand der Bakteriologe als Bakteriendiagnostiker vor Schwierigkeiten, die er lieber ablehnte oder durch recht gewagte Hilfskonstruktionen (z. B. die Paragglutinationshypothese) zu vermeiden versuchte — sofern er nämlich versuchte, beim Fleckfieber diese Erfahrungen mit der Serumreaktion zu verschmelzen.

Der Arzt zielt auf Diagnostik und Therapie. So dienen unsere Kulturen unzweifelhaft in erster Linie diesen Zwecken, besonders aber diagnostischen. Unsere Diagnostik der Krankheitserreger gibt diesen einen bestimmten „Steckbrief" (ZEISS[1]) und stellt auf Grund solcher Pässe „Arten" auf. Aber Diagnostik ist mit den Worten eines zeitgenössischen Logikers der Naturwissenschaft (ADOLPH MEYER[2], 1926) „stets nur Propädeutik für eigentliche Wissenschaft, aber durchaus noch keine Wissenschaft selber".

Es ist schon jetzt bekannt, daß die artliche Gruppierung innerhalb der Bakterien auf die größten Schwierigkeiten stößt und kaum mehr als einen praktischen Sinn besitzt, etwa den von Manövereinheiten in der Strategie unserer Laboratorien. Die Skepsis gegenüber dem Artbegriff ist heute eine allgemeine und nicht auf Bakterien als Objekte beschränkt. Recht treffend äußert sich ERIK NORDENSKIÖLD[3] in seiner „Geschichte der Biologie": „Daß die systematische Art im alten Sinne, die Individuen von einer gewissen Gleichheit umfaßt, eine große und unverkennbare Bedeutung in rein praktischer Hinsicht hat, läßt sich ohne weiteres einsehen. Ihre Bedeutung ist aber auch morphologisch und physiologisch, da verschiedenartige Übereinstimmungen, sowohl äußere als auch innere, einen und denselben Organismentypus auszeichnen, von den einfachsten in den Handbüchern angeführten Merkmalen bis zur Präcipitinreaktion. Aber die Artcharaktere, die gegenseitige Gleichheit, sagen, wie festgestellt ist, nichts über die gegenseitige Verwandtschaft aus, und die Vererbungsforschung ist derjenige Zweig der Biologie, der den Artbegriff nicht anders als unter experimenteller Kontrolle anwenden kann."

---

[1] H. ZEISS: Das Bacterium vulgare (Proteus) HAUSER. Ein kritischer Beitrag zu seiner Diagnose und seinem menschenpathogenen Verhalten. Weichardts Ergebn. Bd. 5, S. 698. 1922.

[2] A. MEYER: Logik der Morphologie im Rahmen einer Logik der gesamten Biologie. 1926.

[3] ERIK NORDENSKIÖLD: Geschichte der Biologie. 1926. Vgl. bes. S. 626.

Es ist nötig, in unserem Zusammenhange dies nüchterne Ergebnis einer umfassenderen Betrachtung wiederzugeben. Es war KOCHS erfolgreich angewandter Grundsatz, Bakterien von verschiedener Gestaltung und verschiedener Fermenttätigkeit so lange als verschiedene Arten und Gattungen auseinanderzuhalten, als nicht der Beweis ihrer Identität mit voller Evidenz geführt war (LOEFFLER[1]). In der Organismengruppe, die uns beschäftigt, stößt man aber allenthalben auf Variabilität, auf *Pleomorphie* in jeglicher Hinsicht, so daß unwillkürlich, und nicht zum besten der Sache der Streit um NAEGELI wieder auftaucht. (Allerdings hat GRUBER[2] in seiner wunderschönen Gedenkrede auf L. PASTEUR seinen Lehrer nicht erfolglos gegen allzuweit getriebene Angriffe in dieser Richtung verteidigt!) Auch „morphologisch" glaubte man sich oft genug bei der Behandlung unserer Probleme zu Urteilen berechtigt, die nach dem allgemeinen Stande unseres Wissens kaum erlaubt erscheinen, denn das Problem der Art und das der Form sind in vielen Punkten untrennbar verwebt.

„Für die kausale Morphologie ist eine organische Form die Resultante einer Reihe formbildender physiologischer Vorgänge und von drei Faktorenkomplexen abhängig, von einer ‚konstanten spezifischen Struktur' (KLEBS) oder, mit DRIESCH gesprochen, von der ‚prospektiven Potenz' der betreffenden Form, sowie von den ‚inneren' und ‚äußeren' Bedingungen ihrer Verwirklichung. Da die inneren Bedingungen, z. B. ‚die Qualität und Quantität der in den Zellen vorkommenden Stoffe, die mannigfachen Formen der auslösend wirkenden Fermente, die physikalischen Eigenschaften des Protoplasmas, Zellsaftes, der Zellwand usw.' (KLEBS 1903) ihrerseits wieder vollkommen abhängig von äußeren Bedingungen sind, versuchte KLEBS durch Variationen der letzteren nach allen möglichen Richtungen hin den konstanten Kern, die ‚spezifische Struktur' oder ‚prospektive Bedeutung' immer klarer herauszuschälen."

„Wie verhält sich nun ein solches System der betreffenden Formen zu dem analogen, von der reinen, vergleichend deskriptiv verfahrenden Morphologie gelieferten? Ganz offenbar genau so, wie sich die Ableitung einer verwandten Gruppe organisch-chemischer Substanzen auf Grund ihrer Konstitutionsformeln verhält zu einer rein morphologischen Übersicht der gleichen Gruppe, die nur auf den primären und sekundären Qualitäten, Form, Farbe usw. der Einzelindividuen der betreffenden Gruppe beruht. Es wird niemandem in den Sinn kommen, die morphologische Kenntnis der betreffenden Gruppe mit ihren oft falschen, weil äußerlichen Ableitungen für besser und richtiger zu halten als die konstitutionelle, die wir in der Biologie der physiologischen gleich setzen können, weil sie uns ebenso wie diese sagt, auf welche Weise eine bestimmte Form synthetisch darstellbar ist. Es ist kein Zweifel möglich, theoretisch ist die physiologische Kenntnis organischer Formen der rein morphologischen erheblich überlegen" (A. MEYER).

---

[1] FRIEDRICH LOEFFLER: Vorlesungen über die geschichtliche Entwicklung der Lehre von den Bakterien. I. Teil. 1887.

[2] MAX GRUBER: Pasteurs Lebenswerk im Zusammenhange mit der gesamten Entwicklung der Mikrobiologie. Braumüller, 1896.

Die artliche Abgrenzung wankt, die Form wird zu einem Problem, statt uns einen Halt zu bieten. Man könnte fragen, was dann eigentlich noch übrig bleibe, wenn sich dies alles verflüchtigt oder doch hinter den Wolken noch unvollkommen analysierter Verhältnisse verbirgt. Dies hieße aber, von einem Übermaß in das andere zu verfallen! Wir müssen nach bitteren Lehrjahren nur für das uns jetzt beschäftigende Thema die Mahnung besonders sorgsam beachten, nichts als gegeben vorauszusetzen und nichts unbewiesen hinzunehmen, sondern unsere Schlüsse allein auf mannigfach variierten und geprüften Versuchen und logisch aus ihnen entwickelten Folgerungen aufzubauen. Wir dürfen nicht eine übliche Methodik bedenkenlos auf das Problem anwenden, sondern eher in der Methodik das Problem suchen und zusehen, was sich daraus für das Verhalten des Keimes und die Bedeutung seiner Reaktionen und Zustände ergibt.

Noch eine Bemerkung muß hier ausdrücklich zur Verständigung gemacht werden. Wir vermeiden es grundsätzlich, Erfahrungen der Vererbungslehre hier in bakteriologische Betrachtungen einzuführen, solange als wir die grundsätzlichen Beziehungen bakterieller *Zyklen* so wenig genau kennen. Wäre aber irgendjemand dennoch geneigt, bewußt oder unbewußt hier Gedankengänge dieses Gebietes anzuwenden, so möge er zwei Erfahrungen beachten. „Ohne Kenntnis der Erblichkeitsverhältnisse kann man überhaupt keine biologische Analyse gegebener Variationen erhalten. Die rein deskriptive Behandlung der Lebewesen, sei es der herkömmlichen Naturgeschichte oder selbst einer verfeinerten Variationsstatistik, wird allein kein tiefer gehendes Verständnis bedingen" (JOHANNSEN). Und weiter sei bedacht: „Es ist eine außerordentlich häufige Erscheinung, daß erbliche Mutation und nichterbliche Modifikation völlig identisch sind" (GOLDSCHMIDT[1]).

Wenn wir von den Bakterien*fermenten* (vgl. OPPENHEIMER[2]) und den Bakterienabsonderungen von „*Toxin*"-Charakter absehen, so sind *Antigene Somabestandteile* des Bakteriums. Antigen wirkt ein Bakterienleib durch Zusammensetzung und Aufbau, wobei sich aus beiden Faktoren zusammen die wirksamen und zur Verarbeitung im Körper kommenden Bestandteile ergeben. Wenn aber dies Soma von äußeren Bedingungen beeinflußt wird und abhängt — *denn bei Bakterien werden Soma und Form zur Einheit* — so begründet dies eine tiefe Skepsis gegen die nicht entsprechend durch Versuche begründete Verwertung von serologischen Somareaktionen im Sinne einer „natürlichen" Zusammenordnung bzw. Trennung von Mikroben — im Sinne eines natürlichen Systems, einer *Entscheidung* über Wert und Wesen von Formen und ihren Beziehungen untereinander.

Wenn wir die anscheinend äußerst verwickelte *Serologie* der exanthematischen Proteusinfektionen verstehen wollen, so gehen wir am besten von einfachen *Modellversuchen* aus. Wir wurden auf sie erst durch eingehende analytische Vorarbeiten hingelenkt, auf die uns das Erfahrungs-

---

[1] R. GOLDSCHMIDT: Physiologische Theorie der Vererbung. S. 95. 1926.
[2] OPPENHEIMER: Fermente. Bd. 1. 1925.

material führte, das wir der Beschäftigung mit den kranken Organismen (Menschen und Tieren) entnahmen. Meines Erachtens ist der schönste Beweis für die Richtigkeit des eingeschlagenen Weges die logische Notwendigkeit, mit der sich Versuch aus Versuch entwickelte und die soweit ging, daß wir zuweilen neue Ergebnisse genau voraussagen konnten, ehe die entsprechenden Versuche vorlagen. Dafür haben wir durchaus darauf verzichtet, uns die beliebte Sprache serologischer Symbolik anzueignen. Gerade auf diesem gratscharfen Wege über die Höhen der Serologie bewährt sich die einfache, Schritt für Schritt setzende Gangart besser als eine die Abgründe der Erfahrung überspringende Phantasie. Die serologische Festlegung eines Tatsachenbestandes trägt zwei Variablen Rechnung: den Mikroben und dem Makroorganismus. Beide sind in wechselndem Umfang in Reaktion begriffen. Erklären heißt auch hier, in einfachster Weise erschöpfend beschreiben.

Es ist bekannt, daß der fleckfieberkranke Mensch sowie einige mit Fleckfieber infizierte Tierarten, wozu das Meerschweinchen *nicht* gehört, durch eine WEIL-FELIXsche Reaktion ausgezeichnet sind. Dies heißt, daß zu einem bestimmten Zeitpunkte der Infektion ihr Blutserum die Fähigkeit erlangt, Proteusbazillen des antigenen Typus X 19 zu agglutinieren. Unsere erste Frage lautet daher:

Welches sind die dunklen Beziehungen, die Keim und Wirt verknüpfen und dazu führen, daß in einigen Wirten (wie dem Menschen, einigen Affen, der Ratte, dem Kaninchen, dem Huhn usw.) bei der gleichen Infektion eine bestimmte Serumreaktion auftritt, die in ihrem Verlaufe bei einem bestimmten anderen tierischen Organismus nie beobachtet wird, obwohl wir genau wissen, daß auch dieses — refraktäre — Tier dann eine solche Reaktion, nämlich die Zusammenballung des Proteus X 19 durch das Serum, aufweist, wenn man das dieser Reaktion entsprechende Bakterium, also den B. Proteus X 19 einverleibt?

Ist es durch entsprechende Versuchsanordnungen nachzuweisen, daß sich im Infektionsvorgang irgendein Verhältnis zwischen diesem antinom reagierenden Wirt und seinem Proteusparasiten herstellt, das die Antigen-Serumreaktion richtend bestimmt und damit in andere Bahnen lenkt als bei anderen Tierarten als Trägern der gleichen Infektion, oder daß umgekehrt bei den refraktären Tierarten ein Mechanismus der Beziehungen wirksam wird, der die Reaktion ausschließt?

Über diese Fragen, deren Beantwortung in vielen Richtungen für das Fleckfieberproblem entscheidende Bedeutung besitzen dürfte, gibt ein einfacher Versuch Bescheid, den wir als **Grundversuch zur Serologie der Proteuskeime** bezeichnen möchten und auf den wir zunächst eingehen wollen.

Man nimmt den in allen bakteriologischen Laboratorien vorhandenen WEILschen Proteusstamm 0 X 19 und stellt sich aus ihm eine Vaccine her. Hiermit spritzt man Meerschweinchen dreimal intraperitoneal in Abständen von 48—72 Stunden unter sorgsamer Wahrung der Asepsis. Dann *infiziert* man das nämliche Tier mit der *lebendigen* Kultur in angemessener Menge (etwa $^1/_3$ Vollöse). Nach einigen Tagen beginnt das Meerschweinchen hoch zu fiebern. Tötet man es nach mehrtägigem

Übersicht über das Verhalten von X-Stämmen in Meerschweinchen und Kaninchen sowie bei reihenweiser Verimpfung von Tier zu Tier (Beispiele).

Die Ausgangstiere jeden Versuches wurden in Abständen von zwei Tagen dreimal mit bei 60° C abgetöteten Bakterien immunisiert, danach ein- bis zweimal mit einer Aufschwemmung lebender Bakterien gespritzt. Die Impflinge wurden mit $^1/_{30}$—$^1/_{20}$ Gehirn des infizierten Tieres in Ringer-Lösg. ip. infiziert. Die Kulturen wurden mit der Methode des Faulversuches und in „NN" gezüchtet.

Dauer des Versuchs	Tier	infiziert mit	Serum	Kultur	
				Agglutination	Schwärmen
13. I. bis 26. I.	Mee. 9775	0 X 19	Stamm 0 X 19: 1 : 160	Serum 0 X 19: — Hammelser.: 1 : 3200 Eigenserum: —	variables Schwärmen
26. I. bis 8. II.	Mee. 9808	I. Passage	Stamm 0 X 19: —	Serum 0 X 19: — Hammelser.: 1 : 6400 Eigenserum: 1 : 20	variables Schwärmen
1. II. bis 8. II.	Mee. 9828	II. Passage	Stamm 0 X 19: —	Serum 0 X 19: 2 Stämme 1 : 200 Serum 0 X 19: 2 Stämme — Hammelser.: 1 : 3200 Eigenserum: 2 Stämme 1 : 80 Eigenserum: 2 Stämme —	variables Schwärmen
18. I. bis 26. I.	Mee. 9786	0 X 19 Wanzen-kontakt-Inf.	Stamm 0 X 19: —	Serum 0 X 19: — Hammelser.: 1 : 3200	variables Schwärmen
24. I. bis 7. II.	Kan. 9794	0 X 19	Stamm 0 X 19: 1 : 3200	Serum 0 X 19: bis zur Titergrenze Hammelser.: 1 : 100	kein Schwärmen
26. I. bis 11. II.	Mee. 9813	Prag X 2	Stamm Prag X 2: 1 : 320	Serum Prag X 2: — Hammelser.: 1 : 1600 Eigenserum: —	variables Schwärmen
11. II. bis 27. II.	Mee. 9865	I. Passage	Stamm Prag X 2 —:	Serum Prag X 2: — Hammelser.: 1 : 3200	variables Schwärmen
27. I. bis 14. II.	Kan. 9818	Prag X 2	Stamm Pr. X 2: 1 : 3200	Serum Prag X 2: bis zur Titergrenze Hammelser.: —	konstantes Schwärmen
	Kan. 9496	0 X 2	Stamm 0 X 2: 1 : 1600	Serum 0 X 2: bis zur Titergrenze Hammelser.: 1 : 100	kein Schwärmen

R.M. Stamm 1099 gezüchtet in „NN" aus Milz von Mee 78 am 29. V. 1926. Mee 9545 gespritzt mit Kultur 1099 (vom 30. X.—21. IX), von Organ gezüchtet ergab *Stamm 802.*

1099	*802*
Schwärmt konstant	Schwärmt vorübergehend in einzelnen Passagen.
Starke Gelatine-Verflüssigung.	Keine Gelatine-Verflüssigung.
Wird im Prag X 2 Serum bis zur Titergrenze agglutiniert.	Wird im Prag X 2 Serum nicht agglutiniert.
Wird im R.M. Hammelserum 1 : 25 agglutiniert.	Wird in R.M. Hammelserum 1 : 3200 agglutiniert.

Tier	Serum		Kultur aus dem Tier	
Kan. 9906 Te-Passage Virus (vom 26. II.—8. III.)	WF:	1:50	Serum 0 X 19: Hammelserum: Eigenserum:	— 1:3200 —
Kan. 872 R.M.-Passage Virus (vom 22. I.—28. I.)	WF: R.M.-Stämme:	— 1:80	Serum 0 X 19: Hammelserum: Eigenserum:	— 1:3200 1:800
Kan. 9738 gespr. mit Kaninkultur 9664 = Te-Passage Virus (vom 5. I.—25. I.)	WF: 9664:	— 1:800	Serum 0 X 19: 4 Stämme 0 X 19: 4 Stämme Hammelserum: Eigenserum: „ „	1:100 2, 4, 6, 8 1:25 1, 3, 5, 7 1:800 1:1600 (1, 4) 1:100 (2, 6, 8) — (3, 7)
Kan. 9710 gespr. mit Kaninkultur 9664 = Te-Passage Virus (vom 30. XII.—24. I.)	WF: 9664:	— 1:400	Serum 0 X 19: Hammelserum: Eigenserum:	1:100 — 1:800
Kan. 9758 gespr. mit Fleckfieber Stamm 3500 (vom 10. I.—25. I.)	WF: 3500:	1:320 1:320	Serum 0 X 19: Hammelserum: Eigenserum:	— 1:3200 1:10
Kan. 9889 gespr. mit 9758 (=3500 nach Kaninchenpassage) (vom 18. lI.—7. III.)	WF: 9753:	— 1:3200	Serum 0 X 19: Hammelserum: Eigenserum:	— 1:3200 1:3200
Kan. 8959 gespr. mit 9640 (= 0 X 19 Kontaktstamm)			Serum 0 X 19: Hammelserum: Eigenserum:	— 1:3200 1:100
Kan. 9879 gespr. mit Stamm: Prag X 2 (saß mit Wanzen)	Prag X 2:	1:3200	Serum Prag X 2: Hammelserum: Eigenserum:	— 1:3200 —
Kan. 9909 gespr. mit Gehirn eines Meerschweinchens, das mit 0 X 19 infiziert war			Serum 0 X 19: Hammelserum: Eigenserum:	— — —
Kan. 9954 gespr. mit Te-Stämmen 283, 6659	WF: 283 6659	— 1:800	Serum 0 X 19: Hammelserum: Eigenserum:	— 1:3200 —
Kan. 9825 saß, mit 0 X 19 vacciniert und infiziert, im *Kontaktwanzenversuch*	0 X 19:	1:6400	Serum 0 X 19: Hammelserum: Eigenserum:	— 1:3200 —

Fieber, so findet man wohl meist schon deutlich vorwiegend kleine fleckige Nekrosen, zuweilen auch etwas größere nekrotische Bezirke in der *Leber* bei gleichzeitig vergrößerter *Milz*. Faulversuch und flüssige Kultur aus Leber und anderen Organen ergeben ein reichliches Wachstum von Proteuskulturen. Während das Serum des Meerschweinchens eine mäßige, aber einwandfrei deutliche Agglutination mit 0 X 19-Keimen ergibt, ist *keiner der aus solchen Tieren gewonnenen Proteusstämme antigen mit dem Ausgangsstamm — 0 X 19 — identisch.* Impft man das Gehirn dieses Tieres auf ein weiteres Meerschweinchen intraperitoneal nach Zertrümmerung im Mörser, wie man auch vielfach das Passagefleckfieber weiterzuführen pflegt, so erhalten wir nach kürzerer Inkubation wiederum eine fieberhafte und mit Lebernekrosen einhergehende Erkrankung durch in gleicher Weise züchtbare Proteuskeime. Das Serum dieser Tiere (Passage 1) ergibt niemals mehr einen X-Titer, und aus den Organen läßt sich wiederum ein Proteusstamm züchten, der gar keine erkennbaren serologischen Beziehungen zu 0 X 19 mehr unterhält, höchstens findet man neben gänzlich inagglutinablen Stämmen auch solche, die bis zu einem Titer von 100, selten 200 von ganz hochwertigen X 19-Seren (Titer 3600 bis 10 000) erfaßt werden. Dieses Verhältnis trifft man aber auch in ganz gleicher Weise bei Virusstämmen aus fleckfieberkranken Meerschweinchen an, wie wir bereits vor mehreren Jahren ausführlich auseinandergesetzt haben. Hier wie dort ist diese an sich unbedeutende Agglutinabilität im übrigen eine flüchtige und unbeständige Erscheinung, auf die wir noch zurückkommen werden. Jedenfalls ist eine vollständige Änderung im antigenen Verhalten gegenüber dem Ausgangsstamm eingetreten und auch auf Nährböden findet im allgemeinen, soweit unsere bisherigen Erfahrungen reichen, *kein Rückschlag zu dem Ausgangsantigen* statt.

Ganz gleiche Verhältnisse ergeben sich, wenn man an Stelle des 0 X 19 einen X 2-Stamm wählt. Die hieraus gezüchteten *Meerschweinchenstämme* sind serologisch mit den aus dem 0 X 19 gewonnenen *identisch.*

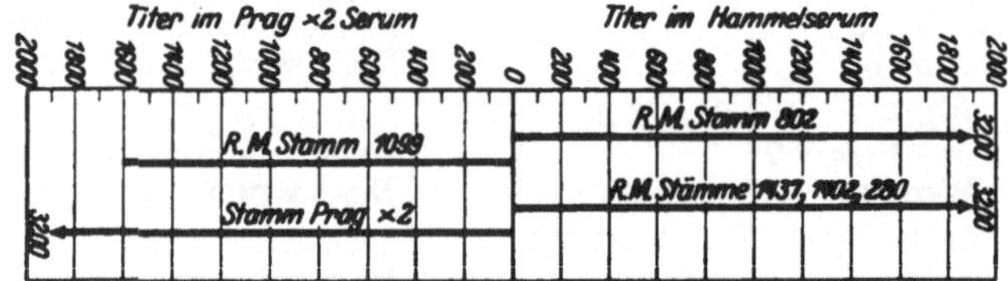

Abb. 88. Das Diagramm veranschaulicht das Verhalten des Rocky Mountain spotted fever-Stammes 1099, der als einziger von allen bisher gezüchteten R.M.-Stämmen durch seine Agglutinabilität mit Prag X 2-Serum ausgezeichnet ist, serologisch *vor* (1099) *und nach* (802) der Passage durch ein Meerschweinchen. Man ersieht, daß er nach ihr seine serologischen Beziehungen vollständig geändert hat.

Es muß jedoch bemerkt werden, daß es nicht zu genügen scheint, daß die betreffenden Stämme auf Meerschweinchenorganen als Nährgrundlage wachsen, um ihren antigenen Bestand so auffallend zu verändern. Dies zu prüfen, haben wir wiederholt X 19-Kulturen ($^1/_5$—$^1/_{10}$ Öse) intrakardial Meerschweinchen einverleibt und diese 20 Minuten später getötet. Aus Faulkulturen solcher Tiere wurden nach der üblichen Verweildauer von 3—4 Tagen im Zimmer und 24—48 Stunden im Brutschrank *unveränderte* X 19-Keime gezogen.

Ganz grundsätzlich möchte ich hier in aller Kürze darauf hinweisen, daß wir neben der Agglutination auch die Komplementbindungsreaktion zur Prüfung herangezogen haben. Im Gegensatz aber zu den Verhältnissen der Strepto-Pneumokokkengruppe zeigen hier bei den Proteuskeimen die Agglutination und Komplementbindung wesentlich gleiche Ergebnisse, soweit man bei den sehr zahlreichen Stämmen und den oft kleinen verfügbaren Serummengen unter Berücksichtigung der besonderen Schwierigkeiten der Antigenbereitung und -einstellung parallele Untersuchungen anstellen konnte. Wir haben daher nach mehrfachen und recht zeitraubenden Prüfungen das Verfahren der Komplementbindung absichtlich vernachlässigt und uns auf die anscheinend die gleichen Verhältnisse treffenden, jedoch weit einfacheren und schneller zu handhabenden Agglutinationen beschränkt. Ich möchte aber darauf hinweisen, daß gerade die Verhältnisse des soeben geschilderten Grundversuchs eingehend und mit dem gleichen Ergebnis wie durch die Agglutination auch durch die Komplementbindung untersucht worden sind.

Für das Studium des agglutinatorischen Verhaltens der Meerschweinchenstämme hat sich uns besonders ein Hammelserum bewährt, das eigentlich für viel engere und andere Zwecke angefertigt worden ist. Dieser Hammel war zuerst ohne jedes Ergebnis mit 11 Gehirnen Rocky Mountain spotted fever-kranker Meerschweinchen nacheinander gespritzt worden. Hernach waren wir dazu übergegangen, ihn mit vier wahllos herausgegriffenen, aber besonders typisch erscheinenden Kulturen aus Rocky Mountain spotted fever-kranken Meerschweinchen, und zwar zwei verschiedenen Stämmen entstammend, zu spritzen. Wir verdanken diese Stämme der Güte der Herren McCoy bzw. der Herren Parker und Spencer. Diese Kulturen führten in unserer Sammlung die Bezeichnung 280, 348, 1402 und 1437. Nach anfänglicher Vaccination spritzten wir in Abständen von 8—10 Tagen von 4 auf 10 Ösen steigernd, den Hammel intravenös. Später fügten wir einen fünften Kulturstamm hinzu, den wir frisch aus einem mit einer Zecke infizierten Meerschweinchen gewonnen hatten. Der Hammel war also nur mit *Meerschweinchenvirus* immunisiert worden.

Während es im allgemeinen nicht gelingt, durch Einverleibung von Passagevirus (Gehirn oder Blut) Rocky Mountain spotted fever-kranker Tiere bei Kaninchen, Affen, Hunden oder Hammeln brauchbare agglutinierende Sera zu erzielen, gelingt dies mit den Kulturstämmen äußerst leicht. So erwies sich, daß das beschriebene Hammelserum praktisch fast alle aus den allerverschiedensten und sehr zahlreichen Rocky Mountain spotted fever-Stämmen gezüchteten Kulturen erfaßte. Außerdem aber bemerkten wir sofort, daß das gleiche Serum unsere alten, aus den Jahren 1923/25 stammenden Fleckfieberkulturen aus *Meerschweinchen* in beträchtlicher Höhe erfaßte. Neuerdings haben wir diese Untersuchungen auf eine Reihe von Fleckfieberstämmen bzw. die aus ihnen gezüchteten Kulturen ausgedehnt, die wir der Güte des Herrn Weigl aus Lemberg verdanken, sowie auf einige Stämme, die wir frisch aus hochinfizierten Läusen des gleichen Laboratoriums bei uns anlegen konnten. Auch hier ergab sich das nämliche Verhalten, *daß ein mit mehreren einwandfreien, aus Felsenfiebervirus gezüchteten Kulturen gewonnenes Hammelimmunserum auch die Kulturen aus verschiedensten Fleckfieberstämmen, sofern sie das Meerschweinchen durchlaufen haben,* derartig agglutiniert, daß auf diesem Wege keine einwandfreie Trennung zwischen den aus beiden Virusformen abgeleiteten Stämmen möglich ist. Jedenfalls beobachtet man bei einem Serumtiter von 3200—6400 (je nach der Entnahme) die gleichen Schwankungen.

Sofern 0 X 19- bzw. X 2-Stämme das Meerschweinchen durchlaufen haben, verhalten auch sie sich agglutinatorisch genau wie die *Meerschweinchenstämme* aus Rocky Mountain spotted fever und Flecktyphus.

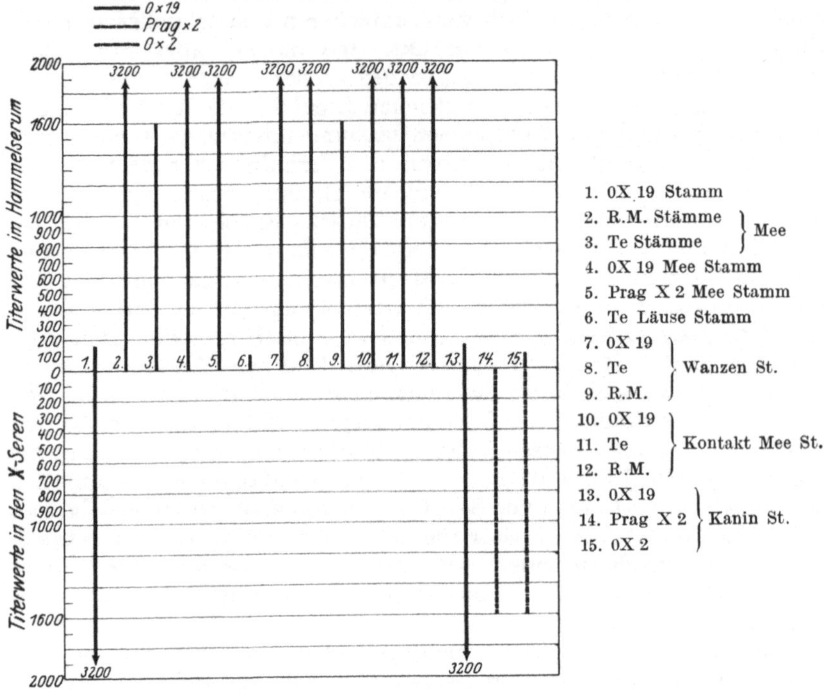

Abb. 89. Dies Diagramm zeigt die *Agglutination* verschiedener *Gruppen von Stämmen* in *X-Seren* und im *R.M.-Hammelserum*.

Daraus ergibt sich in weiterer Folgerung, daß trotz ganz verschiedenartigem Ausgangsmateriale eine so hohe Ähnlichkeit zwischen den verschiedenen Protei besteht, die man aus Meerschweinchen züchten kann, daß man mindestens hinsichtlich des agglutinatorisch faßbaren somatischen Aufbaus praktisch von einer *Gleichheit der Stämme* reden darf. Wir waren bestrebt, diese wichtige Feststellung durch einen weiteren Versuch tiefer zu begründen. Wir hatten Gelegenheit, aus schweren Abszessen bei einem Mädchen, das an einer unklaren Dermatose litt, einen typischen „wilden" Proteus zu züchten. Dieser Stamm ließ sich nicht von den Seren erfassen, die wir im Zusammenhange unserer Untersuchungen gewonnen hatten. Er schwärmte und verflüssigte üppig die Gelatine. Während das Mädchen naturgemäß keine WEIL-FELIXsche Reaktion zeigte, agglutinierte der Originalstamm in einem sehr hoch-

Proteusstamm 84 (aus der Hautklinik) gespritzt auf Mee 9833; davon 3 Stämme aus dem Faulversuch: 9833$_1$, 9833$_2$, 9833$_3$ und 2 Stämme aus „NN": 1997, 1998.

Verhalten der Stämme:

Stämme	Agglutination		Schwärmen auf Agar	Gelatine	
				Schwärmen	Verflüssigung
84	Serum O X 19: Hammelserum:	1 : 200 1 : 100	konstantes Schwärmen		stark ver-flüssigt
1997	Serum O X 19: Hammelserum: Serum Mee 9833:	— 1 : 3200 1 : 25	variables Schwärmen	schwach ge-schwärmt	keine Ver-flüssigung
1998	Serum O X 19: Hammelserum: Serum Mee 9833:	— 1 : 50 1 : 400	konstantes Schwärmen	geschwärmt	stark ver-flüssigt
9833$_1$	Serum O X 19: Hammelserum:	1 : 25 1 : 200	„		
9833$_2$	Serum O X 19: Hammelserum:	1 : 25 1 : 100	„		
9833$_3$	Serum O X 19: Hammelserum: Eigenserum:	1 : 25 1 : 3200 1 : 80	kein Schwärmen		

Bunte Reihe:

Stämme	Bouillon	Lackmus-molke	Galaktose	Laktose	Textrose	Hylose	Milchzucker-Agar	Neutralrot-Trauben-zucker-Agar	Milch
84	getrübt	Bläuung	Rötung Boden-satz	Bläuung	Rötung Boden-satz	Rötung Boden-satz	unver-ändert	Spaltung Fluor-escenz	unverändert
1997	„	Rötung dann Bläuung	„		„	„	Spal-tung	Spaltung	
1998	„	Trübung Ent-färbung	„	unver-ändert	„	„	„	Spaltung Fluor-escenz	

wertigen X 19-Serum in einer Verdünnung von 1 : 100.   Ungefähr ebenso hoch erfaßte ihn unser Hammelserum. Nach Vaccination und Infektion von Meerschweinchen mit diesem Stamm wurde aus den ersten Meerschweinchen bereits neben gleichfalls inagglutinablen Kulturen eine solche gewonnen, die sich im Hammelserum bis zu seiner Titergrenze agglutinieren ließ. *Also hatte auch dieser Stamm durch Anpassung an das Meerschweinchen ein Meerschweinchenverhalten in agglutinatorischer Beziehung erlangt.*

Es liegt uns nun nur noch ob, diese Zusammenstellung durch die Angabe zu ergänzen, daß sich auch die aus „Kontaktwanzen" gewonnenen Kulturen in ihrem agglutinatorisch-antigenen Verhalten mit diesen Meerschweinchenstämmen *ausnahmslos* identisch verhalten, *sofern es sich um Wanzen handelt, die fortdauernd an Meerschweinchen gehalten wurden.*

Unser serologischer Grundversuch läßt sich also dahin zusammenfassen, daß das Meerschweinchen den agglutinatorisch faßbaren Antigentypus der Proteuskeime, der vom Rocky Mountain spotted fever und dem Flecktyphus stammenden, der X-Stämme und wilder Stämme derartig verändert, daß der vielleicht vorher scharf erfaßte Typus weitgehend verschwindet und einem einheitlichen neuen, dem Meerschweinchentypus, Platz macht, in bzw. an dem sich höchstens Reste des alten antigenen Verhaltens nachweisen lassen.

Solchen „Resten" sind wir erst begegnet, als wir unsere serologischen Studien durch Jahre hindurch auf viele Hunderte von Stämme ausgedehnt hatten und vor allem die einzelnen Stämme immer wieder aufs neue nach allen Richtungen geprüft hatten. Hierbei fanden wir, wie wir dies in früher veröffentlichten eingehenden Mitteilungen ausführlicher dargestellt haben, daß der bereits in diesem Buche erwähnte Meerschweinchen-Fleckfieberstamm 3500 gelegentlich von X-Seren ziemlich hoch agglutiniert wird — dies Verhalten aber außerordentlich wechselt und oft längere Zeit verschwunden ist—, der nämliche Stamm aber sehr regelmäßig im Kaninchen beträchtliche X-Titer hervorruft. Er besitzt also die sonst bei Meerschweinchenstämmen seltene Fähigkeit der Erzeugung von X-Titern im dazu fähigen Tiere in stärkstem Maße, obwohl dieser seit vielen Jahren kultivierte Stamm keineswegs Infektionen von Fleckfiebertypus vermittelt. Sonst haben wir nur ganz selten noch Stämme gefunden, die aus Meerschweinchen gewonnen, in X-Seren *gelegentlich* agglutinierten. Hierher gehört der gleichfalls bereits mehrere Jahre gezüchtete Stamm 5151. Alle anderen aus Meerschweinchen gezüchteten Fleckfieberstämme versagten in dieser Beziehung, wenn sich auch solche fanden, die gelegentlich im Kaninchen X-Titer erzeugten, immer unter Ausschluß jener Fälle, wo es gelang, Viruskulturen wieder dem exanthematischen Verhältnis anzupassen und echt exanthematische Infekte mit ihnen auszulösen.

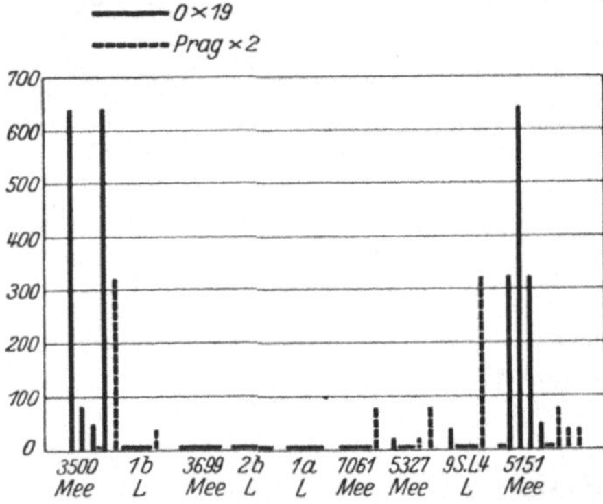

Abb. 90. *Dies Diagramm veranschaulicht die gelegentliche, sehr schwankende Agglutinabilität einiger Fleckfieberstämme in X-Serien.* (Mee = Meerschweinchenstamm; L = Läusestamm.) Aus hunderten von Prüfungen sind wenige derjenigen Stämme herausgegriffen, die überhaupt dies ganz seltene Phänomen zeigen, einige sind aufgenommen, die es nicht zeigen. Sie entsprechen dem typischen Verhalten, während die seltenen und flüchtigen X-Agglutinationen wahrscheinlich in das Gebiet der „Nachwirkungen" früherer Verhaltungsweisen fallen, also dartun, wie zäh sich Lebensperioden dem Keim einprägen, deren Wirkung und typische antigene Ausprägung im Bakterium bereits längst vorüber sind. Es handelt sich um Rückschläge des Meerschweinchens-Antigens auf das ursprüngliche Menschenantigen, soweit der ganz einzige Fall der Stämme 5151 und 3500 vorliegt. Bei Läusestämmen liegt kein abnormes Verhalten vor, weil sie dieser antigenen Richtung natürlich nahe stehen.

Es handelt sich hier also um *Ausnahmen*, die aber im Zusammenhange anderer in diesem Buche mehrfach erwähnter Erscheinungen von erheblichem biologischen Interesse sind, weil sie uns darauf hinweisen, daß durchlaufene Lebensperioden erheblicher Eindringlichkeit die Reaktivität des Keimes auf lange Zeit hinaus beeindrucken *können* („Nachwirkung"), selbst wenn er in eine Lebensperiode und einen Lebensraum eingetreten ist, der die Reaktivität des Keimes in *andere* Richtungen lenkt. Man darf nicht vergessen, daß es sich um zwei derart abnorm „anamnestisch" reagierende Fleckfieberstämme handelt, während wir etwa 200 ganz sorgfältig und sehr vielmehr Stämme flüchtig auf ihr entsprechendes Verhalten mit völlig negativem Erfolge untersucht haben.

Nach dieser Feststellung erscheint es fast selbstverständlich, daß ein mit Meerschweinchenstämmen gewonnenes Serum niemals auch nur eine einzige der zahlreichen Kulturen erfaßt, die wir aus kranken Menschen oder infizierten Menschenläusen gewonnen haben. Es bedarf kaum des Hinweises darauf, daß dagegen diese Stämme nach Vaccination und Infektion im Meerschweinchen den antigenen Meerschweinchentypus annehmen. Wir haben dies erst kürzlich erneut eingehend untersuchen können und

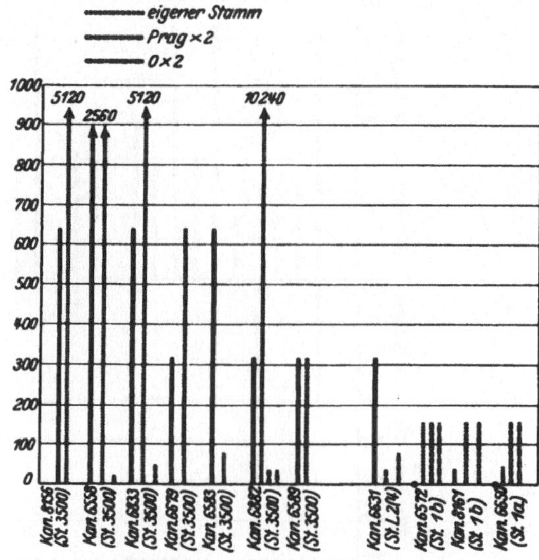

Abb. 91. Dies Diagramm veranschaulicht die X-Titer, die in Kaninchen auftreten, die man mit verschiedenen Fleckfieberstämmen geimpft hatte. Links sind Titer mit dem Meerschweinchenstamm 3500, rechts solche mit verschiedenen Läusestämmen zur Darstellung gebracht.

stets gleichbleibende Versuchsergebnisse gehabt. Agglutinatorisch ist das Meerschweinchenantigen und das Menschenantigen deutlich unterschieden.

Aus diesem einfachen und klaren Verhältnisse heraus erklärt sich ohne weiteres die Erfahrungstatsache, daß das Meerschweinchen niemals im Verlaufe des Fleckfiebers eine WEIL-FELIXsche Reaktion erlangt, obwohl es durchaus imstande ist, auf die unmittelbare Zufuhr des fertigen X 19-Antigens mit X 19-Agglutination zu antworten. Im Infektionsvorgang dagegen erlebt es nicht die Bedingungen, die in ihm die Entstehung von X 19-Agglutininen gestatten. Wir wissen, daß auch tote Läuserickettsien beim Kaninchen eine WEIL-FELIXsche Reaktion hervorrufen. Die Läuserickettsia ist antigen so beschaffen, daß sie im Menschen und im Kaninchen, in hinreichender Menge zugeführt, selbst

dann die Reaktion hervorruft, wenn ihre Vermehrung ausgeschlossen
ist. Rechnet man dagegen mit natürlichen Infektionsvorgängen, so ist
eine erhebliche Virusvermehrung nötig, ehe der Körper mit den Erscheinungen der Krankheit und den sie begleitenden Immunreaktionen ant-
wortet. Wenn, wie im Falle des Meerschweinchens, diese Vermehrung
mit einer Änderung des antigenen Verhaltens des Virus einhergeht, so
entfällt jeglicher Grund für die Entstehung jener Antigenreaktion (WEIL-

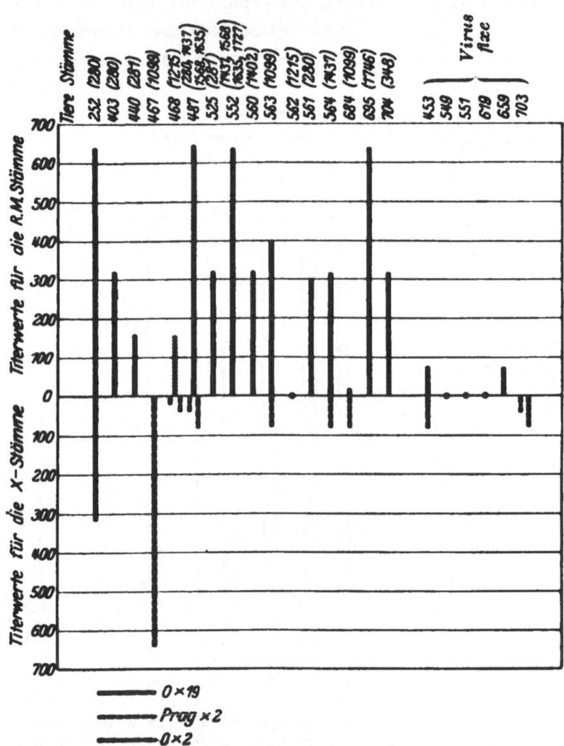

Abb. 92. Dies Diagramm veranschaulicht die agglutinatorischen Titer in Kaninchen, die nach
Einspritzung von Felsenfieber-Kulturen bzw. von Virus fixe auftraten. Man erkennt aus dieser
Übersicht sehr gut, daß sich unter unseren R.M.-Stämmen zwei befinden, die als gute X-Agglu-
tininbildner, wenn auch schwankenden Grades, zu bezeichnen sind: Der Stamm 280, der X 19-
Agglutinine und der Stamm 1099, der X 2-Agglutinine weckt. Dies Verhalten ist als Parallele zu
dem der aus dem Fleckfiebervirus abgeleiteten Stämme bemerkenswert.

FELIXsche Reaktion), die im wesentlichen einem antigenen Typus des
Virus entspricht, wie wir ihn im Menschen, in der Menschenlaus und in
einigen Tieren, unter diesen besonders der Ratte, antreffen.

Es ist vom Standpunkte unserer gegenwärtigen Kenntnis selbstver-
ständlich, wenn wir früher zu folgend geformtem Schlusse gelangten:
„Die verschiedenen Virusstämme, die im Kaninchen X 19- oder X 2-
Titer hervorzurufen vermögen, besitzen genau wie das Passagevirus oder
Virus fixe (das durch Serienimpfung in Meerschweinchen gehalten ist)
diese Fähigkeit im Meerschweinchen *nicht* oder nur in ganz geringem

Maße. Auch hierhin besteht volle Parallelität zwischen dem Passagevirus und unseren Stämmen.“

Ich darf darauf hinweisen, daß gerade die Fähigkeit der von gemeinen Proteusstämmen so überaus eindrucksvoll abweichenden Kulturen aus Fleckfiebertieren, in geeigneten Tieren WEIL-FELIXsche Reaktionen zu erregen, für uns in der Vergangenheit ein besonders wichtiges Mittel wurde, die Beziehungen der Kulturen zum Fleckfiebervirus zu klären.

Die Ratte bildet in der Tat das beste Gegenstück zum Meerschweinchen. Wenn das Meerschweinchen die X-antikörperbildenden Funktionen des Virus vernichtet[1], so kann man von der Ratte sagen, daß sie sie im Gegenteil in einem so hohen Maße fördert, daß sie sogar dort auftreten, wo irgendwelche uns nicht näher bekannten Gründe sie, beispielsweise beim Menschen, verhindern. Die Ratte fällt durch ihre regelmäßig hohe WEIL-FELIXsche Reaktion nach Einverleibung von Fleckfiebervirus auf. Wir haben soeben darauf hingewiesen, daß unmittelbar aus dem Menschen gewonnene Fleckfieberkulturen im Meerschweinchen antigen zu Meerschweinchenkulturen werden. Parallel mit diesem Versuch haben wir Ratten gleichfalls vacciniert und hernach infiziert. Diese Tiere erlangten so mit dem in Polen aus dem fleckfieberkranken Menschen gezüchteten Stamm DL 5 eine WEIL-FELIXsche Reaktion. *Aus ihren inneren Organen wuchs — mit der Methodik der Faulkultur gewonnen — ein Stamm, der in allen Beziehungen als ein X 19-Stamm erschien.* — Ein entsprechendes Ergebnis hatten wir im Falle einer Ratte, der wir eine Aufschwemmung von fünf Fleckfieberläusen eingespritzt hatten.

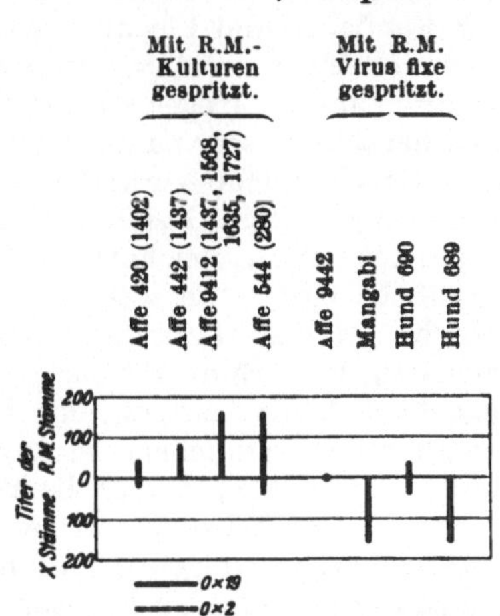

Abb. 93. Das Diagramm veranschaulicht die agglutinatorischen Titer, die in Affen und Hunden nach Einspritzung von Felsenfieberkulturen bzw. von Virus fixe auftraten.

Von allen Untersuchern ist immer wieder festgestellt worden, daß der *felsenfieberkranke* Mensch keine WEIL-FELIXsche Reaktion erlangt. Ebenso gelingt es nach unseren zahlreichen Versuchen in der Regel nicht, mit Blut- oder Hirnvirus am *Kaninchen* eine solche hervorzurufen. Wir haben wohl einige Male in derart behandelten Kaninchen niedere X-Titer beobachtet, aber sie richteten sich gegen 0 X 2 bzw. Prag X 2, nicht aber gegen X 19. Gelegentlich sahen wir allerdings X 19 Agglu-

---

[1] Man vergleiche mit diesen *dutzendfach* geprüften und stets gleichmäßig bewährten Versuchen die Angabe von SILBER aus dem Institute von BARIKIN (1922, Zentralbl. f. Bakteriol., Parasitenk. u. Infektionskrankh., Abt. I, Orig. 89 sowie 1924, 91), daß man das Antigen wilder Protei *im Meerschweinchen zu einem X 19-Antigen* umgestalten könne, wenn man derartige wilde Protei in Kollodiumsäckchen in die Bauchhöhle fleckfieberinfizierter Meerschweinchen bringe. Eine weitere Erörterung dieser „serologischen“ Stütze der Paragglutinationshypothese der WEIL-FELIXschen Reaktion erübrigt sich wohl.

tinationen bei Hunden, sowie bei einem Mangabi (Affen), die mit Gehirn felsenfieberkranker Tiere geimpft waren. In diesem Zusammenhange ist es bemerkenswert, daß in Parallele zu den Erfahrungen an Fleckfieberstämmen ganz selten auch Felsenfieber*kulturen* in Kaninchen X-Titer hervorrufen. X 19 Titer sahen wir allerdings nur bei einem einzigen Stamme (280), während X 2-Titer etwas öfter beobachtet wurden. All diese Beobachtungen sind jedoch wiederum Ausnahmen und lassen sich nur bei großer Ausdehnung der Untersuchungen anstellen. *Es bedeutete dafür für uns eine sehr große Überraschung, daß es an der Ratte regelmäßig gelingt, durch Einverleibung von Meerschweinchen-Felsenfiebervirus, von infizierten Zecken, von Virus, das den Menschen durchlaufen hat, eine regelmäßige und hohe* WEIL-FELIX*sche Reaktion zu erzeugen.*

Felsenfieber und Fleckfieber stehen sich, wie wir noch im folgenden Abschnitt näher erörtern werden, trotz kleiner Verschiedenheiten im Verhalten ihrer Erreger zu den Geweben des Körpers, im Aufbau des Exanthems usw., sehr nahe. Wenn man bisher besonderen Nachdruck auf das unterschiedliche Verhalten in serologischer Hinsicht gelegt hat, so verschwindet dieser Gesichtspunkt völlig angesichts des von uns für die Ratten erkannten gleichartigen Verhaltens gegenüber Fleckfieber- und Felsenfiebervirus. Es wäre natürlich wichtig zu wissen, warum der Mensch und das Kaninchen nicht auch bei beiden Krankheiten mit gleichartigen Serumreaktionen antworten. Wir können hierfür im Augenblick keine befriedigende Lösung geben. Gerade wenn man das Verhalten des Kaninchens im Auge behält, kann es nicht genügen, etwa darauf hinzuweisen, daß es die Bösartigkeit und der Grad der Erkrankung wäre, der bei dem viel gefährlicheren Felsenfieber des Menschen (Sterblichkeit an einigen Orten über 50% der Erkrankten!) eine positive Serumreaktion unterdrückt, während es in der Ratte, die nur ganz leicht und für den Beobachter nicht eigentlich sichtbar erkrankt, ebenso zur Entwicklung der Agglutination käme, wie wir auch bei anderen Infektionskrankheiten gerade in den allerschwersten Fällen oft auf negative Serumreaktionen stoßen.

Nach diesem ganzen Verhalten der Ratte nimmt es nicht wunder, daß X 19-Stämme, die wir in die Ratte schicken, sich in ihr nicht verändern, sondern in der Regel den Körper der Ratte in der gleichen antigenen Form, in der sie ihn betreten haben, wieder verlassen.

Nicht so regelmäßig ist das Verhalten des Prag X 2-Stammes in der Ratte. Mehrfach züchteten wir aus entsprechend mit ihm vorvaccinierten und dann infizierten Ratten nicht mehr den Proteus X 2, sondern einen Proteus, der von unserem R.M.-Hammelserum gut agglutinatorisch erfaßt wurde; jedoch gelang es in einzelnen Versuchen auch, wieder einen X 2-Typus zu züchten. Immerhin kann man in jedem derartigen Infektionsversuche, der wieder auf die Ausgangsstämme kulturell zurückführt, beträchtliche Titerschwankungen des neuen Stammes gegenüber dem gleichbleibenden Testserum beobachten.

Das Kaninchen hat hinsichtlich des Fleckfiebers eine eigenartige Stellung zwischen dem Meerschweinchen und der Ratte. Spritzen wir einem Kaninchen Fleckfiebervirus ein, so erlangt es bekanntermaßen eine WEIL-FELIXsche Reaktion. Injizieren wir ihm Fleckfieberkulturen aus Meerschweinchen, so erhalten wir, wie wir bereits erwähnt haben, bei einer sehr beschränkten Anzahl von Kulturen wiederum im Kaninchen flüchtige WEIL-FELIXsche Reaktion, die leicht durch die Schnelligkeit ihres Auftretens und Verschwindens dem Beobachter entgehen können, wenn er das serologische Verhalten der Tiere nicht sorgfältig und dauernd verfolgt. Ganz wenige Fleckfieberkulturen, aus Meerschweinchenvirus abgeleitet, besitzen nach Art des von uns ausführlich erforschten Stammes 3500 die Fähigkeit, intensive X-Titer im Kaninchen hervorzurufen, obwohl sie selbst von X-Seren nicht erfaßt werden.

Spritzt man einigen Kaninchen nach entsprechender immunisatorischer Vorbehandlung X-Keime ein, so gelingt es, diese aus den Tieren wieder in ihrem charakteristischen antigenen Verhalten zu gewinnen. Betrachtet man dagegen das Verhalten der Stämme, die man durch irgendwelche Kultur aus Kaninchen gewinnen kann, nachdem man diese Kaninchen mit Passagevirus von Fleckfiebermeerschweinchen oder Meerschweinchenkulturen gespritzt hat, so stößt man auf sehr merkwürdige und vielfältige Verhältnisse, zu deren leichterem Verständnis wir wiederum vorteilhaft von gewissen Erfahrungen an *Kulturen* ausgehen. Zunächst kann sich das agglutinatorische Verhalten eingeführter Kulturen durch die Passage irgendwie ändern. Weiterhin erleben wir sehr häufig folgendes Verhalten: Das Serum des infizierten Tieres faßt bis zu einer gewissen Titerhöhe den eingeführten Stamm; der aus dem Infektionsverhältnis herausgezüchtete Stamm dagegen wird von dem nämlichen Serum kaum oder gar nicht erfaßt. Dieses völlige paradoxe Verhalten ist für die Proteusinfektionen, so unverständlich es auch zunächst erscheint, überaus bezeichnend und findet sich in der Beobachtung wieder, *daß aus dem Menschenblut mit unseren verschiedenen, bisher erwähnten Verfahren gezüchtete Stämme in der Regel von dem Krankenblut selbst nicht oder nur sehr unvollkommen erfaßt werden.* Der besonders eingehend erforschte Stamm 3500 liefert uns einen besonders eindrucksvollen Hinweis auf die Änderungen, denen Proteuskeime durch die Infektionen und die sich anschließenden Kulturen unterworfen sein können. Der Stamm 3500 gehört zu den wenigen Meerschweinchenstämmen, die von dem erwähnten Felsenfieber-Hammelserum nur sehr schlecht agglutinatorisch erfaßt werden. Wir haben diesen durch das Kaninchen geschickt, aus dem wir ihn wieder züchterisch isoliert haben. Nach diesem Vorgang wurde er vom Hammelserum bis zur Titerhöhe erfaßt, hatte aber merkwürdigerweise seine vorherigen antigenen Eigenschaften, z. B. das stark ausgesprochene Vermögen, WEIL-FELIXsche Reaktion zu erzeugen, eingebüßt. Dabei erfaßte das Serum des betreffenden Kaninchens den Erfolgsstamm unserer Kultur nicht. Beispiele dieser Art ließen sich aus unserer Erfahrung beliebig vermehren. (Im Prinzip gilt das gleiche für jeden derart infizierten Organismus, also auch für Mensch und Ratte.) Notwendig ist dieses Verhalten nicht. Es zeigt sich jedoch, daß zwar im allgemeinen im Kaninchen keine sehr einschneidenden Änderungen des eingeführten Antigenbestandes stattfinden, daß aber im Laufe der Infektion dennoch irgendwie derartige leichte Veränderungen eintreten, die immerhin dazu führen können, daß das „Krankenserum" mit dem gezüchteten Erfolgsstamm keine „spezifische" Reaktion ergibt.

In diesem paradoxen serologischen Verhalten liegt jedoch keine logische Schwierigkeit für das Verständnis. *Der Kulturstamm ist ein durch das Kulturverfahren somatisch fortentwickelter Stamm, der irgendwie anders ist als die Virusform.* Daß daher echtes Infektionsserum nicht jeden derartigen Kulturstamm zu erfassen braucht, ist unschwer einzusehen. Führen wir dagegen nach Immunisierung einen Kulturstamm in ein Kaninchen ein, so gibt es zwei Möglichkeiten, entweder er bleibt, was er war und wird als solcher in den Wirtszellen verarbeitet und im Wirtsserum agglutiniert — oder er wandelt sich irgendwie somatisch unter dem Einfluß wirksamer, aber doch noch unvollkommener immunisatorischer Milieuwirkung. Dann kann es vorkommen, daß der kulturell wieder entbundene Keim vom Serum nicht erfaßt wird. *Unwandelbar unterliegt im exanthematischen Infektionsvorgang der Zell- und Serumwirkung allein das reine Virus — wie wir es kulturell eben nicht erfassen, sondern uns nur aus Läusen zu präparieren vermögen —* sowie jene X-Typen, die sich aus gewissen Wirten neben den agglutinatorisch versagenden Stämmen züchten lassen. Im Falle künstlich zur Infektion verwendeter Proteusstämme besteht entsprechend eine unmittelbare Beziehung zwischen dem Serum und dem eingeführten Stamm, nicht jedoch in gleicher Sicherheit zwischen Serum und aus dem Tier gezüchteten Stämmen. In solchen und den vorher erwähnten Fällen kann es sehr wohl vorkommen, daß eine gewonnene Kultur aus agglutinablen *und* unagglutinablen Bakterien besteht, so daß man entsprechende Agglutinationen erhält, bis man durch Erzielung von Einzelkulturen die Bestandteile heraussondert.

Aus der Tatsache, daß unser Hammel-Testserum auch die agglutinatorisch im Infektionsserum versagenden Stämme allermeist erfaßt, ersehen wir, daß ihre Entstehung einer festen Regel folgt, daß sie gut nachweisbare Beziehungen zueinander, also auch zu ihren Ursprungsinfektionen unterhalten, nur daß diese nicht in Agglutinationen durch die Infektionssera selbst notwendig ihren Ausdruck finden, weil es — um es nochmals der besonderen Wichtigkeit wegen zu wiederholen — gar nicht zutreffend sein muß, daß diese betreffenden Stämme, wie sie die Kultur dem Forscher anbietet, in ihrer besonderen Beschaffenheit dem Wirtstiere zur parenteralen Resorption angeboten wurden. Vielfach sieht man in der Tat bei einer zweiten Passage solcher Stämme durch Kaninchen im folgenden Tiere gute agglutinatorische Beziehungen auftreten. Auch die Agglutination kann nur als eine besondere im Serum nachweisbare Erscheinung aufgefaßt werden, die einer bestimmten zellständigen Verarbeitung körperfremden Materials folgt. Sie ist daher sehr eng an die besondere Beschaffenheit dieses resorbierten Stoffes gebunden und versagt (auch diagnostisch) notwendig, wenn sich der Stoff durch Maßnahmen außerhalb des Rahmens des Infektionsvorganges (Kultur!) irgendwie ändert.

Wir können also jetzt unser bisheriges Ergebnis für die Serologie des Fleckfiebers dahin zusammenfassen, daß die Kulturstämme sich von dem Virus ableiten, mit ihm aber nicht identisch sind. Auch sie sind „denaturierte Virusformen". Die somatische Entwicklung des Parasiten wird insofern von dem Wirtsverhältnis bestimmt, als die Züchtbarkeit von X-Formen wie die Erzeugung von X-Agglutininen allein von bestimmten Wirten aus gelingt. Als solche haben wir Mensch, Affen, Ratte, Huhn, Kaninchen erkannt. Keineswegs alle aus dem Virus abgeleiteten Kulturstämme solcher Organismen besitzen X-Typus. Aber ein Teil von ihnen *kann* ihn besitzen. Die überwiegende Mehrheit der Stämme gehört einer großen Gruppe an, die vom Krankenserum im allgemeinen *nicht* agglutiniert wird und im Falle des Fleckfiebers untereinander vielfach kleine antigene Unterschiede aufweisen kann, ohne daß diese Unterschiede aber sehr bedeutend wären. Sie werden nur dort grundsätzlich groß, wo wir Nagerstämme und Menschenstämme einander gegenüber stellen und vergleichen. Die kulturelle Erfassung von X Stämmen kann *nicht* als Beweis dafür angesprochen werden, daß solche auch wirklich im Körper vorhanden und wirksam waren. Die unzweifelhafte Tatsache, daß auch die anderen Virusstämme wesentlich — fermentativ-somatisch-pathogen — vom Virus abweichen bzw. sich aus ihm durch Entwicklung im parasitären Leben unterdrückter Charaktere ableiten, läßt sich zwanglos auf die Beziehung von X-Keimen zu Virus von antigenem X-Charakter übertragen: Der X-Keim ist die somatisch abgeleitete, denaturierte Kulturform des Virus von antigener „X-Richtung".

Das *Felsenfiebervirus* verhält sich nicht gleich, aber ähnlich. Auch hier besteht die eigenartige Beziehung, daß sich aus dem Virus Stämme ableiten, die vom Krankenserum meist nicht agglutinatorisch erfaßt werden. Untereinander sind sie noch wesentlich übereinstimmender beschaffen als die Fleckfieberstämme. Typenseren erfassen sie ebenso wie die Fleckfieberstämme, sofern es sich um Meerschweinchenvirus handelt. Von Felsenfieberkulturen ausgehend gelangt man also viel leichter zu derartig (Felsenfieber- *und* Fleckfieberkulturen) erfassenden Seren. Eine Weil-Felixsche Reaktion tritt nur bei der Ratte und zuweilen (?) beim Huhn auf. Über die Regelmäßigkeit dieses Vorkommnisses beim Huhn besitzen wir jedoch noch ein zu kleines Erfahrungsmaterial.

Demgemäß verhält sich in seinen serologischen Beziehungen das Felsenfiebervirus ähnlich dem Fleckfiebervirus sowohl im Meerschweinchen wie in der Ratte, während der Mensch, der ja an Felsenfieber in schwerster Form erkrankt, sich serologisch beiden Krankheiten gegenüber verschieden verhält.

Eine volle theoretische Auswertung der Weil-Felixschen Reaktion bei Felsenfieber kann nicht erfolgen, weil wir hierzu das reaktive Verhalten sehr vieler Protei — infizierender wie wilder — in den verschiedenen Versuchstieren genauer kennen müßten. Jedenfalls geht das reaktiv nahe verwandte Verhalten des Virus vom Fleck- und Felsenfieber hervor, während es offen bleibt, wie sich andere Protei in dieser Richtung verhalten. Wir haben erkannt, daß die Reaktionen der Keime funktionell mit ihrer Eignung kraft Anlage und Keimgeschichte, aber auch mit der Reaktionslage, in die sie versetzt werden, zusammenhängen. Beide Faktorengruppen sind also gleicher Weise zu berücksichtigen. —

Impft man ein und dieselbe Ratte in entsprechendem Abstand mit den beiden exanthematischen Virusformen nacheinander, so kann man ein erneutes Ansteigen der WEIL-FELIXschen Reaktion beobachten, wie ja auch die Fieberreaktion am Meerschweinchen zeigt, daß im allgemeinen keine Kreuzimmunität besteht; auch die X-Antigen-Entwicklung findet also im neuen Infektionsvorgang ungestört statt.

Wir mußten die Frage aufwerfen, welche Bedeutung der Tierpassage für die Virulenz zukommt. Beim Rocky Mountain spotted fever konnten wir mehrfach, *wenn auch nicht regelmäßig* beobachten, daß die Rückimpfung des Virus von der Ratte auf das Meerschweinchen zu einem

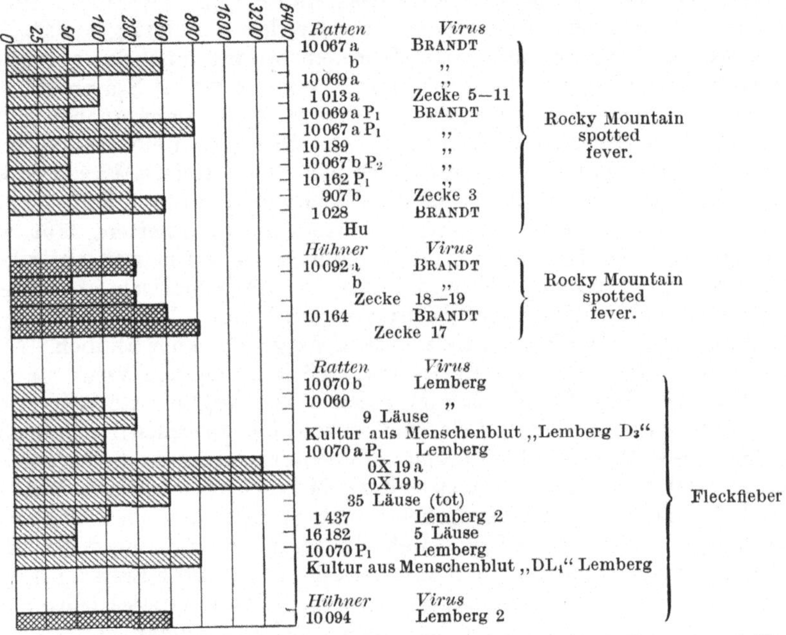

Abb. 94. *Darstellung einiger WEIL-FELIXscher Reaktionen bei Ratten und Hühnern nach Verimpfung von Virus des Felsen- bzw. Fleckfiebers, sowie einiger Kulturen aus diesem.* (Die verschiedene Titerhöhe hängt zum Teil mit dem verschiedenen Zeitpunkt zusammen, an dem Entnahme bzw. Tötung des Tieres erfolgten.)

etwas anderen Krankheitsbilde führt als die reihenweise Fortführung im Meerschweinchen allein. Der Fiebertyp wird unregelmäßig und die Krankheit erscheint gutartiger. Auffallenderweise sahen wir mehrfach, daß Meerschweinchen nach derartiger Erkrankung gegen das nämliche reine Meerschweinchenvirus *nicht* immun waren, wenn auch die zweite Erkrankung leicht verlief (vgl. die Kurven 115a auf Seite 234).

Hier berühren wir die Frage der immunisatorischen Beziehungen der beiden von uns studierten exanthematischen Proteuserkrankungen. Sie voll zu lösen, reicht gegenwärtig unser Material nicht aus. Wir verfügen aber über eine Reihe einschlägiger Versuche, die einen gewissen Einblick gewähren und uns jedenfalls grundsätzlich wichtige Vorstellungen ermöglichen.

Wolbach schrieb bereits 1922[1]: „Cross immunity experiments, now in progress, show that guinea-pigs which have recovered from typhus do not react as do normal guinea-pigs to inoculation with Rocky Mountain spotted fever. While typhus immune guinea-pigs develop spotted fever, they all show a lenghtened incubation period and lower temperatures. The mortality was also strikingly reduces by about 50 per cent."

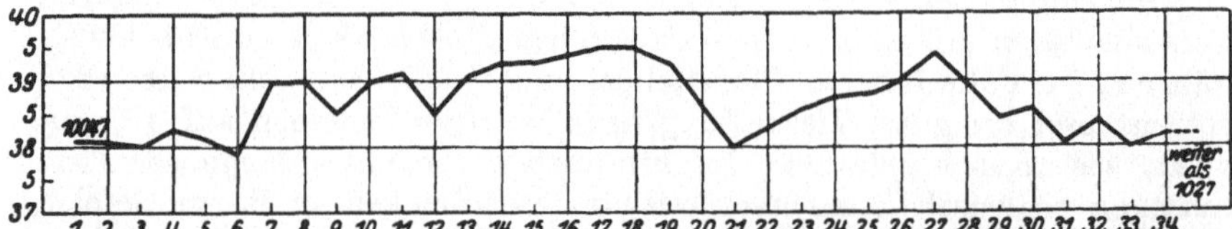

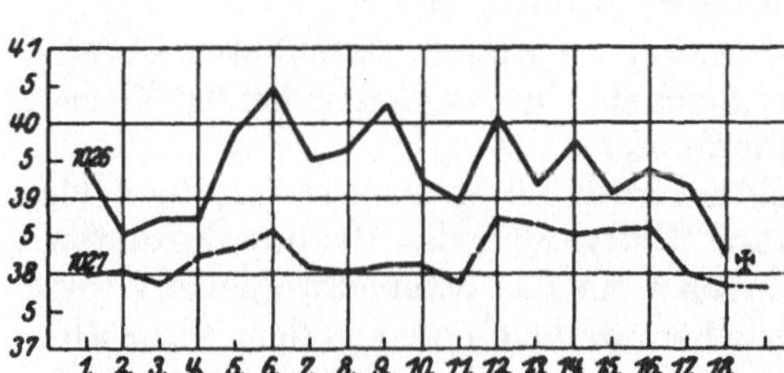

Abb. 95 a. *Immunitätsversuch* zwischen *Fleckfieber* und *Felsenfieber*. Das Herzblut des Meerschweinchens 1015 (Virus „Zecke 5—11", Felsenfieber) wurde zu je 1 ccm auf das normale Meerschweinchen 1026 und das Meerschweinchen 1027 verimpft. Dies Tier (= 10047) hatte vorher eine schwere Infektion mit Fleckfieber (Virus Lemberg) überstanden. Während die Kontrolle schwer erkrankt und *stirbt*, gedeiht dies Tier sehr gut. Eine Fieberbewegung ist höchstens angedeutet. Das Tier ist *immun*.

Diese Angabe hat sich uns an mannigfachen Stämmen geprüft nicht allein als richtig erwiesen, sondern wir sind sogar mehrfach bei Tieren, die die eine Krankheit überstanden hatten, einem Verhalten begegnet,

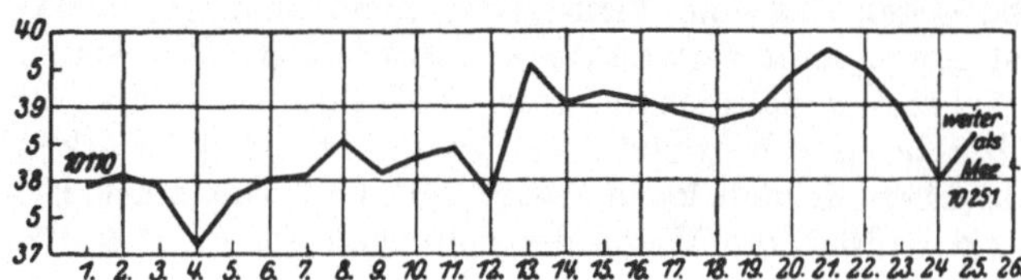

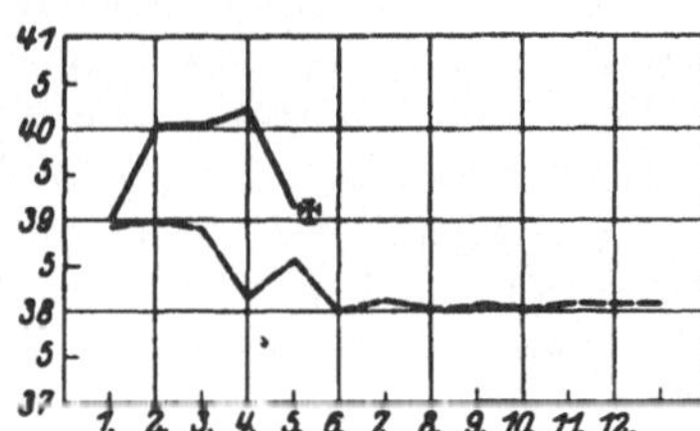

Abb. 95 b In ganz entsprechender Weise wurde das Meerschweinchen 10 110 = 10 251 nach vorangegangenem Fleckfieber zusammen mit dem Meerschweinchen 10 250 mit dem Felsenfieberstamm „Brandt" geimpft und erwies sich als vollimmun.

das man kaum anders denn als *Immunität* bezeichnen kann. Allerdings ist hier volle Immunität ein *Grenzfall*, Milderung der Krankheit die Regel. Dort, wo die erste exanthematische Krankheit den Körper äußerst erschöpft hat und die zweite allzu schnell der ersten folgt, begegnet man auch schwersten Schädigungen und vorzeitigem Tode infolge der zweiten Infektion.

---

[1] Wolbach: The etiology and pathology of typhus. Harvard Univ. Press, 1922, S. 128.

Während es ganz unverkennbar ist, daß überstandenes Fleckfieber einen erheblichen Schutz gegen Felsenfieber verleiht, derart daß
die Erkrankung viel milder und oft abortiv verläuft, scheint merkwürdiger Weise das umgekehrte Verhalten nicht zuzutreffen: Felsenfieber verleiht keinen merklichen Schutz gegen Fleckfieber! Diese Erscheinung ist wirklich sonderbar, wenn man bedenkt, wieviel schwerer im
allgemeinen Felsenfieber ist als Fleckfieber. Wir rechnen bei unseren
Versuchstieren mit einer durchschnittlichen Sterblichkeit von 70—80%,
während im Falle frischen Fleckfiebers die Sterblichkeit selten über 8%
beträgt und bei guter Tierhaltung nach wenigen Passagen auf 0% ab-
sinkt, wie an sich schwache Infekte auch schon im Anfange der Tierpassagen praktisch keine nachweisbare Sterblichkeit in ihrem Gefolge
haben. Aber immerhin bleibt die krankheitsmildernde Wirkung überstandenen Flecktyphus für Felsenfieber wichtig genug.

Es ist möglich, wenn auch keineswegs erwiesen, daß dieser Unterschied irgendwie mit den lokalisatorischen Unterschieden beider Virus-
arten im kranken Körper zusammenhängt.

Diese zweifellose Beziehung beider Krankheiten zueinander, die nach
Erledigung der einen einen erhöhten Widerstand des Rekonvaleszenten
gegen die zweite bedeutet, gilt zunächst für das Meerschweinchenvirus.
Wir haben in diesem Abschnitte gesehen, daß sich die aus dem Virus abgeleiteten Kulturen beider Virusformen agglutinatorisch meist ganz oder
fast gleich verhalten. Beide Virusformen greifen nahezu die gleichen
Gewebe des Körpers an, wie wir noch im folgenden Abschnitte zu besprechen haben werden. Daher ist es sehr verständlich, daß die Festi-
gung dieser Gewebe gegen das eine Virus weitgehend auch gegen das
andere — damit antigen so nahe verwandte — Virus festigt. Wir wissen
aber jetzt, daß auch bei dem nämlichen Virus — Fleckfieber — die Immunität zeitlich gebunden und begrenzt ist und von hinreichend starken
Infektionen durchbrochen werden kann. wenn sie nicht sehr stark ist.
Wir fassen hier ausschließlich die Wechselbeziehungen der nicht kultivierten Gewebsvirusformen in Betracht, da sie durch ein wesentlich
übereinstimmendes physiologisches und pathogenes Verhalten gekennzeichnet sind. Wieweit sich zwischen Kulturen und Virus immunisatorische Beziehungen ergeben, können wir erst dann besprechen, wenn
wir die Fragen der Pathogenese und der relativen Pathogenität der verschiedenen Kulturen im nächsten Abschnitte erörtert haben werden.

Unsere Untersuchungen über den somatisch-antigenen Aufbau der
betrachteten Keime der Proteusgruppe, sowohl der X 19-Bazillen von
WEIL und FELIX wie der Virusformen der beiden betrachteten exanthematischen Erkrankungen des Menschen, berühren Untersuchungen, die
E. WEIL als opus posthumum überliefert hat[1].

„Aus einer Einzellkultur des 0 X 19 wurde eine Variante gezüchtet,
welche sich nicht nur kulturell, sondern auch serologisch vom Ausgangsstamm weitgehend unterschied: die spezifischen 0-Receptoren des X 19,

____

[1] WEIL: Variationsuntersuchungen bei X 19. Zeitschr. f. Immunitätsforsch.
u. exp. Therapie, Orig. 35. 1923.

welche die Unterscheidung der X-Stämme von allen anderen Proteusstämmen ermöglichen, sind zu Nebenreceptoren geworden, während ein neuer Hauptreceptor erworben wurde, der von dem des X 19 vollkommen verschieden ist. Außerdem bestand eine Gemeinschaft von Nebenreceptoren mit X 2, die wesentlich größer ist als die mit X 19. Diese Umstände deuten darauf hin, daß der Originalstamm X 2 als eine Variante des Stammes X 19 anzusehen ist.

An diese Befunde, welche ergeben haben, daß die das spezifische Gepräge eines Mikroorganismus bedingenden Receptoren verloren gehen und durch neue ersetzt werden können, werden Erwägungen geknüpft, ob man bei derart veränderten Bakterien schon von neuen Arten sprechen könne. Die Frage wird jedoch vorderhand verneint."

In der Zusammenfassung des darstellenden Teiles des Textes heißt es sehr bezeichnend zu unserem Phänomen — und wir werden diesen Ausführungen völlig beipflichten: „Wir können vorderhand nur den Schluß ziehen, daß die serologischen Eigenschaften der Bakterien in bisher nicht gekannter Weise variieren können, und zwar derart, daß ihr spezifischer Bau vollkommen verwischt und verändert wird. Daraus würde sich allerdings die weitere Konsequenz ergeben, daß dem serologischen Bau *allein* nicht unter allen Umständen eine artdifferenzierende Bedeutung zukommt."

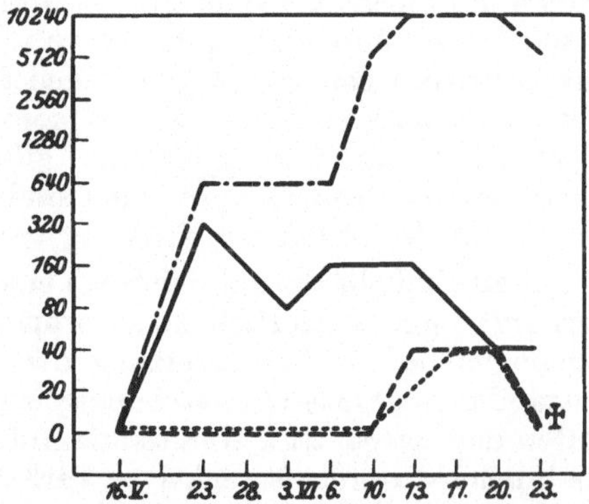

Abb. 96. Dies Kaninchen 6882 wurde mit dem Fleckfieberstamm 3500 (Meerschweinchen) gespritzt am: 16./5., 18./5., 20./5., 23./5., 28./5., 3./6., 6./6., 10./6., 15./6., 17./6., 20./6., 25 /6. (aus Kuczynski-Brandt, Krankheitsforschung Bd. II, H. 1. 1925). Die Kurven zeigen den Titerverlauf der Agglutination der X-Stämme im Serum. Man beachte die hohe Kurve der Stammagglutination, die ihr einigermaßen parallel verlaufende, aber niedrigere der X 19-Agglutinine und die sehr spät folgende niedere der X 2-Agglutinine, eine der von mir früher beschriebenen „Anomalien", wo auf Einverleibung eines X-Antigenes die entsprechende Agglutininkurve, daneben aber in zeitlicher Verschiebung auch die eines anderen X-Antigenes auftritt.

In Verbindung mit diesen Studien von Weil dürfen wir kurz auf unsere eigenen serologischen Untersuchungen *an Virusstämmen von Fleckfieber* verweisen, die wir in den Jahren 1923—20 durchgeführt haben. Diese Arbeiten lieferten uns eine Reihe von Erfahrungen, die damals bereits im Gegensatz zu dem gekennzeichneten Schlusse von Weil nicht sowohl den sogenannten X 2-Typus aus dem X 19, sondern *beide aus einer reaktions- und wandlungsfähigen Virusgrundsubstanz* ableiten ließen.

„Die 0 X 2-Receptoren bzw. Agglutinine bildeten ja bisher einen der unklarsten Punkte in der Serologie des Fleckfiebers. Das Rätsel löst sich durch die Beziehung sowohl der 0X 2- wie der 0X 19-Gruppe und ihrer Reaktionsprodukte zu einer wandlungsfähigen Virusgrundsubstanz, die in den Sturm der Anforderungen eines in Einzelheiten physiologisch noch ungeklärten Infektionsprozesses oder in nicht minder dunkle Nährbodenbeziehungen hereingerissen wird."[1]

„Daß Besitz oder Bildungsfähigkeit von X 19- und von X 2-Antigen aus einheitlicher Grundlage in einem einheitlichen biologischen Vorgang aber durchaus nichts Vereinzeltes und in keiner Weise Kunstprodukt ist, zeigen zahlreiche ‚Anomalien‘ der Agglutininerzeugung, die wir im Verlaufe unserer Kaninchenimpfungen sammeln konnten."[2] „In Übereinstimmung mit einigen Erfahrungen an Proteus X-Stämmen werden an unseren Fleckfieberstämmen eine Reihe serologischer „*Anomalien*" aufgedeckt. Sie geben gelegentlich neben kräftigen und meist frühen Agglutininen des einen X-Typus spätere und schwächere des anderen, so daß beispielsweise auf eine längere Kurve von X 19-Agglutininen eine kürzere und niedrigere von X 2-Agglutininen folgt. Diese Kurven können sich auch überlagern, so daß — wie im menschlichen Krankenserum — *gleichzeitig* X 19- und X 2-Agglutinine, allerdings verschiedener Stärke, im Serum des Kaninchens vorhanden sind, obwohl ein einheitlicher Stamm der Träger der antigenen Wirkung gewesen ist."

Damit sind alle die zahlreichen Versuche, Proteuskeime verschiedener Herkunft agglutinatorisch zu „gruppieren" in ihrer — stillschweigend angenommenen — Voraussetzung der „spezifischen" und von Lebensumständen weitgehend unabhängigen somatisch-antigenen Struktur getroffen und als *gänzlich sinnlos* erkannt. Die serologische Methode kann uns zunächst durch isoreaktives Verhalten höchstens Gemeinschaftlichkeiten nachweisen, während Unterschiede im Verhalten keineswegs allernächste *Verwandtschaft* ausschließen, wie eben der Grundversuch lehrt. Hierüber können wir vorläufig keine weiteren Aussagen machen, da unser Material naturgemäß beschränkt ist und wir noch nicht in der Lage waren, sorgsam die Reaktionsmöglichkeiten allerverschiedenster wilder Proteuskeime zu prüfen. Selbst die Keime der „exanthematischen" Gruppe sind ja noch ganz unvollkommen bekannt; über Tsutsugamushi und Pseudotyphus, sowie Heartwater (Erkrankung des Rindviehs in Südafrika) liegt noch nichts vor!

Infektionsverhältnisse und Nährbödenverhältnisse sind, wie hier unmittelbare anschauliche Erfahrung lehrt, völlig Verschiedenes. Gewiß hat man bei Bakterien bisher dem antigenen Verhalten eine ganz besonders „spezifische" Bedeutung beigemessen und erst die Erfahrungen der letzten Zeit haben leise Zweifel an der Gültigkeit der Konstanz der Antigenqualität aufkommen lassen. Aber jetzt tritt an die Stelle einer milden Skepsis eine feste Vorstellung, wonach die Bewertung gewisser antigener Leistungen als *stammfeste* (*konstante*) Eigenschaft keine allgemeine und unbegrenzte Gültigkeit besitzt. Die Reaktionsweisen auf Nährböden der üblichen Art gestatten keine sicheren Rückschlüsse auf

---

[1] Kuczynski und Brandt: Fortgesetzte Untersuchungen zur Ätiologie und Pathogenese des Fleckfiebers. Virusstämme und Weil-Felixsche Reaktion. Krankheitsforschung I. 1925.

[2] Ebenda II: Versuch einer weiteren Begründung der Weil-Felixschen Reaktion.

das Verhalten unter anderen Lebensbedingungen, denen die Keime in der Natur ausgesetzt sind.

Die Erblichkeitslehre der Pflanzen und Tiere hat längst den Tatbeständen wesentlich verschiedener Lebenslagen, der Fälle von *Standortsmodifikationen* (Phänovarianten) Rechnung tragen gelernt. „Volle Klarheit über das Verhalten kann in jedem einzelnen Falle nur erhalten werden durch isolierten Anbau bzw. Zucht der betreffenden Individuen bei verschiedener Lebenslage."[1] Wir lernen für die Bakterien hinzu, daß auch die Art und der Charakter der verschiedenen Lebenslagen für die Ausprägung des Stammcharakters von wechselnder Bedeutung sind, daß insbesondere an unserem Erfahrungsmateriale Infektionen und Nährböden ganz verschiedenartig auf den Keim einwirken, ohne daß wir die Gründe und die Art dieses Vorganges selbst zunächst näher zu erfassen vermöchten. Wir müssen und dürfen wohl hier nur kurz darauf hinweisen, daß das wesentlich Unterscheidende zwischen dem „exanthematischen" und dem nicht mehr exanthematischen Keime fermentative Leistungen und Eignungen sind, daß sich hieraus, wie wir sehen werden, grundsätzliche Vorstellungen zur Pathogenie der differenten Krankheitsformen, der „exanthematischen Krankheit" und der „wilden Proteusinfektion" ergeben. Die Pathogenie dieser und ähnlich aufzufassender Krankheitsgruppen wird maßgebend beherrscht von dem Problem der Fermente ihrer Erreger. *Gerade die ernährungsphysiologischen Infektionsbeziehungen der Erreger einerseits, Nährbödenbeziehungen ihrer Kulturformen andererseits sind grundsätzlich unterschiedene, verschiedenwertige.* Es ist möglich, daß hier die wesentliche, wenn auch noch unklare Wurzel der verschiedenen Einwirkung auf den Keim zu suchen ist.

Es ist allbekannt, daß die WEIL-FELIXsche Reaktion darauf zurückgeht, daß es den beiden Forschern, deren Namen diese wertvolle Methode trägt, im Jahre 1915 gelang, aus dem Harne eines Fleckfieberkranken einen von Fleckfieberkranken regelmäßig agglutinablen Proteuskeim zu züchten. In zahlreichen Abhandlungen sind diese und die weiteren Kulturen agglutinabler Proteuskeime aus Harn und Blut Fleckfieberkranker so ausführlich und mit so durchaus unbefriedigendem theoretischen Ergebnis erörtert, daß wir für Statistik und Erörterung auf eine der großen Zusammenfassungen des Schrifttums verweisen möchten[1-3]. Hier wollen wir nur das für uns wichtige Ergebnis festhalten, daß es mehrfach, aber selten und völlig unbeherrscht gelungen ist, Proteusstämme des X-Typus aus dem Körper fleckfieberkranker Menschen zu gewinnen. Öfters finden wir Hinweise darauf, daß der nämliche Untersucher unter An-

---

[1] JOHANNSEN: Elemente der exakten Erblichkeitslehre. 3. Aufl., S. 317. 1926.

Anm.: Auf die Arbeiten und Methoden von DIENES und ZEISS komme ich später noch zurück. Vgl. S. 246/47.

[1] DIENES: Über das Vorkommen des WEIL-FELIXschen Bakteriums. Dtsch. med. Wochenschr. 1919, S. 14.

[2] ZEISS, H.: Die Züchtung des spezifischen Proteusstammes X 19 bei Fleckfieber. Arch. f. Hyg. 87, S. 246. 1918.

[3] G. WOLFF: Die Theorie, Methodik und Fehlerquellen der WEIL-FELIXschen Reaktion, in Weichardts Ergebn. 5, S. 532. 1922.

wendung der gleichen Technik in einem Gebiete Erfolge hatte, die im anderen völlig ausblieben.

Im Besitze der von uns entwickelten Vorstellungen drücken wir diesen Tatbestand in den Worten aus:

Aus dem Menschen, der Träger des Fleckfiebervirus ist, gelingt es, unter Innehaltung für einen Proteuskeim merkwürdiger Vorsichtsmaßregeln hinsichtlich des Nährbodens, Proteuskeime zu züchten, die zum Teil den antigenen X-Typus aufweisen. Dieser Nachweis gelingt jedoch unregelmäßig und zwar unabhängig von der Methodik in anscheinender Beziehung zu irgendeinem gänzlich unklaren, im Kranken gegebenen Faktor.

Zunächst müssen wir fragen, ob dieser kulturelle Nachweis überhaupt beweist, daß der gezüchtete Keim im Kranken vorhanden war. Diese wohl noch nie in dieser Art aufgeworfene Frage beabsichtigt keineswegs, durch Paradoxie zu glänzen. Aber tatsächlich ergibt sich aus all den vorgetragenen Ergebnissen unserer Untersuchungen folgende Möglichkeit: Nicht der kultivierte Proteuskeim ist im Harn oder Urin, sondern das einheitliche und andersgeartete Virus. Aus diesem entbinden wir dann eine Proteuskultur, wenn die besonderen Bedingungen der Virusmenge und der geschaffenen Umgebung der ersten Kultur eine *Umstellung* des Virus zum Proteuskeim „wilden" Charakters erlauben. Dieser trägt den antigenen Charakter, der dem Wirtsverhältnis entspricht, im menschlichen Falle kann er einen — nicht immer streng gefestigten! — X-Charakter tragen.

Gerade die große Unsicherheit des Ergebnisses spricht im Zusammenhange mit den sehr einfachen Methoden im Sinne der vorgetragenen Annahme. Dennoch kommt ihr zunächst keine volle Sicherheit zu, bzw. es gibt neben ihr noch eine zweite Möglichkeit, daß nämlich im menschlichen Körper dann wirkliche Proteuskeime entstehen, wenn er — wie in den Zeiten des Hungers, der Kriege und der Seuchen — fürchterlich geschwächt ist und eine völlig pathologische Gestaltung des Stoffwechsels das Virus der Fesseln entkleidet, *in die es sonst vom menschlichen und tierischen Körper so lange geschlagen wird, als diese leben.* Diese Möglichkeit haben wir sehr ernsthaft ins Auge gefaßt und versucht, ihr durch abwägbare Versuche eine hinreichende Grundlage der Erfahrung zu verschaffen. Wir sind aber gerade auf Grund dieser Versuche zu der *Sicherheit* gelangt, daß Keime vom Charakter der X-Vollkeime im echten Infektionsvorgange bestimmt *nicht* auftreten, sondern daß sie das Ergebnis kultureller Maßnahmen sind, unter denen sich das eigentliche Virus um- und ausgestaltet.

Wir gingen vom Hunger und der Verelendung aus, der die Menschen unterliegen, die in natürlicher Weise in den Wirbel der Epidemie gerissen werden. Nun kann man Versuchstiere schwer hungern lassen, wenn man sie infiziert. Abgesehen von der Roheit dieses Vorgehens, ist sein Ergebnis durch viele Fehler gefährdet. Meist stirbt außerdem das infizierte Tier, bevor man zu irgendeinem brauchbaren Ergebnis gelangt ist. Wir wählten daher von vornherein das uns sicherer erscheinende Verfahren der akuten *Phlorhizinvergiftung.* Als Versuchstier wählten wir zunächst

das mit Fleckfieber infizierte Meerschweinchen. Über die Mengendar-
reichung des Phlorhizin kann man keine ganz bindenden Angaben
machen. Insonderheit die Meerschweinchen sind für dies Gift empfindlich, aber in wechselndem Maße. Daher spricht bei einem Tiere eine
Dosis an, die für ein anderes noch unterschwellig erscheint. Wir sind
uns im Laufe unserer mehrmonatigen ausgedehnten Prüfungen dieser
Phlorhizinwirkung auf das exanthematisch kranke Meerschweinchen mit
der Giftmenge stetig höher gegangen und sind schließlich auf Lösungen
von 0,4% Phlorhizingehalt gekommen, von denen 1 ccm täglich, also
4 mg intramuskulär verabfolgt wurden. (Gewicht der Meerschweinchen
250—350 g!) Schon 0,4 mg üben aber meist bei täglicher Zufuhr eine
deutliche Wirkung aus und ich habe sogar bei noch geringeren Mengen
unzweifelhafte Beeinflussungen des Tieres wie seines Parasiten gesehen,
nur wird in solchem Falle
die Beeinflussung unsicher
und das Ergebnis daher unregelmäßig.

Die viel erörterte Wir-
kung des Phlorhizins steht
für uns gar nicht in Frage,
„weil die Folgen der Zucker-
verluste durch die Nieren
für den Stoffwechsel wohl
ganz unabhängig davon
sind, ob diese Verluste in
dieser oder jener Weise zustande kommen" — wie
GEELMUYDEN [1] treffend betont.

Beachtlich ist auf jeden
Fall, *daß die Phlorhizindar-
reichung zunächst die Para-*

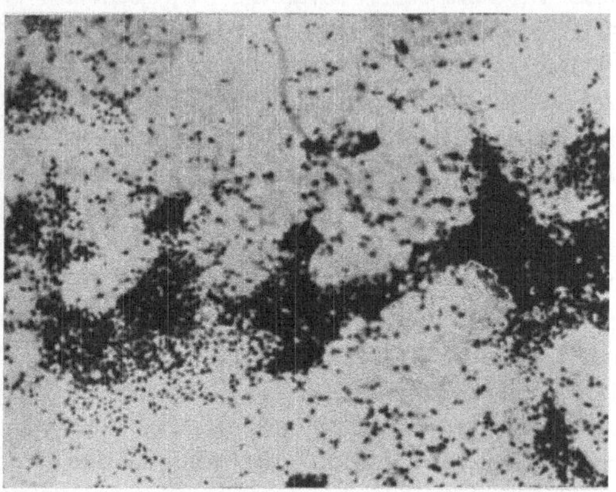

Abb. 97.   Prot. 566.   Faulkultur des *phlorhizinierten
Fleckfieber-Meerschweinchens* 10 185. Stamm „35 Läuse".
Bild von Fleischagar, auf dem die Faulkultur ausgestrichen
wurde.   Die Einzelformen sind sehr fein rickettsiform.
Im Haufen erscheinen sie gröber.   Giemsa.

sitenmenge wesentlich steigert. Daher gelingt es fast regelmäßig, aus
phlorhizinierten Tieren reichlich Kulturen zu ziehen, selbst wenn
nicht vergiftete Schwestertiere keine befriedigenden Kulturergebnisse
liefern. Diese Erhöhung der Keimzahl im Infektionsverhältnis ist eine
erste Einwirkung der Stoffwechselstörung auf den Infektionsvorgang,
die von der biologischen Einwirkung auf den Keim unabhängig erscheint. Die Einwirkung auf das Zuchtergebnis steht in vollem Einklange
mit der auf jahrelange Beobachtungen gegründeten Erfahrung, daß
auch sonst die *dichtere Infektion bessere Kulturergebnisse* erlaubt als die
spärliche.

Vielleicht das auffallendste Ergebnis der Fleckfiebererkrankung beim
Meerschweinchen ist die ganz enorme Abmagerung, die mit Gewichts-
verlusten von 20—30% in wenigen Tagen trotz bester Fütterung ihren

---

[1] H. CHR. GEELMUYDEN: Die Neubildung von Kohlenhydrat im Körper, in
Ergebn. d. Physiol. Bd. 21/22, S. 274 bzw. 51.

zahlenmäßigen Ausdruck findet. Dem gleichen Vorgang, wenn auch prozentual etwas weniger ausgesprochen, begegnen wir beim Menschen. Hierzu addieren wir also die Phlorhizinvergiftung, die zu einer sehr beträchtlichen Zuckerausscheidung führt. Gewiß füttern wir das Versuchstier, es leidet keinen äußeren Hunger; dennoch ist es keineswegs mit einem normalen, gleich gefütterten und phlorhizinierten Tiere zu vergleichen. Das fleckfieberkranke Tier verhält sich ja in der Erschöpfung seiner Reserven an Glykogen und Fett, in seiner ganz außerordentlichen Eiweißeinschmelzung ganz ähnlich einem schwer hungernden Organismus, der sich noch nicht recht auf Hunger eingestellt hat. So wirken zwei Kräfte zusammen, deren jede einzelne genügt, das Gleichgewicht des Stoffwechsels empfindlich zu stören.

Wir gingen an diese Versuche heran und glaubten, eine sehr erhebliche Virulenzsteigerung als Ergebnis zu ernten. Wir stießen aber auf ganz unerwartete Beobachtungen, die uns Veranlassung gaben, an 5 verschiedenen Virusstämmen und an jedem teilweise sogar in mehrfacher Wiederholung das Experiment der Phlorhizinierung fleckfieberinfizierter Meerschweinchen zu wiederholen, wobei wir bald schneller, bald langsamer, aber schließlich meist das gleiche Ergebnis hatten, während einige Versuche ohne rechtes Ergebnis abgebrochen werden mußten. Allerdings betreffen sie Fleckfieberstämme, die sich auch sonst in der reihenweisen Weiterführung nicht „gut" verhielten, so daß wir von ihrer weiteren Prüfung auch in anderen Richtungen Abstand nehmen mußten. Am besten bewähren sich für alle Versuche Stämme, die durch direkte Übertragung vom kranken Menschen auf das Versuchstier gewonnen werden. Ähnlich gut dürften sich frisch am Menschen infizierte Läuse verhalten. Dahingegen erlebt man bei der Impfung von Meerschweinchen mit „WEIGL-Zuchten" (Laus-Laus-Passagen) zuweilen noch bislang in ihrem Wesen ungenügend geklärte Unregelmäßigkeiten trotz unzweifelhafter Infektionen, die auch in der Ratte zu sehr guten WEIL-FELIXschen Reaktionen führen. Hier liegen noch weitere unaufgeklärte Probleme.

Wir wollen das Ergebnis dieser Versuche hier nur ganz kurz anführen, da sich die inneren Zusammenhänge wenigstens vorläufig gänzlich der Analyse und Beurteilung entziehen. Schematisch verfuhren wir so, daß wir von zwei parallel geimpften Tieren eines phlorhizinierten und es dann parallel mit dem Kontrolltiere etwa am 3.—4. Fiebertage durch Hirnpassage auf zwei weitere Meerschweinchen verimpften, von denen nun wiederum eines phlorhiziniert wurde, usw. Oft schon in der ersten, zuweilen in der zweiten oder dritten derartigen Passage bemerkt man bei dem nicht mehr phlorhizinierten Tiere ein plötzliches erhebliches Absinken der *Inkubation.* Sie beträgt nur mehr 3—4 Tage. Dies Verhalten bleibt nicht nur in weiteren Kettenimpflingen erhalten, sondern die Krankheit der hoch fiebernden Tiere wird oft bösartig und tödlich, während sich sonst bei den Verimpfungen der studierten Fleckfieberstämme eigentlich (in dieser Zeit) keinerlei Todesfälle zugetragen haben. Bei den Obduktionen sieht man in der vielfach verfetteten Leber meist mehrfache porzellanhelle Nekrosen unregelmäßiger Begrenzung oder viele kleine ähnliche Herde, die erst nach der Entblutung recht deutlich werden. Solche Tiere liefern in der leichtesten und üppigsten Weise Kulturen. Die Nekrosen offenbaren eine Fülle von färberisch sehr leicht und grob nachweisbaren Bakterien. An geimpften Kaninchen vermissen wir meist eine WEIL-FELIXsche Reaktion, wenn die Einspritzung nicht überhaupt, was oft zutrifft, das Tier tötet. All diese Beobachtungen entsprechen eigentlich bereits dem Bilde einer „wilden" Proteusinfektion. Es wird dadurch vervollständigt, daß man selbst nach längerem Fieber keine „Knötchen" mehr im Gehirne nachzuweisen vermag. *Das Fleckfieber ist wie ausgelöscht!*

Im Phlorhizintierversuch muß man beachten, daß die starke Einschmelzung der Kohlehydratvorräte ebensowohl ohne Infektion zu erheblichen Temperaturschwankungen führen kann, wie umgekehrt trotz

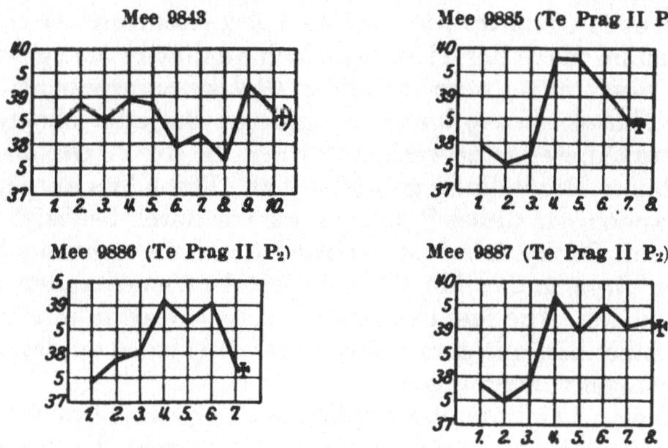

Abb. 98. Das *Fleckfieber*-Meerschweinchen 9843 wurde bis zum 7. Tage täglich unter sorgsamer Wahrung der Asepsis mit *Phlorhizin* gespritzt. Es zeigt daher, wie häufig, eine ganz unregelmäßige Temperaturkurve. Die drei durch Hirnverimpfung infizierten Meerschweinchen 9885—9887 verhielten sich in jeglicher Hinsicht wie Tiere, die mit einem verwilderten, d. h. dem exanthematischen Verhältnis entglittenen Proteuskeim gespritzt sind. Dabei wurde sorgfältig jede Möglichkeit einer „Kontaktinfektion" ferngehalten.

starker Infektion die Kurve der tierischen Temperatur ganz unregelmäßig und sogar abnorm niedrig sein kann. Der Zusammenhang mit dem Schwunde der Glykogenvorräte als dem hauptsächlich Wärme liefernden Brennstoffe ist klar.

Die Verkürzung der Inkubation allein um die Hälfte und mehr würde wenig besagen, wenn die Üppigkeit der Kulturen als Hinweis darauf benutzt werden könnte, daß eine sehr erhebliche Vermehrung des Virus vorliegt, eine Vermehrung, die das normale Maß wesentlich überschreitet. Unsere Versuchsanordnung zeigt uns aber in dem nicht phlorhizinierten Impfling nächster Passage an, daß auch nach Aufhebung der Phlorhizinwirkung die Erscheinung nicht allein bestehen bleibt, sondern sogar oft weiter verstärkt erscheint. Ferner verleiht die über mehrere Kettenimpfungen fortgesetzte Prüfung zusammengehalten mit dem Ergebnis der geweblichen Untersuchung die Möglichkeit ganz sicherer Beurteilung.

Es ist klar, daß man jeglichen „Wanzenkontakt" peinlich vermeiden muß. Tut man dies und verwendet man ganz gesunde Tiere, so bedeutet selbst eine fünfzehn Tage lang durchgeführte Phlorhizinierung keine Infektion des Versuchstieres, wie wir in sorgfältigen Kontrollen geprüft haben. Es kommt in diesen Fällen auch nicht zu erheblichen Glykogenverarmungen und zum Syndrom der *Fettwanderung*, wie wir dies im Gefolge von Phlorhizin und Hunger oder aber nach längeren „wilden" Proteusinfektionen bzw. besonders bei Mischinfekten des exanthematischen Virus und wilder Kontaktprotei öfter beobachten. Unter diesen Umständen sehen wir im Gewebsschnitt, der mit Sudan gefärbt ist, die Gefäße vielfach wie rot ausgegossen, wohl der einfachste und sinnfälligste Beweis wirklicher Fettmobilisierung. Gleichzeitig finden wir leichte Erhöhungen des Blutzuckers. Wir stellten Werte bis zu 0,184% nach Hagedorn-Jensen fest. Das Leberfett stieg von kaum wägbaren Mengen beim normalen Kontrolltier auf 4—9,9% (Neutralfett) an. Ketonkörper wurden im Harn der Tiere mehrfach qualitativ nachgewiesen. Es handelt sich also um schwere *infektiöse Glykogenverarmungen der Leber mit reaktiver Fettwanderung* und allen anderen Begleiterscheinungen der hierdurch bezeichneten Stoffwechselstörung, die durch *Geelmuyden* eine so ausgezeichnete Darstellung gefunden hat. Besonders ausgeprägt und regelmäßig fanden wir dieses Syndrom, als wir durch beabsichtigte Verwanzung in den Rocky Mountain spotted fever-Meerschweinchen exanthematisches Virus und wilde Kontaktprotei nebeneinander als Infektionserreger hatten. Die rein exanthematische Infektion mit dem Flecktyphusvirus führt *nie*, mit dem Felsenfiebervirus *selten* zu derartig hochgradigen Glykogenverarmungen.

Ohne daß man sich deshalb einer Mißdeutung als „Vitalist" aussetzen muß, darf man wohl den grundsätzlichen Unterschied zwischen einem „Nährboden" und einem „befallenen Wirtstiere" feststellen. Der Parasit bakteriellen Charakters lebt als Erreger echter Infektionskrankheiten höchst selten auf seinem Wirte wie auf einem Nährboden. Darauf habe ich bereits früher im Zusammenhange der Untersuchung experimentell erzeugter Streptokokkosen hinweisen können. Es gibt solche Zustände, aber meist nur dann, wenn der Widerstand des Körpers gegen die Infektion völlig zusammengebrochen ist und seine *Regulationen* erloschen sind, also kurz vor dem organismischen *Tode*. Denn der lebende Körper unterscheidet sich durch seine Regulationen von jedem Nährboden. Grundsätzlich ist auch jeder Wandel des Parasiten im Infektionsvorgang auf diese Wirtsregulationen zu beziehen, sei es daß wir die Bildung von Rezidivstämmen bei Trypanosomen oder die Fermentverluste bei Streptokokken berücksichtigen. Wir betrachten die Leistungen unserer Proteusparasiten im Zusammenhange ihrer Lebensbedingungen und Ernährungsbeziehungen. Die Phlorhizinvergiftung des Wirtstieres bewirkt nun bei genügender Beeinflussung seines Stoffwechsels doch etwas Ähnliches wie ein gewechselter „Nährboden" für den Parasiten. Er deckt irgendwie seinen Bedarf mit anderen Mitteln und Stoffen und wird so anders, ganz als ob wir ihn aus dem exanthematischen Infektionsverhältnis heraus in einen Nährboden gerissen hätten, der die

„normalen" Wirtsparasitenverhältnisse zerstört. Hier wird also der „normale Wirt" zerstört und auch aus dieser gewaltsamen Veränderung geht ein gewaltsam geänderter Keim hervor.

In diesem Falle kann also kein Zweifel darüber bestehen, daß tatsächlich ein „wilder" Proteus im exanthematischen Infektionsvorgange entstanden ist. Allerdings verdrängt er beim Meerschweinchen den exanthematischen Erreger, so daß er für uns praktisch verschwindet. Da wir kaum annehmen können, daß etwa das gesamte eigentliche Virus der Umwandlung unterliegt, dürfte also die Verdrängung durch Überwucherung zustande kommen. Dies hängt mit der Vermehrungsgeschwindigkeit und Pathogenität der verschiedenen Keime zusammen. Im Meerschweinchen bedeutet ein wilder Proteus eine erhebliche Gefahr, die bedeutend wächst, wenn es irgendwie vorher oder gleichzeitig geschwächt ist, also auch in dem Augenblicke, in dem sich der wilde Proteus dem exanthematischen Virus beigesellt. Wir sind ja über die Bedeutung flüchtiger Infektionen mit wilden Keimen durch unsere Wanzenkontaktversuche leidlich gut unterrichtet und wissen, daß sehr geringe und flüchtige Exposition zu zwar lang hingezogenen, aber überwindbaren Infekten leichten Grades führen. Diese Infektionen flammen aber gewaltig auf, wenn sie mit Fleckfieberinfekten zusammentreffen. So verloren wir, wie erwähnt, einmal unsere sämtlichen Virusstämme.

Es ist beachtenswert, daß bestimmte Formen schwerster Infektion, an denen wilde Protei beteiligt sind, zu einem pathologisch-physiologischen Vorgange führen, wie er der erfolgreichen Phlorhizinvergiftung auf ihre Körperreserven angewiesener Organismen entspricht, während umgekehrt das phlorhizinvergiftete, exanthematisch kranke Tier unter unseren Händen aus dem exanthematischen Keime den wilden entstehen lassen kann, so daß das eine Mal der wilde Keim gewissermaßen die Vergiftung, das andere Mal dagegen die Vergiftung den Keim schafft. Daraus scheint nur ein Beziehungsfaktor einigermaßen klar zu werden, daß nämlich die sonst ganz dunkle Entstehung eines wilden Proteus aus dem exanthematischen Keime an ganz bestimmte Stoffwechselbeziehungen — allerdings ganz unklarer Art! — gebunden ist. Wir haben somit eine *dritte Methode* kennen *gelernt, die Beziehungen des exanthematischen Proteus zu dem saprophytär „wilden" festzustellen, die Keimumwandlung im erkrankten Wirtstier durch eine gewaltsame Beeinflussung des Stoffwechsels des Wirts.* Gerade hier offenbart die Eigenart des ganz innerhalb des „Infektionssystems" ablaufenden Abwandlungsprozesses besonders gut den Charakter dieses Vorganges, den man kaum besser als eine *„biologische Denaturierung"* bezeichnen kann. Durch einen bestimmten Eingriff in die Umweltbeziehungen des Keimes wird sein biologisches Verhalten, faßbar hier in kultureller wie pathogenetischer Hinsicht, grundsätzlich seiner früheren Natur entkleidet und anders eingestellt: biologisch „denaturiert".

Wir entnehmen dieser nur im Verfahren neuen, sonst mit den Erfahrungen der Kultur wie des Wanzenversuchs übereinstimmenden Beobachtung zugleich einen Hinweis darauf, daß die allermeisten, insbesondere alle von uns bisher besprochenen Kulturverfahren auf diese biologische Denaturierung hinauslaufen müssen. Die Empfänglichkeit des Versuchstieres und der bereits erreichte Grad der Umstellung entscheiden darüber, ob eine Kultur „noch" virulent ist oder „schon" die Eigenschaften wilder Proteusstämme mehr oder weniger vollkommen im Impfversuche erweist.

Seinem antigenen Charakter nach ist der „Phlorhizinkeim" des Meerschweinchens natürlich, wie wir erwarten dürfen, ein „Meerschweinchenkeim".

Auch im Falle des infizierten Menschen ist es zwar sehr leicht, Viruskulturen zu erzielen, deren Natur ausführlich besprochen ist. Es gelingt jedoch nicht im gleichen Maße sicher und regelmäßig Bakterien des antigenen Typus X 19 zu gewinnen. Zwischen beiden — als Gruppen zusammengefaßt und einheitlich betrachtet — besteht der grundsätzliche Unterschied, daß die Bakterien des antigenen X-Typus die agglutinablen sind, die des „Nicht-X-Typus" dagegen oft vom Infektionsserum nicht erfaßt werden. Diesem Verhalten begegnen wir eigentlich bei allen unseren Versuchstieren wieder. Züchten wir hinreichend viele Stämme, so können wir neben agglutinablen inagglutinable treffen, es ist aber keineswegs notwendig, daß das Serum des kulturell verarbeiteten Tieres die Kulturstämme erfaßt. Es kann dies tun, aber es braucht es nicht zu leisten, und beide Möglichkeiten sind parallel gewonnenen Stämmen gegenüber, die sonst vielleicht ununterscheidbar sind, oft genug verwirklicht. Dabei ist es sehr bemerkenswert, daß bestimmte Typensera praktisch alle oder doch die überwiegende Mehrheit etwa der an sich vom Krankenserum nicht agglutinierten Meerschweinchenstämme bzw. Menschenstämme erfassen, diese also antigen als einander äußerst nahestehend betrachtet werden dürfen. Dennoch gibt es zweifellose Übergänge zwischen agglutinablen und nichtagglutinablen Kulturen, wie dies schon die Reihe der verschiedenen aus dem kranken Menschen gezüchteten X-Stämme erweist.

Wir werden also auf die Annahme geführt, daß sich der Proteusparasit in den infizierten Wirten somatisch ändern *kann* und bei Wechsel zwischen bestimmten Wirten ändern *muß*, und zwar in einer zu der Wirtsart hinreichend festen funktionellen Beziehung, so daß man eine gewisse Regelmäßigkeit der kulturellen Ergebnisse feststellen kann. Wir kennen weder die Beschaffenheit der funktionellen Beziehung noch die Faktoren, von denen es abhängt, welche Stufe erreicht wird. Die X-Antigenstufe wird jedenfalls nur im „X-Antigenorganismus" verwirklicht. Daher *kann*, aber *muß* man nicht aus diesen die Kulturen dieses X-antigenen Typus gewinnen.

— Ohne daß wir in eine nähere Erörterung dieser Frage eintreten könnten oder wollten, können wir hier die Parallele nicht unterdrücken, die diese Erfahrungen und ihre nächstliegende Deutung zu den genialen Untersuchungen darbieten, die P. Ehrlich[1] über „Serumfestigkeit" und

---

[1] P. Ehrlich: Über Partialfunktionen der Zelle. Nobelvortrag. Münch. med. Wochenschr. 1919, Heft 5 und Beitr. z. exper. Pathol. u. Chemother. 1909, S. 203. — Vgl. auch P. Ehrlich: Eine Darstellung seines wissenschaftlichen Wirkens. 1914; R. Gonder: Protozoenstudien. S. 107; sowie H. Braun: Die

„Recidivstamm‟bildung bei Trypanosomen unternommen bzw. veranlaßt hat. —

Im schärfsten und wohl regelmäßigen Gegensatz zueinander stehen die aus dem Menschen und die aus den Nagetieren ausgesonderten Kulturstämme. Aus sämtlichen Nagern *kann* man Stämme äußerst naher antigener Verwandtschaft bzw. gleiche Kulturen ziehen, aus einigen, wie der Ratte, dem Kaninchen, kann man außerdem zuweilen X-Stämme gewinnen. Diese Tiere bewahren meist den antigenen Typus ihnen eingeführter X-Bakterien, vorzüglich des X 19-Typus.

Dabei ergeben sich weiterhin dadurch äußerst eigenartige Beziehungen, daß auch das infizierte Nagetier eine Läuserickettsia-Aufschwemmung agglutiniert (WEIGL). Die *Urform* des Gewebsvirus bleibt sich also vielleicht nicht ganz gleich, aber doch sehr nahe verwandt, welches Tier auch Infektionsträger sein mag. Infolgedessen geht Gewebsvirus auch wieder auf die Laus über, wenn man es nach WEIGL verimpft, wie die Arbeiten aus dem Laboratorium dieses Forschers erwiesen haben.

Antigen verschieden sind nur die vom Virus abgeleiteten Kulturstämme. Hier stehen auf der einen Seite der Mensch (— der Affe wurde nicht hinreichend untersucht, um etwas über ihn aussagen zu können —), auf der anderen die infizierten Nagetiere. Während das Läusevirus auch tot X 19-Agglutinine erweckt, also dem X-Bakterium antigen sehr nahe steht, erleben wir bei Kaninchen und Ratte die Entstehung von X-Titern im Infektionsvorgange. Die aus diesen Tieren gewonnenen Kulturstämme dagegen sind teils, wie soeben erwähnt, Meerschweinchentypen, vielleicht richtiger *Nager*typen, teils X-Typen und dann mit dem menschlichen Antigen identisch.

Wir verstehen zunächst noch gar nicht, *warum* die von der Grundform des Virus abgeleiteten *Kulturstämme* antigen *divergieren*. Ich habe stets das Gewebsvirus als die rudimentierte Grundform, die Kulturform und weiter den Vollsaprophyten als weiterentwickelte Form bezeichnet. Die Begründung hierfür ist einfach und eröffnet *vielleicht* den Weg zum Verständnis der soeben gestellten Frage. Der Saprophyt besitzt einen voll ausgebildeten, sehr reichen Fermentapparat. Wie die Reaktionen des Wirtsorganismus jedem bezeugen, der sich mit den grundsätzlichen Beziehungen bakterieller Parasiten zu den Körpergeweben befaßt hat, verfügen die Gewebsparasiten *nicht* über diesen reichen und vielseitigen *Ernährungsapparat*. Sie leben im wesentlichen *ohne die Gewebe anzugreifen*. (Sie greifen sie nur an, wenn sie sterben oder doch geschädigt sind.) Ihre Gestalt ist auf das äußerste rudimentiert. Sie stehen an der Grenze der Sichtbarkeit und Färbbarkeit. Von ihnen über die verschiedenen Kulturformen zum Vollsaprophyten gibt es eine stetige Reihe von Veränderungen im Sinne der Vervollkommnung der Körperausstattung Hand in Hand mit der Ernährung. Dies äußert sich in Größe, Leibesbeschaffenheit und Färbbarkeit sowie in dem Besitze von Ekto-

---

Umwandlungen der Krankheitserreger im Organismus. Therapeut. Monatshefte 1917, Heft 1.

fermenten angreifender Art neben der der Gruppe zukommenden Fähigkeit schwärmender Ausbreitung über das Nährsubstrat, zu der sich noch ein eindringendes Wachstum nach Art von Pilzen gesellen kann. Indem sich das Soma vervollständigt, verändert es sich antigen, eine Erfahrung, der wir wieder begegnen werden, wenn wir die Immunbeziehungen der verschiedenen — verschieden kultivierten und ernährten! — Kulturkeime zum Virus im letzten Abschnitte behandeln werden. Das Problem liegt wieder in einer Ernährungsbeziehung, indem es von dem bestimmten Wirtsverhältnis abhängt, wie sich dies Soma vervollständigt. Jedwede Kultur wächst zunächst an auf Kosten von Wirtssubstanz. *Wie* diese die Fortentwicklung des Parasitenleibes bestimmt, ist ein Rätsel.

Wenn wir aber richtig begreifen, daß die besondere antigene Beschaffenheit der Kultur erst ein Ergebnis der Veränderungen ist, die wir durch den Vorgang der Kultur irgendwie bewirken, so wird es nicht weiter auffallend gefunden werden können, daß ein Teil der Kulturen Agglutination nicht unterliegt.

Wir kommen also zu dem Ergebnis, daß die kultivierten Stämme von der echt infizierenden Virusform unterschieden sind, weil sie mehr oder minder vollkommen über diese Virusform in Richtung auf den saprophytären Vollkeim hinauswachsen. Aus diesem Umstande ergibt sich wohl ohne weiteres die Inagglutinabilität eines Teils der Stämme, nicht aber die Agglutinabilität anderer, besonders derer vom X-Typus, durch die Infektionssera, während die Fähigkeit, das Läusevirus zu agglutinieren, zwanglos dadurch erklärt werden kann, daß dies eben dem Gewebsvirus hinreichend nahesteht, um kreuzweise Agglutinationen auszulösen. Aus dem Virus führen zwei Hauptrichtungen: die eine zum Kulturkeim häufigster Art und Beschaffenheit, die andere zum X-Keim. Der erste Weg ist unter allen Umständen gangbar, der zweite nur bei bestimmten Wirtsorganismen und in wechselndem Umfange. Diese letzte Tatsache ist wichtig, weil sie uns zugleich erklärt, warum wir der antigenen Reaktion entsprechend X-Keime ganz verschieden häufig zu isolieren vermögen: nie beim Meerschweinchen, fast nie beim Kaninchen, häufiger bei der Ratte, am besten beim Menschen. Hiermit sind die Hauptentwicklungsrichtungen gekennzeichnet, nicht alle Möglichkeiten. Da es aber erwiesen ist, daß im tierischen Organismus der Keim unter der Einwirkung der Wirtsleistungen seinen Bestand grundsätzlich zu verändern vermag („Menschen"- und „Nager"-Antigen), daß zwar einander nahestehende, aber wohl unterscheidbare Bakterienformen sich aus dem nämlichen Wirte aussondern lassen, so daß man auch irgendwie antigen verschiedene *Vorstufen* solcher Kulturen im infizierten Wirt irgendwann — nicht unbedingt gleichzeitig! — voraussetzen darf, unter diesen Umständen also ist es nicht verwunderlich, daß die serologische Forschung so verwickelte Verhältnisse nachgewiesen hat. Denn man kann ohne Übertreibung sagen, daß die Receptorenanalyse auf unsere Keime angewandt zu Theorien führt, die man mit SPENCERS klugem Worte sehr wohl als Koffertheorien bezeichnen könnte. denn sie geben gerade soviel her, wie man hineingepackt hat. Sie tragen aber der fundamentalen Erfahrung nicht Rechnung, daß der Keim im infizierten

Wirte variiert und daß verschiedene Wirte, besonders verschiedener und
weit auseinander liegender Beschaffenheit und Art eben schon aus diesem
Grunde verschiedene Serumreaktionen zeigen. *Es muß zum Prinzip
solcher serologischer Untersuchungen erhoben werden, daß man sich nicht
mit dem Studium der Sera begnügt, sondern die Analyse auf die Keime
vor, während und nach dem Infektionsvorgang ausdehnt.*

Ich fasse also noch einmal das wesentliche *Ergebnis* unserer Betrachtung dahin zusammen, daß beim Fleckfieber das Gewebsvirus reiner
Form der Agglutination jedes infizierten Tieres unterliegt, weil es eben
dem pathologisch-parenteral zur Resorption angebotenen Materiale somatisch-antigen wesentlich entspricht. Die Kulturstämme sind das Ergebnis einer somatischen Entwicklung aus dem Antigen, wenn die Bedingungen der Kultur derart mit den Erhaltungsumständen des Virus im
kultivierten Gewebe zusammenstimmen, daß diese Entwicklung und
damit eben „Kultur‟ möglich wird. Es ist daher eine logische Folgerung,
daß die Mehrheit der kultivierten Stämme von den Seren der Organismen,
aus denen sie gewonnen wurden, nicht agglutiniert werden, weil sie *nicht
mehr* dem resorbierten Antigen entsprechen, sondern von ihm irgendwie
abweichen. Eine Ausnahme hiervon machen allein die X-Stämme, die
dem reinen Virusantigen näher stehen. Belegt wird diese nähere Beziehung durch die Fähigkeit hinreichend großer Virusmengen (aus der
Laus etwa) auch tot X-Agglutinine hervorzurufen, so daß also reines
Virus mindestens teilweise somatisch das X-Antigen vorgebildet enthalten muß. Die Entstehung von X-Stämmen aus dem Virus durch die
Kultur setzt einen hierzu geeigneten Organismus, einen X-Antigenorganismus, voraus. Auch aus solchen stellt die Aussonderung von
X-Stämmen die Ausnahme bzw. das seltenere, die von nicht agglutinablen Stämmen die Regel bzw. das häufigere Ereignis dar. Es scheint, als ob
hier eine gewisse Beziehung der Häufigkeit des Nachweises zu der möglichen bzw. wirklichen Titerhöhe von X-Agglutininen bestünde. Demnach dürfte man hieraus folgern, daß — ohne die Annahme einer wirklichen Existenz vollentwickelter X-Keime im infizierten Organismus —
die Ausprägung einer somatischen Entwicklung des Virus in Richtung
des X-Antigens nur dort einigermaßen der Entstehung von X-Agglutininen parallel geht, wo diese selbst sehr hohe Werte erreichen, wie
meistens beim Menschen oder der Ratte, jedoch kaum im Falle des
Kaninchens.

Es erscheint mir möglich, wenn auch durchaus noch unerwiesen, daß
eine besonders innige Beziehung zu der Substanz bestimmter Wirte
— in erster Linie des Menschen! — für die Ausprägung des agglutinablen X-Typus notwendig ist (Faulkultur, Blut-Galleanzucht usw.),
ohne daß aber diese Feststellung die Bedingungen der „X-Bildung‟
erschöpfen kann. Vielleicht wirkt dem eine Anzucht entgegen, die fremdartigen Nährbodenbestandteilen größeren Anteil gewährt. Mit Hilfe der
später zu erörternden unmittelbaren nährbodenfreien Blutkultur läßt
sich diese Frage in absehbarer Zeit, leider nicht im Augenblicke, vielleicht
endgültig lösen. Das Menschenvirus steht ja der X-Antigenrichtung sehr
nahe. Demgegenüber muß man bei der Einverleibung von Meerschwein-

chenpassage-Virus in Ratten usw. leider immer mit dem störenden Einfluß des antigen anders gerichteten Virus rechnen, wobei es noch nicht genügend bekannt ist, wie lange solche Störung wirkt und wie völlig sie aufgehoben werden kann. Die bisherigen Erfahrungen sprechen für eine erhebliche Nachwirkung des das Antigen umgestaltenden früheren Infektionsverhältnisses. (Man müßte zur Prüfung dieser Fragen auch bei nächster Gelegenheit Blut erkrankter Menschen direkt auf Ratten überimpfen!)

Beim *Felsenfieber* scheinen lediglich die Ratte und das Huhn zu einer solchen antigenen Entwicklung in der X-Richtung den Anstoß zu geben, während diese Entwicklung im Menschen ausbleibt. Daher fehlt hier die Erscheinung agglutinabler und somit diagnostisch verwertbarer Stämme vorläufig vollkommen.

Agglutinatorisch sind die *Menschen-* und die *Nagerstämme* — von den X-Stämmen abgesehen — verschieden, die Nagerstämme untereinander äußerst ähnlich, unabhängig von der Wesensart der Virusformen, aus denen sie sich ableiten.

Wir können diese Erörterung nicht beschließen, ohne auf eine besonders auffallende und wahrscheinlich wichtige Beziehung hingewiesen zu haben. Die allein auf den Menschen als Nahrungsspender angewiesene — monoxene — Laus birgt ein Fleckfieberantigen, welches durchaus Menschenantigen ist. Daher ist es auch gelungen, gelegentlich aus Läusen X-Bakterien züchterisch zu gewinnen. Die von uns an Meerschweinchen gehaltene Wanze birgt ein Meerschweinchenantigen, woher der sie infizierende Proteuskeim auch stammen und wie er vor dem Eintritt in das Meerschweinchen auch antigen beschaffen gewesen sein mag. Die Ernährung blutsaugender Arthropoden schafft unter Umständen sehr innige Beziehungen zwischen dem ernährenden Blut und dem Körperbestande des Arthropoden. Wir kennen ihren Umfang noch nicht. Aber es ist nicht unwichtig, daß hier wie auch in anderen Beziehungen der bakterielle Parasit geradezu methodisch ausgenutzt werden kann, um uns Hinweise auf bisher ganz dunkle und unbefriedigend untersuchte physiologische Verhältnisse unter Bedingungen zu geben, unter denen der Parasit wächst und bestimmte Eigenschaften zeigt.

Die Laus ist ausgesprochen *monoxen*, die Wanze *polyxen*, vielwertig. Welchen Einfluß übt diese Polyxenie auf den antigenen Bestand ihrer Proteuskeime aus?

Leider besitzen wir nur Hinweise auf bestehende Beziehungen, Hinweise, denen lediglich ein Wahrscheinlichkeitswert zukommt. So fütterten wir Wanzen an anderen Tieren wie Hunden und Ratten und konnten so gelegentlich aus ihnen wiederum Proteuskeime gewinnen, die zwar mikroskopisch von unseren Meerschweinchen-Wanzenstämmen nicht abwichen, aber serologisch insofern, als sie von dem alle diese Wanzenkulturen agglutinatorisch erfassenden Hammelserum *nicht* agglutiniert wurden. Diese Versuche müssen weiterhin sorgsam ausgebaut werden, da sie ein grundsätzliches parasitologisches Interesse besitzen.

E. K. Wolff und ich wurden bei der experimentellen Analyse der biologischen Eigenschaften grünwachsender Streptokokken auf den

Unterschied aufmerksam, der besteht, wenn man beispielsweise Mäuse mit Kokken überschwemmt oder aber sie mit kleinen Mengen impft und *Infektionen* erzielt. Die Überschwemmung eines Tieres tötet es, ohne daß das Wuchern des Keimes in ihm den Keim nach Ausweis seines antigenen Verhaltens wesentlich beeinflußt. Diese „*Pseudoinfektion*" unterscheidet sich dadurch sehr eindrucksvoll von den nicht ebenso leicht zu erreichenden „echten" Infekten. Hier kommt es zu einer *langen*, unter Umständen *mehrwöchigen Inkubation* „bis sich die Anpassung so weit vollzogen hat, daß die Generation, die wir als *wirtseigene* bezeichnen möchten, entstanden ist, die den — vielleicht erlahmten — Abwehrkräften des Wirtes nicht mehr erliegt und seinen Tod herbeiführt. Gewinnt man solche Stämme aus dem infizierten Tier wieder, so *zeigen sie nicht nur eine oft erheblich gesteigerte Virulenz, die sich leicht in mehreren Passagen zu den höchsten Graden der ‚Pneumokokkenvirulenz' steigern läßt, sondern auch alle übrigen Charakteristika des ‚wirtseigenen' Stammes*".

„*Mit der Ausbildung der wirtseigenen Generation vollzieht sich nun*, wie bereits gesagt, *die Ausprägung der den* „echten" *virulenten grünen Keimen, gemeinhin* „Pneumokokken" *genannt, eigentümlichen Besonderheiten.*"[1]

LEVINTHAL hat neuerdings mit gutem Erfolge diese „Hochzüchtung" „virtuell avirulenter, aber potentiell virulenter Übergangsformen" in der Pneumokokkenreihe vorgenommen[2].

Die Fortführung unserer gemeinsamen Studien durch WOLFF[3] brachte einen grundsätzlich wichtigen Fortschritt in der Richtung der antigenen-serologischen Forschung. „Ein nach allen Merkmalen, besonders auch nach Wuchsform (lange Ketten) und Herkunft (Speichel) ausgesprochener *Nichtpneumokokkus*, der jedoch durch die Methode der *Komplementbindung eigenartige Beziehungen* zu den *echten Pneumokokken* erkennen läßt, ist, wie in drei zu verschiedenen Zeitpunkten wiederholten Tierversuchen immer wieder bestätigt wird, in gewissem Umfange *mäusevirulent*. In zweien dieser drei Versuche tritt er uns nach der zwei Tage währenden Passage in gänzlich veränderter Form entgegen und erweist sich bei weiterer Untersuchung als ein „*echter*" *Mäusepneumokokkus*, im dritten Falle tötet er zwar ebenfalls, und zwar schon innerhalb eines Tages, wird aber in unveränderter Erscheinungsform aus dem Passagetier herausgezüchtet." Auf Grund zahlreicher und eingehend analysierter Versuche sah sich WOLFF zu dem Schlusse genötigt, daß die „*Vereinheitlichung*" der differenten Ausgangsstämme in einem erfolgreich infizierten Tiere nur im Sinne einer „*spezifischen*" *Ausprägung* ihrer Substanz durch den betreffenden Wirt begriffen werden könne. *So gäbe es auch einen einheitlichen Menschenpneumokokkus, den Typus I, während*

[1] KUCZYNSKI und WOLFF: Streptokokkenstudien IV. Zur Analyse chronisch-septischer Zustände (Sepsis lenta). Berlin. klin. Wochenschr. 1921.

[2] LEVINTHAL: Umwandlung avirulenter Pneumokokken in virulente. Klin. Wochenschr. 1926, 5, 2020.

[3] WOLFF: Untersuchungen über die Strepto-Pneumokokkengruppe in ihren Beziehungen zueinander und zum Wirtsorganismus. Virchows Arch. f. pathol. Anat. u. Physiol. 244. S. 97. 1923.

der Typus II dann entsteht, wenn der Typus I in ganz bestimmter Weise unter die Wirksamkeit der Abwehrleistung eines immunen Menschen gerät. Neuerdings haben auch BERGER und ENGELMANN[1] die gleiche Erscheinung der Typenänderung festgestellt. Auf die wertvollen Untersuchungen von YAMAGUTI[2] und ANSELMI[3], die unseren Standpunkt wesentlich mitbegründeten bzw. vertieften, kann ich hier nicht eingehen.

Eine neulinnéische statistische Bakteriologie wollte uns bei vielen Krankheitserregern mit „Typen" beschenken, ohne unter hinreichend variierten Lebensbedingungen der *Vorfrage* nachzugehen, wieweit das Bakteriensoma, die antigene Substanz *ausschließlich genotypisch* festgelegt oder ganz oder teilweise umweltbedingt, Phänotypus, ist. CL. BERNARD hat bereits 1865 in seiner klassischen „Introduction à l'étude de la médecine expérimentale" den richtigen Gesichtspunkt beigebracht. „Chez tous les êtres vivants le milieu intérieur, qui est un véritable *produit de l'organisme*, conserve des rapports nécessaires d'échange et d'équilibre avec le milieu cosmique extérieur; mais à mesure que l'organisme devient plus parfait, le milieu organique se spéciale et s'isole en quelque sorte de plus en plus du milieu ambiant." Nun ist es uns natürlich nicht darum zu tun, noch so kluge wissenschaftliche *Meinungen* zu vertreten oder solche zur Stütze eigener Vorstellungen heranzuziehen, sondern wir müssen auf jeden Fall, und so auch hier, den Aphorismus zum Problem, zur Arbeitsaufgabe, erheben, wenn anders wir den großen Physiologen richtig verstehen, nach dem das Schlachtfeld des Wissenschaftlers das Laboratorium ist und die Aufgabe des Experimentators sich in den Worten zusammendrängt: Prévoir et diriger les phénomènes.

Wir glauben, daß wir hinsichtlich der Serologie des Fleckfiebers bzw. der Proteusstämme bis zu einem gewissen Grade dieser Forderung entsprochen haben und damit zugleich zum Verständnis dieser bisher ebenso schwierigen wie wichtigen physiologischen bzw. biologischen Probleme, die uns das Bakteriensoma als antigene Substanz aufgibt, beigetragen haben. Der Weg ist der denkbar einfachste — wenn man die Frage nach den Prinzipien behandelt, die sich in den Naturwissenschaften solange bewährt haben, als man die Analyse der Lebenserscheinungen betreibt: nämlich durch Variation der Faktoren und Studium der Wirkung dieser Änderungen auf das Bakterium bzw. auf die an ihm und von ihm ausgelösten Reaktionen. Naturgemäß ergab sich die enge Beziehung serologischer Phänomene zum Träger der Infektion — kurz die *Wirtseignung* — bei Streptokokken und Proteuskeimen erst äußerst spät und zu unserer eigenen Überraschung. Die Verhältnisse in der Strepto-Pneumokokkenreihe dürften sich zwar, wie ich kurz andeutete, bewähren, aber es ist doch unverkennbar, daß hier Schwierigkeiten bestehen, die

---

[1] BERGER und ENGELMANN: Über Änderungen des serologischen Typus bei einem Pneumokokkus. Klin. Wochenschr. 1926.

[2] YAMAGUTI, K.: Untersuchungen über die „grünen Kokken". Beitrag zur Bakteriologie der Mundhöhle. Zentralbl. f. Bakteriol., Parasitenk. u. Infektionskrankh., Orig. 90, S. 345. 1923.

[3] ANSELMI, D.: Untersuchungen über die Variabilität des *Bacterium coli.* Ebenda 92, S. 518. 1924. Lit.

Versuche nicht wirklich beherrschbar sind, und der Experimentator zwar die Möglichkeit zu einem gelungenen Experimente schafft, aber seinen Erfolg noch lange nicht hinreichend zu sichern vermag; mit anderen Worten, die Analyse der fraglichen Verhältnisse in der Streptokokkenreihe ist noch unvollkommen und unbefriedigend. Viel günstiger liegt dagegen das Versuchsfeld, wenn wir uns unsere Proteuserfahrungen vergegenwärtigen. Hier gelingt es in ganz einfachen Anordnungen, die sich beliebig oft herstellen lassen und stets zu gleichem Ergebnis führen, die Erscheinung der *Wirtseignung* hervorzurufen. Die *somatische Labilität und Induzierbarkeit* (*Induktion*) des Proteuskeimes wird zum Schlüssel der viel bearbeiteten Serologie des Fleckfiebers.

Dieses hier für Streptokokken und Proteuskeime begründete Prinzip, dessen Gültigkeit im Reiche der Bakterien noch nicht annähernd durch die vorliegenden Untersuchungen begrenzt sein dürfte, besitzt aber hohe Wichtigkeit, weil unser ärztliches, immunisatorisches wie serotherapeutisches Vorgehen mit ihm in wachsendem Maße wird rechnen müssen. Es besitzt ebenso großes *physiologisches* Interesse, weil wir erkennen, daß bei so niedrig organisierten Lebewesen die *Konstanz der Substanz nicht streng artspezifisch* bestimmt ist, sondern daß der ausgebildete Bakterienleib als Träger antigener Wirkungen bereits eine *umgesetzte Anlage*, ein *Reaktionsergebnis* darstellt, das je nach den Faktoren der Reaktion *auch anders ausfallen kann — in den natürlichen spezifisch-genetischen Grenzen der Reaktionsbreite.*

Wir müssen schon hier die Erfahrung besonders scharf betonen, daß die Virusformen des Infektionsverhältnisses hochspezialisiert erscheinen und ihre Spezialisierung solange sehr fest halten, wie ihr Milieu ungestört erhalten bleibt. Trotzdem die beiden erforschten Infektionen sich doch so sehr ähneln, daß WOLBACH sagt, es wäre sehr peinlich, wenn sie in einer Bevölkerung nebeneinander aufträten, da man sie nur durch den Tierversuch zu unterscheiden vermöchte — trotzdem deckt die Untersuchung mit allen Mitteln sehr deutliche „spezifisch" erscheinende Unterschiede auf. *Diese Unterschiede mildern sich aber weitgehend, sobald es dem Untersucher mit geeigneten Mitteln glückt, das Milieu dieser Eignungen zu durchbrechen.* Die fraglichen Eigenschaften stellen sich demzufolge als variable Funktionen der Bakteriensubstanz, als echte Funktionen im physiologischen Sinne dar. Es ist also nicht ganz richtig, wenn der neuzeitige Theoretiker der Biologie uns, allgemein gefaßt, versichert, die „Spezialisierung der niederen Organismen sei geringer, die Charaktere ihrer Funktionen dadurch weniger ausgeprägt bestimmt" (A. E. PARR [1]). Für Bakterien besitzt dieser Satz keine Gültigkeit. Die Lehre von den Bakterien*modifikationen* ist erst in den Anfängen begriffen, da man ziemlich weitherzig alles als „Art" gebucht hat, was sich irgendwie kulturell oder pathogenetisch hervorhebt, ohne in geeigneter Weise zu erforschen, wieweit diese Erscheinungen gefestigt oder variabel sind. GOLDSCHMIDT hat ausdrücklich darauf hingewiesen: „Es ist eine außer-

---

[1] A. E. PARR: Adaptiogenese und Phylogenese. Zur Analyse der Anpassungserscheinungen und ihrer Entstehung. Abh. z. Theorie d. organ. Entwicklung 1926, Heft 1.

ordentlich häufige Erscheinung, daß erbliche Mutation und nichterbliche Modifikation völlig identisch sind." Modifikationen sind aber ein Ausdruck breiter biologischer Potenzen, eines „Lernens", einer „Anpassung der Funktionen". Es muß also in jedem Falle geprüft werden, wieweit die Lebensäußerungen unveräußerlicher Besitz, wieweit sie jedoch umweltsbedingte funktionelle Leistungen darstellen. Für unsere „exanthematischen Proteuskeime" halten wir als biologisch wichtiges Ergebnis fest, daß es durch die kulturelle Losreißung der beiden Keime aus ihrem Infektionsverhältnis gelingt, sie so sehr zu *entspezialisieren*, daß sie hernach praktisch kaum oder gar nicht unterscheidbar sein können, daß sie sich jedenfalls auf der Formenleiter, die vom Virus zum saprobisch lebenden Kulturkeim äußerster Entwicklung führt, fortgesetzt einander nähern. Gleichzeitig verschwinden die Unterschiede gegenüber „wilden" Proteuskeimen. Die große Bedeutung der „Wirtsadaptation" wird so besonders klar. Es ist in unserem Fall eine adaptive, weitgehend, wenn auch vielleicht nicht völlig rückgängig zu machende Leistung, eine Erkenntnis, die für das theoretische Verständnis von größter Bedeutung erscheint. —

Diese Betrachtung wird dadurch nur wenig eingeengt, daß es gelingt, einen Teil der Fleckfieberkulturen unter bestimmten Bedingungen in das „exanthematische" Infektionsverhältnis zurückzuführen, also wieder zu „Erregern echten Fleckfiebers" zu machen. Es besteht kein Zweifel, daß dies gelingt, aber es ist doch selten, insbesondere, wenn man Stämme in Betracht zieht, die mehr als 10 Nährbodenpassagen hinter sich haben, ehe man sie in den Infektionsversuch nimmt. Im Anfange unserer Untersuchungen legten wir, wie wohl in solchem Falle die meisten Untersucher tun werden, auf dies positive Ergebnis den hauptsächlichen Nachdruck. Man darf aber die dem gegenüberstehende Unfähigkeit so sehr vieler anderer Keime zu der gleichen Leistung nicht vergessen. Wir sehen, auf welche Momente hin wir auch prüfend untersuchen, daß sich nicht alle Keime, die man zu sondern in der Lage war, hinsichtlich der Festigkeit ihrer Adaptation gleich verhalten. Die überwiegende Mehrheit entgleitet dauernd jenem Bereitschaftszustande, der eine Rückkehr in das echte „exanthematische" Infektionsverhältnis erlaubt. Diese Keime sind es, die beim Fleck- wie Felsenfieber durch die Entspezialisierung einander bis zur Ununterscheidbarkeit nahe kommen.

Wenn wir diese ausdrückliche Feststellung machen müssen, so ist es hinwiederum sofort nötig, sie einengend zu erläutern, um Mißverständnissen vorzubeugen. Anfangs nämlich sind die Kulturen aus Fleck- und Felsenfieber, wie wir im ersten Abschnitte übrigens hervorgehoben haben, oft gut unterscheidbar. Die Fleckfieberkulturen sind allgemein empfindlicher, vielfach bedürfen sie wenigstens anfangs der Gewährleistung des LEVINTHAL-Prinzips. Ihr Bau ist oft feiner und regelmäßiger als dies für die Kulturen aus Felsenfieber zutrifft. Doch versagt schon dieser Gesichtspunkt besonders leicht, wenn wir ihn zur Unterscheidung heranziehen. Verwendet man die vorzügliche *Cyanochin*-Methode von PHILIPP EISENBERG-Krakau, die eine Art Dunkelfelddarstellung der gleichzeitig leicht plasmolysierten „Rickettsien" bildet, so erweisen sich das Virus und die Kulturen aus Felsenfieber als gröber und in stärkerem Umfange plasmolysiert, so daß sie tonnenförmig erscheinen, ein Vorgang, der zwar auch beim Fleckfieber-Läusevirus zuweilen beobachtet wird, aber bei ihm und den Fleckfieberkulturen immerhin seltener auftritt. Besonders eindrucksvoll wird dieser Unterschied erscheinen, wenn wir weiterhin die Zucht im überlebenden Krankenblut in Betracht ziehen werden.

WEIGERT wollte ehedem die Gleichheit zweier Bakterienarten aus der Gleichheit ihrer Wirkungen bestimmen. Kennte man wirklich hinreichend viele derartige Wirkungen, so wäre man zweifellos imstande, im Sinne WEIGERTs eine rückschließende Diagnose der Gleichheit der Wirkungs*träger* zu stellen. Leider sind wir kaum je zu einer so erschöpfenden Analyse möglicher und beobachteter Wirkungen imstande. Meistens begnügen wir uns mit sehr wenigen, z. B. der pathogenen Wirkung, die, wie schon LÖFFLER mit Recht betont hat, keineswegs immer hinreichend charakteristisch sind, um so weitgehende Schlüsse zu rechtfertigen. Ganz ähnliches ließe sich von den Wirkungen sagen, die wir unter kulturellen Bedingungen beobachten. Daher verdient jegliche Ausage, wie die unsere, einiges Mißtrauen, die dahin geht, daß gut differenzierte Keime diese Differenzierung in der Kultur einbüßen und „gleich" werden. Wir können nur recht unvollkommen die parasitären Leistungen analysieren. Immerhin haben wir uns im vollen Bewußtsein dieses Gefahrenmoments des Studiums dieser Kulturen sehr aufmerksam angenommen und müssen dennoch aussagen, daß die Kultur den zweifelsfreien Erfolg hat, daß die „Spezifizierung" schneller oder langsamer, schließlich jedoch und meist sehr schnell, gründlich beseitigt wird. Wie groß der „Rest" früheren Verhaltens ist, wie schwach oder wie leistungsfähig die schlummernden Potenzen dieser dem exanthematischen Verhältnis weit entglittenen Keime sind, entzieht sich *meist* unserer Beurteilung. Mein Eindruck aus sehr zahlreichen und mannigfaltigen Versuchen geht dahin, daß dieser Rest bald nicht sehr groß ist und schließlich vielleicht ganz verschwindet. Ich gebe aber zu, daß diese Frage besonders schwierig ist, besonders angesichts der Erfahrungstatsache, daß die Bakterien vom Virus bis zum Vollsaprophyten eine stetige Reihe bilden und man dem einzelnen Keime erst nach wochenlangen Untersuchungen mit einiger Sicherheit seinen Platz in dieser Reihe zuweisen kann. So ist es eine beinahe selbstverständliche Folgerung, daß die Versuche über die schlummernden Potenzen solcher Keime, z. B. die Readaptation in das Ausgangsverhältnis, nur auf breitester Grundlage mit einiger Aussicht auf Erfolg und Zuverlässigkeit angestellt werden dürfen.

Der Wanzenversuch deckte mit bisher nicht erreichter Klarheit die Beziehungen der *Virusform* (des *Gewebsvirus*) zum Proteusbacillus, die Wandlung in Wuchsform und kulturellem Verhalten, die Abhängigkeit der Virulenz von der Erhaltung des streng umgrenzten *Lebenskreises* (z. B. Mensch-Laus-Mensch) auf, dessen Verlassen zwar nicht den Keim vernichtet, aber bis zu einer früher dadurch erzwungenen *Unkenntlichkeit* abwandelt, die wir jetzt erst gedanklich überwinden lernten. Diese Abwandlung umfaßt aber nicht nur die Virulenz als das Vermögen, erneut mit der früheren krankmachenden Wirkung zu *Laus* wie *Mensch* oder Meerschweinchen, Affen usw. in ein Infektionsverhältnis zu treten — sie umfaßt die Serumreaktionen, die der Keim vor und nach der Veränderung auf Grund seiner somatischen Beschaffenheit eingeht —, sie umfaßt, wie wir noch näher ausführen werden, zugleich die Immunreaktionen, die dieser Keim auslöst und die je nach Wuchsbedingungen so wechseln, daß sich für die *praktische Heilkunde* eine sehr ernste Aufgabe ergibt.

Umgekehrt ergibt sich aus dieser Versuchsanordnung in gleichfalls neuer Beleuchtung, warum *nur* die Laus — unter den bisher bekannten Umständen — als Fleckfieberüberträger in Betracht kommt. Es zeigt sich — und dies erscheint nach dem allgemeinen Verhalten der von uns studierten Arthropoden fast notwendig — daß auch andere blutsaugende Arthropoden nicht allein das Virus aufnehmen, sondern auch eine Zeitlang lebendig erhalten und ihm sogar eine beträchtliche Vermehrung gestatten. *Aber die nicht nosotypischen Zwischenwirte* (also die für die Krankheit gewissermaßen *nicht zuständigen* Schmarotzer) *vernichten das Virus als Virus.* Zugleich erkranken sie an diesem ihnen neuen Parasiten oder überwinden ihn, und so wird verhindert, daß der neue Arthropod *praktisch* zum neuen Zwischenwirte einer *neuen* Krankheit wird, wozu er sich unter besonderen Umständen als befähigt erweisen müßte. *Mit leichter, aber nicht grundsätzlicher Änderung läßt sich das gleiche wie für Fleckfieber für das Rocky Mountain spotted fever aussagen.*

Halten wir dies Verhalten gegenüber verschiedenen Arthropoden zusammen mit der Wandelbarkeit der kulturellen Verhaltungsweisen und des somatisch-serologischen Typus, so ergibt sich in aller Schärfe die Frage, ob nicht MEGAW[1] in viel höherem Maße als er selbst annehmen durfte, berechtigt war, von einem „*Läuse-*", „*Zecken-*" und „*Milben-*" Typhus zu sprechen.

Seit 1917 hat MEGAW in Indien auf flecktyphusartige Krankheiten hingewiesen, die zuerst durch milden Verlauf und klinische Eigentümlichkeiten am ehesten der aus New-York bekannten BRILLschen Krankheit zu entsprechen schienen. Die weitere Erforschung zeigte, daß es sich um Krankheiten handeln muß, die nicht wie das europäische Fleckfieber durch *Läuse*, sondern durch *Zecken*, wahrscheinlich *Rhipicephalus sanguineus*, übertragen werden. So rücken sie in die unmittelbare Nähe des Rocky Mountain spotted fever. Andererseits fehlt dem „Pseudotyphus" und der Tsutsu-Gamushi gegenüber die örtliche Nekrose und Lymphadenitis, wie sie bei den durch *Milben* übertragenen Erkrankungen kennzeichnend nachgewiesen sind. Daher schlägt MEGAW vor, man solle drei Gruppen von Typhen unterscheiden:

1. Läusetyphus, 2. Zeckentyphus, 3. Milbentyphus.

---

[1] J. W. D. MEGAW: A typhus-like fever in India, possibly transmitted by ticks. Indian Med. Gaz. LVI, Nr. 10. 1921. — MEGAW, SHETTLE and DHIRENDRA NATH ROY: Typhus-like fever, probably tick-typhus, in central India. Ibid LX, Nr. 2. 1925. — SIR LEONARD ROGERS: „Tick-Typhus", in The Med. Annual 45, S. 481. Bristol und London: 1926.

„Die Existenz eines typhusartigen Fiebers in Indien, das durch
Zecken übertragen wird, ist billigerweise sicher gestellt und die Berichte
von Fieber in *Nigeria, Südafrika* und anderer Orten in der Welt verleihen
der Annahme hohe Wahrscheinlichkeit, daß ein Zeckentyphus auch dort
vorkommt.“

So gelangt MEGAW bereits 1921 zu folgender tabellarischer Übersicht:

Classification of the Fevers of the Typhus Group.

I. Louse Typhus.	II. Tick Typhus.	III. Mite Typhus.
A louse-borne disease of filth, crowding, poverty, etc.	A *disease* of open air life in the wilds.	A disease of recently flooded places.
A. Severe typhus (mortality high).	A. *Rocky* Mountain fever.	A. *Tsutsugamushi* (*high* mortality—up to 55 per cent).
B. Mild typhus or *Brill's disease* (mortality low).	1. *Montana* type (high mortality—60 per cent).	B. Sumatra tick typhus (*low* mortality).
	2. Idaho type (low mortality—48 per cent).	
C. Tabardillo or Mexican typhus.	B. (?) Tick typhus of Kumaon and other places in India (low mortality —about 5 to 10 per cent). „Ihar“ bzw. „Sunjar“.	

MEGAW stellt sehr beachtenswerte Betrachtungen darüber an, woher
der Zeckentyphus wohl stamme, ob er etwa aus menschlicher Quelle abzuleiten sei. „Should further investigation show that the Kumaon typhus
is essentially similar to the tick-fever of the Rocky Mountains, the ques-
tion will naturally be asked as to how these two similar fevers come to
exist in such widely separated places as the Rocky Mountains and the
Himalayas. One possibility is that the disease among animals has a
world-wide distribution and has only affected human beings under
exceptional conditions, such as prevail in the wilds of the Rocky Mountains and the Himalayas. Another is that both of these fevers may have
originated from human typhus and that the animals in the infected loca-
lities have become infected through ticks which had fed on human beings
suffering from typhus. The disease would thus have spread from its source,
possibly in Europe, by human lines of travel eastwards and westwards.“

Diese Ausführungen sind bemerkenswert wegen der Klarheit, mit der
der Forscher ein wichtiges Problem erfaßt, *warum nämlich weltweitver-
breitet und ohne sichtbare oder deutliche Zusammenhänge sehr ähnliche,
wenn auch durch Bösartigkeit und Übertragungsweise teilweise stark von
einander abweichende Krankheiten vorkommen.* Eine sichere Lösung lag
naturgemäß außerhalb der damals irgendwie verfügbaren Kompetenzen.

Wir müssen ernsthaft die Frage prüfen, welchen Anteil der so und so
geartete Zwischenwirt am nosologischen Typus, an der Krankheits*form*
am Menschen, nimmt. Unsere hier mitgeteilten Erfahrungen gestatten

uns nur, die *Gattungs-* und *Art*abgrenzungen der verschiedenen Forscher in ihrer Berechtigung anzuzweifeln, weil sich in der denkbar sichersten Weise dartun läßt, daß die Charakteristika der betrachteten Formzustände mit wechselnder Lebenslage eingreifender Änderung fähig sind und gar kein vernünftiger Grund genannt werden könnte, der uns zwänge, nun etwa alle abgeleiteten und ableitbaren Formen ihrerseits als „neue Arten" zu betrachten. Wir haben es vielmehr in ganz ausgeprägtem Maße mit wenig gefestigten *Standortsformen* einer großen Organismengruppe zu tun, *einer Gruppe, die keineswegs aus isoreaktiven Elementen zusammengesetzt erscheint, deren Reaktionen sich aber jeweils in so weitem Umfange von dem Zusammenspiel der Individualgeschichte und der augenblicklichen Umwelt abhängig erweisen lassen, daß primitive Versuche, sie auf Grund einzelner Wesenszüge und Verhaltungsweisen, wie physiologischer Leistungen oder augenblicklicher somatischer Zusammensetzung* als Grundlage ausgelöster Serumreaktionen zu *gruppieren*, als logisch dem Wesen nach völlig verfehlt bezeichnet werden müssen. Es wäre sicher sehr viel leichter, hierzu ganz bindende Vorstellungen zu entwickeln, wenn wir den *Zeugungskreis* oder die „*Cyclogenie*" (ENDERLEIN[1] dieser Bakterien besser kennten. Tatsächlich besitzen wir nur Rudimente gefestigter Vorstellungen und Kenntnisse hierüber. Immerhin fällt ein mehrfach von uns betonter Umstand auf. Stämme verändern sich auf Nährböden in der Regel verhältnismäßig wenig, wenn überhaupt zu irgendeinem *nicht* beherrschbaren Zeitpunkt, dann oft schlagartig, so daß man früher gerne von „Mutationen" sprach, ehe man sich darüber klar wurde, wie gefährlich und wie wenig begründet derartige begriffliche Übertragungen sind. Andererseits sieht man, daß gewisse, wirklich revolutionierende Lebensumstände plötzlich den Keim ganz tiefgreifend erfassen und umgestalten, so daß das Ergebnis dieser Wandlung auch über viele Teilungen hinaus den Einflüssen eines Nährbodens widersteht. In diesem Sinne stellen wir fest, daß die Wanzeninfektion aus dem Virus des Rocky Mountain spotted fever, dem des Flecktyphus und sogar aus „Eigenrickettsien" der Wanze, wenn diese ein Säugetier durchlaufen haben, etwas für unsere Unterscheidungsmöglichkeiten nicht mehr sicher Unterscheidbares, jedenfalls etwas äußerst Ähnliches machen, obwohl der Typus der Wanzeninfektion sich wenigstens anfänglich bei bestimmter Exposition *histologisch* noch unterscheiden läßt. Bei dieser Umstellung der Keime ist es möglich, wenn auch noch völlig unerwiesen, daß Vorgänge mitspielen, die nur aus voller Kenntnis des einstweilen geheimnisvollen Lebenskreises heraus verstanden werden könnten. Es ist für uns sicher nicht in diesem Sinne verwertbar, daß wir gerade in Kulturen aus Wanzen zuweilen sehr eigenartige plasmatische protozoenähnliche Bakterienformen „polyenergider" Natur beobachtet haben, wie sie vielleicht zuerst von LOEWE, RITTER und BAEHR 1921[2] bei ihren Kulturversuchen am

---

[1] G. ENDERLEIN: Bakterien-Cyclogenie. Prolegomena zu Untersuchungen über Bau, geschlechtliche und ungeschlechtliche Fortpflanzung und Entwicklung bei Bakterien. 1925. De Gruyter.

[2] LOEWE, RITTER, G. BAEHR: Cultivation of Rickettsia-like bodies in typhus fever. Journ. of the Americ. Med. Assoc. 77, S. 1967. 1921.

Fleckfieber beobachtet wurden. „Occasionally, there has been observed a grouping of smaller bacillary forms in a spherical arrangement, apparently lying in a paler matrix — an appearence not unlike a sporulating body in a developmental cycle." Herr ANIGSTEIN zeigte uns aber ganz ähnliche Bilder, die er bei der Kultur der „Rickettsia melophagi" beobachtet hatte. Es liegt hier eine besondere Vermehrungsform dieser formmannigfaltigen Bakterien vor, der wir keine Berechtigung haben *besondere Bedeutung* beizumessen (vgl. Abb. 43 auf S. 76).

Mag auch die Erkenntnis der Formzustände noch unsicher sein, dies erstreckt sich nicht auf den biologischen Tatbestand der somatischen Umstellung in Verbindung mit gewissen einschneidenden Umstellungen der Umwelt, wie sie besonders durch den Eintritt in ein echtes Infektionsverhältnis — zu einem Warm- oder Kaltblüter! — gegeben sein können. Aus ihr ergibt sich jene deutliche individualhistorisch zu erwerbende oder erworbene Keimeseigenart, die zwar neue Reaktionen in anderer Richtung nicht ausschließt, aber ohne kräftige ihrem Wesen nach unbekannte und zunächst nicht faßbare „Reize" unter den gewöhnlichen Bedingungen der kulturellen Beobachtung nach Art und Zeit Bestand zu haben pflegt. Sie wird zum Gegenspieler der „Pleomorphie" der Gruppe, *ohne daß wir aber aus ihr irgendeine Berechtigung ableiten können, Gruppenbildung im Werte von Arten oder ähnlichem vorzunehmen*, weil sie sich eben auf Nährböden in der Regel eine zeitlang unverändert erhalten. Eine berechtigte artliche Abgrenzung muß aber Standortsformen ausschließen können und durch Studium der iso- und heteroreaktiven Verhaltungsweisen, also unter Berücksichtigung wechselnder Anforderungen, vereinen oder trennen. An dieser Forderung kann auch der ausgesprochene Wille nicht rütteln, nur „praktische" Arbeit zu leisten, „praktische" artliche Gruppierung vorzunehmen.

Damit können wir unseren Standpunkt in einigen Worten erneut zusammenfassen. *Die Erreger des Fleckfiebers und des Rocky Mountain spotted fever sind Proteusbacillen. Eigenartige und streng geschlossene Lebenskreise machen sie zu „Erregern". Dieser Lebenskreis verleiht ihnen im Zusammenhange einer nosologisch wohl charakterisierten Pathogenität eine Reihe von Wesenszügen, die sie eben in diesem abgegrenzten Beziehungsfelde kennzeichnen, so daß wir in ihnen bestimmte oder richtiger bestimmbare Formen, nämlich „Rickettsia Prowazeki" bzw. „Dermacentroxenus rickettsi" erblicken. Diese jeweils betrachtete Form ist solange reaktiv bestimmt, als ihre Verwirklichungsbedingungen innegehalten werden; aber sie ändert ihre Reaktion und damit auch ihren Zustand, sofern diese Verwirklichungsbedingungen sich ändern.*

Die Annahme wird also nahegelegt, daß nicht so sehr die grundsätzliche Veranlagung des Keimes im Sinne der Zugehörigkeit zu bestimmten Gruppen für diese jeweils gegebene parasitäre Umstellung in bestimmter Richtung maßgeblich ist als vielmehr eine Einpassung in einen bestimmten und in seiner Eigenart wesentlichen und für diesen Parasitismus unentbehrlichen Lebenskreis, *wozu besonders ein bestimmter Zwischenwirt gehört*. Sicherlich sind die Faktoren einer erfolgreichen Einpassung nicht zu vernachlässigen und bedürfen genauen Studiums; aber der Schluß wird sehr wahrscheinlich, daß an der Umbildung des Keimes zu einem Krankheitserreger in dieser Gruppe der Lebensraum als Reaktionsfeld eine überragende Bedeutung besitzt. *Dies begründen wir zunächst rein hypothetisch aus dem Ergebnis des umgekehrten Vorganges*, ohne uns den ungemein großen Schwierigkeiten unmittelbarer Beweisführung zu verschließen. Der Wanzenkontaktversuch stellt in gleicher Weise die Erreger des Rocky Mountain spotted fever, des Flecktyphus und „Wanzenrickettsien"- Proteuskeime derart um, daß sie in allen kulturellen und pathogenetischen Äußerungen schwer oder gar nicht unterscheidbar werden.

Die Verschiedenheit der Lebensäußerung seitens der verschiedenen Erreger der exanthematischen Proteusinfektionen kann also darauf beruhen, daß sie besonders in den verschiedenen Zwischenwirten verschiedenen Lebenslagen ausgesetzt sind, denen verschiedene Phänotypen entsprechen. Das Wesentliche ist, wie lange dieser Phänotypus festgehalten wird, unter welchen Einflüssen er sich ändert oder unberührt bleibt. Demgegenüber ist es für uns belanglos, wie sich das Schrifttum bisher zu den Erscheinungen gestellt hat, da es das Problem nicht erkannt hat und über genügende Erfahrungen nicht verfügte. „Denn eine Sache ist die Ausfindung und Beleuchtung zeitgeprägter Meinungen älterer Autoren — etwas ganz anderes die Prüfung der Richtigkeit vorliegender Meinungen, mögen sie alt oder modern sein. Wir müssen DAREMBERGs Worte beherzigen: „Pour l'histoire les textes. Pour la science les faits" (JOHANNSEN).

Es liegt nahe, in diesem Zusammenhange auch der bekannten Versuche von BORDET und SLEESWYK (1910) zu gedenken. Bluthaltige oder einfache Peptonnährböden verleihen dem Keuchhustenbacillus ganz verschiedene Fähigkeiten und Verhaltungsweisen. Es erscheint ausgeschlossen, etwa den nämlichen Stamm serologisch mit einem Tierserum zu identifizieren, wenn dies von einem Stamme gewonnen ist, der auf dem heterologen Nährboden gewachsen ist. Dies mag einen Vorgang zur Darstellung bringen, der den von uns studierten Erscheinungen nicht sehr fern steht. „Il est superflu d'ajouter que le microbe de la coqueluche, tel qu'on le trouve dans l'organisme des enfants malades, se comporte au point de vue du sérodiagnostic comme le microbe-sang, lequel s'est développé d'ailleurs sur un milieu nutritif très analogue à celui que le germe rencontre au cours de sa vie parasitaire. Signalons encore que le microbe-gélose peu récupérer ses qualités primitives lorsqu'on le transplate à nouveau sur le milieu riche en sang défibriné; toutefois, ce retour à l'état antérieur ne s'observe plus si le germe a été maintenu sur gélose ordinaire pendant un très long."[1] BORDET hat selbst bei anderer Gelegenheit[2] in diesem Zusammenhange noch auf die Studien von ALTMANN und RAUTH bei B. coli hingewiesen und die agglutinatorisch-serodiagnostisch unterschiedenen Rassen des Dysenteriebacillus angeführt (DOPTER, PARK, COLLINS, GOODWIN, GAY, RUFFER, WILMORE). „Zweifellos ver-

---

[1] BORDET: Traité de l'Immunité dans les Maladies infectieuses. Paris: Masson, 1920.

[2] BORDET: 1914 KRAUS-LEVADITI, Handb. I.

danken diese Unterarten ihr Auftreten Verschiedenheiten in den Lebens-
und namentlich Ernährungsbedingungen.“ Wir übergehen hier die
schwierigen Verhältnisse in der Typhusgruppe, obwohl wir bei Typhus-
wie Dysenteriestämmen aus Anlaß unserer Nährbodenarbeiten sehr
eigenartige Beobachtungen in der Richtung der BORDETschen Feststellungen machen konnten, ohne daß diese Verhältnisse jedoch schon
vollständig befriedigend studiert wären. *Dies ganze Gebiet muß aber
vorläufig bei Seite gehalten werden, weil doch offensichtliche Unterschiede
zwischen dieser Reihe von Beobachtungen, soweit sie Nährbödenvarian-
ten betreffen (diese Verhältnisse müssen allerdings genauestens studiert
werden), und unseren Beobachtungen in der Proteus- wie in der Streptokokkenreihe bestehen.* In den von uns hier und früher dargelegten Fällen
ist die somatisch-antigene Umstellung sichtlich *nicht ganz leicht* und deshalb außerhalb des Infektionsverhältnisses in der Regel wenigstens *nicht*
nachweisbar oder doch sehr selten, sie ist sogar vielfach daran gebunden,
daß ein ganz bestimmter *Typus der Infektion* verwirklicht wird, der
eben eine ganz bestimmte *Art der (somatischen) Reaktion seitens des
Mikroben* allein ermöglicht.

Wir übersehen heute noch nicht annähernd die Bedeutung der
Wirtseignung. Der „*Wirt*“ ist für den Parasiten ein Milieu besonderer
Art, aber nicht mehr. Wirtseignung ist also eine besondere Form der
Milieueinpassung, gesondert von anderen nämlich dadurch, daß das
Milieu, insofern es selbst „reagiert“, einen nachweislich bestimmen-
den und zwar im Sinne einer Änderung bestimmenden Einfluß auf die
Zusammensetzung des Parasiten ausübt. Der geänderte Zustand des
Parasiten erscheint uns also als eine Funktion seiner (selbst durch das
parasitäre Leben geänderten) Umwelt. Wie sich diese Änderung des
Bakteriums vollzieht, mehr passiv durch Übernahme von Stoffen —
oder mehr aktiv, durch eine „Reaktion“ des Plasmas, bleibt zunächst
ganz dunkel. Wir sehen nur, daß die gleiche, aber intensive Umgestaltung der Lebensbedingungen durch einen und denselben Wirt auch anscheinend recht verschiedenes, wenn auch sicher verwandtes Ausgangs-
material zu derselben wirtseigenen Form führt. Wir sehen, daß diese
Wirtseignung das Milieu *überdauert* und nach Trennung von ihm auf
Nährböden ziemlich fest erhalten bleibt. Es wird zweckmäßig sein, durch
das Wörtchen „ziemlich“ einen gewissen Spielraum anzudeuten, denn
geringe Veränderungen des antigenen Bestandes können ebenso auf
Nährböden nachweisbar werden, wie es zuweilen auch zu plötzlichen
stärkeren antigenen Schwankungen kommt, für die wir keine Ursachen
anzugeben wissen. Wir haben derartige Beobachtungen mehrfach früher
in unseren Veröffentlichungen mitgeteilt. Aber diese Einschränkungen
mindern kaum die Bedeutung unserer Aussage, daß die durch Wirtseignung geschaffene Umstellung sehr fest ist und nach allen bisherigen
Erfahrungen, die wir sammeln konnten, auf Nährböden erhalten bleibt,
denn die Wirtseignung ist durch den Wirt determiniert, wenn auch nicht
allein durch den Wirt; *bei antigenen Veränderungen auf Nährböden ist
aber ein derartig gerichtetes und dann vollkommenes und an allen parallelen
sowie auch an nicht nahe verwandten Stämmen gleichartiges Verhalten nicht*

festzustellen. Die Wirtseignung ist entweder da oder nicht da, diese Nährbödenveränderungen sind seltene und meist geringfügigere Ausnahmen. Es kann sich daher bei der antigenen Umstellung nicht etwa darum handeln, daß irgendwelche Speicherleistungen, Thesaurierungen, die Änderung bewirkten, denn solche müßten auf der Vielheit der Nährböden verschwinden oder doch stark variieren. Es handelt sich vielmehr darum, daß die ausgezeichnete Lebenslage des antigen umwandelnden Infektionsverhältnisses den Vorgang und das Ergebnis der Assimilation für so lange bestimmt, als nicht ein neues ebenso einschneidendes und ausgezeichnetes Infektionsverhältnis vom Keim eingegangen wird.

Es ist uns, wie wir schon eingangs betonten, vollkommen bewußt, daß die Bakterien eine Organisationsstufe des Lebendigen darstellen, die auf der Grundlage gegenwärtiger Kenntnisse weder erlaubt, erkannte Gesetzmäßigkeiten höherer Organisationsstufen auf sie zu übertragen, noch umgekehrte Schlüsse — vom Bakterium auf die Vielzelligen — ohne weiteres zuläßt. Wenn heute auch wohl kein Zweifel darüber bestehen kann, daß die Beobachtungen medizinischer Laboratorien nicht den Lebenszyklus der Bakterien erschöpfend erfassen, so sind wir andererseits keineswegs — trotz der vielfältigen Arbeiten eines ENDERLEIN, LOEHNIS, PH. KUHN, MELLON u. a. — imstande, wirklich gesicherte und geordnete Vorstellungen über Sexualzyklen und Entwicklungsvorgänge bei Bakterien aufzustellen oder gar diese unter problematischen Bedingungen zu verwerten. Auch der Versuch scheint uns noch nicht einwandfrei geglückt, dadurch den tiefen Spalt zwischen Spaltpilzen und zellig gebauten Organismen zu überbrücken, daß man den Bakterien in nuce die nämliche Organisation zuschreibt, wie wir sie als Grundplan der „Zelle" bei Protozoen und Metazoen sowie bei Pflanzen kennen. Hier ist vielfach der Wunsch der Vater des Gedankens. *Es ist daher auch keineswegs gestattet, Vorgänge wie die Wirtseignung mit nicht nachgewiesenen Phasen eines hypothetischen Lebenszyklus zu verknüpfen.* Ebenso müssen wir es vermeiden, Ausdrücke der Vererbungslehre vielzelliger Organismen anzuwenden, die nur in Verbindung mit sicheren Sexualvorgängen Sinn und Berechtigung besitzen.

Dennoch gilt es im allgemeinen für erlaubt, gewisse grundsätzliche Verhaltungsweisen lebender Wesen überhaupt anzunehmen, aus denen heraus man „Leben" schlechthin zu bestimmen und gegen Nicht-Leben abzugrenzen versuchte. Dazu gehört auch *Assimilation.*

Es gilt als Dogma, daß ein Lebewesen beim Heranwachsen erstlich alle Teile der Nahrung derart umbildet, daß sie sich seinem artlichen Bau fügen. So kann JULIUS SCHULTZ widerspruchslos darauf hinweisen, daß Assimilation spezifische Form herstellt, nur im kleinsten Raume statt im Gesamtbau. „Schon CASPAR FRIEDRICH WOLFF sah die Einheit von Ernährung, Wachstum, Erzeugung."[1]

Leider liegen außer für das von uns behandelte Objekt keine ent-

---

[1] J. SCHULTZ: Die Grundfiktionen der Biologie, in SCHAXELS Abhandlungen zur theoretischen Biologie 7. 1920.

sprechenden Versuche darüber vor, ob sich der *Aufbau*, die antigene Zusammensetzung eines Organismus so grundlegend unter Milieu- insbesondere Wirtseinfluß (im Falle des Parasitierens!) ändert[1]. Die zahlreichen Fälle von zeitweiligem Parasitismus bei Würmern mit ihrer sich in Generationswechsel und anderen Erscheinungen äußernden starken Beeinflussung des Lebens des Parasiten müßten eigentlich ein leicht zugängliches Material für eine breitere Bearbeitung des aufgewiesenen Problems darstellen. Hier lassen sich frei lebende und parasitierende Lebensführungen vergleichen. Bei Flagellaten dagegen wäre der Vergleich desselben Parasiten in verschiedenen Wirten um so gebotener, als hier vielfach serologisches Verhalten und Pathogenität allein eine Unterscheidung der verschiedenen „Arten" begründen.

Unsere Versuche zwingen uns — zunächst ohne endgültige Stellungnahme — die Frage aufzuwerfen, ob immer und unter allen Umständen ein Lebewesen seine Assimilationsvorgänge seinem artlichen Bau in dem Sinne einfügt, daß ein im wesentlichen invariables Endprodukt dieser Assimilation in Gestalt seines artkonstanten antigen wirkenden „Organ"- bzw. „Zell"-Plasmas entsteht; oder, ob die Dissimilation vielleicht unter dem Einfluß besonderer Störungen auch zu einem *geänderten Assimilationsergebnis* zu führen vermag. Mit anderen Worten hieße dies, daß die Grundvorstellung von der stets auf das nämliche *„Arteiweiß"* hinsteuernden Assimilation keine *absolute* Gültigkeit zu besitzen brauchte[2].

---

[1] (Nachtrag während der Drucklegung.) Lange Zeit nach Abschluß unserer Untersuchungen stoße ich auf sehr bemerkenswerte und *ganz den unseren gleichgerichtete Ausführungen* in der 2. Auflage *des* D'Hérelle*schen Werkes* über „Le Bactériophage et son comportement" (1926, S. 330). D'Hérelle geht von gewissen Studien von Brocq-Rousseu, Urbain et Forgeot (1923, Ann. Past. 37, S. 322) aus, die *physiologisch* zu dem gleichen Ergebnis der antigenen Umstellung an Streptokokken kamen, das Wolff und *ich* in den Jahren 1920—22 erarbeitet hatten und das uns erstmalig die Erscheinung „wirtseigener Stämme", also wirtsgebundener Assimilation vorgeführt hatte. (Mir selbst war diese Arbeit durch meinen Studienaufenthalt in Sibirien entgangen.) So kommt D'Hérelle zu der Folgerung: „En résumé, ces expériences, s'ajoutant à nombre d'autres faits connus, montrent que l'assimilation n'est pas totale chez les microbes, la substance du microbe diffère suivant l'aliment utilisé pour son développement, ce qui a pour conséquence une variabilité des propriétés antigéniques. Il est même curieux que cette notion qui ressort de si nombreux faits, n'ait pas encore été spécifiée." Weiterhin kommt D'Hérelle bei der Erörterung seiner Protobien (Protobios bacteriophagus) zu dem Schlusse: „Les protobes, le Bactériophage en particulier, ainsi que les microbes, les bactéries en particulier, sont des êtres doués d'un pouvoir d'adaptation considérable; la variabilité des propriétés antigéniques montre de plus que l'assimilation ne se fait pas de la même manière chez ces êtres rudimentaires que chez les êtres plus élevés en organisation et que, suivant l'aliment utilisé, la substance même de ces êtres subit des variations" (l. c. S. 338). *Es kommt hier wohl nur darauf an zu zeigen, zu wie ähnlichen allgemein physiologischen Vorstellungen* D'Hérelle *und ich gekommen sind. Es kann und muß unerörtert bleiben, ob die von uns herausgehobene „Wirtseignung" nur ein Sonderfall bakterieller Ernährung und Lebens ist, oder ob Wirtseignung wirklich etwas Besonderes und mit dem Wesen eines Injektionsvorganges spezifisch Verknüpftes ist, ohne daß wir die Wurzel dieser Eigenart bisher zu erkennen vermöchten.*

[2] Es ist im Augenblicke sehr schwer, einen Überblick darüber zu geben, wie weit ähnliche oder identische Vorgänge in der Mikrobiologie bisher beob-

Die herrschenden Vorstellungen von FRANZ HAMBURGER, ABDERHALDEN *u. a. sind im wesentlichen auf dem Verhalten von Säugetieren unter den Bedingungen des Laboratoriums aufgebaut. Wir müssen jetzt aber Reaktionslagen von Organismen, besonders auch niederen, in Betracht ziehen, die bisher nicht zur Begründung unserer Vorstellungen allgemeiner Art herangezogen worden sind.*

[*Ontogenetisch* kann sich natürlich bei einem höher entwickelten Lebewesen im Laufe seiner Entwicklung eine Stoffwechselwandlung vollziehen, die man — allerdings vorerst ohne großen Nutzen — zu der von uns studierten Erscheinung in Parallele setzen könnte. Ich möchte daher nur ganz kurz auf eine Ausführung RŮŽIČKAS verweisen (1919 Restitution und Vererbung, Exp., krit. und synthetischer Beitrag zur Frage des Determinationsproblems. S. 39): „Dem Angeführten gemäß erscheint es mir völlig offenbar, daß der Stoffwechsel, welcher von einer bestimmten morphochemischen Konstitution eines lebenden Systemes ausgeht, durch die Reaktionen, die er in derselben zustande bringt, je nach dem chemischen und physikalischen Charakter dieser Konstitution nicht nur ihre assimilativen Vorgänge zu erhalten, sondern außerdem noch gleichzeitig Änderungen zu veranlassen vermag, welche die Ausbildung einer neuen morphochemischen Konstitution herbeiführt, in welcher dann weiter assimiliert wird, welche neue Spezifität besitzt und neuer Wandlungen fähig ist. Der Stoffwechsel wirkt somit *nicht nur als realisierender, sondern auch als determinierender Faktor,* so daß mit Recht behauptet werden kann, daß die Erscheinungen des morphologischen Metabolismus chemisch *vollständig bestimmt sind.*"]

Es läßt sich zeigen, daß sich mit dem Eintreten der somatischen Änderung (der geänderten „antigenen Beschaffenheit") auch eine zunehmende Schwierigkeit bis Unmöglichkeit der Immunisierung gegen die Virusform ergibt. Wir glauben auch aus diesem weiteren Grunde, daß die Methode der Agglutination — namentlich in Anbetracht ihrer so überaus starken und deutlichen Ausschläge — die Änderungen des Antigens zuverlässig zum Ausdruck bringt; denn es handelt sich ja bei unseren Beobachtungen nicht sowohl um einen einfachen *Verlust* der Agglutinabilität, der vieldeutig sein könnte, sondern um den *Erwerb einer neuen und sehr wohl definierten Agglutinabilität,* und zwar von verschiedenen Ausgangspunkten her in gleicher Richtung und in gleicher

---

achtet worden sind. Wir möchten daher lieber von einem solchen Unternehmen im Augenblick Abstand nehmen. Besonders in der neuerdings so erfolgreich auf ihren antigenen Bestand untersuchten *Pneumokokkengruppe* hat man natürlich auch Änderungen des im Tierkörper wirksamen Antigenes gesehen, allerdings doch ganz anderer Art. So beschreibt TILLETT (Studies on immunity to pneumococcus mucosus — Type III — Journ. of Exp. Med. 45, p. 713. 1927) bestimmte serologische Erscheinungen nach Immunisierung von Kaninchen mit Pneumococcus III-Typen. „The immunilogical response is identical with that obtained following immunization with R strains or solutions of pneumococci. The inference is, then, that Type III pneumococci are so altered, following introduction in the animal body, that the type specific antigen is made ineffectual and the nucleoprotein is liberated to stimulate the production of anti-P antibodies." Aber dieser und ähnliche gewiß eigenartige Vorgänge stellen immerhin etwas ganz anderes dar, als der von uns am Proteus aufgedeckte.

Art. Auch die anderen Ergebnisse unserer serologischen Versuche bestärken uns in dieser Annahme, indem im allgemeinen, wie bereits betont
wurde, die genau ausgewertete und vorsichtig beurteilte Komplementbindungsreaktion der Agglutination in ihren Ergebnissen durchaus
entspricht.

Es scheint uns sicher, daß FRIEDBERGER, ZORN und MEISSNER bei
ihren Untersuchungen „Über den Receptorenapparat der X- und
Z-Bazillen"[1], namentlich soweit sie an Hühnern gearbeitet haben, vor
sehr ähnlichen Ergebnissen, wie den hier eingehend erörterten, gestanden
haben. Diese Versuche setzten den Forschern, trotz der überlegenen Erfahrung FRIEDBERGERS, die größten Schwierigkeiten des Verständnisses
und zeigten, daß das so einfache, durchsichtige und elegante Schema
von den O- und H-, Haupt- und Neben-Receptoren nur ein Schema, eine
Fiktion, ist. SCHIFF[2] hat aus den Ergebnissen FRIEDBERGERS den Schluß
ziehen wollen, „daß keineswegs die Immunseren streng spezifisch zu
sein brauchen, beim Huhn liegen die Verhältnisse ganz anders als beim
Kaninchen." Wir glauben aber, daß auch eine andere Betrachtungsweise
dieser Ergebnisse möglich und vielleicht sogar vorteilhafter ist.

Dem Serologen drängt sich eine bestimmte Betrachtungsweise zu.
SCHIFF hat ihr sehr bezeichnenden Ausdruck verliehen. „Zur Aufklärung der wechselseitigen Beziehungen war es notwendig, eine ganze
Reihe von Seris heranzuziehen, denn die Analyse war dadurch erschwert,
daß nicht in jedem Immun- oder Patientenserum Antikörper gegen sämtliche Receptorentypen vorhanden sind. Ich möchte dieses Verhalten als
die ,Unvollständigkeit' der Immunsera bezeichnen."

„Es handelt sich hier um eine Erscheinung, die längst bekannt ist,
aber nicht immer genügend berücksichtigt wurde. Besonders anschau-
lich ergibt sich die ,Unvollständigkeit' der Immunsera aus Untersuchungen von FRIEDBERGER, sowie FRIEDBERGER und MORESCHI, die
wohl zuerst an dem Beispiel der Typhusbazillen zeigten, daß bei der
Heranziehung verschiedener Tierspezies zur Immunisierung eine ganz
unerwartete Mannigfaltigkeit im Receptorenapparat der Typhusbazillen
zutage tritt. Bei ein und demselben Tier ist der Immunkörper in verschiedenen Stadien der Immunisierung nicht gleichartig zusammengesetzt."

Eine andere Betrachtungsweise also würde diesen sehr wichtigen Befund so zu begreifen versuchen, daß sich die Bakterien in den verschiedenen Tieren selbst anders gestalten und daher anders verhalten. *Wir
hätten dies vielleicht auch in unserem Falle nicht so erfassen können, wenn
wir nicht das eingespritzte Bakterium selbst aufs neue aus dem Wirtstier
herausgezüchtet hätten, wobei sich eben ergab, daß es bereits nach gröbster
serologischer Methodik starke und eindeutige Abweichungen von dem Ausgangsstamm erfahren hat.* Damit ist aber der Beweis geliefert, daß nicht

---

[1] FRIEDBERGER, ZORN und MEISSNER: Über den Receptorenapparat der X-
und Z-Bazillen. Zeitschr. f. Immunitätsforsch. u. exp. Therapie, Orig. 34, 2.
1922.
[2] SCHIFF: Untersuchungen über den Receptorenapparat in der Paratyphus-
gruppe. Zeitschr. f. Immunitätsforsch. u. exp. Therapie, Orig. 33, 6. 1922.

sowohl die Sera einzelner Tiere oder Tierarten die Partialantigene schlecht und unvollkommen erfassen, sondern daß diese Antigene im Tiere einer Neubildung und teilweise einer Änderung unterliegen, und daß diese Bildung von der Tierart selbst funktionell abhängt. *Das Antigen formt sich unter bestimmten Bedingungen in bestimmten Richtungen.* Das derartig *umgeformte* und daher agglutinatorisch nun deutlich vom Ausgangsstamm unterschiedene Bakterium ist auf unseren Nährböden gehalten, praktisch *antigen-beständig*. Damit ist ein außerordentlich wichtiger Hinweis auf die neuerdings viel erörterten Verhältnisse der Typhus-Paratyphusgruppe gegeben, ein Hinweis, der um so wichtiger ist, als man ja dort noch viel geringere Bedenken als in der Proteusgruppe hegt, von verschiedenen Bakterien „*Arten*" und fixierten „*Typen*" zu sprechen. Ob man hier von „Gruppenagglutination" oder von „Gattungsspezifität der Agglutination" usw. spricht, man deutet hier, man legt hier aus, man verbindet hier einzelne Erfahrungen. „Es entstehen durch solche Bemühung meistenteils Theorien und Systeme, die dem Scharfsinn der Verfasser Ehre machen, die aber, wenn sie mehr, als billig ist, Beifall finden, wenn sie sich länger als recht ist erhalten, dem Fortschritte des menschlichen Geistes, den sie in gewissem Sinne befördern, sogleich wieder hemmend und schädlich werden" — wie Goethe im „Versuch als Vermittler von Objekt und Subjekt" 1792 in unvergänglicher Form ausgeführt hat.

Wir stehen heute erst am Anfange einer Analyse der Umweltbeziehungen der Lebewesen. Unsere Kenntnisse sind, wie so oft, mit gewissen praktisch-therapeutischen Bedürfnissen des Menschen erweitert worden. Wir haben selbst, soweit es unsere geistigen und technischen Forschungsmittel erlaubten, in einer Reihe von Untersuchungen den Anteil festzustellen versucht, den Faktoren der *Ernährung* an den Reaktionen eines Organismus so verwickelten Baues, wie es ein Nagetier ist, nehmen. Hier sind die Ergebnisse erst sehr bescheidene zu nennen, aber der Versuch mußte unternommen werden, nachdem früher diesen wichtigen und alltäglichsten Umweltsbeziehungen keine hinreichende bzw. keine hinreichend begründete Beachtung geschenkt wurde. Die sehr viel größere Bedeutung der Ernährung als primitivster Umweltsbeziehung für niedere Organismen hat schon CLAUDE BERNARD gewürdigt. Auch die physiologische Verfolgung des gleichen Problems an hoch entwickelten Tieren hat in der Hand moderner Forscher (REID-HUNT, ABDERHALDEN und WERTHEIMER) wesentliche neue Ergebnisse erzielt, die um so bemerkenswerter sind, als sie die Abhängigkeit der Wirkung der für Formgestaltung und Stoffwechsel wichtigen inneren Sekrete von Faktoren der Ernährung dartun. Wir sind jetzt bei unseren Mikroben auf besonders tief gestaltende Umweltsbeziehungen gestoßen, die den innersten Kern der „Form", die antigen wirksame plasmatische Substanz in Mitleidenschaft ziehen und Fermentleistung, Reaktivität, Züchtbarkeit deutlich beeinflussen.

V. Entwurf einer Pathogenese des Fleck- und Felsenfiebers auf Grund biologischer Eigenschaften des Virus.

Flecktyphus und Rocky Mountain spotted fever sind „*exanthema-tische Krankheiten*". Die Geschichte der Irrungen und Wirrungen in den Vorstellungen vom Wesen der sogenannten akuten Exantheme stellt eines der interessantesten Kapitel aus der Geschichte der Medizin dar. Es ist, wie kein zweites, in stetem Flusse begriffen. Wie wir bei den Älteren schon moderne und zutreffende Vorstellungen finden, haben sich Un-klarheiten der Vergangenheit erfolgreich bis in die Gegenwart hinüber-gerettet. Gerade das Aufblühen von Exanthemen, die Grade ihrer Ent-wicklung im Zusammenhange des allgemeinen klinischen Krankheits-ablaufes haben mystisch dunkle Vorstellungen begünstigt. Die Rede-weise des einfachen Volkes hat davon einiges bewahrt. Schon bei HENLE finden wir dagegen treffende Überlegungen, wenn er zum Beispiel darauf hinweist, daß es Facta in dem Auftreten selbst des äußeren Exanthems gibt, welche leichter aus einer Verbreitung des Kontagium durch das Blut zu erklären sein möchten. Schon bei HENLE[1] finden wir die Er-fahrung der „infection inapparente" (NICOLLE[2]) klar beschrieben, „*denn es gibt Exantheme, namentlich geimpfte, die fast fieberlos verlaufen und doch schützen und Kontagium zeugen*".

Wir unterscheiden heute zwischen metastatischen und toxischen Exanthemen. Im Falle unserer Proteusinfektionen handelt es sich um ausgesprochen metastatische Exantheme. Wenn man die Frage nach der Bedeutung dieser Metastasen angreifen und allgemeineren Vor-stellungen unterordnen will, so wird man auf vorliegende Erörterungen ähnlich zu bewertender Erscheinungen beim *Abdominaltyphus* ver-wiesen. Zunächst hat ein solcher Vergleich nur subjektive und bedingte Gültigkeit, weil man eigentlich erst erweisen müßte, daß das metasta-tische Exanthem als hervorstechende Eigentümlichkeit im formalen Ab-laufe zweier oder mehrerer Krankheitsgruppen auch *wesentlichen Über-einstimmungen* des Mechanismus seiner Entstehung seine Erscheinung verdankt. Wir glauben aber, daß alle Erfahrungen, die wir machen konnten, in diesem Sinne sprechen und unser Vorgehen nachträglich rechtfertigen.

---

[1] HENLE, J.: Pathol. Untersuchungen von den Miasmen und Kontagien und von den miasmatisch-kontagiösen Krankheiten (1840) in Klassiker der Med. 3. 1910.

[2] CHARLES NICOLLE: Etat de nos connaissances expérimentales sur le Typhus exanthématique. Bull. de l'inst. Pasteur, Paris, Bd. XVIII. 1920. — Ders.: Contributions à l'étude des Infections inapparantes. Le typhus exan-thématique inapparent. Arch. de l'inst. Pasteur de Tunis, Bd. XIV, S. 149 ff. 1925. — CHARLES NICOLLE et CHARLES LEBAILLY: Recherches sur la filtrabilité du virus exanthématique. Une application instructive de la connaissance des infections inapparentes. Ebenda, Bd. XIV, S. 213 ff. 1925.

OELLER[1] suchte auf Grund sehr sorgsamer klinischer Beobachtungen den Wahrscheinlichkeitsbeweis dafür zu erbringen, daß die Roseolen, wie ja die Hautmetastasen beim Abdominaltyphus genannt werden, einer *allergischen Reaktion* des infizierten Organismus entspringen. Diese Betrachtung ist natürlich nur eine bemerkenswerte besondere Ausführung der allgemeinen Vorstellung, die v. PIRQUET 1910 für Serumkrankheit und Infektionen, besonders für die Variola-Vaccine erstmalig entwickelt hat und die für die *Pocken* in dem Satze gipfelt: „Die Aussaat des allgemeinen Blatternexanthems findet in der Phase des Eintritts allgemeiner Antikörper statt." Ungefähr bereits seit 1903 verschafft sich hinsichtlich des Wesens der *Inkubation* und der klinischen *Krankheit* wie auch gewisser geweblicher Krankheitsäußerungen eine Vorstellung mehr und mehr Geltung, die schon bei PIRQUET und SCHICK zu dem vielleicht in dieser allgemeinen Fassung etwas übertriebenen Satze führte, den man oft in diesem Zusammenhange erwähnt findet, daß nämlich der pathogenen Substanz an sich keine unmittelbar krankmachende Wirkung zukomme. Die Untersuchungen von OELLER führen nun über die Ausführungen von PIRQUET hinaus. Die Immunitäts- oder vielleicht besser Abwehrlage des Typhuskranken wird von ihm aus dem klinischen Ablauf heraus erkannt, die gewebliche — roseoläre — Reaktion wird in ihrem Fehlen oder Vorhandensein zugleich zeitlich festgelegt und zu der beobachteten Immunitätslage in Beziehung gebracht. Das Ergebnis stimmt in logisch befriedigender Weise zu dem Schlusse, daß das Roseolenexanthem immunbiologisch bewertet werden muß und darf. „Die *Roseolen* sind also sicher ein *Insuffizienzzeichen* des menschlichen Organismus, eigentlich der nachträgliche Beweis vorhanden gewesener Minderwertigkeit, da es ihm, wenn auch nur vorübergehend, nicht geglückt ist, die Verschleppung *lebensfähiger* Keime zu verhüten — sie sind aber *umgekehrt auch der Ausdruck dafür*, daß der Organismus wieder in die Lage gekommen ist, das Versäumnis nachzuholen, die *Keime wenigstens in der Haut mit kräftigen Lokalreaktionen und hoher Giftempfindlichkeit zu vernichten.*

„Auch das Fehlen der Roseolen ist in prognostischer Beziehung doppelt zu werten. Es verschlechtert bei hohem, langdauerndem Continuafieber die Prognose, da der Roseolenmangel, die wenig unterbrochene Continua, die meist auch starke Leukopenie auf geringe, weil durchbrochene Reaktionsfähigkeit des Menschen hinweist, die erst allmählich wieder erkämpft werden muß. Roseolen bedeuten Kampf und diese sichtbar werdende Feststellung ist bei Insuffizienzerscheinungen viel wert. da ihr Erscheinen die wiederkehrende Reaktionsfähigkeit beweist.

Das Fehlen des Roseolenexanthems bei den abortiven Fällen weist darauf hin, daß es einerseits wohl überhaupt nicht zu einer Hautsiedlung lebensfähiger Bakterien gekommen ist, andererseits auch darauf, daß trotzdem vielleicht in die Haut gelangende lebende Keime so rasch ver-

---

[1] H. OELLER: 1. Zur Immunbiologie des Typhus. Zeitschr. f. klin. Med. 94, Heft 1/3, S. 49. 1922. — Ders.: 2. Über die nosologische Stellung der Krankheitsformen des Typhus im Rahmen der septischen Erkrankungen, Allergie und Entzündung. Ein Beitrag zur Pathogenese des Typhus. Ebenda Bd. 95, Heft 4/5, S. 328. 1922.

nichtet werden, daß keine Zerfallsgifte mehr entstehen können, die die
Zellen zur Lokalreaktion reizen könnten. In diesem Falle ist das Fehlen
der Roseolen sehr günstig zu werten und deutet auf eine Höchstleistung
der Allergie hin."

In ganz gleichem Sinne habe ich unabhängig von OELLER 1922 das
FRAENKELsche Knötchen, die „Fleckfieberroseole" bzw. -Petechie, dahin
gedeutet, daß es die *fehlgeschlagene* Abwehrleistung morphologisch kennzeichnet.

Diese Folgerung ergab sich aus *histologischen* Untersuchungen am
Fleckfieber, aus *kulturphysiologischen* Beobachtungen am Virus, wie wir
es damals züchterisch erforschten, und aus sehr nahe liegenden Vergleichen mit den Erfahrungen an *Streptokokken*, wie wir sie in mehr-
jähriger Arbeit gewonnen hatten.

Zunächst gelang uns der *Nachweis einzelner* „*Rickettsien*" im Zentrum
der die Petechie bildenden Gefäßreaktion. Andererseits sahen wir in
stark geschwollenen Wandzellen der Leberkapillaren Haufen von
„Rickettsien". „In gut gefärbten Giemsapräparaten ist ihr Protoplasma
häufig ganz dicht mit azurophilen Granulis erfüllt, welche öfter zu zweit
liegen, auch kettenartige Verbände erkennen lassen. Neben den vor-
herrschenden ganz kleinen Formen, welche — wie Vergleichspräparate
lehren — ganz in die Größenordnung der Läuseparasiten fallen, sieht
man vereinzelte fast *gono-* oder *meningokokkenartige* Quellformen, die
nach den später zu behandelnden Erfahrungen mit Kulturen als *Dege-
nerationsformen* aufzufassen sind." Nur in vereinzelten Beobachtungen
nach Impfung von Gewebskulturen häuften sich diese Rickettsien zu
gewaltigen Lagern in riesenhaft vergrößerten Zellen und ließen zugleich
den Vorgang der Ausschüttung sehr deutlich erkennen. Diese Bilder
bereiteten verschiedenen Forschern große Schwierigkeiten des Verständnisses, weil gar nicht zu leugnen ist, daß die *gewöhnlichen* Fleck-
fieber-Meerschweincheninfekte, wie sie uns besonders in den „Virus-fixe"-
Passagen gegeben sind, sie in dieser großartigen Form *nie* erkennen
lassen.

Es ist allgemein bekannt, welch glänzende Förderung die Histobakteriologie des Fleckfiebers und des Rocky Mountain spotted fever
durch die gründlichen Untersuchungen von WOLBACH[1] und von seinen
Mitarbeitern erhalten hat. Sie widerspricht aber nicht, sondern sie ergänzt nur unsere von diesen unabhängigen Forschungen. WOLBACH
weist selbst darauf hin, daß die Funde von Virus im Meerschweinchen,
sofern es an Fleckfieber erkrankt ist, seltener und unvollkommener sind
als beim Menschen, „z. T. weil der Charakter der Läsionen milder ist
und weniger Hinweise beim Aufsuchen darbietet". Es ist aber für die
Klärung der gegenseitigen Befunde nicht uninteressant, daß auch WOL-
BACH wie ich über „scattered paired coccoid bodies" berichtet, die man
oft in geschwollenen Endothelien der Skrotalhaut, der Hoden und des
Gehirnes finden könnte. In der gleichen Richtung sind seine Angaben

---

[1] WOLBACH, TODD and PALFREY: The etiology and pathology of typhus.
Harv. Un. Press, Cambridge, Mass. 1922.

verschieden feiner und entsprechend verschieden leicht färberisch nachweisbarer Formen zu berücksichtigen.

„Die Organismen färben sich schwierig, und es ist manchmal nötig,
die Färbetechnik in Hinsicht auf die Reaktion des Wassers zu verändern,
das man zur Verdünnung der Giemsafarbe benutzt, und in Hinblick auf
den Grad der Differenzierung, um befriedigende Präparate zu erhalten.
Oft fanden sich geschwollene Endothelien mit umschriebenen hell färbbaren granulären Bezirken und gestatteten bei einer zweiten Färbung den
Nachweis von Massen von Rickettsien, die diese Bezirke einnehmen, die
vorher als licht färbbar und körnig erschienen waren. In unseren Auf-
zeichnungen bezogen wir uns lange Zeit auf diese Erscheinung als auf
‚graue Pünktelung der endothelialen Zellen‘. Wir schlußfolgern jetzt,
daß diese Erscheinung auf Massen allerfeinster Rickettsien zurückzuführen ist, da sie sich so deutlich färberisch darstellen und oft in der
nämlichen Zelle mit größeren tiefer färbbaren Formen vergesellschaftet
sind. Zellen, angefüllt mit diffus verteilten Rickettsien, kommen im
Endothel nahe an oder um die Thromben vor wie auch in Gefäßen, die
keine anderen Läsionen als geschwollene Endothelien zeigen. In zu-
sammengezogenen Arterien und Venen springen diese geschwollenen
Zellen in die Lichtung vor und sind oft mit unzählbaren Mengen paariger
granulaartiger Rickettsien erfüllt.‘‘

Wolbach hat unsere Befunde außer acht gelassen. Dabei liegt es
nahe anzunehmen, daß die völlige Übereinstimmung gewisser Bilder —
bei lediglich in unserem Falle fehlender „Granulierung‘‘ — darauf zurückzuführen war, daß wir aus Mangel an entsprechend günstigem Material
in einem Teile unseres Materiales vorzüglich die „größeren, stärker
färbbaren Formen‘‘ dargestellt und beschrieben haben, während unsere
Befunde in den Leberendothelien ganz denen gleichen, die Wolbach
in Gefäßen *ohne entzündliche und andere Reaktion* an der Körperperi-
pherie gesehen und abgebildet hat.

Wir möchten hier einschalten, daß die *Kultur* des Virus aus dem
Infektionsverhältnis heraus sehr häufig ganz verschieden stark färbbare Einzelformen liefert, *wie überhaupt der Erwerb stärkerer Färbbarkeit
allgemein mit dem Wachstum in künstlichen Medien zusammenfällt und
sich auch dort besonders stark entwickelt, wo die Annahme einer beginnenden
Degeneration durch physiologische Umstände und Besonderheiten der Formgestaltung nahegelegt wird.* So findet man in originalen Kulturen sehr
verbreitet wirklich *staubfeine Formen*, die sich natürlich mittels Gram-
scher Färbung oder mittels Methylenblau *gar nicht* darstellen lassen und
sogar bei langdauernder Giemsafärbung nur blaßgrau erscheinen. Neben
ihnen können dann schon gröbere, besser färbbare Gebilde auftreten,
oder aber die mikroskopisch zunächst angezweifelte Kultur nimmt von
der ersten Passage an zusehends gröbere Gestaltung an.

Wir haben neuerdings jedoch festgestellt, daß die Angaben Wolbachs auch für das Meerschweinchen dann volle Gültigkeit besitzen,
wenn man nur über eine hinreichend schwere Infektion verfügt, wie sie
in manchen Stämmen *im Anfange der reihenweisen Verimpfung, jedoch
kaum je später* beobachtet werden — oder wie man sie bei milderen

Stämmen zuweilen dadurch erzielen kann, daß man durch Verimpfung besonders infektiöser Gewebskulturen die Virulenz hochtreibt.

Wir möchten auf Grund neuer und viele frische Stämme betreffender Untersuchungen hinsichtlich der histologischen Angaben von Wolbach einige Bedenken dahin äußern, daß doch ein Teil seiner Bilder Schnitte betrifft, die nicht einwandfrei Gewebsparasiten, „Rickettsien", darstellen. Aber andererseits halten wir seine Angaben für prinzipiell richtig.

Erst die Untersuchungen der letzten Monate haben uns jedoch, wie wir dies bereits im Zusammenhange der kulturellen Aufgaben betont haben, von der besonderen Wichtigkeit eine Vorstellung verschafft, die die *Art des Materials* für die Erkenntnis der histobakteriologischen Verhältnisse wirklich besitzt. Jedem Forscher auf diesem Gebiete muß es im Laufe seiner Untersuchungen einmal auffallen, wie sehr verschieden beispielsweise menschliche Infektionen an Flecktyphus hinsichtlich der Schwere des Krankheitsbildes, aber auch hinsichtlich ihrer epidemischen Bedeutung, ihrer Infektiosität, sind. Andererseits gelingt es äußerst schwer, das Virus des Fleckfiebers aus einem infizierten Kaninchen auf das Meerschweinchen zurückzuimpfen. Man kann auch Wanzen an Kaninchen sehr schwer irgendwie mit Proteuskeimen infizieren. Das exanthematische Virus vorzüglich hört sehr frühzeitig auf, sich im Kaninchen zu vermehren. Meist ist daher die Weil-Felixsche Reaktion beim Kaninchen nur angedeutet und das Serum erreicht *keine* hohen Agglutinintiter. Insbesondere sieht man dies Verhalten, wenn man Meerschweinchen-Passagegehirne auf Kaninchen bringt. Hier hängt es nach mehrjährigen Erfahrungen von uns vom *Alter* und der *Art* des Meerschweinchenstammes ab, wie stark die Serumreaktionen im Kaninchen ausfallen. So sahen wir bei dem hochvirulenten Stamm „Metschnikoff" anfangs Titer von 640, während wir mit größten Hirnmengen des *alten* Stammes „Reinickendorf" in der Regel nicht über 80 hinaus kamen. Im *Meerschweinchen* selbst schwankt die Virusmenge ganz außerordentlich je nach der Art des Infektes. *Jedweder Virusstamm büßt durch fortgesetzte Meerschweinchenpassage an Virulenz erheblich ein.* Ich weiß nicht genau, ob es auch ohne Versuchsfehler dazu kommt, daß Virusstämme schließlich so erheblich in ihrer Virulenz abnehmen, daß die Passage unter steter Verringerung aller Krankheitsäußerungen „abreißt". Hervorragende Forscher haben mir dies angegeben[1]. Vor Jahren sah ich einen tatsächlich derart ab-

---

[1] Während es ganz zweifelsfrei ist, daß sich Fleckfieber in Meerschweinchen abschwachen kann und dies in geringem Umfange stets tut, sind Abschwächungen der hier betrachteten Art dennoch Seltenheiten. In diesem Zusammenhange sind die Untersuchungen von Erna Selivanoff (unter Weigl) recht wertvoll, weil sie dartun, wie sich das Passagevirus in *Vögeln* derartig abschwächen kann, daß es 1. nur abortive Erkrankungen bei der Rückimpfung auf Meerschweinchen und Kaninchen hervorruft, die einer vollwertigen Nachimpfung gegenüber keine starke Immunität verleihen; und 2. Läuse durch anale Impfung nicht mehr mit einer „Rickettsien"-Infektion versieht. (Cpt. rend des séances de la soc. de biol. XCI, 703 und XCIII, 664: Le virus du typhus exanthématique dans l'organisme des oiseaux.) — Wir haben in ähnlicher Weise, wie bereits erwähnt wurde, *öfter* eine Abschwächung des Felsenfiebervirus durch Rattenpassage für das Meerschweinchen beobachtet. In diesen Erfahrungen bietet sich eine wertvolle Paral-

geschwächten Stamm, der — obwohl sicherlich Fleckfieber — keine Hirnherdchen mehr hervorrief. Mein eigener Stamm „Rudolph Virchow" wurde in ähnlicher Weise im Lemberger Institut immer schwächer, so daß man ihn eingehen lassen mußte. Mag nun diese Feststellung vollauf zutreffen, was allem Anschein nach der Fall ist, oder nicht, jedenfalls besteht zwischen den ersten Impferfolgen im Meerschweinchen und den späteren Kettenimpfungen gerade auch hinsichtlich der Virus-*Histologie* der allergrößte Unterschied. Daher hatten wir früher unsere besten histo-bakteriologischen und gewebsreaktiven Erfolge nach der Verimpfung von infektiösen Gewebskulturen; neuerdings gingen wir teils so

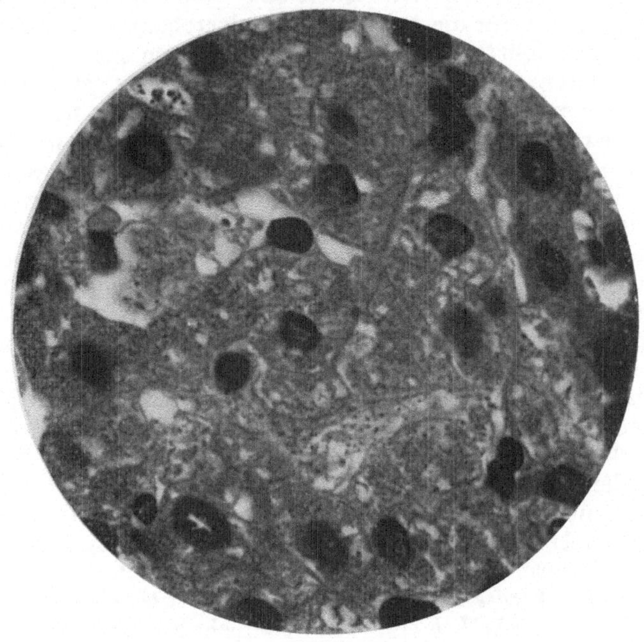

Abb. 99. Prot. 552. Leberschnitt des Fleckfieber-Meerschweinchens 10153. Giemsa. 5 Mikra dicker Paraffinschnitt. Dies Meerschweinchen wurde mit 17 Fleckfieberläusen intraperitoneal geimpft und erkrankte nach 3½tägiger Inkubation hochfieberhaft; am 3. Fiebertage wurde es getötet. Die Leber-Kapillarwandzellen sind vielfach bis zur Ausfüllung des Gefäßes angeschwollen und dicht mit sehr scharf erkennbaren punktförmigen Bakterien angefüllt. Vgl. hierzu das Bild der Kultur in Abb. 31/32 auf S. 57.

vor, daß wir Läuse (4—35) unmittelbar auf Meerschweinchen verimpften, teils und mit vielleicht noch besserem Erfolge so, daß wir zuerst Ratten mit Läusen impften und dann ½—1 Rattengehirn auf Meerschweinchen weiterspritzten. Wir taten dies meist etwa am 8.—9. Tage der Ratteninfektion zur Zeit der eben einsetzenden WEIL-FELIXschen Reaktion.

In dieser Darstellung, welche histologische Befunde nicht aufbauen, sondern nur pathogenetisch zu verwerten strebt, möchten wir uns bei

lele zu den Wandlungen, die das Virus auch in *Kulturen* erleidet und unter deren Einfluß sich seine Relation zu Wirts- bzw. Zwischenwirtszellen ändert.

der Darstellung der Histopathologie eine gewisse Beschränkung auferlegen. Man muß meiner Erfahrung nach, wie ich dies vom Anfang meiner Studien an im wesentlichen getan habe, zwischen Orten der Wucherung der Krankheitskeime und Orten unterscheiden, wo sie vielleicht und zuweilen wuchern, während ihr Abbau durch Körperkräfte überwiegt. Die Periode der Vermehrung geht naturgemäß der des Unterganges voran, aber wenn man sie sich kurvenmäßig vorstellt, überschneiden sie sich, so daß es noch Vermehrung reiner Art eine Zeitlang gibt, wenn bereits Abbau eingesetzt hat. So kann auch ein Ort der Vermehrung nachträglich zu einem solchen des Unterganges werden. Unterschieden sind beide durch die gewebliche Reaktion, die von jenen Orten ausgelöst wird, an denen Virus untergeht, während die Wucherung ganz reaktionslos verläuft. *Gewebliche Entzündungsreaktion und Virusnachweis stehen geradezu in Gegensatz zueinander.* WOLBACH hat dies zweifellos nicht erkannt, obwohl es auffallend ist, daß gerade seine besten Bilder Virus in Gefäßwänden fleckfieberkranker Organismen darstellen, die entweder seiner Schilderung zufolge sehr geringe Veränderungen zeigen oder im Anfange der Veränderung stehen. Die vorzüglichen Wucherungsherde in den Lebergefäßen sind ihm, wie erwähnt, entgangen. Man muß übrigens auch hier äußerst vorsichtig im *Verallgemeinern* von Befunden sein. Nachdem ich sehr zahlreiche Erfahrungen durch mehr als zehn Jahre auf diesem Gebiete gesammelt habe, ist mir immer klarer geworden, daß — ganz selbstverständlich eigentlich — je nach Virusbeschaffenheit und befallenen Menschen oder Tieren die Ausprägung des Krankheitsbildes und der geweblichen Begleiterscheinungen der Krankheit bedeutenden Schwankungen unterliegen, so daß sich kategorisch verallgemeinernde Urteile als völlig laienhaft und unmöglich erweisen. Wir kommen noch auf die *reaktionsgestaltende Wirkung* der Vorgeschichte des Kranken, wie begleitender Umstände der Infektion zu sprechen. Sie kann sich ebensowohl hinsichtlich des Gesamtorganismus wie einzelner Gewebe geltend machen. Beim Fleckfieber erschwert noch der Umstand des „staubfeinen" Virus, das wir sogar in originalen Kulturen noch fast unfärbbar antreffen können, eine erschöpfende und damit befriedigende Histoparasitologie. Eine einzige Erwägung erweitert noch unsere Skepsis. Man kann durch Anbinden von Läusen an geeigneten Kranken für die Dauer von 4—5 Stunden 60—100% von ihnen mit Rickettsien infizieren. Nehmen wir an, daß jede Laus während dieses Zeitraums sogar zweimal gesogen hätte, so hätte sie doch *höchstens* $^{1}/_{200}$ ccm Blut aufnehmen können, eine Menge, die vielleicht sogar zu hoch gegriffen ist. (Zum Nachweis der Infektion muß man natürlich die Läuse an immunen Menschen weiterfüttern!) In dieser Menge muß also hinreichend viel Virus sein, um eine Laus zu infizieren. Die kulturelle Untersuchung des Blutes hat uns sowohl an zahlreichen kranken Menschen wie zuweilen am Meerschweinchen zu der Überzeugung geführt, *daß es schubweise Ausschwemmungen von Virusmassen in den Kreislauf gibt,* die namentlich in den ersten 7—8 Tagen der menschlichen Erkrankung vorkommen und wenn man sie gerade bei der Anlage der Kultur trifft, dazu führen, daß etwa von 12 Schrägagarröhrchen, die wir je mit

0,8—1 ccm Blut beschicken, 10—12 das üppigste kulturelle Wachstum
zeigen, während ganz gleich angelegte Kulturen, die aber zeitlich in der
Entnahme um wenige Stunden unterschieden sind, kein oder ein sehr viel
ungünstigeres Ergebnis zeigen. In Omsk machten ELISABETH BRANDT
und ich folgende Beobachtung: Bei der Anlage der Blutkulturen verwandten wir Hirudin oder Novirudin als gerinnungshemmenden Zusatz
zum Blute. Die mit 0,8 ccm Krankenblut beschickten Röhrchen wurden
hermetisch verschlossen und sofort schräg gelegt bebrütet, wobei unzweifelhaft der Bebrütung in dünnster Schicht eine gewisse Bedeutung
zukommt. In dem einzigen dort beobachteten positiven Falle einer Frau,

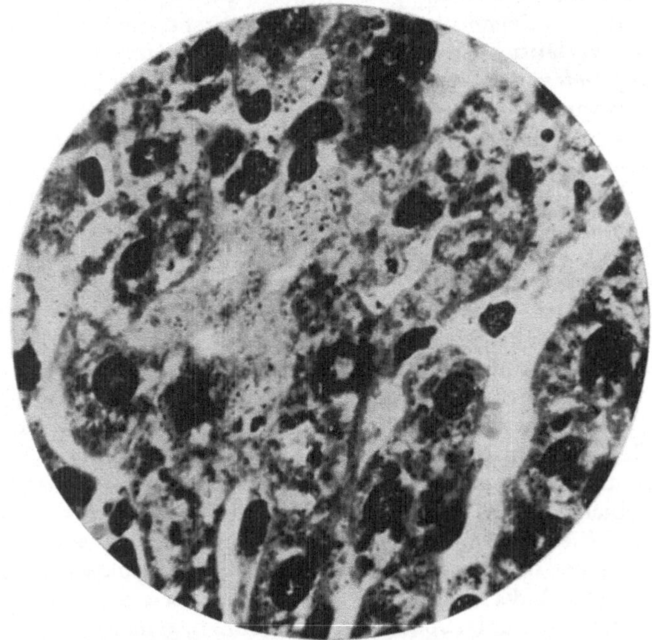

Abb. 100. Prot. 560. Leberquerschnitt des Fleckfieber-Meerschweinchens 10 182, das mit 5 Fleckfieberläusen intraperitoneal geimpft war. Eine Kapillare ist völlig von einer Zellplatte mit zahlreichen kokkoid-rickettsiformen Bakterien ausgefüllt.

die in 4 von 8 Röhrchen Kulturen ergab, trat, wie dies nicht selten ist,
eine zarte Gerinnung auf, so daß die Blutkörperchen tief am Boden des
Röhrchens lagen, während über dem (Ams-)Agar ein Fibrinschleier lag.
In diesem zählten wir in jedem Röhrchen 40—60 Kolonien, ohne daß die
Menge des Blutes am Boden des Röhrchens berücksichtigt werden konnte.
    Hieraus können wir wenigstens einen Anhaltspunkt dafür gewinnen,
daß im kreisenden Blute zeitweilig Hunderte von Keimen im Kubikzentimeter angenommen werden müssen. Es ist ganz gleich, ob wir
Läuse im Kapillargebiet der Haut saugen lassen oder Blut mit der Spritze
entnehmen. Wir können von diesen Bakterien in Gewebsschnitten sicher
nichts wahrnehmen. Wenn wir daran denken, daß wir gar nicht so
selten in dicht gewachsenen ersten Zuchten nicht sicher zu entscheiden

vermögen, ob wir Virus *sehen* oder nicht, wenn wir wissen, daß in Nutrose oder Milch Virus im färberischen Nachweis so fein sein kann, daß oft nur die Überimpfung auf geeigneten Nähragar über die Gegenwart einer „Kultur" sichere Entscheidung bringt, — dann werden wir in diesem Versagen unserer histologischen Färbetechnik nichts Unerwartetes und Unwahrscheinliches sehen. Wir untersuchen granulär-fasrig gefällte Körperstrukturen und sind zu ihrer optischen Darstellung hier auf regressive Färbungen angewiesen. Daher können wir das Virus im Körper nur zum Teil befriedigend darstellen, nämlich zu jenem Teile, wo entweder die

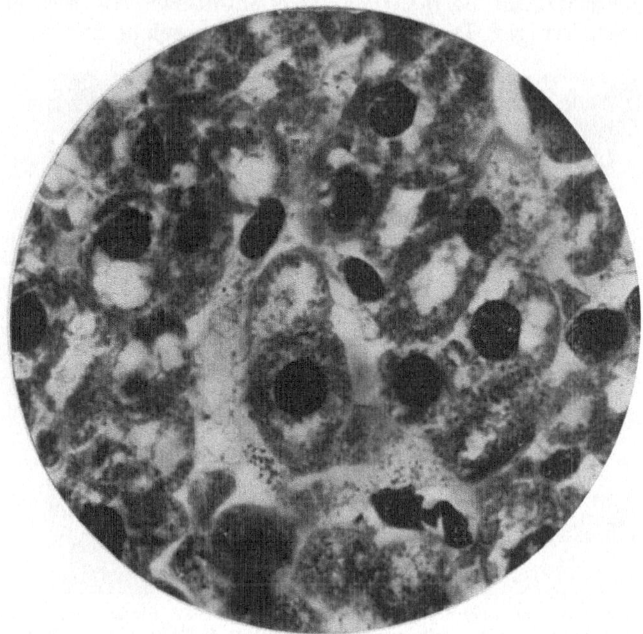

Abb. 101. Prot. 546. Leberschnitt des Fleckfieber-Meerschweinchens 10133. Giemsa. 5 Mikra dicker Paraffinschnitt. Dies Tier wurde mit dem ganzen Gehirn einer Ratte gespritzt, die vorher mit 9 schwer infizierten Fleckfieberläusen geimpft worden war. Dicht gelagerte kokkoid-rickettsiforme Bakterien innerhalb der stark kissenartig geschwollenen Leber-Kappillarwandzelle (KUPFFERsche Sternzellen). (Vgl. die Kultur in Abb. 108 auf S. 201.)

intracelluläre *Wucherung oder* die *Vergröberung* der parasitären Leiber dem Nachweis erleichternd entgegenkommt. In diesem Umstande liegt die von mir nie verkannte Dürftigkeit meiner eigenen histo-bakteriologischen Ergebnisse begründet, aber auch die Unsicherheit mancher der Bilder, die uns WOLBACH vorführt, wenn ich auch gern anerkenne, daß er durch die Gunst seines Materials und sein großes Können *mehr* gesehen hat als ich ehedem.

Hier läßt sich unser gutes neues Material als willkommene Ergänzung verwerten. Gerade das Meerschweinchen füllt diese Lücke deshalb besonders vorteilhaft aus, weil sich bei ihm — wie bei den seltenen Fällen früh verstorbener Menschen — das Leberendothel, wie erwähnt, als hervorragend günstig für den Nachweis der Viruswucherung erweist.

Man kann durch unmittelbare Beobachtung nachweisen, daß zu Beginn des Fiebers besonders bei den von Rickettsialäusen aus über den Umweg der Ratte geimpften Meerschweinchen die Gefäßwandzellen der Leber vielfach vollgepropft sind mit größten Mengen fast punktfeiner, seltener etwas gröberer und dann ganz den Kulturformen entsprechender Gebilde. Besonders eindrucksvoll sind die wurstartig gequollenen auf lange Strecken hin die Kapillarwand auskleidenden Zellen, die vielfach so vergrößert sind, daß Flachschnitte den Eindruck vermitteln, eine plasmatische Masse erfülle die ganze Lichtung der Kapillare. Schon hier bestehen unzweifelhaft beträchtliche Größenunterschiede der einzelnen intracellulären Erreger. Daß es sich wirklich um solche handelt, ist un-

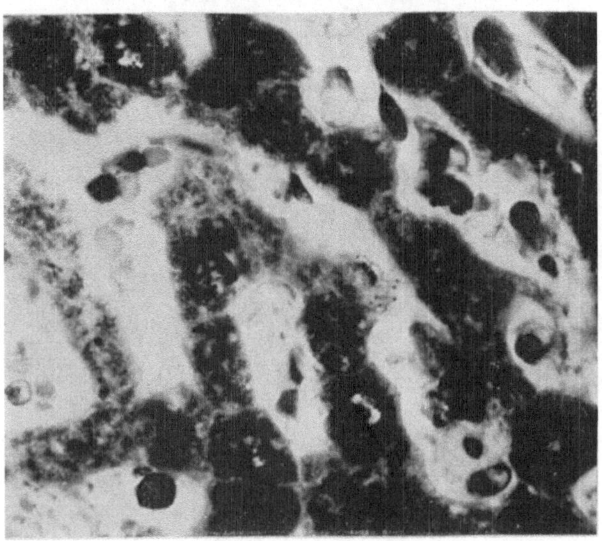

Abb. 102. Prot. 526. Paraffinschnitt der Leber der *R.M.-Ratte* 10069 b. Giemsa. Stamm BRANDT P 5. Geschwollene Endothelzelle, dicht mit feinen rickettsiformen Gebilden erfüllt, die durchaus den Formen der Kultur entsprechen. (Daneben beobachtet man sehr viel gröbere bakterielle Virusformen, wie sie z. B. bei FROBISHER Darstellung gefunden haben.)

schwer nachzuweisen. Der Befund ist regelmäßig anzutreffen, wenn man in der geschilderten Weise Meerschweinchen infiziert. Er ist meistens so überaus dicht, daß man ihn einfach nicht übersehen *kann*. Eine Verwechslung käme eigentlich nur mit dreierlei andersartigen Bildungen in Betracht: 1. mit Leukocyten bzw. ihren Granulationen; man kann diese Fehlerquelle sehr leicht durch die färberischen Reaktionen, die Anordnung und Dichte innerhalb der Zelle sowie das Mißverhältnis zu den spärlichen untergehenden Leukocyten ausschließen; 2. mit Blutplättchen; diese Verwechslung kommt aus den gleichen Gründen nicht eigentlich in Betracht; 3. mit zelleigenen Granulationen. Hierzu läßt sich nur soviel sagen, daß derartig klare Bilder, wie wir sie doch immer nur verhältnismäßig unvollkommen in unseren Photogrammen wiedergeben können, niemals in ruhenden oder aktivierten Wandzellen beobachtet werden, obwohl uns eine zehnjährige Erfahrung an sorgsam untersuchten

Tieren allerverschiedenster Vorgeschichte zur Verfügung steht. Überdies muß betont werden, daß tatsächlich der feinst-granuläre Befund neben den etwas vergröberten und teils mehr diplokokkoiden, teils kokkoiden Formen durchaus dem entspricht, was wir in doppelter Hinsicht als Ergebnis der Kulturen verzeichnen. Wir *sehen* diese Formen in den frischen Kulturen, vielfach, wie betont, nebeneinander, und wir *ernten* sie als Kulturen ausnahmslos durch den Faulversuch oder die Blutkultur aus Tieren, die derartige histologische Befunde darbieten. Wir stehen daher um so weniger an, sie als histo-*bakteriologische* zu buchen, als sie ganz ausgezeichnet mit Bildern übereinstimmen, die auch WOLBACH, wenn auch an anderen Orten des infizierten Körpers gesehen hat. Die besonders beim Meerschweinchen, nicht ebenso bei der Ratte auffällige Ansiedlung in den Gefäßzellen der Leber hängt allem Anscheine nach mit der besonderen Beschaffenheit dieser Gefäßprovinz zusammen. Alle Krankheitserreger werden, soweit sie überhaupt der Phagocytose durch Gefäßwandzellen unterliegen, nach Maßgabe der *Aufnahmebereitschaft* von Zellen dieses Typs aufgenommen. Diese Aufnahmebereitschaft ist bei verschiedenen Tierarten, aber auch bei Individuen *einer* Art zuweilen verschieden. Auch das eintretende Virus wird zunächst zellulär aufgenommen. Je mehr den Körper betritt, desto zahlreicher sind die Zellen, die es phagocytieren. So erklärt sich der Umstand, daß nur sehr dichte Infekte eine zuverlässige Histobakteriologie erlauben, daß alle Forscher dagegen Versager hatten — wie ich übrigens zeitweilig auch — insoweit ihnen nur abgeschwächtes „virus fixe" als Material zur Verfügung stand.

Es bedarf kaum eines nochmaligen Hinweises darauf, daß man natürlich einen sicheren Nachweis nur dort führen kann, wo eben Wucherungen vorliegen. Vielfach gelangt man zu dem *Eindruck*, daß die betreffenden Zellen sich einfach auflösen, deutlich erkennt man oft, daß im Zelleib grobe, schwach sauer färbbare Granula auftreten, während vom Virus nur mehr Reste vorhanden sind, oder der ganz oder ausgesprochen teilweise bereits vom Virus befreite Zelleib zeigt ziemlich regelmäßige Flüssigkeitsblasen (Vakuolen). Jedenfalls erkennt man ein verschiedenes Verhalten von Viruszellen, aus dem sich als einfachste Folgerung die ja auch zu fordernde Ausstoßung des Virus aus der Zelle ergibt. Untersucht man etwas später, so kann man sehr häufig schon den Beginn zelliger Reaktionen in der Umgebung solcher Viruszellen sehen. Die gewebliche, die Immunleistung begleitende Reaktion setzt ein, aber sie beginnt erst, nachdem das einfache Wucherungsstadium seinen Höhepunkt erreicht hat. Dies reicht jedoch noch etwas in die Spanne der geweblichen *Reaktionen* hinein.

Das Herzwasserfieber bietet auf Grund neuerer Untersuchungen von COWDRY[1] hinsichtlich der histologischen Nachweisbarkeit von „Rickettsien" ein günstigeres Material, als irgendeine andere bisher bekannte

---

[1] COWDRY, E. V.: Studies on the etiology of heartwater. III. The multiplication of rickettsia ruminantium within the endothelial cells of infected animals and their discharge into the circulation. Journ. of Exp. Med. 44, p. 803. 1926. Dort findet sich der Nachweis weiterer Arbeiten des Forschers.

„Rickettsiose". Tiefgreifende Reaktionen, die — wie COWDRY mit Recht betont — die Nachweislichkeit des Virus verdunkeln, fehlen durchaus. Ebenso fehlt ein erheblicher phagocytärer Blutuntergang mit der damit gegebenen Möglichkeit einer Verwechselung von „Rickettsien" und Zelltrümmern. Merkwürdigerweise findet sich nach Angabe von COWDRY beim Heartwater-fever eine bevorzugte Ansiedlung des Virus in Gefäßwand-Uferzellen des Hirns und der Niere, während die Leber frei bleibt. Hierzu ist zu bemerken, daß dieser Umstand mindestens zum Teil vielleicht mit der zur Untersuchung herangezogenen Tierart (Ziege) zu-

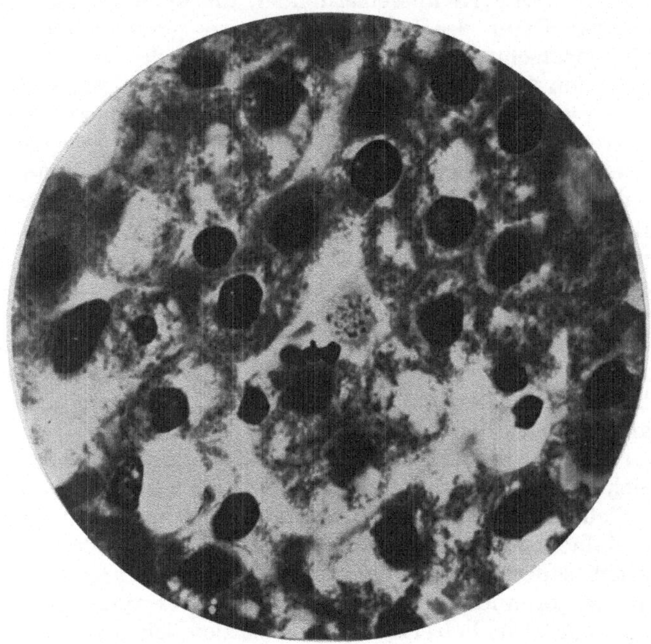

Abb. 103. Prot. 545. Leber des Fleckfieber-Meerschweinchens 10133. Dies Tier war mit dem Gehirn der „9 Läuse-Ratte" geimpft worden. Es wurde am 7. Tage nach der Infektion getötet. Starke Bakterienwucherung in KUPFFERschen Sternzellen der Leber. Man beachte die grob-kokkoiden neben den fein-punktförmigen Bakterienformen.

sammenhängt. Ähnliche Unterschiede sehen wir auch bei den anderen Rickettsiosen, wenn wir beispielsweise die geweblichen Verhältnisse des Menschen oder Meerschweinchens mit denen der Ratte vergleichen. Der Wert dieser Feststellung COWDRYs ist daher nur ein relativer. Die Bedeutung der mikroskopischen Feststellungen COWDRYs ist aber beträchtlich, weil sie uns eindringlich zeigen, daß auch bei der „Rickettsiose" Heartwater die Zellbeziehungen des Virus die nämlichen sind, wie ich sie bereits vor Jahren im Falle des viel schwieriger zu erforschenden Fleckfiebers in einer Reihe von Abhandlungen für den Menschen und das Meerschweinchen dargetan habe, wobei wir aber die Erfahrung gemacht haben, daß dieses Zellverhalten gewissen *Schwankungen* unterliegen kann, *je nach Beschaffenheit von Versuchstier und von Virus*. Daraus ergeben

sich verschiedene gewebliche Bilder, die zwar nicht grundsätzlich voneinander abweichen, aber dennoch deshalb auffallende Unterschiede
zeigen können, weil die Form der Viruswucherung in der Zelle — mehr
diffus oder kugelig geballt — ebenso wie ihr Umfang in einer einzigen
Zelle sehr wohl unter dem Einfluß der Wirts-Parasiten-Relation zu
wechseln vermögen. Sicherlich bestehen auch Unterschiede einzelner
Virus-„Stämme", Fragen, die bisher deshalb kaum beachtet wurden,
weil die wenigsten Forscher hinreichend lange und reichlich zu untersuchen Gelegenheit hatten.

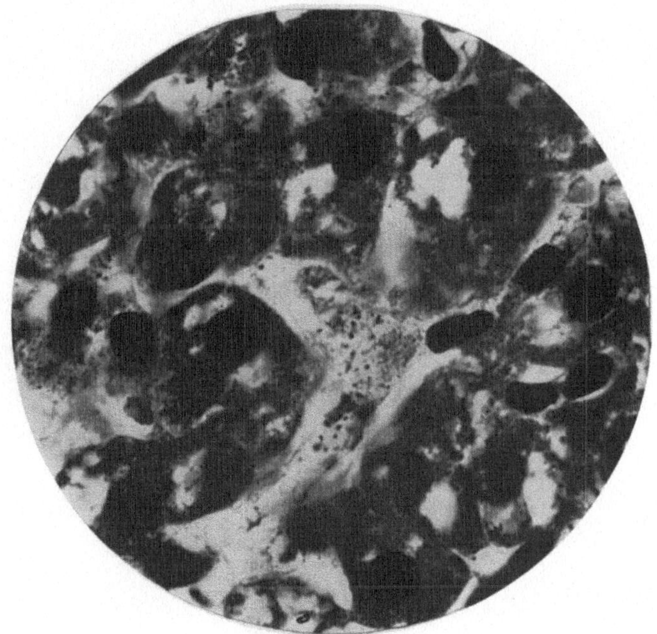

Abb. 104. Prot. 547. Das gleiche Meerschweinchen. Eine andere flächenhaft ausgebreitete,
stark infizierte Zelle.

(In diesem Zusammenhange verdient auch die sorgsame Arbeit von
NICHOLSON Berücksichtigung, weil dieser Forscher den verdienstlichen
Versuch durchgeführt hat, durch unmittelbare Umfärbung von Felsen-
fiebermaterial die Abgrenzung der „Rickettsien" gegen Mitochondrien
vorzunehmen und damit einer ebenso ausgedehnten wie unfruchtbaren
Literatur den Lebensfaden abzuschneiden[1].)

In der Wucherungsperiode des Virus weicht das felsenfieberkranke
Tier von dem fleckfieberkranken kaum ab, nur liegt weiterhin der histo-
bakteriologische Nachweis hier sehr viel günstiger. Im Falle des Fleckfiebers bereitet es bekanntlich die größten Schwierigkeiten, das Virus
in die Metastase, das Exanthem, hinein zu verfolgen. Es bedurfte größter

---

[1] NICHOLSON, F. M.: A cytological study of the nature of rickettsia in Rocky
Mountain spotted fever. Journ. of Exp. Med. 37, p. 221. 1923.

Sorgfalt, um es hier nachzuweisen. Beim Felsenfieber sind die Schwierigkeiten sehr viel geringere. Parasiten lassen sich im Endothel und der
Muskulatur kleiner noch kaum größere Reaktionen ihrer Umgebung
zeigender Arterien so scharf und klar färben, daß ihre selbst photogra-
phische Abbildung auf keine besonderen Schwierigkeiten stößt. Der einzelne Keim ist dabei unzweifelhaft auch größer als die entsprechende
Form des Gewebsvirus beim Fleckfieber. Aber auch hier finde *ich* selbst
ganz sicher nachweisbare Bakterien vorzüglich dort, wo die entzündliche
Reaktion noch fehlt oder gerade beginnt.

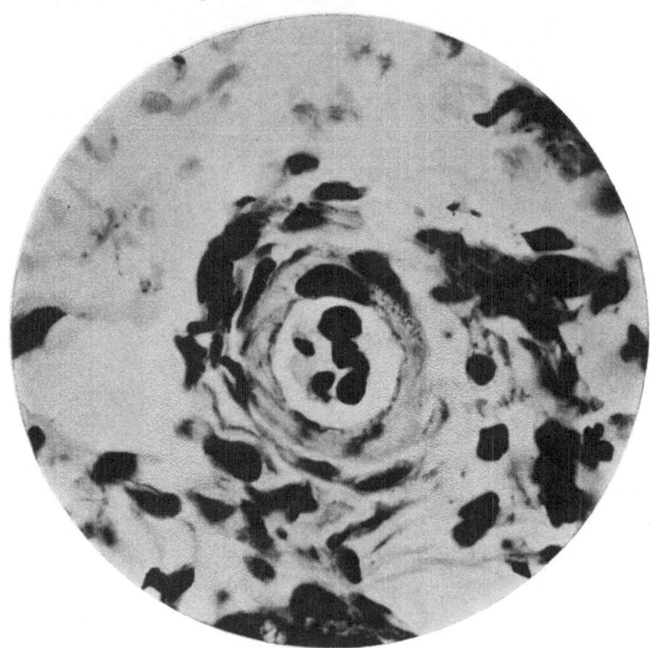

Abb. 105 a.

 Wir entsinnen uns, daß das „LEVINTHAL-Bedürfnis“ der Rocky Mountain spotted fever-Keime ein sehr viel geringeres ist als das der Fleckfieberkulturen. Während das Virus dieser Krankheit streng auf die
inneren Gefäßwandzellen, die sogenannten Intimazellen, beschränkt ist,
dringen die Erreger des Felsenfiebers auch in die Muskulatur ein. Dieser
Umstand verdient Beachtung, wenn es gelingen sollte, das immer noch
recht dunkle Wesen dieses LEVINTHAL-Prinzipes befriedigend aufzu-
klären. Man könnte an die Möglichkeit denken, daß dieser Vermehrungs-
vorgang in der Muskulatur mit der Bedürfnislosigkeit der Felsenfieber-
keime in der Richtung des LEVINTHAL-Prinzipes zusammenhängen
könnte. Dann wäre weiterhin zu untersuchen, ob sich die entsprechende
Wirkung eben nur in Gefäßwandzellen und Leukocyten, nicht aber in
Muskelzellen nachweisen läßt. Es ist sicher ein aussichtsvolles Unternehmen künftiger wissenschaftlicher Zusammenarbeit, die Lebens-

bedürfnisse, also die Physiologie eines Parasiten systematisch seinem
Verhalten im Infektionsvorgang zu den Geweben des Wirtes gegenüber-
zustellen. Cl. Bernard hat dies gefordert. Seither sind unsere Methoden der Forschung derart bereichert worden, daß man an die Ausführung ernsthafter denken kann. Ich möchte insbesondere darauf aufmerksam machen, daß die ausschließliche Wucherung des Fleckfiebererregers in Gefäßwandzellen uns ein wertvolles Mittel an die Hand gibt,
die erkannten Bedürfnisse des Keimes in diesen Zellen als gegeben vorauszusetzen. Dies sind etwa: ein fibrinartiger Eiweißkörper neben ge-

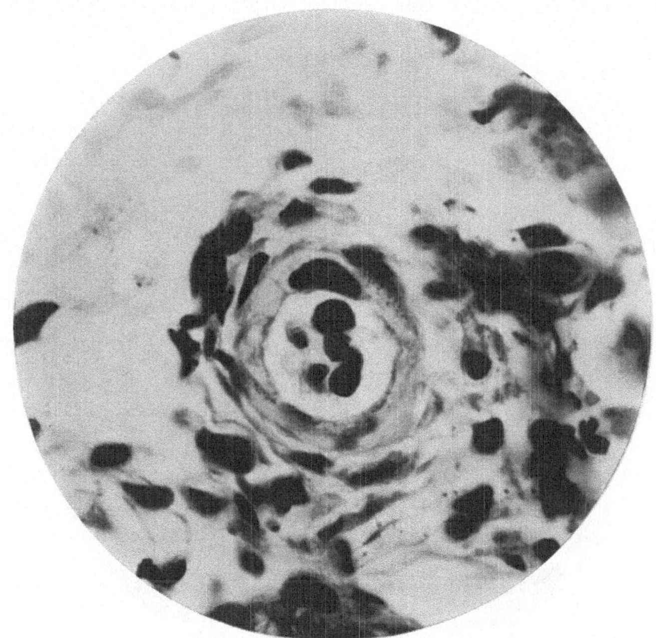

Abb. 105 b.

Abb. 105 a/b. Prot. 493/4 2 aufeinander folgende histologische Präparate einer Schnittserie durch
die „exanthematisch" veränderten äußeren Geschlechtsteile des R.M.-Meerschweinchens 769.
8. Tag nach der Impfung. 4. Tag des Fiebers. Giemsa. 5 Mikra dicker Paraffinschnitt. Punkt-
förmig-kokkoide Bakterien an verschiedenen Stellen der Gefäßwand (Muskelzelle) in Haufen gelagert. Man beachte die noch fast völlig fehlende Reaktion im Bereiche der parasitären Ansiedlung, während sich in benachbarten stark entzündlich veränderten Gewebsabschnitten keine
Virusformen einwandfrei nachweisen ließen.

wissen, nicht sehr großen Mengen von Aminosäuren, ein Faktor, der dem
Levinthal-Prinzip in seiner Wirkung auf den bakteriellen Stoffwechsel
gleichkommt, und eine Reaktion, die zwischen neutralen und schwach
sauren Werten schwankt, ohne daß wir im Augenblicke in der festen
Umschreibung der grundlegend wichtigen physiologischen Ansprüche
dieses Virus weiter gehen möchten.

Die *Leber* als ein Organ vorzüglicher Wucherung der eingedrungenen
Parasiten tritt durch *klinische* wie *anatomische Besonderheiten* beim
Fleckfieber des Menschen wie des Meerschweinchens hervor. Besonders

bemerkenswert war mir eine Erfahrung am eigenen Körper, die ich während meiner Erkrankung am Fleckfieber anstellen konnte. Schon als ich 1917 in Wolhynien durch den Stich einer experimentell infizierten Laus am Wolhynischen Fieber (Trench-fever) erkrankte, stand für die ersten vier Tage meiner Fieberperiode von insgesamt 7 Fiebertagen eine deutliche und unangenehm spannend schmerzhafte *Leberschwellung* im Vordergrunde meiner eigenen Empfindungen und des ärztlichen Befundes. Bei meiner soeben abgelaufenen Fleckfiebererkrankung war natürlich das subjektiv unangenehmste Zeichen, mit dem die Krankheit anhob und das sie bis zum Ende begleitete, der heftige Kopfschmerz. Erst am vierten

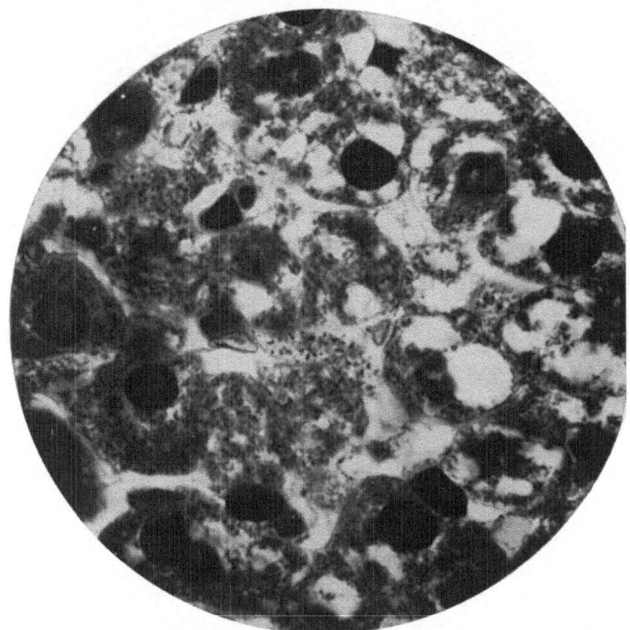

Abb. 106. Prot. 548. Das gleiche Meerschweinchen. Zelle mit Virus.

Krankheitstage kam ich in die Klinik; aber bereits am dritten merkte ich in überaus belästigender Weise eine schmerzhafte Lebervergrößerung, die auch von dem hervorragenden Lemberger Internisten, Herrn Professor RENZKI, wiederholt festgestellt wurde, bis sie am Morgen des siebenten Krankheitstages kurz vor dem Auftreten des Exanthemes plötzlich verschwand. Dieser Vorgang war für mich besonders eindrucksvoll, weil ich sehr unter dieser Leberanschoppung litt und sie vergeblich mit salinischen Wassern zu beheben versuchte. Jeder Forscher im Laboratorium hat sicherlich beim Arbeiten am Fleckfieber die Leberanschoppung eines erkrankten Meerschweinchens oder der erfolgreich infizierten Ratte in den ersten 4—5 (manchmal auch nur 2—3) Krankheitstagen (Fiebertagen!) festgestellt. Ich ging bei meinen histologischen Untersuchungen des Fleckfiebers 1917 von diesen Leberveränderungen aus. Später habe ich sie an selten günstigem Material wieder aufgenommen. Der hier wichtige allgemein-pathologische Gesichtspunkt wurde 1922 in die kurze Form folgender Darstellung gebracht.

„Hinsichtlich des Menschen hat Aschoff zunächst auf die endotheliale Reizung hingewiesen, die in Milz und Leber beim Fleckfieber nachweisbar ist. Wie ich selbst dementsprechend in meiner erwähnten ersten Mitteilung hervorgehoben habe, verbindet sich mit diesem Wucherungsvorgange am Endothelrohr „ein ganz intensiver Zerfall und Phagocytose von roten und weißen Blutkörperchen in wandständigen und losgelösten Makrophagen." Es ist offensichtlich, daß dieser *für eine aus-*

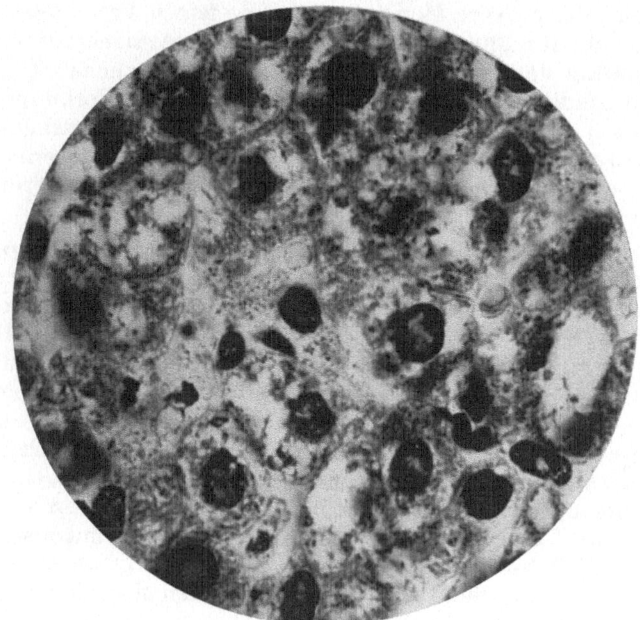

Abb. 107. Prot. 550. Sehr charakteristisch infizierte Zelle, wie sie bereits früher mehrfach von uns derart abgebildet worden ist.

geprägte Erkrankung typische Befund einen befriedigenden Einblick in wichtige Veränderungen gewährt, welche vor allem dem Kliniker beim Studium des Fleckfiebers begegnen. Hier ist die Anämie mäßigen, aber doch deutlichen Grades zu nennen, dann die Hyperregeneration leukocytärer Zellen, die sich besonders aus den Angaben V. Schillings ergibt.

Die vollkommen gleichen Veränderungen sieht man in der Leber experimentell infizierter Meerschweinchen, so daß man *unzweifelhaft berechtigt ist, sie in die erkennbaren (diagnostizierbaren) Äußerungen des Fleckfiebers einzureihen.* Überdies geht daraus hervor, *daß diese lediglich dem Infektionsprozeß und keiner zufällig mitlaufenden Schädigung des Organismus zuzuschreiben sind,* wie dies für den Menschen besonders unter den Verhältnissen des Krieges immerhin erörtert werden *konnte. Der ganze endotheliale Apparat ist in höchster Unruhe.*"[1]

Ich habe, auf bekannten allgemein-pathologischen Vorstellungen aufbauend, aus der *Infektion dieses besonders aktiven Endothels*, wie es eben *in Milz und Leber* vorzüglich angetroffen wird, eine wesentliche *Steigerung* seiner schon normal angedeuteten phagocytären Tätigkeit abgeleitet. So ergab sich hier frühzeitig im Verlaufe der Reaktion, die wir als *Krankheit* empfinden — subjektiv wie objektiv — ein je nach Maßgabe der *Schwere dieser Krankheit* bzw. der *Ausdehnung und des Grades der Reaktion* „gehäufter Untergang primär nicht notwendig zum Untergang bestimmter Blutzellen." Diese Darstellung mag etwas primitiv sein. Wir fassen weder das nervöse Moment, noch jene feinen Verschiebungen des Chemismus, die für Blutströmung und Phagocytose sicherlich von höchster Bedeutung sind. Aber es berührt den grundsätzlichen Zusammenhang nicht sonderlich, daß wir die Modalitäten seiner Verknüpfung *hier wie fast immer* nicht sicher zu erfassen vermögen. Die Übertragung sogar eines glänzenden Modellversuches auf einfachste Lebensvorgänge scheitert heute noch zumeist, wenn man strengere Anforderungen an Genauigkeit stellt. —

Der Leber kommt meines Erachtens gerade für die primäre Vermehrung einverleibten Virus eine besondere Bedeutung zu. Milz und Leber sind die Organe, deren Gefäßwandzellen schon in der Norm des physiologischen Alltagslebens bis zu einem gewissen Grade „aktiviert" sind. Hier liegt ein Grenzvorgang zwischen Norm und Pathos vor. Ich habe mich verschiedentlich bemüht, durch Versuche und Beobachtungen zu begründen, daß zellige und weiterhin gewebliche Aktivierungen von Änderungen der *Ernährungslage* ihrer gehörigen Gebiete ausgehen. Der Vorgang, den ich wohl zuerst unter ausdrücklicher Definierung als celluläre „Aktivierung" herausgehoben habe, beginnt mit erhöhter Durchlässigkeit, Stoffaufnahme, Turgorzunahme. Er führt weiterhin zu mitotischen Vermehrungen, Zellabstoßungen usw. Es ist physiologisch ohne weitere Schwierigkeit verständlich, daß gerade das für den Menschen zuständige

---

[1] Man vergleiche hierzu die Ausführungen von FRIEDBERGER und SCHIFF: Weitere Beiträge zur experimentellen Fleckfieberinfektion des Meerschweinchens. Zeitschr. f. Immunitätsforsch. u. exp. Therapie, Orig. 35, S. 268 ff. 1923.

„Das Blutbild beim fleckfieberinfizierten Meerschweinchen ergibt am 10. Tage nach der Infektion regelmäßig ein beträchtliches Ansteigen der Monocyten. Das Verhalten der Neutrophilen und Lymphocyten läßt dagegen eine Gesetzmäßigkeit nicht erkennen. Eine ARNETHsche Verschiebung nach links besteht nicht. Die Prozentzahl der Eosinophilen wird durch die Infektion nicht beeinflußt. Die Gesamtzahl der Leukocyten ist um den 10. Tag oder später oft stark vermehrt."

FRIEDBERGER und SCHIFF haben diese Unterschiede vom menschlichen Verhalten wohl mit Recht dem leichteren Verlaufe der von ihnen studierten tierischen Krankheit zugeschrieben, allerdings gibt es entgegen ihrer damaligen Kenntnis auch tödliche schwere Infekte, deren Blutstatus sich dem des Menschen außerordentlich nähert: buntes Bild, Hyp- oder Aneosinophilie usw.

Blutbild beim Menschen ist dargestellt von V. SCHILLING, Münch. med. Wochenschr. 64, 724. 1917.

SCHIFF: Dtsch. med. Wochenschr. 1917, 1193 und 1229.

Aufsaugungsgebiet der Darmnahrung besonders stark solchen „Reizen"
ausgesetzt ist. Kreisen nun der Phagocytose zugängliche Gebilde wie
Mikroben im Blute, wie dies nach einem infizierenden Insektenstich der
Fall ist, so bleiben sie nicht in der Peripherie des Gefäßsystems hängen,
wo in der Regel (Ausnahmen gibt es bei krankhaften Gefäßveränderungen, besonders in ektatischen Venen) die Gefäßwand *ruht*. Sie treten
nur im Pfortadergebiet in Berührung mit etlichen „aktivierten" Ufer-
zellen, wie SIEGMUND diese Wandzellen ganz glücklich genannt hat. *Hier
kommt es also zur ersten Ansiedlung und Vermehrung der echt parasitierenden „exanthematichen" Proteusbazillen, die ja im Warmblüter wie in*

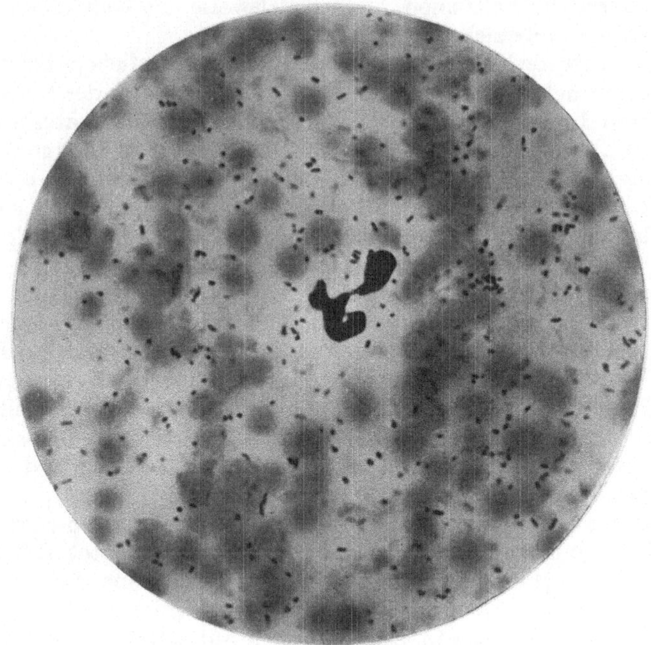

Abb. 108. Novirudin-Eisblut des in den vorigen Abbildungen histologisch dargestellten
Meerschweinchens 10133 (22 Tage alte Kultur).

jedem Arthropoden die Fähigkeit intracellulären Lebens erweisen. Um den
Wirt zur „Krankheit" im Sinne PIRQUETS zu sensibilisieren, bedarf es
einer gewissen Virusmenge, so infiziert sich zunächst an den ersten befallenen Zellen das jeweilig zugehörige Stromgebiet, ganz ähnlich wie sich
in der Laus bei natürlicher Infektion von den erstbefallenen Zellen aus
die benachbarten infizieren. Wir haben bereits früher darauf hingewiesen,
daß man die mit Parasiten befallenen Endothelien meist *gruppenweise*
in der Leber gelagert findet. Erst wenn das *Quantum* der Vorbereitung
voll ist, tritt jene nur in ihrer Wirkung erkennbare Änderung des *Quale*
ein, mit der die „aktive Krankheit" (BAIL) anhebt. Schon in den letzten
Tagen der Inkubation läßt sich Virus im Blute und in den Organen nachweisen, wie ich frühzeitig feststellte und seither allgemein anerkannt ist.

Der ganze Vorgang der allergischen *Umstimmung* aber verläuft immer weiter und erst nach einer vollen Woche beim Menschen, nach etwa 5 Tagen beim kleinen Meerschweinchen, zeigt uns das Exanthem an, daß sie einen meßbaren Grad erreicht hat. *Ungefähr in diesem Augenblicke treten aus ihren Ursprungsstellen die Agglutinine sowohl gegen Rickettsien wie gegen X 19 im Blute in beträchtlicherer Menge auf.*

Zellzerfall und Bakterienabbau bedeuten zugleich *Fieber* des befallenen Organismus. Beim Fleckfieber insbesondere liegen hier im Versuche nach Individuum und Tierart sehr schwankende Verhältnisse vor. Ich habe 1922 kurz auf diesen Umstand hingewiesen, ausgehend von den ganz besonderen Verhältnissen, die beispielsweise das Kaninchen gegenüber dem Meerschweinchen darbietet.

„Es liegt außerordentlich nahe, im Falle des Fleckfiebers bei Mensch und Meerschweinchen die Entstehung und den Charakter des Fiebers mit der zellulären Infektion und der Ausschüttung von Zellmaterie in den Kreislauf in Zusammenhang zu bringen. Damit ergibt sich eine einfache Betrachtungsform für die Verschiedenheit hinsichtlich der absoluten Dauer und auch des Charakters des Fiebers, vielleicht auch eine Erklärung dafür, daß das Kaninchen, welches so überaus wenig Virus birgt, ein deutliches Fieber vermissen läßt.‟

In diesem Umstande liegt auch der für die typische Krankheit wie für ihre abortiven Formen jeweils bezeichnende Fiebertypus begründet. Wie man mit großer Wahrscheinlichkeit aus den malariaartigen Fieberanfällen des Wolhynischen oder Grabenfiebers folgern darf, entspricht auch bei Rickettsiosen einer Parasitenausschüttung aus den Zellen der Wucherung ein Fieberparoxysmus. Die Malaria liefert in allgemein bekannter Weise in Gestalt der Malaria duplex usw. das Beispiel der Überlagerung paroxysmaler Kurven und ihr Verschmelzen zu kontinuierlichen bzw. leicht remittierenden Fiebern. Als Ergebnis abgeschwächter Infekte sind von uns und anderen beim Fleckfieber verspätet auftretende Fieber stark remittierenden Charakters, also in einzelne Zacken aufgelöste kontinuierliche Fieber beschrieben worden. Es ist sehr bezeichnend, daß man aus solch abortiven Erkrankungen nur selten durch Blutübertragung die Infekte weiterführen kann, wie dies auch für das Felsenfieber von Spencer und Parker beschrieben wurde. Wenn wir also beim schweren Fleckfieber ein kaum Remissionen andeutendes Fieber (nur am Anfang und Ende der Krankheit werden sie häufiger beobachtet) als Regel ansehen und als Ergebnis stark herabgeminderter Virusvermehrung die Auflösung der Continua in Paroxysmen oder ihnen ähnelnde Fieberbewegungen sehen, so liegt die Folgerung nahe, daß auch die Continua darauf beruht, daß so reichlich und in so schneller Folge die Ausschüttungen der Parasiten im typischen Krankheitsgeschehen einander folgen, daß ihre Fieberwirkung sich überlagert. Wir haben bereits darauf hingewiesen, daß die kulturellen Erfahrungen diese Vorstellung gut stützen.

Wir müssen jetzt den Faden der pathogenetischen Betrachtung abreißen lassen und uns kurz erst den **epidemiologischen Fragen** zuwenden, um dann unseren Faden wieder aufzunehmen und zugleich mit einem

Abriß einer Pathogenie der exanthematischen Proteusinfektion, wie wir sie uns nach Beobachtung und Versuch vorstellen, den Versuch zu wagen, Gegensätze des Schrifttums auszugleichen.

„Und noch sagt man uns, die Wissenschaft erkenne den Hungertyphus nicht an!

Denn zu den Schrecken der Hungersnot und der Seuche tritt sofort noch der dritte, der des Krieges; sie sind verbrüdert, die drei apokalyptischen Reiter, welche die Kinder des Menschen würgen.

Erzeugt der Mangel an sich keinen Typhus, so bereitet er doch die Menschen in hohem Maße dazu vor, den Keim der Krankheit in sich aufzunehmen und sich entwickeln zu lassen. Eine durch Hunger geschwächte und erschöpfte Bevölkerung bietet das günstigste Feld für das Anwachsen einer Seuche, wenngleich diese durch andere Ursachen erzeugt wird." [1]

Die unsagbar grausame Pandemie, die in Rußland jüngst geherrscht hat, hat wiederum die uralte Erfahrung bestätigt, die HIRSCH für *Irland*, diesen alten Fleckfieberherd in die Worte gekleidet hat: „In den großen Städten des Landes geht die Krankheit niemals aus und jede stärkere Störung des Gemeinwohles, vor allem Mißernte und Hungersnot, hat fast immer die Entwicklung der Krankheit zur Epidemie zur Folge."

Bei wenigen Krankheiten dürfte die Entstehung einer *Epidemie* so deutlich sein wie beim exanthematischen Typhus. Die Epidemie entsteht dann, wenn hohe Exposition und Disposition der Menschen zusammentreffen. Wir kennen die Trias der „Apokalyptischen Reiter". Sie bringen beides. Der Zusammenhang ist so klar, daß er nur kurze Skizzierung erfordert. Das *endemische Fleckfieber*, über das wir in unserer Omsker Abhandlung nähere Mitteilungen gemacht haben [2], zeichnet sich durch einen milden Verlauf und eine verhältnismäßig sehr geringe Menge im peripheren Blutstrom kreisender Erreger aus. Demgemäß fanden wir bei der Prüfung der von den Kranken bei der Aufnahme entnommenen Läusen, wie auch nach vieltägiger Fütterung am Kranken nur eine ganz geringe Anzahl infiziert, zumal wir die Kranken nur in der zweiten Hälfte ihrer Krankheit in klinischer Beobachtung hatten. Hierüber gibt eine tabellarische Zusammenstellung gut Aufschluß. (Siehe S. 206.)

Mildes Fleckfieber veranlaßt geringe Infektion der Läuse und damit auch eine verhältnismäßig sehr geringe *Exposition* anderer Menschen. Umgekehrt fand ich selbst 1916/17 in Wolhynien an schweren Fleckfieberfällen, die tödlich verliefen, meist über 80% der Körperläuse infiziert und zuweilen sogar 100%. JUNGMANN und ich entnahmen einem sehr schwerkranken Manne etwa 300 Läuse, die sich ausnahmslos als stark infiziert erwiesen. Fütterungsversuche sind meist wesentlich ungünstiger im Ergebnis, da die Läuse unter besten Bedingungen nur leben, wenn sie ständig im Klima der menschlichen Körperoberfläche sitzen

---

[1] R. VIRCHOW: Über den Hungertyphus und einige verwandte Krankheitsformen. Vortrag, gehalten am 9. Februar 1868 zum Besten der Typhuskranken in Ostpreußen. Gesammelte Abhandlungen 1879, 1, S. 433.

[2] KUCZYNSKI, BRANDT, MASCHBITSCH: Omsker Untersuchungen zur Ätiologie des Fleckfiebers. Klin. Wochenschr. 1924.

und zweifelsfrei unter diesen Bedingungen auch mehr Blut aufnehmen, als wenn man sie nur sporadisch dem Kranken ansetzt. Es muß aber zugegeben werden, daß diese Befunde nur wertvolle *Anhaltspunkte* gewähren, da das Material leider zu gering ist, um wirklich endgültige Ergebnisse zu vermitteln.

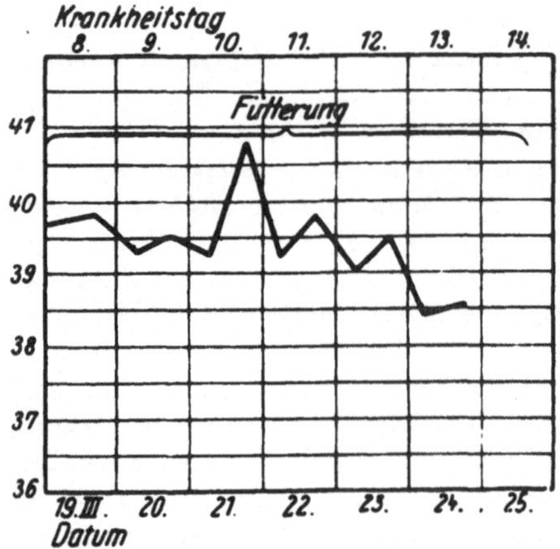

Abb. 109a. Schukowa, Mutter, 12 Läuse negativ.

Die Omsker Läuseversuche wurden mehrfach (zweimal) durch Impfungen von Meerschweinchen daraufhin geprüft, ob wirklich dem Rickettsienbefunde eine Infektion mit dem Virus des Flecktyphus entspräche, während wir die tierexperimentelle Prüfung von Kulturen aus Mangel an Zeit und Mitteln nur unvollkommen bearbeiten konnten. Da es unzweifelhaft ist, daß wir tatsächlich R. Prowazeki vor uns gehabt haben, ist der bereits besprochene Gegensatz der Omsker Infektionen zu den Lemberger in jeder Hinsicht auffallend.

Ich möchte in diesem Zusammenhange auch ausdrücklich auf die *serologischen Verhältnisse dieser Omsker Läusestämme* hinweisen, die

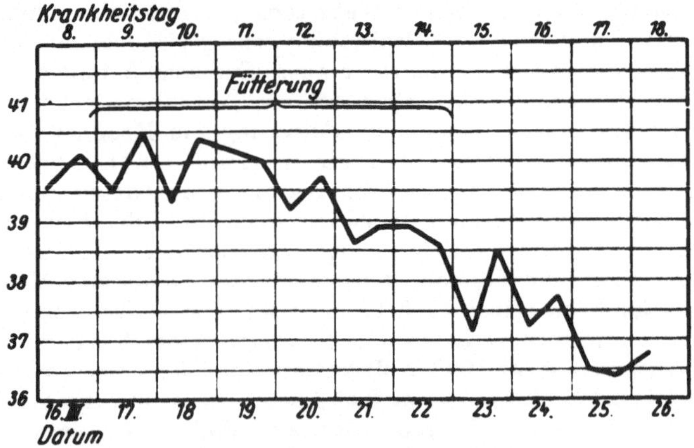

Abb. 109b. Tyrma, 28 Läuse, 1 positiv.

bereits im vorigen Abschnitte gelegentlich dargestellt wurde. Aus dem Vermögen einiger dieser Stämme (L 2₄, 1 b, 1 a usw.), einwandfreie X-Titer in der für die WEIL-FELIXsche Reaktion bezeichnenden Weise hervorzurufen, geht wohl gleichfalls einwandfrei hervor, daß es sich um Kulturen handelt, die wirklich aus Fleckfiebervirus und nicht etwa

aus apathogenen „Rickettsien" des Läusedarms abgeleitet werden
müssen. —

Allerdings werden wir jetzt mit hoher Sicherheit diesen Unterschied der Kultivierbarkeit zwischen frisch infizierten Omsker und
den kettenweise infizierten Lemberger Läusen auf die verschiedene

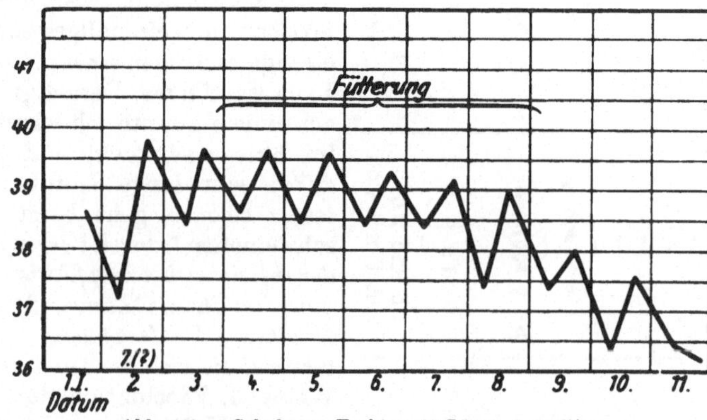

Abb. 109c. Schukowa, Tochter, 20 Läuse, 2 positiv.

Adaptation des Rickettsienbestandes zurückführen dürfen und damit
die vorher vermutungsweise ausgesprochene mögliche Deutung zu einer
Erklärung dieser Erscheinung erheben. Ich glaube, daß uns hierzu die
Gesamtheit der Erfahrungen voll berechtigt, die wir einmal im Abschnitte über die Wanzen-
infektionen dargelegt ha-
ben, wozu sich weiter die
Erfahrungen der Kultivierbarkeit des Virus aus im
natürlichen Wechsel ge-
impften im Vergleich mit
den kettenweise (als Pas-
sage) weitergeführten Virus
fixe-Tieren gesellen.

Jedenfalls lag eine sehr
milde Erkrankung in Si-
bieren vor, wie ja auch
Todesfälle nicht beobachtet
wurden, und man darf wohl
weiter folgern, daß die
zweite Hälfte der Krankheit
überhaupt meist wesent-

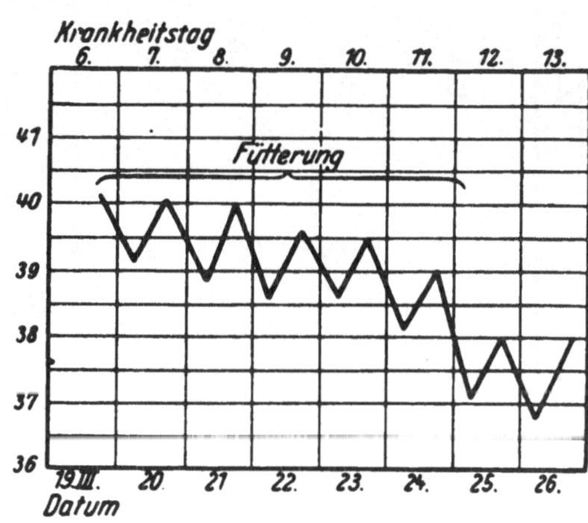

Abb. 109d. Semionoff, 11 Läuse, 6 positiv.

lich ungünstigere Infektionsbedingungen für Läuse darbietet als die
Tage vor und während Ausbruch des Exanthemes; denn die ersten sind
die Tage der vorwiegenden Vermehrung des Virus. (Daher bedürfen
alle kulturellen Angaben, wenn es irgendmöglich ist, der Angabe des
Krankheitstages, der auch bei Epidemien *annähernd* aus dem Verhalten

Läuse-Untersuchungen an Omsker Fleckfieberkranken.

Läuseserie	Name	Weil-Felix	Zahl der Läuse	Original	Kultur
I.	Semionoff	fehlt	11	6 +, 5 −	5 +, 1 verunreinigt +
II.	Kalinin	400	14	−	−
III.	Petroff	Entlausung	8	−	−
	„ , Versuch	3200	12	−	−
IV.	Name?	1600	4	−	−
V.	Titoff	1600	6	−	−
VI.	Karamolina	Entlausung	25	1 schwach +	−
VII.	Sammelversuch dreier Patienten	400	20	−	−
VIII.	„ „		8	Nr. 4 schwach +	Nr. 4 1 +
IX.	Oscherlmeff	−	16	−	−
X.	Tyrma	3200	20	−	−
XI.			8	1 a +	1 a +
	Schukowa, Mutter	3200	12	−	−
	„ , Tochter	6400	20	1 b und 2 b +	1 b und 2 b +
XII.	Komaroff	800	10	Laus 8 mit Coli	dto. Kultur.

des Exanthemes bestimmbar ist, wenn man über genügende Erfahrung verfügt.)

Die Exposition wird dann besonders gering, wenn eigentliche *Verlausung* fehlt, also die Infektion durch einmaliges oder nur eintägiges Saugen *einer* infizierten Laus stattfindet. Derartige Beobachtungen konnte ich wiederholt im Kriege sammeln und stellte dabei sehr lange Inkubationen fest. Ebenso geht beim Meerschweinchen 1. durch *Verringerung der infizierenden Impfdosis die Inkubation in die Länge*, 2. durch *Erhöhung der Impfdosis* dagegen *verkürzt sie sich* bis auf niederste Werte, 3. Vaccination durch abgetötete Kulturen erhöht gleichfalls die Inkubation und verändert zugleich den Typus des Fiebers im Sinne starker Intermissionen, oder der allgemeinen Verkürzung bis zu „Infections inapparentes" (NICOLLE), *wie ich bereits in den Jahren 1921 bis 1923 ausführlich veröffentlicht habe.*

Hinsichtlich der Verwertung tierexperimenteller Beobachtungen muß nur insoweit Vorsicht walten, als man einmal den Stamm genau kennen muß, mit dem man arbeitet, dann aber auch wissen muß, wie sich andere Stämme verhalten. Es ist eine Tatsache, daß man bei der Verimpfung virulenten Fleckfiebermateriales auf das Meerschweinchen „Stämme" erhält, die ganz außerordentlich voneinander abweichen. Bereits 1923 stellten wir fest, daß beispielsweise schwache Virusstämme gegen sehr virulente nicht zu immunisieren brauchen! Die Inkubationen einiger Stämme sind äußerst verschieden, selbst wenn man möglichst gleiche Versuchsbedingungen innehält. Während manche Stämme unserer Beobachtung Inkubationen von 9—11 Tagen zeigten, besitzen wir neuerdings durch die Güte des Herrn WEIGL einen, der fast regelmäßig nach fünf fieberfreien Tagen anfiebert. Wenn man also Beobachtungen über das *klinische Verhalten* eines „Stammes" machen will, muß man seinen „Konstanten" Rechnung tragen und sich zugleich des Umstandes bewußt bleiben, daß nicht jedes Virus ganz gleich zu erachten ist.

Der Faktor der Verlausung verbindet sich in epidemiologisch wesentlicher Art und Weise mit dem besonderen zeitlich verschiedenen Grade der Infektiosität des Kranken. Es ist nicht leicht, hier mehr zu geben, als einen gewissen Querschnitt zahlreicher im Laufe der Jahre gesammelter Erfahrungen an Mensch und Tier. Wie ich schon früher hervorgehoben habe, beginnt die Infektiosität des Blutes am Ende der Inkubation und steigert sich sicherlich in den ersten Tagen des Ausbruchs des Fiebers. Wie lange dies Geltung hat, ist schwer zu entscheiden. Die sehr wechselnden Ergebnisse der Viruskultur aus dem Blute, die aber zuweilen in sehr vielen parallel angelegten Kulturen gelingt, sprechen für schubweises Kreisen und wohl schubweise Entladung der Keime aus den Zellen, in denen sie heranwachsen. In gleichem Sinne sprechen die zuweilen ganz auffallend schwankenden *Inkubationen* nach Verimpfung von Blut. Wir pflegen stets durch Herzstich unter Zusatz des als ganz unschädlich erkannten *Novirudins*[1] Blut zu entnehmen und meist intraperitoneal, seltener intrakardial zu verimpfen. Hierbei beobachtete man also ebenso zuweilen auffallend kurze Inkubationen, wie umgekehrt sehr lange. Wir haben so bei einer für einen bestimmten Stamm (METSCHNIKOFF) häufigen, also regelrechten Inkubation von 9 Tagen nach unmittelbarer Herzblutübertragung (Herz-Herz) äußerste Werte der Inkubation von 3 und 16 Tagen beobachtet, wobei in stets gleicher Weise 1 ccm Blut überpflanzt wurde. Weitere Passagen und genaue kulturelle Prüfungen lehrten, daß keine fremdartigen Störungen mitwirken und die von der Regel abweichende Verhaltungsweise in der Folge der Verimpfungen zu der Norm des Stammes und der Impfmethode zurückkehrt. Man beobachtet diese wohl allein auf zeitlich erheblich schwankende Virusmengen im strömenden Blut zurückzuführende Erscheinung sowohl beim Fleck- wie beim Felsenfieber. Sie dürfte also — im Zusammenhange der Histologie betrachtet — darauf beruhen, daß sich die Stätten parasitärer Wucherung zu verschiedenen Zeiten *entladen*. Solchen Vorgang haben wir an einem besonders günstigen Falle schon früher histologisch äußerst wahrscheinlich machen können. Es ist eine aus der Erfahrung an einem sehr großen Materiale leicht abzuleitende Tatsache, daß die Zahl primär angelegter Wucherungsstätten (Viruszellen) zu der Dichte der Gesamtinfektion und der Menge und Dichte der Ausschüttung in den Kreislauf in einem unmittelbaren Verhältnis steht. Wenn erhebliche Erhöhungen der einverleibten Virusmenge die Inkubation, wie wir wissen, herabsetzen, bedeutet dies *wesentlich*

---

[1] Bezugsquelle: Chemische Fabrik „Norgine", Dr. V. STEIN, in Aussig, Tschechoslowakei.

mehr als eine zeitliche Verschiebung des Infektes. Seine Gesamtintensität steigt und die kreisende Virusmenge ist wesentlich größer, als sie bei schwächeren Impfdosen erzielt wird, obwohl auch die längere Inkubation in solchen Fällen durch Vermehrung des eingebrachten Virus für einen gewissen, aber beschränkten Ausgleich sorgen könnte. Sicherlich sind die letzten Tage der Krankheit dagegen durch eine sehr geringe Dichte des Virus im kreisenden Blut gekennzeichnet. Ein Teil der Omsker Ergebnisse beruht wohl auf diesem Umstande, wenn auch die im wesentlichen gleichsinnigen Ergebnisse der Entlausung der aufgenommenen Kranken zeigen, daß auch die Virusdichte in der kritischen Zeit des Krankheitsbeginns bei milden endemischen Fällen mäßig ist.   Hier kommt der allgemeine Grad persönlichhygienischer Lebenshaltung, die periodische oder dauernde *Entlausung* selbst unvollkommenen Grades als wesentlich die Ausbreitung der Krankheit verhinderndes Moment in Betracht.

Ich will hier auf diese Fragen nicht näher eingehen, weil dies auf eine Wiederholung unserer eigenen älteren Arbeiten hinausliefe. Die von uns erstmalig geübte und durchgearbeitete *Kultur des Virus des Fleckfiebers im infizierten Gewebe nach den Methoden der Gewebszuchten* gab uns die Möglichkeit höchster Anreicherung des Virus ohne Einbuße seiner Virulenz. Wir sahen *Viruszellen* (wie sie dann von WOLBACH und seinen Mitarbeitern [1, 2] abgebildet wurden) und sprachen sie sowie die im weiteren Verlaufe auch nachweislichen gewaltigen extracellulären Vermehrungen von „Rickettsien" als Beweis einer echten *Anreicherung* an, „die einen morphologischen Ausdruck der gleichen Virulenzzunahme darstellt, die in der *Abkürzung der Inkubation* ihr pathophysiologisches Gegenstück findet." War noch DOERR zweifelhaft, ob man wirklich diese *Beziehung zwischen Virusmenge und Inkubation* aufstellen dürfe, so ist sie inzwischen durch die unsere ersten Feststellungen bestätigenden Untersuchungen von WEIL und BREINL [3] zur Gewißheit geworden. Die Ergebnisse, die diese Forscher 1924 über „Das Verhalten des Fleckfiebervirus im Organismus der Kleiderlaus" veröffentlicht haben, stimmen ganz ausgezeichnet zu den unseren, so daß ich noch heute keinen wissenschaftlichen Grund dafür anzugeben vermag, warum unsere Untersuchungen nicht in Betracht gezogen worden sind! Ähnliches ließe sich hinsichtlich der bemerkenswerten Infektions- und Immunisierungsversuche sagen, die BREINL [4] im gleichen Jahre mitgeteilt hat. (In diesen Untersuchungen ergab sich in Übereinstimmung mit unseren bereits veröffentlichten Beobachtungen die Bildung löslicher pyrogener und stark toxischer

---

[1] WOLBACH, PINKERTON and SCHLESINGER: The cultivation of the organisms of Rocky Mountain spotted fever and typhus in tissue cultures. Proc. of the Soc. f. Exp. Biol. a. Med. 20, S. 270. 1922.

[2] WOLBACH and SCHLESINGER: The cultivation of Microorganisms of Rocky Mountain spotted fever (*Dermacentroxenus rickettsi*) and of typhus (*Rickettsia Prowazeki*) in tissue Plasma cultures. Journ. of Med. Research 44, 3, 231. 1923.

[3] WEIL und BREINL: Das Verhalten des Fleckfiebervirus im Organismus der Kleiderlaus. Zeitschr. f. Immunitätsforsch. u. exp. Therapie, Orig. 39. 1924.

[4] BREINL: Neue Infektions- und Immunitätsversuche mit Rickettsia Prowazeki. Zeitschr. f. Immunitätsforsch. u. exp. Therapie, Orig. 41. 1924.

Stoffe seitens der „Rickettsien" in einer Flüssigkeit — die Möglichkeit
zu vaccinieren, wobei sich eine verlängerte Inkubation neben abge-
schwächtem oder unterdrücktem Fieber als Erfolg nachweisen läßt.
„Der Impfschutz geht mit der injizierten Antigenmenge parallel." Wir
hatten dagegen die letzte Beobachtung in die Worte gekleidet: „Allerdings muß man die ganz avirulenten Kulturen zu wiederholten Malen
den Versuchstieren [intramuskulär oder subkutan] einverleiben, um deutliche Wirkungen zu erzielen.") —

Der *epidemiogenetische Zusammenhang* ist also kurz folgender: Verlausung und starke Infektion des verlausten Individuums führen —
möglichenfalls begünstigt durch eine Schwächung des Befallenen, die
auch mit der Verlausung engen Zusammenhang haben kann, weil sie
der Säuberung entgegen wirkt! — zu einer starken Infektion im Einzel-
falle. Diese führt zu einer starken Vermehrung des Virus, das demzufolge auch in großer Menge in den Kreislauf gerät, besonders in der ersten
Hälfte der Krankheit. An solchen Kranken infizieren sich sehr viele
Läuse und werden damit zu Herden und Verbreitern des Kontagiums,
sofern im Umkreise des Befallenen wiederum ähnliche, einigermaßen für
die Krankheit günstige soziale bzw. hygienische Verhältnisse zu finden
sind. Nach einigen derartigen Passagen dürfte dann die Virulenz schnell
ihren Höhepunkt erreicht haben und die Epidemie ist da, *weil* ihre Voraussetzungen da sind und *solange* diese erhalten bleiben, solange also
nicht die sozialen oder die hygienischen oder die immunisatorischen
(Durchseuchung als Ergebnis natürlichen Verlaufes!) Faktoren der Epidemie erloschen sind.

Wollen wir tiefer in das Krankheitsgeschehen eindringen, so müssen
wir gewisse physiologische Erfahrungen verwerten, die uns das Studium
der Viruskulturen vermittelt haben. Wir sind zwar jetzt imstande, aus
jedem Tiere Kulturen zu züchten, deren Proteusnatur sich in der erläu-
terten Weise einwandfrei zeigen läßt, aber es besteht kaum ein Zweifel
darüber, daß diese Kulturen sich in verschiedenen Richtungen *weit von
dem eigentlichen Virus entfernen*. Diesem stehen Kulturen näher, die sich
in Wuchsform, kulturellen Ansprüchen usw. etwa verhalten wie unsere
Aminosäurekulturen. Die Unterschiede zwischen beiden Formen oder
Zuständen eines variablen Organismus beruhen auf biologischen Umständen, die im Faulversuch oder durch ähnliche Zuchtverfahren erfolgreich durchbrochen werden können, so daß eine Gewöhnung von dem
hochspezialisierten biologischen Milieu des Infektionsverhältnisses zu
einer andersgearteten saprophytären Existenzform möglich wird. Sie
äußern sich in fermentativen Unterschieden und über den Umweg der
Zellernährung, aber nicht parallel hierzu und überhaupt nicht immer,
auch in Änderungen der Zellgestalt. So wenig man an diesen Unterschieden zweifeln kann, so wenig soll man sie übertreiben, denn je größer die
Erfahrung wird, *um so stetiger wird die ununterbrochene Kette, die vom
Virus bis zu den extremsten Wuchsformen ohne alle besonderen Ansprüche
und Empfindlichkeiten führt*. Davon haben wir uns schon bei der Besprechung der Kulturverfahren Rechenschaft abgelegt.

Die dem Virus näher stehenden biologischen Kulturformen verfügen nicht über die äußerst kräftigen *Ektoproteolysine* der Vollsaprophyten. Sie bilden entsprechend auch fast nie eine Gelatinase. Demgegenüber habe ich bereits 1923 festgestellt, daß besonders die Kulturen, die eine gelbliche Pigmentierung erwerben, bei der *Degeneration der Kultur* (Quellung, veränderte Färbbarkeit usw. der Individuen!) *Proteolysine frei werden und in die Umgebung (Agar) diffundieren lassen,* Fermente, die sich gegenüber hitzegeflockten Serumglobulinen, Caseinen usw. als sehr wirksam erweisen[1]. Ebenso lassen sich *Kulturextrakte* herstellen, die auf LOEFFLER-*Serum* tiefe Dellen hervorrufen, während die Kulturen selbst auf diesem Nährboden nur in Ausnahmefällen und spärlich *nicht verflüssigend* gedeihen. (Dies gilt natürlich nur von den Fleckfieberviruskulturen der betrachteten biologischen Stufe!) Zur Entwicklung dieser Proteolysine schien eine hinreichende Aminosäuremenge im Nährsubstrat erforderlich. Wir haben sie im Zusammenhange unserer Gelatinekulturen eingehend erörtert.

Es kann nun als ein ganz feststehendes Gesetz gelten, daß der Körper auf irgendwelche Proteolysine, die innerhalb seiner Gewebe frei werden, mit Entzündung reagiert.

Wir haben diesen *funktionellen Beziehungen der Zellen* ein vieljähriges Studium gewidmet und möchten hier nur auf die in diesem Zusammenhange wesentlichen Ergebnisse zu sprechen kommen.

„Für die Streptokokkeninfektion des Gewebes kann mit Sicherheit angenommen werden, daß die Schwere ihrer anatomisch-klinischen Ausprägung eine Funktion der bakteriellen ektoenzymatischen proteolytischen Einwirkung auf das Wirtsgewebe darstellt. Wie ich bereits früher ausgeführt habe (Virchows Arch. f. pathol. Anat. u. Physiol. 227, 1920), kann man je nach der Infektiosität eine Reihe aufstellen, an deren einem Ende die reaktionslose Nekrose steht, an deren anderem Ende sich die augenblickliche Vernichtung der Keime in Zellen des Binde- und Gefäßapparates findet, während dazwischen partielle Nekrosen mit leukocytärer Reaktion stehen. Waren diese Untersuchungen mit vorzüglicher Berücksichtigung der Niere angestellt, so haben die Untersuchungen von

---

[1] Ich möchte in diesem Zusammenhange ausdrücklich darauf hinweisen, daß die verschiedenen Lebensäußerungen der betrachteten Keime vielfach eigenartig verkuppelt erscheinen. Nur auf den Aminosäureböden beobachteten wir die gelben bzw. gelbbraunen Stämme. Erniedrigung des Aminosäuregehaltes läßt die Pigmentierung der Kulturen zurücktreten. Bei andersartiger Zucht fehlt sie oder verliert sich. Aus Wanzen züchteten wir gelegentlich zinnoberrot gefärbte, sonst sehr typische Stämme. Ihr Pigment ging auf festen Nährböden sofort verloren, auf „NN" hielt es sich durch zwei Passagen, um dann vollends zu verschwinden. Als wir aber den Stamm zur Prüfung auf Gelatinase und Schwärmvermögen auf Gelatine brachten, verflüssigte er sehr stark. Innerhalb des Trichters, also in dem sehr aminosäurereichen Abbaugemisch, gewann der Stamm sofort seine rote Pigmentierung zurück. Es scheint also, daß ein ganz bestimmter Eiweißstoffwechsel, insbesondere der Aminosäuren, mit der Pigmentbildung engstens verknüpft ist. Wir kennen hier vorläufig die chemische Zusammensetzung dieser Pigmente ebensowenig wie bei anderen Bakterienfarbstoffen.

TSUDA[1] in unserem Laboratorium auch in der Subcutis entsprechende Feststellungen in sehr exakter Weise ermöglicht. Die Verschiedenheiten der so festgestellten Reaktionen lassen sich nun, wie die Untersuchung des bakteriellen Stoffwechsels gezeigt hat, auf die Differenzen des bakteriell bewirkten Gewebsabbaues proteolytischen Charakters zurückführen. Die Immunisierung bewirkt in diesem Sonderfalle eine Lahmlegung zunächst dieses Ektoenzyms, die höchstwahrscheinlich extracellulär erfolgt. Es ist bemerkenswert, daß sich eine ganz ähnliche Skala von Veränderungen herstellen läßt, wenn man z. B. bei der Maus hochwertige, bakterienfreie Trypsinlösungen subcutan einverleibt."[2]

Der gemeine Proteuskeim bzw. die saprophytär gewöhnte Form eines der Proteusvirus bewirkt gleich einem virulenten Streptococcus im Körper durch Proteolyse Gewebsangriff, Zelltod, Leukocytenauswanderung, „Herdbildungen".

Die der Infektion vorangehende Immunisierung bewirkt gleichsinnig unseren Erfahrungen an Streptokokken die mehr oder weniger vollkommene Lahmlegung der Ektoproteolysine und damit das unmittelbare Funktionieren des *Makrophagenapparates*, der Gefäßwandzellen usw. Im Blute befinden sich dann niedere Leukocytenwerte verbunden mit beträchtlich ansteigenden *Monocytenwerten*, also Reaktionen, wie wir sie etwa bei der „*Sepsis lenta*" antreffen, die KUCZYNSKI und WOLFF 1921 auf Grund ausgedehnter Analysen am Menschen und am Versuchstier als „*Sepsis immuner Individuen*" angesprochen haben, eine Vorstellung, die sich mehr und mehr Anerkennung verschaffen konnte.

Sehr aufschlußreich waren für WOLFF und mich *Versuche über die experimentelle Pankarditis der Maus*[3]. Hier studierten wir besonders eingehend an einem sehr günstigen Material die cellulären Beziehungen der Infektmetastasen bei wechselndem Immunzustand, d. h. bei wechselndem *Kräftespiel* zwischen Wirt und Parasit. Je nach dem Resistenzgrad ging die eitrige Herdbildung in herdförmige oder mehr ausgebreitete proliferativ-interstitielle bzw. lymphoid-plasmacelluläre Reaktionen über. An die Stelle eitriger Perikarditiden setzten sich fibrinös-zottige. Besonders interessant waren Endokardveränderungen nach Einverleibung solcher Kokken (vom „Viridans"-Typ), die über keine Ektofermente gegen höhere Eiweißkörper verfügen. „Frische Prozesse erscheinen als ganz umschriebene Endothelnekrosen von einem Durchmesser von zwei bis drei Zellen mit einem dicken *subendokardialen Polster typischer Plasmazellen*, wie sie durchaus an die Bilder erinnern, die KOENIGER für die Anfangsstadien der menschlichen Endokarditis simplex gibt." Ich habe mich bemüht, diese Verhältnisse in einer Reihe weiterer Arbeiten tiefer

---

[1] S. TSUDA: Experimentelle Untersuchungen über die entzündliche Reaktion der Subcutis in Beziehung zum individuellen Immunitätszustand. Virchows Arch. f. pathol. Anat. u. Physiol. 247, S. 123. 1923.

[2] KUCZYNSKI: Experimentelle Untersuchungen über die funktionellen Beziehungen der Zellen im entzündlichen Gebiete. Verhandl. d. dtsch. pathol. Ges. XIX, Tagung Göttingen. 1923.

[3] KUCZYNSKI und WOLFF: Beitrag zur Kenntnis der experimentellen Streptokokkeninfektion der Maus (Milz, Leber, Herz). Verhandl. d. dtsch. pathol. Ges. XVIII. Jena. 1921.

zu begründen, ohne daß hier die Notwendigkeit vorläge, näher darauf einzugehen. Was zunächst den sachlichen Inhalt unserer Arbeiten angeht, so hat uns eine *Fülle fremder Arbeiten volle Bestätigung gebracht*, wenn auch unsere Untersuchungen nicht immer Berücksichtigung fanden. Wir wollen hier nicht des näheren auf diese Arbeiten eingehen, nur wenige seien kurz genannt, wie die Versuche an Herzklappen von HENLEY D WRIGHT[1], die ausgezeichneten Studien von GAY, CLARK und LINTON über „Eine histologische Grundlage für örtliche Resistenz und Immunität gegenüber Streptokokken"[2]. Die Studie von FROBISHER endlich bringt in einer eleganten Versuchsanordnung eine neue Demonstration der Ektoproteolysine (sogenannte *Histase*), von denen wir schon kurz gesprochen haben. Die *gewebeangreifende* Wirksamkeit der Ektofermente der hämolytischen „beta"-Streptokokken haben wir zur Grundlage ausgedehnter pathologischer Untersuchungen gemacht. Mit ihrer *relativen* Wirksamkeit ist die Pathogenität eines Stammes gegenüber einem Organismus eng verknüpft. Die *Lahmlegung* dieser fermentativen Waffe ist eine der wesentlichsten Aufgaben der Immunisierung. Durch sie wird eben der nekrotisierend-leukocytotaktische Vorgang aufgehoben *und die Reaktivität des Gefäß-Bindegewebsapparates gegenüber den so wehrlos gemachten Keimen ermöglicht*[3]. Daher hat wohl die schöne Beobachtung von FROBISHER[4] bei aller Wertschätzung ihrer methodischen Bedeutung für den Kenner der Streptokokkosen nicht ganz den Wert der Neuheit, der sich in den Worten offenbart: „The digestion of tissues, as described

---

[1] HENLEY D WRIGHT: The production of experimental Endocarditis with pneumococci and streptococci in immunised animals. Journ. of Pathol. a. Bacteriol. XXIX, S. 5. 1926.

[2] GAY, CLARK and LINTON: A Histological basis for local resistance and immunity to streptococcus: VIII Studies in streptococcus infection and immunity. Arch. Pathol. Labor. Med. I, 6, S. 857. 1926, und F. P. GAY: Local and tissue immunity. Arch. Path. Lab. Med. I, 4, S. 590. 1926. Lit.

[3] Es wird nicht immer hinreichend beachtet, daß die Bildung und Bewegung von Blutzellen (insbesondere der „weißen" Blutzellen) mit der Stoffverarbeitung im engsten Zusammenhange steht. Ich habe dies zu begründen versucht. SIEGMUND hat sich auf Grund seiner Versuche dieser Anschauung angeschlossen. (Untersuchungen über Immunität und Entzündung. Verhandl. d. dtsch. pathol. Ges. XIX, S. 114. 1923.) In unklarer Form ist übrigens diese Vorstellung von den Beziehungen zwischen „Blutbildung" und Verdauung, wie jeder Arzt weiß, uralter Besitz, und schon GALEN wies seiner Facultas naturalis als innere Wirkungen Blutbildung *und* Verdauung zu. Leukocytose in akut gesteigerter Form ist die typische Antwort auf Zerfall von Körpersubstanz irgendwelcher Art. Leukocytotaxis „erklärt" diesen Vorgang nur insoweit, als sie der Ausdruck für die funktionellen Beziehungen darstellt, die zwischen den Zerfallstoffen und den Leukocyten bestehen und diese richtend in ihren Bewegungen lenken, ein Vorgang, der aber unzweifelhaft in verwickelterem Mechanismus abläuft, als man früher annahm, und mit Gefäßreaktionen eng verknüpft ist, wie neuerdings besonders RICKER nachdrücklich betont hat, ohne daß wir hier auf die schwierige Frage eingehen könnten, ob seine theoretischen Vorstellungen die Zusammenhänge erschöpfend und mit stets richtiger Betonung des jeweils wesentlichen Momentes erfassen (vgl. RICKER: Pathologie als Naturwissenschaft — Relationspathologie. 1924).

[4] FROBISHER, M. jr.: Tissue-digesting enzyme (histase) of streptococci. Journ. of Exp. Med. XLIV, S. 777. 1926.

in this paper, by ordinary types of hemolytic streptococci seems to be a new observation."

(Auf das neuere Schrifttum im Zusammenhange dieser Fragen überhaupt näher einzugehen, würde hier keine Berechtigung haben. Die Lehre von den *Resorptionsbeziehungen* der Vorgänge im Gefäß- und Zwischengewebe, zu denen die Immunbeziehungen als Teilgruppe gehören, ist erfolgreich von verschiedenen Seiten aufgegriffen worden. Hier wären u. a. die Untersuchungen von DIETRICH[1] und SIEGMUND[2] zu nennen. In unserem Zusammenhange jedoch kommt es mir lediglich darauf an, darzutun, welche Wege *unsere* Untersuchungen genommen haben, da die hier angedeuteten Zusammenhänge bei uns nicht nachträglich konstruierte sind, sondern den Forderungen einer mehr als zehnjährigen systematischen Arbeit entsprangen, die uns veranlaßte, ein bestimmtes Gebiet vielfältig, aber mit einheitlicher Frage und bestimmtem Ziele zu durchforschen.)

Jedenfalls möchte ich in den *zellsystematischen Beziehungen*, die sich zwischen Gefäßwandzellen und exanthematischen Proteuskeimen einerseits, wilden Protei und Leukocyten andererseits nachweisen lassen und dort einem Mangel, hier der Existenz ektoproteolytischer Fermente entsprechen, im Zusammenhange der Streptokokkenerfahrungen ein äußerst wichtiges allgemein-pathogenetisches Ergebnis erblicken. Keine mit Ektoproteolysinen werden von Leukocyten aufgenommen, von Gefäßwandzellen entweder — in Gestalt der Hyperphagocytose — nach vorangegangener Phagocytose durch Leukocyten oder dann, wenn irgendwie die ektoproteolytische Wirksamkeit abgestumpft ist. Dies kann immunisatorisch zustande kommen. Bakterien ohne Ektoproteolysine werden ohne weiteres durch Gefäßwandzellen aufgenommen. Hier können sich noch weitere Differenzierungen geltend machen, deren Wesen noch nicht geklärt erscheint. Dies betrifft in erster Linie die völlig offene Frage der Organbeziehungen, die auf Grund ihrer Vieldeutigkeit noch nicht eingehender Erörterung zugängig erscheinen. Wir kommen noch ganz kurz auf sie zurück.

Diese histo*logischen* Studien über die wandelbaren Gewebsbeziehungen von Krankheitskeimen unter dem Einfluß einer geänderten wirtsparasitären Einstellung bedeuten einen sehr wichtigen Schritt vorwärts in dem Verständnis der Strukturreaktionen des Körpers. Allerdings ist dies Gebiet, wiewohl seine Wurzeln weit zurückreichen bis zu dem sogenannten KOCHschen Grundversuch (1891) und den ausgezeichneten Studien RÖMERS, an die sich eine so überaus weitreichende, und das Interesse fesselnde Literatur hinsichtlich tuberkulöser Gewebsreaktionen anschloß, erst in den Anfängen begriffen. Unser Ziel läßt sich dahin umschreiben, daß wir eine Vorstellung der wesentlichen Zusammenhänge und damit zugleich der Bedeutung eines Querschnittes durch den Vorgang, wie ihn

---

[1] DIETRICH: Die Reaktionsfähigkeit des Körpers bei septischen Erkrankungen in ihren pathologisch-anatomischen Äußerungen. Verhandl. d. dtsch. Ges. f. inn. Med. 37. Tagung 1925.

[2] SIEGMUND: Untersuchungen über Immunität und Entzündung. Verhandl. d. dtsch. pathol. Ges. 19. Tagung 1923. S. 114.

die einzelne Untersuchung bildmäßig darbietet, gewinnen aus der Interferenz körperlicher Leistungen und Leistungsträger, sowie störender körperfremder Wirkungen, wie sie in dem hier betrachteten Falle von Infektionserregern ausgehen. Hierzu gehört natürlich die Kenntnis der funktionell-reaktiven Bedeutung der Strukturen des reagierenden Körpers, wie auch die der Wirkungen des betreffenden Erregers unter entsprechenden Umständen, Fragen, denen man bisher leider kein angemessen eingehendes Studium gewidmet hat.

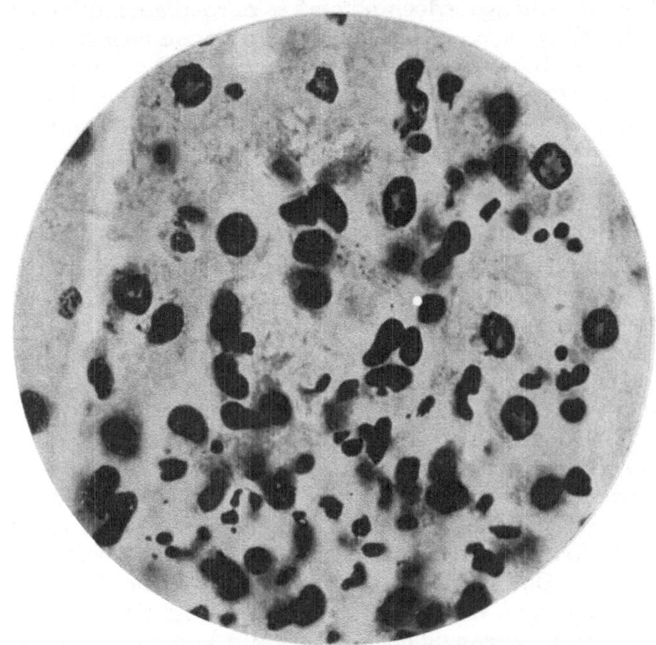

Abb. 110. Prot. 498. Leberschnitt des Meerschweinchens 9513, das mit dem Herzblute des Mee. 9495 infiziert wurde. Dies Tier erhielt ältere „denaturierte" Fleckfieberkulturen nach vorheriger Vaccination. Es zeigte nach zweitägiger Inkubation einen Fieberanstieg und wurde am 2. Tage des Fiebers getötet. Die Leber wies Nekrosen mikroskopischen Ausmaßes auf, deren eine photographiert worden ist. Man erkennt die Nekrose mit eingewanderten Leukocyten und in Zellresten eingeschlossene sehr feine Bakterien, die denen der Kulturen sehr ähneln.

Je milder die Infektion mit dem Erreger des Fleckfiebers ist, um so mehr entfernt sie sich von dieser Form der Proteusinfektion durch Bakterien, deren ektofermentative Angriffswaffe nicht vernichtet und auch nicht abgestumpft ist. Dies gilt, wenn auch vielleicht in etwas geringerem Grade, auch für das Rocky Mountain spotted fever. Wir mußten wiederholt darauf hinweisen, daß die Keime durch biologische Umstände zwar nicht dauernd in ihren Lebensäußerungen umgestaltet werden, aber Wirkungen bestimmten Milieus recht zähe festhalten. Eine der charakteristischsten Umstimmungen der Keime, die wir aus dem Infektionsverhältnis heraus zu züchten vermögen, ist die Unzuverlässigkeit und Schwäche ihrer proteolytischen Fermente, wie sie uns besonders scharf dadurch kund wird, daß diese Stämme fast nie eine wirksame Gelatinase hervorbringen, während gerade dies Ferment für wilde Proteusformen frei lebender Art äußerst bezeichnend ist. Sobald die Stämme sich in der Kultur oder im unzuständigen Zwischenwirt — der Wanze etwa — dem saprophytären Zustande nähern bzw. sich nur dem Infektionsverhältnis entfremden, was äußerst leicht vor sich geht, sehen wir als untrügliches Zeichen im Tier (Meerschweinchen) „Herdbildungen", trockene, oft infarktartige Nekrosen auftreten[1]. Diese lokalen Entzündungen sind vorzüglich in der Leber deutlich, weil hier die Entzündung zum Unter-

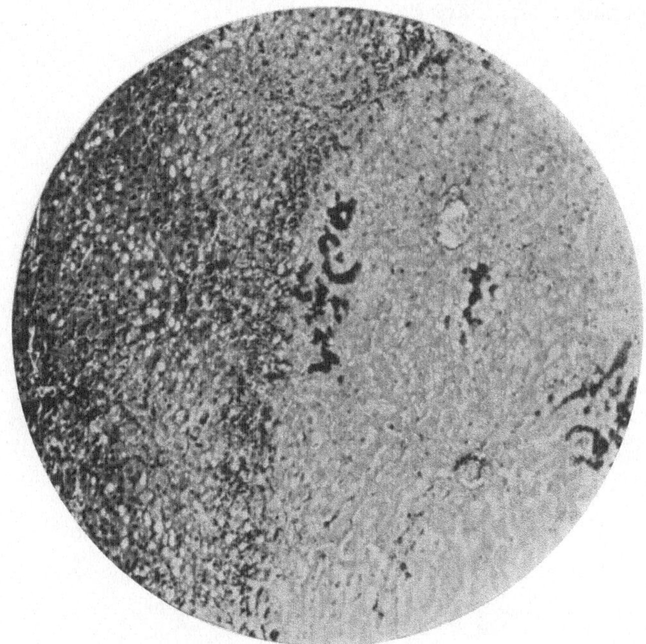

Abb. 111. Prot. 501. Leberquerschnitt des Meerschweinchens 9545. Dies Meerschweinchen wurde mit einem wilden Proteusstamm (1099) nach vorangegangener Vaccination infiziert und erkrankte hochfieberhaft. Am 12. Tage des Fiebers wurde es agonal getötet. Die Leber zeigte mehrfache infarktartige Nekrosen, deren eine im Photogramm abgebildet ist. Man erkennt die wurstartigen Bakterienzüge innerhalb des abgestorbenen Lebergewebes, den leukocytären Grenzwall sowie die Fettinfiltration des benachbarten Lebergewebes. Giemsa. Apochr. 16 mm und Komp.-Okul. 6.

gange von Leberbalken führt. In ganz frischen Herden findet man sehr reichlich Bakterien, die im histologischen Bilde stark vergröbert erscheinen, sich aber in der Kultur ganz so verhalten wie zart wachsende Protei.

---

[1] Wir haben ganz neuerdings wieder eine sehr lehrreiche Erfahrung in dieser Richtung sammeln können. Wir impften eine Ratte mit mehreren Läusen und erhielten eine gute WEIL-FELIXsche Reaktion. Das Gehirn dieser Ratte übertrugen wir auf ein Meerschweinchen. Dies fieberte nach kurzer Inkubation und wurde weiter geführt. Die Tiere bereits der dritten Passage starben ausnahmslos. Inzwischen ergab die gewebliche Untersuchung des ersten Meeschweinchens dieser Reihe neben charakteristischen Veränderungen des Fleckfiebers nicht wenige, allerdings sehr kleine Nekrosen der Leber. Wir hatten also bereits hier „wilde" Protei neben Virus. Wiederum hat in wenigen Passagen die Überwucherung und Animalisierung dieser wilden Keime das eigentliche Fleckfieber vernichtet. Auch

Diese Bakterien füllen besonders peripher zuweilen deutlich Wandzellen der Capillaren an. Diese gehen zugrunde, und die Bakterien erscheinen dann, *innerhalb von Leukocyten*, ganz charakteristischerweise im strömenden Blut, wo wir sie sehr häufig bei den „wilden" oder „entarteten" Proteusinfektionen nachgewiesen haben. Man findet solche Bakterien in entsprechend infizierten Tieren auch in anderen Organen, besonders in der Lunge und der Niere, wie aus zwei Photogrammen hervorgeht, die Untersuchungen entstammen, die Herr Dr. DHAR liebenswürdigerweise für mich ausgeführt hat.

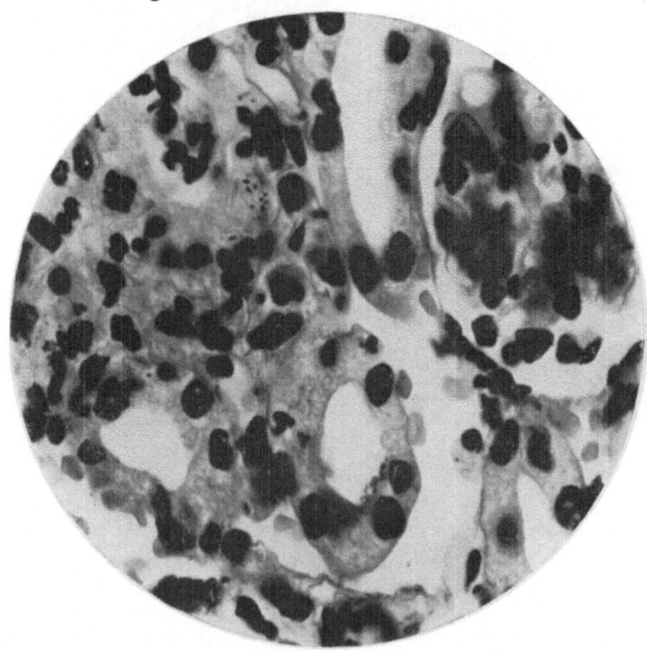

Abb. 112. Prot. 208. Nierenschnitt des R.M.-Meerschweinchens 596. Dies Tier hatte ein ganz charakteristisches Rocky Mountain spotted fever mit Hautveränderungen. Daneben wies es zweifellos eine „wilde" Proteusinfektion durch Wanzenkontakt auf. So findet man in diesem und entsprechend mischinfizierten Tieren erhebliche Entzündungsherde mit recht groben Bakterienformen, wie sie in diesem Präparate des Herrn Dr. DHAR abgebildet sind.

Bei den exanthematischen Proteusinfekten dagegen ergeben die Infektionserreger einen „Entzündungsreiz" nur dann, wenn sie der Körper im Beginn der Eigenimmunisierung zu schädigen beginnt. Auch hier kennzeichnet das „Exanthem" den Eintritt der allgemeinen immunisatorischen Umstimmung des befallenen Organismus gegen seinen Parasiten. Wir sind uns vollauf bewußt, daß wir Erfahrungen der Kulturen als Gleichnis verwerten. Wie dort der degenerierende Keim Proteasen ent-

---

diese Beobachtung wird also zum Beweise der früher vorgetragenen Anschauung, daß niemals Keime vom Charakter eines ganz oder nahezu saprophytären Vollkeimes im Infektionsvorgange zur Grundlage der Serumreaktion werden können. Sie offenbaren sich im Tierversuch in recht kurzer Zeit unfehlbar.

bindet, die Gelatine, Albumosen oder Serumglobuline in gewissem Umfange zu lösen vermögen, — wie man aus Kulturen durch gewaltsame
Extraktionen höchst wirksame Proteasen gewinnen kann, die auf der
LÖFFLER-Platte tiefe Dellen und Löcher setzen, so tritt innerhalb von
Zellen dann aus den „Rickettsien" proteolytisches Ferment aus, wenn
die Zelle ihren Parasiten irgendwie schädigt oder angreift. Hierin liegt
eine große Gefahr für jede aktive Heilbestrebung, die gleichzeitig viel
Virus durch Schädigung zum Untergang zu bringen trachtet. Wir haben
nicht ohne Absicht auf die Pathologie der Streptokokkosen hingewiesen.

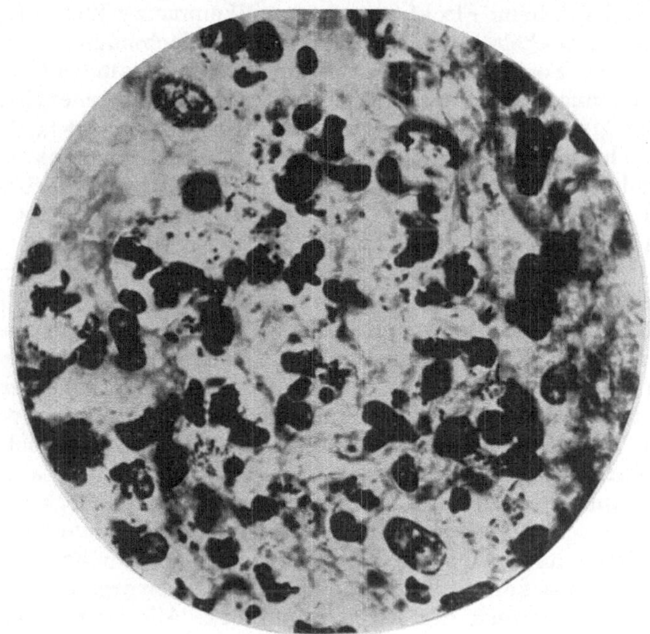

Abb. 113. Prot. 219. Milz des R.M.-Meerschweinchens 593. Es handelt sich wiederum um den
bezeichnenden Befund einer wilden Mischinfektion, die in der Milz zu Nekrosen mit reichlichen,
leicht nachweisbaren groben Bakterien geführt hat. Präparat des Herrn Dr. DHAR.

Wie dort, regelt jetzt Umfang und zeitliches Verhalten dieser Reaktion
die Vorgänge im umliegenden Gewebe. Sie können über eine ganz umschriebene Nekrose, wie HERZOG und ich sie beim Fleckfieber beschrieben haben, eine mäßige Thrombose innerhalb der Lichtung zu einer fast
oder ganz reinen plasmacellulären Reaktion führen, — oder aber es
können sich in wechselndem Umfange zellig-exsudative Vorgänge damit
verbinden.

*Bei den bisher untersuchten exanthematischen Proteusinfektionen beruht
demnach das Exanthem darauf, daß auf einer bestimmten Entwicklungs-
stufe der immunisatorischen Abwehrreaktion des Wirtsorganismus gegen
den Erreger dieser, in Zellen aufgenommen, einer Schädigung unterliegt,
die ihn plötzlich zu einem schweren Schädling der befallenen Zelle werden
läßt. Wir führen dies darauf zurück, daß eine gewisse Schädigung die*

*Entbindung gewebsabbauender Proteolysine veranlaßt, die die Zelle töten und so — im Falle des Fleckfiebers — zu der Nekrose führen, um die sich die entzündliche Reaktion des "F*RAENKEL*schen Knötchens" gruppiert.* (FRAENKEL, CEELEN und besonders HERZOG haben diese zentrale Nekrose hervorgehoben. Ich konnte sie 1919 bestätigen und in ihr meist eine oder wenige "Rickettsien" nachweisen, wie ich bereits erwähnt habe.) Dem Exantheme der Haut entsprechen gleichartige Veränderungen in inneren Organen, worüber beim Fleckfieber eine große Literatur besteht. Im Falle des Felsenfiebers vermißt man aber die Hirnherde, die vielfach beim Fleckfieber in so willkommener Weise die Feststellung der Krankheit stützen, wenn man sie fachmännisch-sorgsam untersucht, eine Forderung, die gerade in diesem Zusammenhange gar nicht scharf genug gestellt werden kann, da es ganz außerordentlich viele *Fehlerquellen* gibt, nämlich fokale Entzündungen anderer Art (z. B. auch zuweilen nach Proteusimpfungen "wilder Art") oder gar ganz normale Zellansammlungen, die nur durch Schnittführung und mangelnde Beziehung zu bekannten Strukturen aus mangelnder Kenntnis des mikroskopischen Hirnbaues falsch gedeutet werden!

Es ist daher nicht wunderbar, daß man als *seltenen* Befund auch bei Tieren, die an Felsenfieber gelitten haben, perivaskuläre "Herdbildungen", also exsudativ-proliferative Reaktionen im Zentralnervensystem antrifft. Gerade in einem der Tiere, die sich aus dem Virus ableiten, dem ELISABETH BRANDT erlag, fanden wir allerdings sehr spärliche derartige Bildungen in der Kleinhirnrinde. Ich möchte mich getrauen, sie von ganz wohl entwickelten fleckfieberkranker Tiere zu unterscheiden, aber sie stehen diesen doch äußerst nahe. Es handelt sich aber, wie angedeutet, um Ausnahmen, während ähnlich *spät* dem Fleckfieber *erliegende* Tiere solche Herde reichlichst aufweisen. Die Gründe dieses verschiedenen Verhaltens sind uns zunächst noch ganz dunkel.

Es ist nun sicher keineswegs so, daß im Infektionsvorgang mit einem Schlage jede Vermehrung des Erregers aufhört. Allerdings erfolgt die Entwicklung des Exanthems nach meiner Erfahrung ziemlich rasch und findet oft in 24, in den allermeisten Fällen in 48, spätestens nach 72 Stunden ihren Abschluß. Dies heißt aber doch nur, daß später jenes Verhältnis nicht mehr obwaltet, das eben das Exanthem bedingt, nicht aber, daß kein Virus mehr kreist; denn dies wird durch Infektiosität und kulturell darstellbaren Keimgehalt des Blutes unwiderleglich erwiesen. Histologisch findet man auch im Beginne der Herdbildung noch mikroskopisch nachweisbare Vermehrungen deutlicher Art, nach meiner Erfahrung meist räumlich von den Herdbildungen getrennt oder solche einleitend.

In hypothetischer Form, aber wohl hinreichend gestützt, kann man wohl weiter folgende Überlegung anstellen. Wir haben erörtert, daß von der eingebrachten Virusmenge in hohem Maße die Dauer der Inkubation und erfahrungsgemäß auch die Schwere der Infektion abhängt. Ganz entsprechend den durchsichtigeren Verhältnissen in der Kleiderlaus bedeutet viel infizierendes Virus eine Infektion vieler Zellen vom ersten Anfang an. Tritt wenig Virus in den Körper, so muß ähnlich wieder dem Verhalten in der Laus, vielleicht eine zweite Zellgruppe von der zuerst befallenen aus infiziert werden, bis soviel antigen wirkendes Material im Körper vorhanden ist, daß er reagiert und *krank* wird. Diese vielen oder spärlichen Zellen — und die Unterschiede mögen der Menge nach sehr beträchtliche sein, wie sich aus kulturellen und mikroskopischen Erfahrungen ableiten läßt — entleeren nun ihre Erreger, wovon ich einmal in allerdings etwas abnorm verlaufenden Wucherungen innerhalb der Leber bereits früher Bilder zeigen konnte. Sie kreisen im Blute. Ob hier eine namhafte Abtötung eintritt, wissen wir nicht aus genauen Erfahrungen am Menschen. Bei Tieren, die die Krankheit überstanden haben, wurde von mir 1923 beschrieben, daß ihr Blutplasma viculizide Eigenschaften besitzt. (Damals fand sich unter den wenigen Menschen, die als Rekonvaleszenten geprüft werden konnten, einer, der überhaupt keine viruliziden Eigenschaften erkennen ließ. Wir wissen heute durch die überaus interessanten Erfahrungen WEIGLS, daß sich ein Rekonvaleszent von Fleckfieber bereits nach wenigen Jahren neu anzustecken vermag, so daß jene Erfahrung durchaus verständlich wird.) Wir dürfen also wahrscheinlich annehmen, daß die abtötende Kraft des Blutes sich bereits während der Krankheit kreisenden Keimen gegenüber entwickelt. (Ähnliche quantitative Untersuchungen bei Streptokokkosen sind viel leichter durchzuführen und haben WOLFF und mich zu ganz entsprechenden Ergebnissen geführt, daß nämlich schon während des hochfieberhaften Infektes die abtötende Kraft des Blutes schnell und stark anwächst, sogar bei puerperalen Erkrankungen, die zunächst klinisch keineswegs günstig aussehen.) Natürlich braucht sich auch bei diesen Krankheiten die Immunität nicht dauernd in dem Verhalten des Blutes auszudrücken. Man müßte die wertvolle Hautprüfung mit X 19-Keimen nach FRIEDBERGER und V. D. REISS an einem großen Menschenmaterial auf ihre Brauchbarkeit in dieser Richtung untersuchen. Wir wir schon hervorgehoben haben, fällt beim Fleckfieber die Entscheidung sicher *cellulär*. „Die Gefäßwandzelle ist die Wiege und das Grab des Fleckfiebererregers." Hier entscheidet sich Ansiedlungsmöglichkeit und Vermehrung: im Augenblicke der Infektion selbst wie auch in jenem kritischen Augenblicke, den wir erwähnten, wo die Umstimmung des kranken Körpers den hohen Grad erreicht hat, daß ein Teil der Zellen seine Parasiten in dem Grade beeinflußt, daß sie — die Zellen — selbst davon getötet werden. Ist die Erkrankung leicht, so sind dies wenige Zellen. Die meisten töten schnell und vollkommen und zur eigenen Gesundung ihre Bakterien ab. Ist aber die Erkrankung schwer, so tritt diese „fehlgeschlagene Abwehrleistung" außerordentlich reichlich und verbreitet auf und das oft den Körper fast in Gänze verfärbende Exanthem deutet uns hierauf hin.

Etwas verwickelter als beim Fleckfieber gestalten sich die Verhältnisse beim Rocky Mountain spotted fever, weil hier das Virus in viel ausgedehnterem Maße in Gefäßzellen auch muskulärer Art sein Fortkommen findet. Demgemäß ist der Vorgang der örtlichen Schädigung ausgebreiteter und weniger umgrenzt, auch sicherlich im Bereiche eines befallenen Gefäßästchens nicht gleichmäßig. Vermehrung und beginnende Schädigung der Parasiten können eher nebeneinander auftreten, wiewohl dies auch beim Fleckfieber statthaben kann, wie WOLBACH beschrieben hat. Ihm verdanken wir auch eine treffende Charakterisierung der entsprechenden Verhältnisse beim Felsenfieber.

„The lesions of Rocky Mountain spotted fever in man and in experimental animals are practically restricted to the peripheral blood vessels, including those of the external genitalia. The vascular lesion is in the beginning a proliferative lesion on the part of the vascular endothelium. Varying degrees of intensity in the reaction are encountered, so that polymorphonuclear leucocytes may or may not play a part in the lesions before the occurrence of thrombosis. Following thrombosis polymorphonuclear leucocytes are of necessity present. A direct injury to cells by the parasite is shown by the degenerative changes found in the endothelial cells, and of the smooth muscle cells of the media, which are also invaded by the parasite. The general reaction to the disease, and possibly to the toxin of the parasite, is shown by the finding of endothelial cell accumulations in the blood vessels of the lung, liver, spleen, and in the lymph nodules.“ — Wir haben diese nämliche Erscheinung ohne die in diesem Zusammenhange unerwiesene Annahme einer „toxischen“ Wirkung irgendwelchen Sinnes zu erklären vermocht. Wir glauben, daß sehr viele Anhaltspunkte für die Annahme bestehen, daß diese toxische Wirkung nicht sowohl auf ein Toxin zurückzuführen ist, als vielmehr auf das Freiwerden zellschädigender Fermente in dem Augenblicke, wo die stärker und stärker werdende Immunlage zu Schädigungen der Zell*parasiten* führt. So erklärt es sich uns, daß wir beim Fleckfieber regelmäßig kokkoiddegenerierte Formen des Parasiten in geringer Anzahl im Zentrum der Herdbildungen auffanden. (Wenn sie einmal von einem sehr namhaften Bakteriologen, dem diese Präparate vorlagen, zwar für einwandfreie Bakterien, aber für — *Pneumokokken!* — erklärt wurden, so ist es bemerkenswert, daß dieser Vergleich — es sollte in unserem Falle allerdings eine wenig tiefgründige Ablehnung darstellen — sich gar nicht selten im Schrifttum der Rickettsien findet und von Größenverhältnissen und Färbbarkeit ganz absehend nur auf die öfter spindlig-kerzenartig ausgezogenen Paare anspielt. So unterscheidet beispielsweise WOLBACH drei Typen des Virus des Felsenfiebers, darunter „a relatively large lanceolate paired form present in ticks and in the blood and lesions in mammals“.) Wir müssen noch einmal betonen, daß das undegenerierte Gewebsvirus von äußerster Zartheit und demgemäß innerhalb von Zellen sehr schwer färbbar und sehr klein, „punktförmig“ ist. Es war wohl eine gefühlsmäßig richtige Einstellung, die uns früh dazu führte, in manchen gröberen Exemplaren Degenerate zu erblicken. Es überschreitet zunächst unsere Einsichtsmöglichkeit, in genauerer als der dargestellten Form zu entwickeln, warum sich im Falle des Rocky Mountain spotted fever granulomartige Wucherungen einstellen, während sie beim Fleckfieber fehlen. Bei aller grundsätzlichen Ähnlichkeit bestehen ja auch gewichtige Unterschiede zwischen beiden Krankheiten, die das Exanthem und seine Entwicklung, die allgemeine Reaktion, die klinische Bösartigkeit betreffen, sich aber auch im kulturphysiologischen Verhalten der beiden Krankheits-

erreger äußern. Es liefe unserem Bestreben zuwider, uns nicht in hypothetischen Betrachtungen zu verlieren, wollten wir in eine noch weitere
Analyse dieser Gewebsbildungen eintreten, weil wir für weitere Vorstellungen keine hinreichenden Unterlagen besitzen, ja, ein solcher Versuch muß geradezu vermessen erscheinen, wenn wir überlegen, wie außerordentlich wenig wir über die Faktoren der Formgestaltung etwa der
altbekannten *Tuberkulome* auszusagen haben.

Übrigens verdienen gerade in Hinblick auf die tuberkulösen Granu-
lome die äußerst innigen Beziehungen unsere Beachtung, die zwischen
den exanthematischen Proteuskeimen und den Gefäßwandzellen sowie

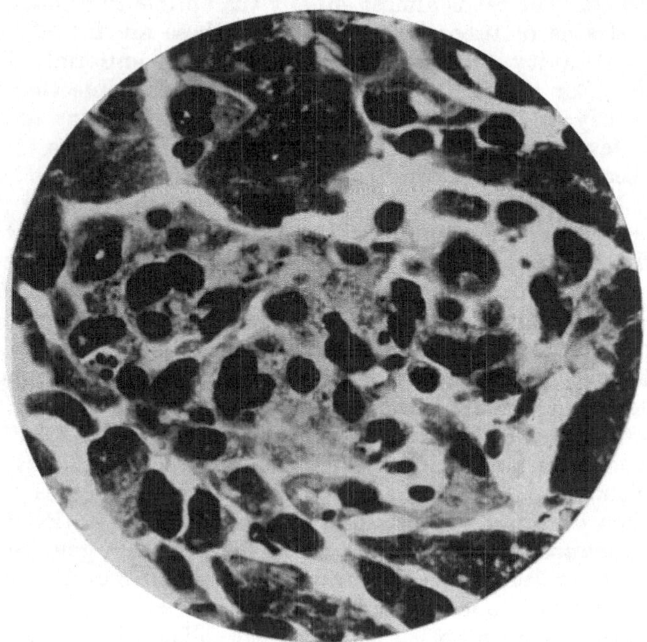

Abb. 114. Prot. 543. Fleckfieberratte 10079. Umschriebener Wucherungsherd endothelialer
Zellelemente in der Leber.

ihren Abkömmlingen und Verwandten bestehen. Sie führen am geeigneten Objekte sowohl im Verlaufe der Impfung mit Fleck- wie Felsenfiebervirus gleichfalls zu zahlreichen, in kleinen Herden auftretenden
granulomartigen Wucherungen. Besonders macht sich dies bei der *Ratte*
bemerkbar. Naturgemäß ergeben sich zwischen Verhältnissen der Tuber-
kulose und Proteuserkrankungen gewichtige Unterschiede allein schon
durch den zeitlichen Ablauf. Aber demgegenüber bleibt doch die grundsätzliche ähnliche Beziehung zwischen Bakterien und Körperzellen bestehen, die sich auch — angedeutet — bei gewissen Streptokokken findet.
Die weitere Entwicklung ist der Natur der Infektionen folgend verschieden. Es ist aber bemerkenswert, daß die Ratte, ihrer konstitutionell
sichtlich tief begründeten Reaktionsnorm folgend, ein ganz bestimmtes

Verhalten zeigt, das bei den verschiedenartigen Infektionen, trotz aller Unterschiedlichkeit in Ablauf und Bild, erkennbar wird. Auch im Verlaufe der tuberkulösen Infektion der Ratte wird dies hervorragend deutlich. William Charles White[1] hat kürzlich erst in seiner vorzüglichen „Parasitologie des Tuberkelbacillus" auf diese Verhältnisse hingewiesen.

„In certain animals infected with tubercle bacilli the process apparently does not pass beyond the intracellular stage; that is, it does not proceed to coagulation necrosis and caseation. This is especially true in the *rat*. It is conceivable that if this infection were confined to the rat, it would die out, as the conditions for it to obtain a new host would not be fulfilled. The rat is almost equally susceptible to human, bovine and avian strains of tubercle bacillus when these are introduced into the peritoneal cavity. The rat infected in this way uniformly dies, but very slowly. For the first year of its existence after infection it is as well apparently as its brothers and sisters. It then begins to decline, and dies a few months earlier than its immediate relatives under the same conditions. It dies, however, not from toxemia due to the infecting organisms, but probably from a species of suffocation due to packing of the lungs with enormous numbers of monocytes loaded with tubercle bacilli and fat. Lymphocytes take very little part in this process."

Es ist unverkennbar, daß auch bei beiden exanthematischen Proteusinfektionen die Neigung der Ratte zu Wucherungen endothelial-bindegewebiger Zellen sehr klar zum Ausdruck kommt und in der Leber in dichter Häufung fast tuberkelartig umgrenzte knotige Wucherungen zur Ausbildung bringt. Derartig *artbegrenzte Reaktionstypen*[2] bilden ein wichtiges Forschungsgebiet künftiger wirklich „vergleichender" Pathologie. Da jede Formwissenschaft den „Vergleich" methodisch nutzt, hat ja diese Bezeichnung eigentlich keine *besondere* Berechtigung, es sei denn, wir verstehen darunter das Studium artlich und konstitutionell *beeinflußter und gewandelter Reaktionen*, wobei die Reaktion gewissermaßen schematisch festgelegt gilt, der Wandel ihres Ablaufes und Ausdruckes dagegen Gegenstand unserer Forschung wird[3].

Wir glauben berechtigt zu sein, ein geweblich wie klinisch gleich wichtiges Symptom, die *Blutdrucksenkung* in Verbindung mit der *Capillarerweiterung* in nahe Beziehung zur Physiologie des Virus, also unseres Proteuserregers des Fleckfiebers zu setzen. Sie spielt übrigens auch beim Rocky Mountain spotted fever die gleiche erhebliche Rolle, wie wir aus den Befunden beim schwerkranken Tiere und beim Menschen wissen,

---

[1] William Charles White: The Parasitology of the tubercle bacillus. Arch. of Pathol. a. Labor. Med. Vol. 3, S. 84. 1927.

[2] Zur weiteren Erläuterung des sehr unterschiedlichen gewebsreaktiven Verhaltens auf die tuberkulöse Infektion bei verschiedenen Tierarten verweise ich auf die ausgezeichnete Darstellung von Folke Henschen in Joest, Spez. pathol. Anatomie der Haustiere III, 1. Hälfte, S. 191. 1923: „Harnorgane".

[3] Es wäre äußerst reizvoll, am Verhalten gegenüber den von uns studierten Proteusinfektionen dieser Aufgabe nachzugehen. Heute können wir nur geringe Vorarbeiten in dieser Richtung vorlegen. Sollte uns die materielle Möglichkeit der Weiterarbeit wider Erwarten beschieden sein, so dürfte dies für die Pathologie wertvolle Ergebnisse fördern.

wobei wir darauf hinweisen dürfen, daß WOLBACH sich sehr dafür eingesetzt hat, daß „*one feature* of Rocky Mountain spotted fever which cannot be too strongly *emphasized is that it may be exactly duplicated in experimental animals*". So heißt es auch in der klinischen Beschreibung dieser Krankheit sehr charakteristisch: „The face is flushed, the conjunctivae injected ..."

Die beim Fleckfieber bekannte Ausscheidung von Eiweißbruchstücken im Urin deutet bereits auf starken Eiweißzerfall hin. Während wohl ein großer Teil unspezifischen Wirkungen der fieberhaften Krankheit mit ihrer starken Erhöhung des Gesamtstoffwechsels zuzuschreiben ist, ist das Fleckfieber ja durch eine besonders starke Einschmelzung der Körperreserven, der Muskulatur usw. gekennzeichnet. Daneben kommt es wohl in den zahlreichen kleinen Gefäßherdchen, namentlich wo es zu Thrombosen kommt, zu einem Gewebsabbau, wenn auch noch so geringen Umfanges, *unter Mitwirkung der Parasiten*, sowie zu einem beträchtlichen Abbau von Parasiten selbst. Dieser Abbauvorgang führt naturgemäß zu Eiweißbruchstücken und kann weiterhin wohl zu Umwandlungsprodukten von Aminosäuren führen, insbesondere durch Dekarboxylierung zu sogenannten *biogenen Aminen*, wie diese ja in der Geschichte der pathologischen Chemie im Zusammenhange von *Fäulnisstudien* entdeckt wurden. Wir kennen die Skepsis, aber auch den bedingten Optimismus, mit dem der meisterhafte Kenner der biogenen Amine, M. GUGGENHEIM[1], die Rolle dieser Körper in der Pathologie, insbesondere der der Infektionskrankheiten, abhandelt. Es überschritt leider sehr beträchtlich den Rahmen und auch die technischen Möglichkeiten dieser vorliegenden Untersuchungen, hier völlige Klarheit zu verschaffen. Immerhin möchten wir nicht darauf verzichten, auf Parallelen und Gesichtspunkte hinzuweisen, die sich in der Hand eines technisch auf die Behandlung solcher Fragen völlig eingestellten Arbeiters vielleicht erweisen lassen, nachdem wir jederzeit mit Kulturen zu arbeiten vermögen. Es fällt nämlich beim Fleckfieber wie beim Rocky Mountain spotted fever auf, daß sich Erschlaffung des Capillarsystems und Blutdrucksenkung mit der Ausbildung der Höhe und Schwere des Krankheitsbildes in zunehmendem und oft fatalem Umfange einstellen. „Alle diese Umstände bedingen eine sich fortwährend vergrößernde Blutleere, ein immer stärkeres Absinken des Blutdruckes und eine Verringerung des Schlagvolumens, die sich trotz kräftiger Herzaktion bis zum vollständigen Erlöschen des Pulses vergrößern kann", um die Worte anzuführen, mit denen GUGGEHNEIM (e. c. S. 217) die Versuche von DALE und LAIDLAW wiedergibt, die Hunde und Katzen mit kleinen Mengen Histamin vergifteten. Wenn Virus zugrunde geht, treten solche Wirkungen auf. Impft man beispielsweise vorvaccinierte Meerschweinchen mit einer lebenden Kultur nach, so sieht man recht häufig nach einigen Stunden eine sehr kräftige Erweiterung der kleinen Gefäße und Capillaren, die besonders an den Ohren der Tierchen überaus deutlich zutage

---

[1] M. GUGGENHEIM: *Die biogenen Amine* und ihre Bedeutung für die Physiologie und Pathologie des pflanzlichen und tierischen Stoffwechsels. 2. Aufl., 1924.

tritt. Aber die nämlichen und stärkere Wirkungen mögen unter bestimmten Bedingungen auch sonst vom Virus ausgehen. Wir haben Pferde unter schnellem Absinken des Blutdruckes kollabieren sehen, wenn wir ihnen Extrakte von Fleckfieberkulturen intravenös einverleibten. Nun liegt es mir ganz fern, hier zu behaupten, daß jene genannten klinischen Erscheinungen etwa Histaminwirkungen darstellen. Aber es ist sehr wahrscheinlich, daß sehr stark auf das Gefäßsystem einwirkende Stoffe, darunter solche von Histaminwirkung, langsam und stetig auf der Höhe der Krankheit oder beim vorvaccinierten Tiere nach einer Impfung auftreten und für einen Teil der klinischen Erscheinungen verantwortlich zu machen sind. Im Laufe der Krankheit treten sie mit den Gegenwirkungen des befallenen Wirtes klinisch in die Erscheinung, nach unseren früheren Ausführungen also parallel mit dem zunehmenden Untergange der Erreger, dessen *Gefahren* für den Wirt wir ja schon bei der Besprechung des Exanthems in einem gewissen Umfange erkennen lernten. Aber die Gefahr der Vergiftung des Kreislaufes *wächst* mit der Verstärkung des Parasitenabbaues im Ablaufe der Krankheit. Allem Anscheine nach wächst die Gefahr, je weniger von diesem Abbauvorgange sich hinter der den Körper schützenden Mauer von *Zellen* abspielt. Hierin bestehen zwischen dem Menschen und manchen Tieren anscheinend beträchtliche Unterschiede, die den großen Verschiedenheiten in der *Schwere* des Krankheitsablaufes entsprechen dürften. Schon die älteren Schriftsteller beschrieben zudem, daß Frauen sehr leicht in der Krankheit abortieren. Auch diese zweifellos richtige Beobachtung mag in diesem Zusammenhange verwertet werden.

Besonders bei dem schweren Rocky Mountain spotted fever sehen wir oft um die exanthematischen Herde gewaltige *Stasen* als Anzeichen einer hier um die Zentren der Wirkung herum vollendet starken Lähmung des gesamten Gefäßnervensystems. Beim Fleckfieber sind so schwere örtliche Kreislaufstörungen ein gefährliches Zeichen und als solches schon seit jeher vom Kliniker im Zusammenhange uralter rein empirischer Feststellungen über das Auftreten des Exanthemes gewürdigt, so wenn Fracastoro etwa es als prognostisch sehr schlimm bezeichnet, „wenn die linsenförmigen Flecken sich verbargen, wenn sie schwer hervorbrachen, *blau und sehr dunkelrot waren*“[1].

Zellreaktiv — d. h. in Hinblick auf den *Typus der Zellreaktion* — sind also die nichtexanthematischen Proteusinfektionen durch stärkeres Hervortreten *nekrotisierender* Wirkungen wie durch *leukocytäre Reaktion* ausgezeichnet. Diese erstreckt sich auch darauf, daß *Bakterien zum Teil sogar in Mengen innerhalb von Leukocyten im peripheren Blutstrom erscheinen*, während sie in gleicher Anordnung sehr viel leichter noch histologisch im Pfortadergebiet nachweisbar sind. Im Gegensatz zu dem „exanthematischen“ Krankheitsverhältnis überwiegt hier die leukocytäre Körperreaktion die monocytäre oder nichtleukocytär-polymorphkernige. So nehmen auch polynucleäre Elemente die Bakterien auf und

---

[1] Fracastoro: Drei Bücher von den Kontagien, 1546. Klassiker der Medizin 1910.

diese werden hierbei bemerkenswerterweise derart vergröbert, daß man — hätte man nicht die ausgedehnteste kulturelle Kontrolle neben solchen Gewebspräparaten — schwerlich annehmen könnte, daß diese groben Bakterien und jene anderen punktfeinen Formen zusammengehören, die man in diesen Fällen einverleibt hat und auch bei sorgsamer Technik gar nicht sehr schwer daneben *in Gefäßwandzellen nachweisen kann*. Wir finden also in solchen Tieren Formen der Bakterien, die in Hinsicht auf die kümmerliche Synthese von Leibesbestandteilen (worauf ihre schwere Färbbarkeit beruht!) sich dem Virus gleich oder ähnlich verhalten und ganz bakteriell ausgebildete Formen, die bemerkenswerterweise intimer mit Nekrosebezirken und Leukocyten verbunden sind.

Das *Blutbild* dieser mit Protei immunisierten und dann infizierten Meerschweinchen ist insofern bemerkenswert, als nach anfänglichem hyperleukocytärem Schube die absolute Zahl schnell auf normale Werte zurückgeht und sogar im weiteren Verlaufe leukopenische Werte um 2000 im Kubikmillimeter annimmt. In bekannter typischer Weise beginnt die hämocytäre Reaktion mit einer Neutrophilie bei niederen Monocytenwerten; bald aber kommt es zu reaktiver Lymphocytose bei gleichzeitig *hohen Monocytenwerten*, die schließlich auf 20% ansteigen können, jedenfalls aber deutlich erhöht sind. Trotzdem bei diesen Tieren die gewebsangreifende Wirkung immer noch deutlich ist — in Überwindung der ihr entgegenwirkenden Immunisierung! —, *drückt sich in recht lehrreicher Parallele zu den Streptokokkeninfektionen die Immunisierung wie die Überwindung des Infektes durch die monocytäre Reaktion aus.*

Es ist zuzugeben, daß in diesen Verhältnissen noch unaufgeklärte Probleme stecken. Wir konnten diesem Teile unseres Materials nur eine verhältnismäßig flüchtige Aufmerksamkeit widmen. Gerade die Größe dieses Materials mahnt uns zu äußerster Vorsicht in der Aufstellung schematischer Bilder. Für die exanthematische Krankheit ist unseres Erachtens nicht sowohl das Exanthem und seine pathogenetische Grundlage, als vielmehr die Festigkeit und Dauerhaftigkeit dieser wirtsparasitären Einstellung bezeichnend. Sieht man nämlich sehr viele Infektionen mit den abgewandelten Stämmen, etwa den „Kontaktstämmen", wie sie durch Aufnahme des Virus in Wanzen und weiterhin durch deren Übertragung auf Tiere gewonnen werden können, so begegnet man zuweilen auch *Exanthemen*. Eine derartige Beobachtung besonders überzeugender Art machten wir bei einem Kontaktversuche durch Wanzen an fleckfieberkranken Meerschweinchen. Wir erhielten so eine der beschriebenen Proteusinfektionsreihen, in deren *zweiter* Passage an den äußeren Geschlechtsteilen eine ganz charakteristische Rötung und weiterhin schwere Entzündung auftrat, daß man wohl von einem Exanthem sprechen muß. Allerdings ließ sich diese Reaktion nicht bei den weiteren Impflingen wiedererzeugen, zumal die Toxizität des Stammes außerordentlich war. Auch mikroskopisch wich das Bild von dem des Rocky Mountain spotted fever insofern ab, als die schwere Entzündung am sterbenden Tier auf einem Stadium angetroffen wurde, daß im Falle des Felsenfiebers beim Tode des Tieres meist längst überschritten ist. Es lag eine starke rote Stase mit beginnender leukocytärer Zuwanderung und starker Diapedese vor allem roter Blutkörperchen in die obersten Schichten des Papillarkörpers vor.

Das experimentelle Rocky Mountain spotted fever gestattet es bei seiner hohen Sterblichkeit besonders leicht, einige grundsätzliche Feststellungen im Sinne der Erörterungen zu machen, mit denen wir unsere Besprechung des Exanthems einleiteten. Beim Meerschweinchen kann ein Exanthem, wie wir früher beschrieben und abgebildet haben, besonders deutlich an den äußeren Geschlechtsteilen, vorzüglich der Skrotalhaut, sowie an den Ohrrändern auftreten. Es ist ausführlich und im wesentlichen erschöpfend von WOLBACH in seiner Monographie der Krankheit untersucht worden, so daß wir hier nur soweit darauf eingehen, wie es in der Richtung unserer Untersuchungen nötig ist.

Auf Grund unserer Beobachtungen gelingt auch hier der Nachweis des Virus im metastatisch-exanthematischen Herde um so leichter, je geringer die Reaktion des umliegenden Gewebes ist, und wird im Zentrum der schweren Entzündungsherde, aus denen sich jeweils einer der an der Hautoberfläche sichtbaren Flecken zusammensetzt, für uns meist unmöglich. Aber an Stellen frischerer Infektion, wie den von uns abgebildeten, ist der Nachweis so klar und einfach — wenn er auch Technik und optische Hilfsmittel einer gewissen Höhe erfordert —, daß füglich von „Unsichtbarkeit" der Erreger gar keine Rede sein kann.

Eine Zeitlang gingen wir nun zur Erleichterung der Kultur des Virus derart vor, daß wir übergroße Impfmengen (Blut oder Hirnbrei) anwandten. *Unter solchen Umständen kann die Bildung des Exanthemes völlig unterdrückt werden,* und es kann sogar noch durch mehrere Passagen, nachdem man zu gewöhnlichen Impfungen zurückgekehrt ist, an der Ausbildung deutlicher Hauterscheinungen fehlen. Vacciniert man nun eine Reihe von Meerschweinchen mit Kulturen in Gestalt mehrfacher intraperitonealer Gaben toter Kulturaufschwemmungen, und impft dann mit einem derartigen Virus nach, so sieht man recht häufig bei diesen vaccinierten Meerschweinchen recht kräftige Exantheme auftreten.

Eine ganz andere Form der *Anergie* haben wir zufällig in *Omsk* beim Fleckfieber beobachten können. Im Winter 1923/24 fanden sich nur spärliche Fälle des alten endemischen Fleckfiebers milder Verlaufsform. Entsprechend sahen wir keine Todesfälle außer bei einem *Paralytiker*, der im Irrenhause erkrankte und in einem sehr schweren Zustande in das Infektionsspital eingeliefert wurde. Er zeigte ein äußerst starkes Exanthem, das sich im weiteren Verlaufe livid verfärbte. Die WEIL-FELIXsche Reaktion war positiv (Titer über 10 000). Auch die ganz sorgfältig vorgenommene Sektion ließ gar keinen Zweifel an der Natur der Krankheit aufkommen, zumal sich in der Haut auch mikroanatomisch der ganz bekannte Befund der Fleckfieberknötchen ergab. *Im Hirne jedoch fehlten Fleckfieberherde vollkommen, wiewohl wir an sehr zahlreichen Blöcken danach fahndeten.* Wir wiederholten später in Berlin diese Untersuchungen noch mehrmals, stets mit dem gleichen negativen Ergebnis. Dabei fanden sich im Hirne sonst die Zeichen einer mäßig fortgeschrittenen Paralysis progressiva (Rindenverschmälerung, Zellausfall, perivaskuläre

Hämosiderose und Zellmäntel). Da der Tod ungefähr am 12. Krankheitstage eingetreten war, mußten Hirnherde im Sinne der Fleckfieberknötchen längst entwickelt sein. Die Haut hatte sie in äußerst reicher Zahl hervorgebracht, wie wir dies bei schweren und mittelschweren Fällen gewöhnt sind. Aber das Hirn dieses Paralytikers hatte *kein* „Exanthem" entwickelt.

Die prinzipielle Frage kann nicht mit Sicherheit entschieden werden, ob die Reaktion ausblieb, weil die Reaktivität erloschen war, oder aber — was vielleicht eine größere Wahrscheinlichkeit besitzt — weil umgekehrt die Reaktivität der Hirngefäße durch den paralytischen Rindenvorgang derart gesteigert war, daß das Virus nicht nur vorübergehend geschädigt, sondern gründlich und schnell cellulär abgebaut werden konnte.

Andererseits wieder konnten wir, wie bereits angedeutet, vor Jahren einen Fleckfieberstamm untersuchen, der sich in zahlreichen Übertragungen von Meerschweinchen zu Meerschweinchen derart abgeschwächt hatte, daß er im Meerschweinchen in der Regel überhaupt keine encephalitischen Herde, keine Metastasen, hervorrief. Eine gewisse Abschwächung des Fleckfiebervirus durch fortgesetzte Meerschweinchenpassagen ist gewöhnlich. Während wir unmittelbar nach der Übertragung vom Menschen auf das Meerschweinchen schwere Erkrankungen und Todesfälle in einer Reihe von Fällen beobachtet haben, hört solches bei älteren Stämmen stets gänzlich auf.

Ist es somit ganz zweifelsfrei, daß sich Fleckfieber in Meerschweinchen abschwächen *kann* und dies in geringerem Umfange stets tut, so sind Abschwächungen der hier gekennzeichneten Art dennoch Seltenheiten. In diesem Zusammenhange sind die Untersuchungen von ERNA SELIVANOFF (unter WEIGL) recht wertvoll, weil sie datun, wie sich das Passagevirus in Vögeln derart abschwächen kann, daß es nur mehr abortive Erkrankungen bei der Rückimpfung auf Meerschweinchen und Kaninchen hervorruft, die einer vollwertigen Nachimpfung gegenüber keine starke Immunität verleihen. Ebenso vermag das Virus nach der Passage durch Vögel nicht mehr die Läusedarmzelle typischerweise mit „Rickettsien" zu infizieren[1]. In diesen Erfahrungen bietet sich eine wertvolle Parallele zu den Wandlungen, die das Virus auch in *Kulturen* erleidet und unter deren Einfluß sich seine *Relation* zu Wirts- und Zwischenwirtszellen ändert oder doch ändern *kann*.

Während also die erstgenannten Beobachtungen dafür sprechen, daß schwerste Erkrankungen das „Exanthem" und ihm entsprechende Gewebsreaktionen innerer Organe verhindern, während im zweiten Falle vielleicht eine andersartige örtliche Reaktion dadurch die Herdbildungen im Gehirne unterdrückt, daß sie örtlich die antiparasitären Leistungen erheblich stärkt, kommen im letztgenannten Falle die Reaktionen deshalb in Fortfall, weil die Virulenz der Keime so gering geworden ist, daß auch schon der normale Organismus mit ihnen fertig wird. Und hierzu boten die Beobachtungen von SELIVANOFF eine gute Parallele. Wir geben

---

[1] SELIVANOFF: Le virus du typhus exanthématique dans l'organisme des oiseaux. Cpt. rend. des séances de la soc. de biol. XCI, 703 u. XCIII, 664. 1924/25.

hier natürlich *Deutungen*, aber sie werden durch das Material und durch parallele Erfahrungen am Typhus (OELLER) so nahe gelegt, daß sie auf Grund großer *Wahrscheinlichkeit* wohl ausgesprochen werden dürfen.

Auf einen Umstand möchten wir besonderen Nachdruck legen, daß nämlich eine *Rückanpassung*[1] eines Kulturkeimes in das exanthematische Infektionsverhältnis zum Meerschweinchen *möglich* ist, wenn sie auch nur in einem geringen Verhältnissatz der Versuche gelingt. Wir können sie nicht nach Wunsch und Willen heherrschen. Wie wir aber schon 1923 mitgeteilt haben, gelingt diese Rückanpassung lediglich dann, wenn man von *Nutrose* aus das Versuchstier impft. Wir können heute unsererseits nur feststellen, daß alle Erfahrungen seit jener Zeit uns gelehrt haben — und zum Teil wider Erwarten —, daß diese Beziehung ganz richtig und anscheinend unersetzlich ist, denn es ist uns wohl selten gelungen, diese Anpassung zu vollziehen und zehn negativen steht ein positives Ergebnis gegenüber, aber über andere Nährböden haben wir niemals eine Anpassung des Keimes erzielt. Vielfach war das erste Tier, das geimpft wurde, noch sehr wenig bezeichnend in seinem Temperatur-

---

[1] Während der Drucklegung dieses Buches erschienen zwei kurze Mitteilungen von Herrn ANIGSTEIN und Fräulein AMSEL, die Untersuchungen betreffen, denen ich teils beiwohnte, bzw. die mir durch die Güte der Autoren in Warschau mitgeteilt wurden. *Es kann keinem Zweifel unterliegen, daß die Arbeiten von ANIGSTEIN zu kulturellen Ergebnissen führten, die mit den meinen völlig identisch sind.* Daran zweifelt auch Herr ANIGSTEIN nicht. Allerdings möchte ich seinen *Infektions*versuchen noch mit einer gewissen Zurückhaltung gegenüberstehen, weil ein Verhalten, wie das von ihm geschilderte, ganz ungewöhnlich ist. Gewiß erlebt man bei der ersten Infektion mit einer Kultur große Unregelmäßigkeiten, aber eine Inkubation von 20 Tagen bei der *dritten* Tierpassage ist sehr merkwürdig und mindestens für Fleckfieber ungewöhnlich. Eine Abmagerung bewirkt jede Proteusinfektion, auch die nicht exanthematische, während natürlich wirklich beweisende histopathologische Begleiterscheinungen übertragbaren Fiebers hier besonders hoch zu bewerten sind, weil eine WEIL-FELIXsche Reaktion durch solche Stämme oft genug hervorgerufen wird, auch wenn keine echte Rückanpassung zum exanthematischen Verhalten geglückt ist: die *Stämme* besitzen dies anamnestisch-reaktive Vermögen. Wir haben dies in nahezu einem Dutzend einschlägiger, nicht geglückter Infektionsversuche mit unserem Stamme „46" immer wieder erlebt. Gerade hinsichtlich der Histopathologie jedoch muß man schärfste Anforderungen stellen, wenn man sich also nachdrücklich auf dieses Beweismoment stützen will. Im übrigen brauche ich nicht hervorzuheben, daß uns die theoretischen Ausführungen der sehr verdienstvollen Forscher hinsichtlich der Stellung der Virusform zu den saprophytären X-Keimen gegenwärtig nicht mehr voll befriedigen können. „Nous considerons le Proteus X 19 ainsi que ses „variations" (FEYGIN) comme des formes saprophytiques, provenant bien du germe, mais ne jouant aucun rôle dans l'étiologie du typhus. Le problème de la culture du germe se limite alors à la stabilisation *in vitro* de sa phase virulente."

Für die Vorstellung des vom Virus abgeleiteten saprophytären „Vollkeimes" verweise ich auf unsere älteren Arbeiten wie auf die Ausführungen des ersten Abschnittes dieses Buches.

ANIGSTEIN and AMSEL: Recherches sur l'étiologie du typhus exanthématique. Le typhus exanthématique chez les cobyes infectés par les cultures du germe.

Dies.: Recherches sur l'étiologie du typhus exanthématique. Les propriétés des souches isolées du typhus exanthématiques. Cpt. rend. des séances de la soc. de biol. soc. polon. XCVI, S. 1500 bzw. 1502.

wie anatomischen Befund; das Passagetier verhielt sich dann schon in allen Rücksichten wie echtes Fleckfieber. Man kann also heute hierzu nur folgendes sagen: Nicht jeder Stamm läßt sich wieder in ein exanthematisches Infektionsverhältnis bringen; wenn ein Stamm hierzu irgendwie die Eignung bewahrt hat oder besitzt, so ist sie nur dadurch zu wecken, daß man die Impfung über den Umweg einer Zucht in reiner Caseinsalzlösung (Nutrose) vornimmt. Hiermit ist bei aller zugestandenen Unkenntnis elementarer physiologischer Beziehung doch soviel gesagt, *daß die fermentativen Leistungen und Gewöhnungen des Keimes in dem Augenblick, wo er in den Körper eintritt, über seine Beziehung zu diesem Körper entscheiden.* Etwas prinzipiell Ähnliches haben wir angenommen, als wir zwischen krankheitsübertragenden und nicht zuständigen Arthropoden unterschieden, weil auch dort durch die im nicht zuständigen Zwischenwirt nachweisliche Änderung der Wirtsbeziehungen eine Änderung im fermentativen Verhalten erwiesen wird, die sich dann geltend macht, wenn ein derartig veränderter Keim wiederum in den warmblütigen Wirt zurückversetzt wird. In diesem Falle hat er dann seine „spezifische" Infektionstüchtigkeit eingebüßt. Es ist offenbar, daß dieser Gesichtspunkt für alle Keime ähnlichen fermentativen Verhaltens insofern eine große Bedeutung besitzt, als er bei jeder epidemiologischen Betrachtung berücksichtigt werden muß, weil alles dann epidemiologisch bedeutungsvoll erscheint, was den epidemisch-pathogenen Charakter des Keimes unverändert erhält, alles dagegen einen Keim seiner seuchenhaften Bedeutung entkleidet, was die Einstellung des Keimes zu dem Gegenstande der Seuche (dem Menschen oder Vieh) ändert, gleichviel, wie und wodurch dies geschieht.

Wir haben früher wiederholt darauf hingewiesen, daß die auf Amsagar gewonnenen und gehaltenen Viruskulturen des Flecktyphuserregers verhältnismäßig sehr wenig giftig sind, so daß man sie mit einigem Recht als ein lebendes „Vaccin" bezeichnen darf, da sie eine deutlich immunisierende Fähigkeit entfalten. Im Gegensatz hierzu können Kulturen auf anderen Nährböden außerordentlich giftig sein und alle die Kulturen, die durch Schwärmvermögen, Wachstum auf gewöhnlichem Agar usw. ihre bereits dem Saprophyten weiter genäherte Eigenart erkennen lassen, sind äußerst gefährlich für den Tierkörper. Ohne hier weitschweifig zu werden, fassen wir also kurz zusammen, daß *die Art der Kultur des Virus (vom Anfang an und weiterhin) den Stoffwechsel des Kulturbakteriums und insbesondere seine fermentative Tätigkeit sowie die Bildung giftiger Produkte regelt und damit bestimmt, welche Wirkungen im Tierkörper entfaltet werden. — Jedenfalls also schafft der Bakteriologe selbst durch seine Tätigkeit die Eigenart seiner Stämme — soweit unsere Bakteriengruppe in Rede steht. Diese Tatsache muß man erkannt haben, um erst zu verstehen, wie außerordentlich die Verständigung erschwert war, solange diese Einsicht fehlte.*

Es hat sich als besonders lehrreich erwiesen, den Beziehungen zwischen Kulturverfahren und tierpathogenem Verhalten eindringlicher nachzugehen. Die Steigerung höherer Eiweißspaltprodukte in Nährmedien fördert sichtlich die gewebsangreifenden Leistungen des Kulturkeimes. Er stellt sich funktionell auf diese Tätigkeit ein. Sie führt ihn, wie wir ausführlich besprochen haben, zur Gewebszerstörung und bedingt in weiterer Folge, daß die Keime nicht sowohl in den Gefäßwandzellen, sondern in Leukocyten aufgenommen werden, die sie wohl zum Teil verarbeiten, während sie zum anderen Teile aber von ihnen zerstört werden. Diese Wirkung kommt den vom Virus abgeleiteten Kulturen auf Serum-Aminosäurenährmedien kaum zu oder ist jedenfalls nur sehr gering entwickelt. Diese Kulturen besitzen im Falle des Fleckfiebers die Fähigkeit, als Vaccin zu wirken, also ein mit ihnen — am besten durch Vorbehandlung mit lebenden Kulturen — präpariertes Tier gegen die Nachinfektion mit Vollvirus derart umzustimmen, daß eine schwache, ungefährliche oder sogar gar keine Infektion eintritt.

Wir mußten zu der Vorstellung gelangen, daß sich das Schicksal des Kranken und der Ausgang seiner Infektion zellständig und zwar in seinen Gefäßzellen entscheidet. Auch seine Immunität beruht auf immunisatorischer Umstimmung dieses Zellsystems. Man legt sich wohl selten die Frage scharf vor, wie sie zustande kommt. Sie beruht allem Anschein nach darauf, daß sämtliche in Betracht kommenden Zellen praktisch gegen eine neue Zellinfektion abgeriegelt werden. Dies kann nur dadurch bewirkt werden, daß die Zelle nicht mehr die Bedingungen erfüllt, die für das Leben des Parasiten erforderlich sind. Da sich das Zellmilieu nicht grob ändert, und wir die Tatsache antiinfektiöser Wirkungen (lytischer und anderer) kennen, darf man weiter annehmen, daß die Umstimmung der Zelle darauf beruht, daß antiinfektiöse Wirkungen als Neuerwerb in ihr auftreten, wobei es ganz gleichgültig sein kann, ob es sich um völlig neuen Erwerb oder Ausbau vorhandener Leistungsmöglichkeiten handelt. Wie kommt er aber so systematisch ausgebreitet zustande? Die Antwort wird uns dadurch erleichtert, daß wir der geradezu ungeheuren Menge von Virus eingedenk sind, die im Infektionsvorgang entsteht. Hierzu erscheinen *zwei* Voraussetzungen nötig:

1. Die Zelle muß Antigen *aufnehmen*, und
2. die Zelle muß *Antigen* aufnehmen.

Beide Voraussetzungen sind unfehlbar im Verlaufe der natürlichen Infektion gegeben. Der Infektionsvorgang schafft Massen von Rickettsien, die naturgemäß der Phagocytose unterliegen und im Prozesse der Infektion schließlich wohl an alle dieser Aufnahme fähigen Zellen herangeschafft werden: Das Antigen wird *aufgenommen*. Dabei handelt es sich um reines, undenaturiertes Antigen.

Unter den drei von uns unterschiedenen Formen immunisatorischer Umstimmung, der *antitoxischen*, der *antifermentativen* und der *antisomatischen* haben wir insbesondere mit dieser letztgenannten bei den exanthematischen Proteuserkrankungen zu rechnen. Daraus ergibt sich eine bestimmte immunisatorische *Aufgabe*. Wir können als *Vaccin* entweder reines Gewebsvirus oder Kulturen verwenden. Der erste Versuch greift im Falle des Fleckfiebers auf Läuserickettsien, in dem des Felsenfiebers auf Zeckenrickettsien zurück und kann als grundsätzlich erfolgreich bezeichnet werden. Insbesondere haben Spencer und Parker festgestellt[1], daß emulgierte infektiöse erwachsene Zecken, mit 0,5% Phenol behandelt, Meerschweinchen gegen 1 ccm Blutvirus ausreichenden Schutz verleihen.

Dieses Vorgehen hat die bekannten Schwierigkeiten hinreichender Vaccinbeschaffung. Man wird daher die Kultur vorziehen, wenn sie annähernd das Gleiche leistet. Zur Lösung dieser Aufgabe sind sehr umfangreiche Untersuchungen, besonders auch am Menschen nötig, Arbeiten, denen wir uns später hoffen zuwenden zu können. Hier können und wollen wir nur entwickeln, was sich aus unseren Vorversuchen an wichtigen Gesichtspunkten und grundsätzlichen Verhältnissen zu ergeben scheint.

Diese Kultur muß antigen dem Virus möglichst nahe stehen und der Aufnahme in denselben Zellen unterliegen, die am echten Infektionsvorgang durch Virusaufnahme beteiligt sind. Denn diesen Zellen allein oder doch vorherrschend fällt die Aufgabe zu, im Entscheidungsfalle, daß Virus in den Körper eintritt, seine Wucherung zu hemmen und eine Infektion zu verhüten. Allein aus diesem Grunde scheiden alle Kulturen als schutzverleihend aus, die entweder nicht von diesen Zellen vorzüglich verarbeitet werden, oder deren antigener Charakter sich allzusehr von dem des wirtsadaptierten Virus entfernt. Keine unserer bisherigen Kulturen darf allerdings beanspruchen, eine ,,Rickettsien''-Kultur zu sein. Den Grund dieser Abweichung sahen wir in der ,,biologischen Denaturierung'', der das Virus durch die Kultur unterliegt. Sie führt über Änderungen der Ernährung zu solchen des Fermentapparates und der Pathogenität. Hierdurch wird vorzüglich die Einstellung dieser Keime zu den Körperzellen geändert und die *sichere* Endothelbeziehung aufgehoben. Gleichzeitig wird der somatische Bestand dieser abgeleiteten Kultur gegenüber dem Virusantigen dahin geändert, daß — wie erörtert wurde — ein das reine Virus gut agglutinierendes Serum diese Kultur nicht mehr agglutiniert. Wir kennen die Variationen der Virusgrundsubstanz noch zu wenig. Wir haben nur aus den Erfahrungen gewisser Rückimpfungen auf das Meerschweinchen, sei es des Fleckfiebervirus vom Huhn aus oder des Felsenfiebervirus von der Ratte aus, Hinweise darauf erhalten, daß auch hier Variationen wirtsbedingten Charakters vorkommen, wie sie uns als Charakteristika kultureller Verhaltungsweisen eingehender beschäftigt haben. Arbeitet man also mit totem, nicht mehr reaktionsfähigem Virus, so muß man besonders auf das Antigen achten, weil es dem Virusantigen möglichst nahe kommen muß und eigener Reaktionen nicht mehr fähig ist. Arbeitet man dagegen mit lebenden Keimen, so muß man zweifellos überdies auf die Zellbeziehung achten, die grundsätzlich der des exanthematischen Virus entsprechen muß. In diesen Worten läßt sich das Ergebnis ziemlich ausgedehnter Tierversuche zusammenfassen.

Bei unseren früheren Versuchen am Fleckfieber haben wir uns eine sehr auffällige Erfahrung zunutze gemacht. Züchten wir Kulturen des

---

[1] SPENCER and PARKER: Rocky Mountain spotted fever. Experimental studies on tick virus. Public. Health Reports 1925, Nr. 976.

Fleckfiebervirus auf Aminosäureagar, so sind diese in der Regel ungefährlich, aber milde infektiös. Sie bewirken Infektionen, aber sie töten das Meerschweinchen sogar in beträchtlichen Mengen ($^1/_2$—1 Öse), von vornherein lebend einverleibt, nicht. Diese Infektionen heilen vielmehr aus und hinterlassen eine erhebliche Änderung der Reaktivität gegen das Vollvirus. Entweder wird nämlich eine nachfolgende Infektion unterdrückt oder aber sie tritt verspätet ein, verläuft äußerst milde und ist durch unregelmäßige intermittierende Fieberbewegungen bei geringer Gewichtsabnahme ausgezeichnet. Wir haben schon darauf hingewiesen, daß die aus Faulversuchen abgeleiteten Kulturen, wie alle auf peptonhaltigen Nährmedien gewachsenen, für den tierischen Körper äußerst gefährlich sind. Sie töten schon in Bruchteilen einer Vollöse, wenn man sie lebend einverleibt. Nach vorangegangener Vaccination bewirken sie immer noch schwere Nekrosen als Zeichen ihrer die Gewebe angreifenden Leistungen. *Eine Immunisierung gegen das Virus ist mit ihnen von gewöhnlichen Nährböden aus und in dem geschilderten Zustande nach meinen Erfahrungen im allgemeinen nicht zu erreichen.*

Wir haben früher darauf hingewiesen, daß ein Aminosäureagar stark herabgesetzter Konzentration ($^1/_{10}$) mit Ascites besonders geeignet erscheint, zwar die Virulenz stark zu mindern, aber dennoch leichte Infekte zu setzen, die befriedigend gegen eine überdosierte Nachinfektion immunisieren. Es ist merkwürdig, daß sich von Anfang unserer Studien an gerechnet *Nutrose* besonders nach der Richtung bewährt hat, daß von diesem Nährboden aus, auf dem das kulturelle Wachstumsverhältnis mäßig schwach ist, am ehesten *Readaptationen in die exanthematische Virusform gelingen.*

Es ist wichtig, daß man mit Hilfe von Nutrosekulturen im Falle des Fleckfiebers wie des Felsenfiebers beim erstmalig hiermit lebend geimpften Tiere, aber auch noch in seinen Passagen, oft schwache Infekte erzielt, die bei beiden exanthematischen Krankheiten nicht notwendig in der Fortführung die für jede Krankheit typische Entfaltung nehmen, *und dennoch eine recht befriedigende Immunität gegen vollvirulente Nachinfektion verleihen.* Diese immer wiederholte Erfahrung steht in starkem Gegensatz zu den soeben erwähnten Beobachtungen, denen zufolge eine Infektion mit verwilderten Keimen irgendwelcher Art, wie sie etwa auch durch erfolgreiche Phlorhizierung entstehen können, in der Regel keine deutliche Immunität zurückläßt, vielfach sogar die Gefahren einer folgenden Virusinfektion erhöht. (Auf jeden Fall ist es nötig, den zu solchen Impfinfekten heranzuziehenden Stamm in Vorversuchen an Meerschweinchen auf seine Eignung zu prüfen und auch hinsichtlich der Dosierung die entsprechenden tierexperimentellen Grundlagen von Fall zu Fall zu sichern.) (Kurven der Abb. 115a und b.)

Ich möchte in dem Problem der *Infektiosität* das Spiegelbild und Gegenstück zu dem der Kultivierbarkeit sehen. In beiden Fällen sind *Herkunft und Bestimmungsort* des Keimes für sein Verhalten maßgeblich. In beiden Fällen bestimmt die Herkunft und die auf sie gegründete physiologische Einstellung des Keimes, ob er sein Ziel erreicht. Die Infektiosität setzt, wie jedes parasitäre Verhalten überhaupt, eine gewisse Ein-

Schema der pathogenetischen Beziehungen.

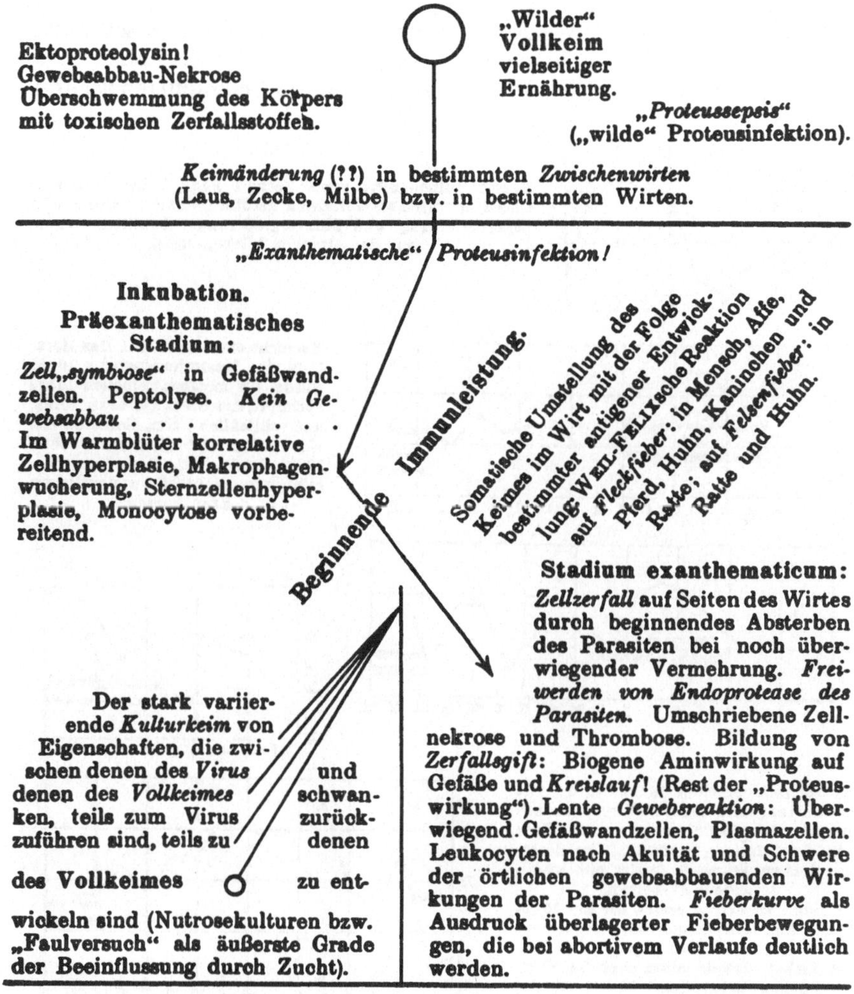

Ektoproteolysin!
Gewebsabbau-Nekrose
Überschwemmung des Körpers
mit toxischen Zerfallsstoffen.

„Wilder"
Vollkeim
vielseitiger
Ernährung.

„Proteussepsis"
(„wilde" Proteusinfektion).

Keimänderung (??) in bestimmten *Zwischenwirten*
(Laus, Zecke, Milbe) bzw. in bestimmten Wirten.

„Exanthematische" *Proteusinfektion!*

Inkubation.
Präexanthematisches
Stadium:

Zell„symbiose" in Gefäßwandzellen. Peptolyse. *Kein Ge-*
websabbau . . . .
Im Warmblüter korrelative
Zellhyperplasie, Makrophagen-
wucherung, Sternzellenhyper-
plasie, Monocytose vorbe-
reitend.

Beginnende Immunleistung.

Somatische Umstellung des
Keimes im Wirt mit der Folge
bestimmter antigener Entwick-
lung WEIL-FELIXsche Reaktion
auf *Fleckfieber:* in Mensch, Affe,
Pferd, Huhn. Kaninchen und
Ratte; auf *Felsenfieber:* in
Ratte und Huhn.

Stadium exanthematicum:

Zellzerfall auf Seiten des Wirtes
durch beginnendes Absterben
des Parasiten bei noch über-
wiegender Vermehrung. *Frei-*
werden von Endoprotease des
Parasiten. Umschriebene Zell-
nekrose und Thrombose. Bildung von
Zerfallsgift: Biogene Aminwirkung auf
Gefäße und *Kreislauf!* (Rest der „Proteus-
wirkung")-Lente *Gewebsreaktion:* Überwiegend. Gefäßwandzellen, Plasmazellen.
Leukocyten nach Akuität und Schwere
der örtlichen gewebsabbauenden Wirkungen der Parasiten. *Fieberkurve* als
Ausdruck überlagerter Fieberbewegungen, die bei abortivem Verlaufe deutlich
werden.

Der stark variier-
ende *Kulturkeim* von
Eigenschaften, die zwi-
schen denen des *Virus*
denen des *Vollkeimes* und
ken, teils zum Virus schwan-
zuführen sind, teils zu zurück-
denen

des Vollkeimes zu ent-

wickeln sind (Nutrosekulturen bzw.
„Faulversuch" als äußerste Grade
der Beeinflussung durch Zucht).

Immunes Tier: Immunität mit Sicherheit nur gegen das *Virus* der überstandenen Krank-
heit. Überstandenes Fleckfieber erhöht deutlich Resistenz gegen Virus des Felsenfiebers, so daß
in günstigen Fällen Immunität dagegen erreicht wird. Gegen Vollkeim besteht *nur* erhöhte
Resistenz *im Zusammenhange geänderter zellsystematischer Beziehung* des geänderten Keimes.
Antigene Änderungen des Keimes entziehen ihn der erreichten Immunleistung in wechselndem
Umfange, meist stark.

Immunisierung beruht auf humoralem und *zellulärem Abbau des Parasiten.* Ist sie vollständig, so wird jede Wucherung von Virus unterdrückt und jede neue Krankheit verhindert; ist
sie unvollständig, so wird die Ansiedlung und Wucherung spärlich, so daß als symptomatischer
Ausdruck hierfür die durch Häufung entstandene Kontinua der Fieberbewegung in einzelne Fieber-
zacken aufgelöst erscheint: das Virus wird unter mäßigen Krankheitserscheinungen in geringer
Menge in den Kreislauf entladen.

Die *künstliche vaccinatorische Immunisierung* wird durch Einverleibung antigen entsprechender Keime derart erreicht, daß möglichst viele als Virusbrutstätten in Betracht kommende
Zellen vaccinatorisch belegt und umgestimmt werden. Am sichersten gelingt dies bei Fleck- wie
Felsenfieber *durch Vermittlung lebender Kulturen, in Nutrose gezüchtet,* die in ihrem Stoffwechsel dem Virus sehr nahe stehen, aber *abgeschwächte Infekte vermitteln;* mit totem Vakzin
leichter bei Fleckfieber, aber nur bei entsprechender Beschaffenheit und Darreichung.

stellung voraus, die bei unseren Keimen besonders leicht zu erschüttern ist und sich auch dann keineswegs regelmäßig wieder herstellen läßt, wenn man für Infektiosität als vorteilhaft erkannte Bedingungen schafft.

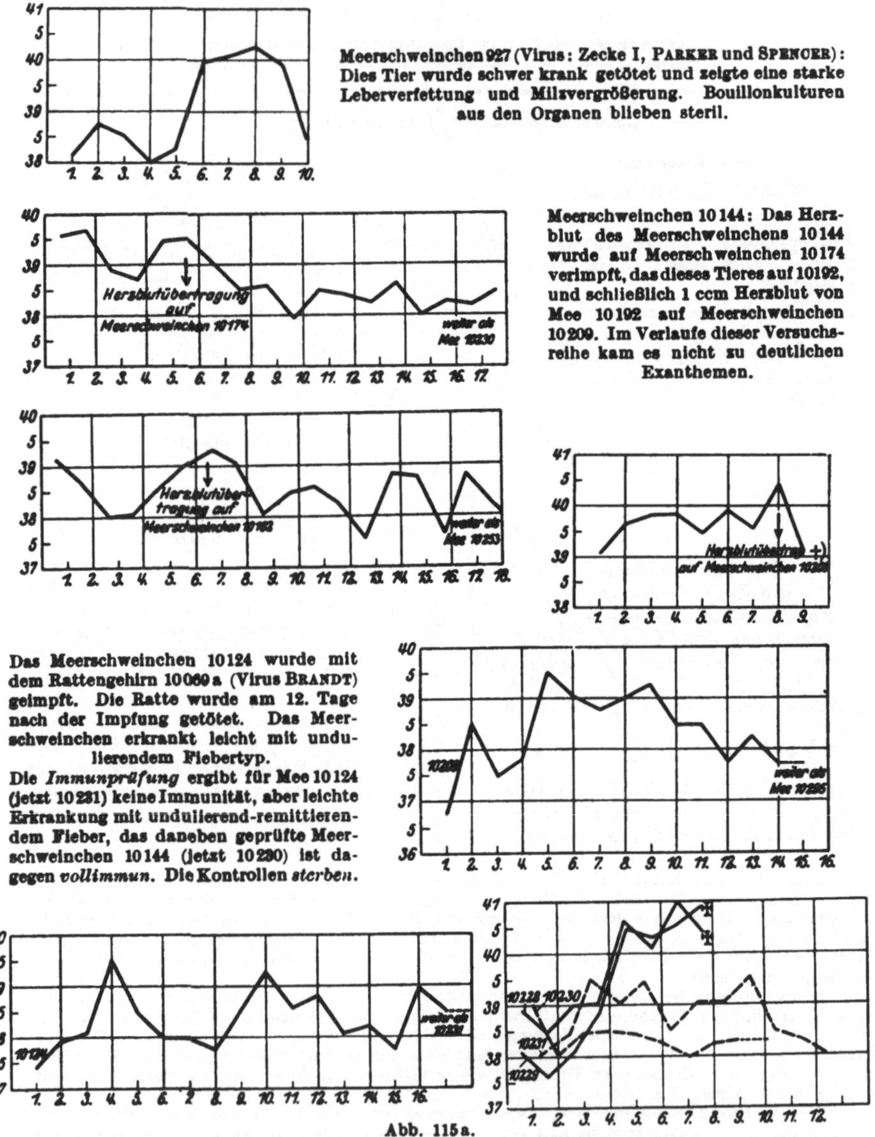

Meerschweinchen 10144: Das Herzblut des Meerschweinchens 10144 wurde auf Meerschweinchen 10174 verimpft, das dieses Tieres auf 10192, und schließlich 1 ccm Herzblut von Mee 10192 auf Meerschweinchen 10209. Im Verlaufe dieser Versuchsreihe kam es nicht zu deutlichen Exanthemen.

Das Meerschweinchen 10124 wurde mit dem Rattengehirn 10069a (Virus BRANDT) geimpft. Die Ratte wurde am 12. Tage nach der Impfung getötet. Das Meerschweinchen erkrankt leicht mit undulierendem Fiebertyp.
Die *Immunprüfung* ergibt für Mee 10124 (jetzt 10281) keine Immunität, aber leichte Erkrankung mit undulierend-remittierendem Fieber, das daneben geprüfte Meerschweinchen 10144 (jetzt 10230) ist dagegen *vollimmun.* Die Kontrollen *sterben.*

Wir verkennen nicht die Tatsache, daß wir zwar immer wieder von Nutrose aus echte, durch alle Kriterien gefestigte Readaptationen an sich avirulenter, meist frischerer, selten älterer Kulturen erzielt haben, daß aber sehr viel mehr Versuche als fehlgeschlagen gelten müssen, weil sie zwar zu Proteusinfekten führten, aber nicht sehr bald alle Kennzeichen des exanthematischen Prozesses hervorriefen[1]. Auch hier liegt anscheinend ein verschiedenes Verhalten verschiedener Kulturen des Sinnes vor, daß jede Kultur dem exanthematischen Verhältnis des „Virus" im eigentlichen Sinne entglitten ist, daß aber, wie dies für alle anderen Kennzeichen gilt, einmal die Abstreifung der exanthematischen Eignungen sehr verschieden schnell und vollkommen vollzogen wird, dann die „Erinnerung", der „Rest", die *Nachwirkung*, die aus dem früheren eindrucksvollen Leben mitgeführt werden, verschieden stark sind. Die Virulenz

Ebenso erweisen sich die Meerschweinchen 10174 (jetzt 10253) und 10209 (jetzt 10295) als *vollimmun*. Parallel mit dem letzten Tiere wurde das Meerschweinchen 10294 geprüft, das einen Monat vorher, ähnlich den anderen Meerschweinchen mit der Felsenfieber-Nutrose-Kultur 2433 geimpft war und nur leicht gefiebert hatte. Auch dies Tier erwies sich als immun. Die Kontrollen starben.

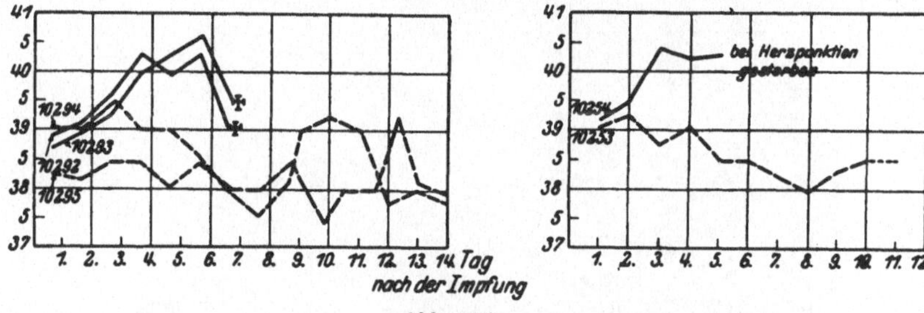

Abb. 115 b.

Abb. 115 a u. b. Kulturelle Immunisierungen mit Nutrosekulturen gegen Rocky Mountain spotted fever. Die Rocky Mountain spotted fever-Kultur „2380" wurde aus dem Meerschweinchen „927" gezüchtet; sie wurde nach der ersten Agar-Passage in Nutrose gebracht und aus der 3¹/₂ Nutrose-Passage zu 0,3 ccm intramuskulär auf Meerschweinchen 10144 geimpft.

entspricht durchaus in ihrem Verhalten dem Schwärmvermögen, der Begeißelung usw.

---

[1] Der Leser verzeihe einen erneuten Hinweis darauf, daß die volle Erfüllung dieser Forderung unabweislich ist. Es ist nicht schwer verständlich, daß man aus jeder Infektion eines Tieres mit einer Kultur schließlich wieder etwas wie die Ausgangskultur züchterisch zu gewinnen vermag. Wir wissen von den „wilden" Proteusinfekten, daß sie oft sehr lang hingezogen verlaufen, daß ihre Inkubationen sehr unregelmäßig, oft abnorm lang sind. Eine „exanthematische" Infektion dagegen gewinnt, wenn man Hirnübertragungen macht, sehr schnell den Charakter des „Virus fixe". Gewiß kann auch hier die Inkubation, wie erwähnt, schwanken; wir beobachteten 5 und 11 Tage als Grenzfälle durchschnittlicher Inkubationen derartiger „Virus fixes". Man wird weiter eine genaue, nach fachmännischen Gesichtspunkten vorgenommene anatomische Aufarbeitung der erkrankten Meerschweinchen fordern müssen. Immer wieder erhält man gelegentlich Flachschnitte durch Kernmassen des Hirns als „spezifische Knötchen" vorgewiesen. Daher sollte man besonders beim Tier immer vorzüglich auf die Molekularschicht der Kleinhirnrinde achten, wo die Gefäßherde („Knötchen") besonders deutlich hervortreten und am wenigsten leicht mit normalen Bildungen verwechselt werden können (Abb. 116). Die serologische Untersuchung von Kaninchen und von Ratten, sowie die Rückverimpfung von der Ratte auf Meerschweinchen beschließen die Feststellung. Man wird nie sein Urteil vor der vierten Reihenimpfung abgeben und wird bestimmt zu diesem Zeitpunkt über den Charakter der Infektion, ob „wilde" Proteussepsis oder „exanthematische" Infektion, im klaren sein, wenn man eine ernsthafte Prüfung vorgenommen hat.

Wir gelangten 1923 dazu, Versuche mit Caseinlösungen anzustellen, da wir glaubten, Stoffen vom Charakter des Fibrinogen eine besondere Bedeutung im Haushalte des Gewebsvirus zuschreiben zu dürfen. Da wir aber keine Fibrinogenlösungen herzustellen vermochten, griffen wir zu Casein, das sich ja durch ähnliche Reaktionen auszeichnet. Gewiß ist gerade die Nährbodenphysiologie der infektiösen Proteuskeime ein äußerst schwieriges und nicht ganz reifes Gebiet, aber es erscheint mir auf Grund außerordentlich vieler genau angestellter Versuche sicher zu sein, daß jeder Nährboden mit stärkerer Anhäufung von Eiweißabbau-

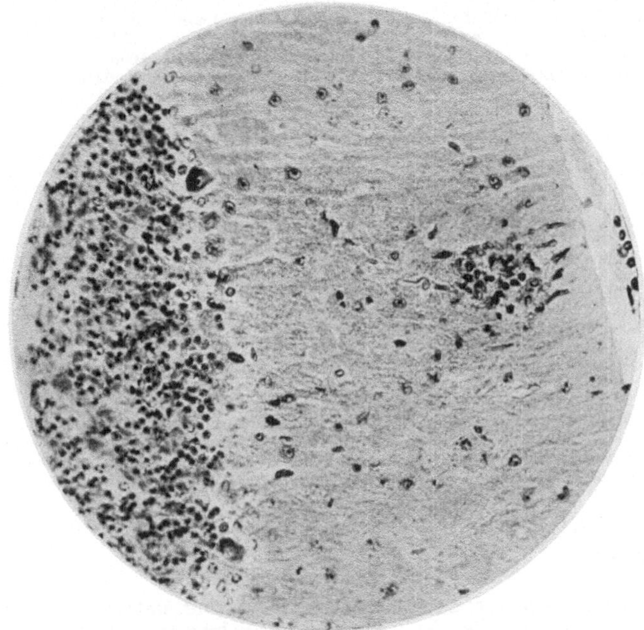

Abb. 116. Beispiel eines Gefäß„knötchens“ in der Molekularschicht der Kleinhirnrinde eines an Fleckfieber erkrankten Meerschweinchens bei schwacher Vergrößerung.

produkten, wie immer sie beschaffen sein mögen, sofern das Virus sich überhaupt auf ihm hält, seine physiologische und damit pathogene Einstellung vernichtend berührt.

Es ist von hohem Interesse, daß es wiederum gerade *Nutrose* ist, von der aus uns durch Vermittlung einer echten, wenn auch sehr erheblich abgeschwächten Infektion eine voll befriedigende Immunisierung gegen beide exanthematischen Krankheiten geglückt ist. Die Ursache dieses Verhaltens ergibt sich aus unseren bisherigen Erfahrungen: *Nutrose ohne Zusätze ernährender Art, abgesehen von dem Salzgemisch der Ringer- oder Lockelösung, versetzt den Keim in eine Umgebung, die in wesentlichen Punkten seiner natürlichen im Infektionsvorgange entspricht.* Jedenfalls kann man durch Nutrosezucht auch älterer sicherer Virusstämme auf Agar usw. im Versuchstier eine flüchtige, leicht fieberhafte, aber das Allgemeinbefinden nicht stärker erfassende und beeinträchtigende Infektion erzeugen, die gegen hohe Mengen vollkräftigen Infektionsstoffes echten Immunschutz verleiht, — *selbst wenn die Weiterimpfung etwa der anfänglichen „Nutrose‘‘-Infektion nicht zu echt exanthematischen Krankheiten führt.* Dieser Umstand erscheint besonders wichtig! Es erscheint mir aber zur Klärung jedweder weiteren Erörterung dieser im Vordergrunde praktischer Interessen und Erwägungen stehenden Frage geboten, eine Einigung darüber anzustreben, was man erreichen will und kann. Wir erstreben natürlich einen möglichst alle Impflinge betreffenden völligen — 100% — Schutz gegen das Virus. Dabei muß die Impfung an sich ungefährlich sein und darf, im Falle der häufig bei Impfungen auftretenden Impfkrankheit, an sich nicht gefährlich sein und auch nicht für längere Zeit den Körper empfindlich schwächen. Sie muß schnell zum Ziele der Immunisierung führen. In unserem Falle würde ich bereits in jeder Schutzimpfung einen ganz außerordentlichen Gewinn sehen, die wenigstens mit Sicherheit die Letalität der nachfolgenden Infektion auf 0% herabsetzt. Besonders im Falle des Rocky Mountain spotted fever wäre damit sehr viel erreicht. Je mehr sich der Impferfolg dem 100%-Schutz nähert, um so höher werden wir die Methode bewerten.

Im Falle des Fleckfiebers läßt sich beim Versuchstier durch vaccinatorische Zufuhr von Aminosäurekulturen eine sehr erhebliche Milderung folgender Virusinfekte erzielen, die in einem beträchtlichen Anteil der Fälle unter dem Bilde von fast oder ganz fieberlosen infections inapparentes völligen Infektionsschutz erreicht. Ich möchte hier auf die zahlreichen Beispiele meiner früheren Abhandlung aus dem Jahre 1923 verweisen. Sicherlich bietet das Felsenfieber schwierigere Verhältnisse dar. Daß man natürlich — auf Grund unserer heutigen Erfahrungen — nicht mit Meerschweinchenantigen Menschen und nicht mit Menschenantigen Meerschweinchen vaccinieren soll, *also homologes Antigen anwenden muß,* bedarf nun wohl keiner Erörterung mehr. Der beste Versuch des Laboratoriums mußte an dieser so lange unbekannten antigenen Umstellung des Virus bzw. mehr noch seiner abgeleiteten und von uns benutzten Kulturen scheitern. Nun bieten aber erfahrungsgemäß noch so leichte Infekte viel bessere Immunsicherungen, als selbst vielfältige Vaccinationen durch abgetötete Keime. Daher halte ich es für praktisch durchaus vorteilhaft, wenn wir auf eine Impfart kommen, die ohne Gefährdung des Impflinges zu einer ganz leichten, kaum merklichen Reaktion (*Impfkrankheit*) führt, in deren Gefolge sich sichere echte Immunität gegen natürliche, wie künstliche Infektion einstellt. *Ich glaube, daß wir bei Fleck- wie Felsenfieber in der abgeschwächten Nutroseinfektion eine derartig vaccinatorisch wirksame und gangbare Methode besitzen. Sie liefert, getreu unseren vorausgesetzten Forderungen, das Antigen der Krankheit und bringt es an die Stätten der Resorption. So schafft sie Immunität.* Es ist eine Frage zweiter Ordnung, ob es für die Praxis menschlicher Impfungen vorteilhaft sein wird, der Nutroseimpfung eine vorsichtige Vaccination mit Aminosäure-Serumkulturen (abgetötet) voranzuschicken, um eine gewisse Grundimmunität herzustellen, ehe die vaccinierende Infektion gesetzt wird. Diese Frage zu beantworten, müssen wir erst hinreichende

Versuche am Menschen in den leider immer noch zahlreichen gefährdeten Gebieten anstellen. Sie dürften sich aber auf Grund der jetzt vorliegenden Erfahrungen als berechtigt und sehr aussichtsvoll erweisen. Es kann für den Arzt und Hygieniker ja keinem Zweifel unterliegen, daß die überaus wertvolle Erfahrung der immunisierenden Leistung von abgetötetem Läuse- und Zeckenvirus keine befriedigende Lösung der großen praktischen immunisatorischen Aufgabe darstellt. Hier möchte ich in meinen Ausführungen nicht weiter gehen und nicht Versuchen vorgreifen, die besser „im Felde" angestellt werden. Mannigfache Fragen tauchen auf. Bleibt die Spezifität des Virus auch in seinem Immunvermögen deutlich? Wie verhalten sich andere Proteuskeime, wenn man sie in entsprechende Umstände versetzt und dann vaccinatorisch bzw. impfinfizierend einverleibt? Bereits eingangs habe ich darauf hingewiesen, daß mir leider äußere und sehr zwingende Umstände Beschränkung in der Richtung dieser Fragen auferlegen. Sie werden aber gelöst werden müssen, da sie von großer praktischer wie theoretischer Wichtigkeit sind, — ihre Bedeutung reicht weit über die exanthematischen Proteusinfektionen hinaus! Es genügt daher vollkommen, wenn unsere beschränkten Versuche zu einer brauchbaren Grundlage handlicher Verfahren der Seuchenbekämpfung werden. *Die jetzt gegebene Möglichkeit, beinahe überall und immer von einigen Kranken aus in kurzer Zeit durch unmittelbare Blutzucht antigen unveränderte Kulturen aus dem Virus zu gewinnen, läßt sich leicht dazu verwenden, mühelos, sicher und selbst unter den beschränkten Verhältnissen einer vom Laboratorium losgelösten Arbeit die Kulturen zu gewinnen, die die Grundlage der Immunverfahren bilden.*

Im ersten Abschnitte dieses Buches kamen wir zu der Vorstellung, daß *das Nährmedium der Gefäßwandzelle, die den Parasiten ja beherbergt, zuzüglich des* LEVINTHAL-*Effektes auch als ausreichende Grundlage für das Leben des parasitierenden Proteuskeimes gelten dürfe.* Der Keim wird aus der Zelle in die *Fibrinogenlösung des Blutes* entladen, wo er sich nicht eigentlich vermehrt, sondern entweder untergeht oder an eine neue Zelle gelangt, in der er sich entweder vermehrt oder wiederum seinen Untergang findet. Als eine Art experimenteller Begründung für diese Vorstellung führe ich das außerordentlich schlechte Überleben des Fleckfiebervirus im Schüttelblut an. Das Fibrinogen ist als Fibrin ausgefällt. Das System: Serum-Blutkörperchen entbehrt irgendwie die Voraussetzungen für die Lebenderhaltung und das Gedeihen des Flecktyphuserregers. Dieser soll uns zunächst besonders beschäftigen, weil er von den beiden menschlich-exanthematischen Keimen sicher der anspruchsvollere und in jeder Rücksicht empfindlichere ist. Wir haben auf Grund unserer Erfahrungen volle Berechtigung, anzunehmen, daß die grundsätzliche Lösung für beide Keime die gleiche sein muß.

Wir gelangen jetzt zu dem Schlußgliede in der Kette der Untersuchungen, die in diesem Buche dargestellt sind. Wir erstreben die Kultur des Blutvirus auf Grund unserer bereits dargelegten physiologischen Erfahrungen, und zwar derart, daß einmal durch möglichst geringe Veränderung der Lebensbedingungen die Infektiosität in dem höchsten erreichbaren Grade erhalten bleibt, aber die „Sichtbarmachung" der Einzelform und die durch

die Häufung mühelos gewährleistete Überführung auf alle anderen Nähr-
böden andererseits den sinnfälligsten Nachweis gestattet, daß diese Kultur
und die auf anderen Wegen gewonnenen unter gleiche Bedingungen ge-
bracht gleich sind.

SPENCER und PARKER[1] haben durch Versuche festgestellt, daß 1 ccm
Serum des an Felsenfieber kranken Meerschweinchens etwa 500 infizierende Dosen enthält. Somit kommen auf einen Blutstropfen rund 30
ausreichende Impfmengen. Man kann sich daraus leicht berechnen, daß
eine großße Wanze sicherlich im Laufe von 24 Stunden reichlich mehrere

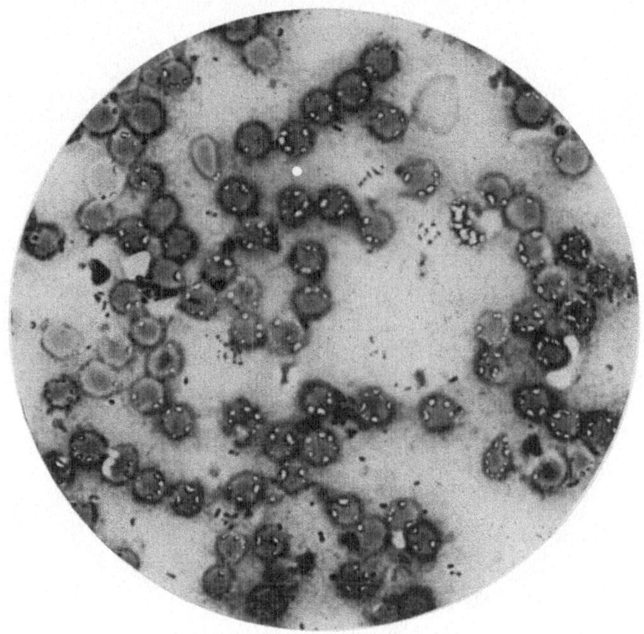

Abb. 117. Prot. 558. Novirudin-Blut vom Fleckfieber-Meerschweinchen 10 182. Dies Meerschweinchen
wurde mit 5 Läusen der Zucht des Herrn Prof. WEIGL geimpft und am 2. Fiebertage entnommen.
9 Tage wurde das Blut bei Zimmertemperatur (22 Grad) aufbewahrt. Feines rickettsiform-kok-
koides Wachstum. Auf festen Nährböden und in allen anderen kulturellen Beziehungen ein
„typischer Fleckfieberstamm.“

für eine Meerschweincheninfektion hinreichende Virusquanten aufsaugt.
Man ersieht aber gleichzeitig, wie erheblich die Virusmengen sind, die
in 1 ccm frischen Blutes angetroffen werden. Auch beim Fleckfieber
können sie sehr groß sein, aber sie unterliegen in der Zeit erheblichen
Schwankungen, — abgesehen von der Erfahrung, daß bei schweren Er-
krankungsfällen überhaupt sehr viel mehr Virus in den Kreislauf ge-
worfen wird als bei leichteren.

Ziemlich entsprechend erkennen wir, daß es auch in der Kulturaus-
beute auf Ams-Schrägagar aus dem Blute Schwankungen in Beziehung

---

[1] SPENCER and PARKER: Rocky Mountain spotted fever. Certain characteristics of blood virus. Public Health Reports Reprint Nr. 1105, 1926.

zur Schwere der Infektion und zeitliche Schwankungen bei einem Kranken gibt, während die Ausbeute wahllos herausgegriffener Proben ohne erkennbare Ursache höchste Erfolge neben Versager setzt. Die verborgene Ursache muß auch hier, wie ich auseinandergesetzt habe, in der Menge und der Rhythmizität des Kreisens der Erreger, in den *Virusschüben*, gesucht werden. Diesen Prüfungen haben wir in der geschilderten Weise die Kultur steril entnommenen und mit hinreichender Menge *Novirudin* (in NaCl sterilisierte Lösung) versetzten Blutes auf Aminosäureagar in dünn ausgebreiteter Schicht zugrunde gelegt.

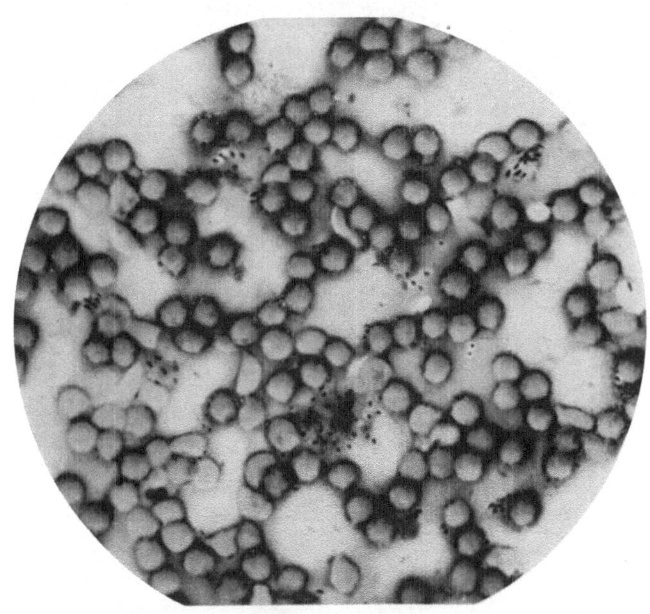

Abb. 118. Prot. 567. Fleckfieber-Novirudin-Blut vom Meerschweinchen 10182 nach 21 tägigem Aufenthalt auf Eis (geimpft mit 5 lebenden Lemberger Fleckfieberläusen des Herrn Prof. WEIGL). Entnahme am 2. Fiebertage.

Die Lehre ist herrschend geworden, daß das Virus des Fleckfiebers in Blut und Geweben sehr schnell, meist nach 24—48 Stunden ganz sicher abstirbt[1]. Es mag bei starker Kühlung gelingen, es noch eine Wenigkeit länger am Leben zu erhalten. Hierzu steht die Erfahrung in scharfem Gegensatze, das citriertes Blut Felsenfieberkranker mehr als zwei Wochen auf Eis seine Virulenz behält. Für das Virus des Fleckfiebers habe ich bereits früher dargetan, daß es zitronensaure Salze außerordentlich schlecht verträgt. Wir sind jetzt sehr leicht in der Lage, dies schädliche Salz zu vermeiden. Wir besitzen im „Novirudin" ein ausgezeichnetes Mittel, Blut beliebig lange flüssig zu erhalten. Es handelt

---

[1] Man vergleiche auch: P. K. OLITZKY: Experimental studies on the etiology of typhus fever. II. Survival of the virus in aerobic and anaerobic culture media. Journ. of Exp. Med. 35, S. 115. 1922.

sich um ein seiner genaueren Zusammensetzung nach unbekanntes, von ADLER und WIECHOWSKY dargestelltes *Melaninsäure*präparat, von dem 1 mg 20 ccm Blut unter dunkler Verfärbung dauernd ungerinnbar erhält[1]. Die von uns angewandte (sterilisierte) Menge mußte größer sein und betrug bis zu 10 cg auf 20 ccm Blut. *Tatsächlich überlebt auch das Virus des Flecktyphus bei etwa 4—8° in novirudinisiertem Blute außerordentlich lange.*

Wir haben zunächst festgestellt, daß derartig an der Gerinnung gehindertes Blut zuweilen noch nach einem Monat imstande war, mit etwas verlängerter Inkubation typisches und durch vier weitere Pas-

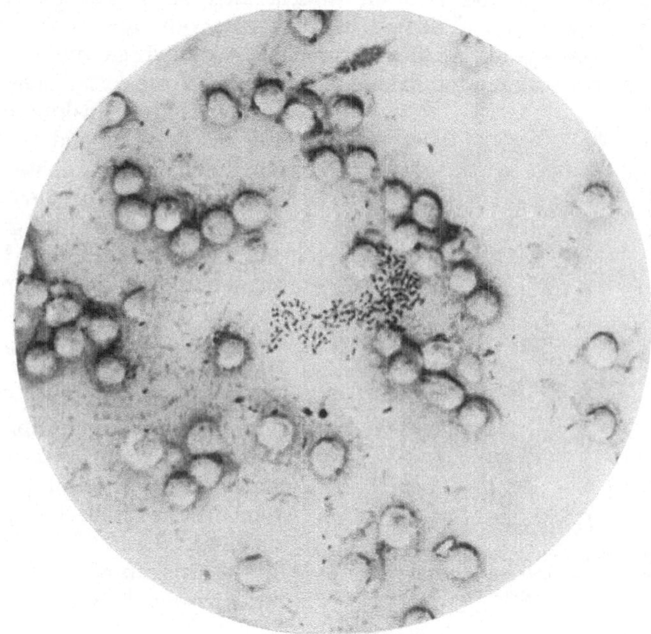

Abb. 119.   Prot. 568.   Novirudin-Blut des Fleckfieber-Meerschweinchens 10 153 nach 29 tägigem Verweilen auf Eis.   Keime im bezeichnenden kleinen Zusammenlagerungen von ausgesprochen rickettsiformen Habitus. (Stamm 17 Läuse Lemberg.)

sagen allseitig geprüftes Fleckfieber zu erzeugen. Diese und alle weiterhin geprüften Blutproben waren *bei der Entnahme* mikroskopisch im dicken Tropfen bei gewöhnlicher Durchmusterung frei von Mikroben.

[1] Vgl. L. LOEFFLER: Vergleichende Untersuchungen über Hirudin und Novirudin. Münch. med. Wochenschr. 1626, Nr. 36. Sitzungsber. Med.-Naturw. V. Tübingen.

Anm.: Ich verweise nochmals auf die eingangs (S. 14) wiedergegebene Mikrometerphotographie mit menschlichen Erythrocyten. (Zwei Strichmitten sind 10 μ voneinander entfernt.) Der unmittelbare Vergleich der unter völlig identischen optischen Bedingungen erzielten Bilder gewährt einen besonders tiefen Eindruck der Feinheit vieler, wie der dargestellten Virusformen, aber auch ihrer Variabilität, die besonders in den abgeleiteten Kulturzuständen sehr beträchtlich ist. Man vergleiche aber auch die histo-bakteriologischen Bilder des Virus.

Wir haben derartige Blutproben weiterhin fast regelmäßig entnommen und teils bei etwa 4—8° C — im Kühlraum —, teils bei Zimmertemperatur, die zwischen 20 und 27° schwankte, aufbewahrt. Unsere Beobachtungen betrafen naturgemäß beide exanthematischen Krankheiten und führten zu wesentlich denselben Ergebnissen. Es gelingt, bei hinreichend großer Virusdichte im Blute — während das Entnahmeblut niemals mikroskopisch Bakterien erkennen läßt, wenn man die üblichen Verfahren zu Hilfe nimmt — nach einiger Zeit in ihm stetig wachsende Mengen feiner Mikroorganismen färberisch-mikroskopisch darzustellen. Impft man diese auf die anderen Nährmedien, so überzeugt man sich schnell, daß es sich um Kulturen handelt, die vollkommen unseren mit anderen Methoden gewonnenen entsprechen, wenn wir sie unter die nämlichen Versuchsbedingungen bringen. Schon die Formverhältnisse dieser unmittelbaren Blutkulturen sind äußerst bezeichnend und leiten von solchen, die feinsten „Rikkettsien" des Läusedarmes entsprechen, zu etwas gröberen nach Art der anderen Kulturformen über[1]. In älterem Fleckfieberblute der 3.—4. Woche sieht man häufig feine „Höfe". Dagegen ist das derart gewonnene Mikrobenmaterial aus Felsenfieberblut wiederum durch größere Grobheit und polymorpheres Verhalten gegenüber dem aus Fleckfieberblut gekennzeichnet. Aber auch hier verleiht die Verimpfung auf andere und frische Nährmedien vielfach wieder einen ganz feinen Habitus, wie wir ja ein ähnlich schwankendes Verhalten zwischen feinsten und gröberen Formen beim Felsenfiebervirus unter allen Bedingungen natürlichen und kulturellen Vorkommens feststellen können.

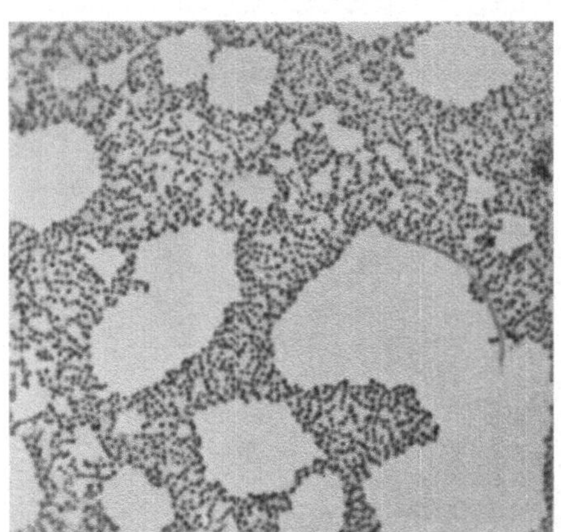

Abb. 120. Prot. 565. Kultur 2588. *Novirudin-Blut* des *Fleckfieber-Meerschweinchens* 10148, 9 Tage *bei Zimmertemperatur* (22°) aufbewahrt. Dies Meerschweinchen war mit dem Stamm „9 Läuse Lemberg" geimpft. Kokkoide und fädige Formen. Giemsa.

<hr>

[1] Frau FEYGIN (FEYGIN, B.: Untersuchungen über das Wesen des Fleckfiebererregers. II. Über die Spezifität der X-Stämme, als Schlußstein des Fleckfieberproblems. Krankheitsforschung 5, 87. 1927) versucht neuerdings in einer soeben erscheinenden Arbeit mit großem Nachdruck eine Vorstellung vom Wesen der Erreger des Fleckfiebers zu stützen, die erstmalig hypothetisch von BAIL ausgesprochen wurde und in *Bakteriensplittern des X 19* das eigentliche Virus erblickt. (Vgl. auch FEYGIN, B.: Sur les variations brusques du Proteus HX 19 survenues sous l'influence de l'agent lytique anti-HX 19 et leur rapport avec les souches isolés des Cobayes, infectés avec le virus de passage du typhus exanthématique. Cpt. rend. de la soc. pol. de Biol. 90, S. 1106. 1924. — Dies.: Recherches sur le typhus exanthématique expérimental, ebenda S. 1200. — Dies.: Examen de quelques souches isolés des cobayes inoculés avec le bactériophage anti-HX 19, ebenda S. 1202.) Es muß zugegeben werden, daß die Untersuchungen von Frau FEYGIN sehr bemerkenswerte Befunde gefördert haben. Ich

Diese unmittelbare Blutkultur gelingt nicht in jedem Falle; aber sie hat sich uns in allen schweren Erkrankungen bewährt und besonders dort, wo wir in der ausführlich geschilderten Weise Frischinfekte verursacht haben. Daneben gelingt sie in einem heute noch nicht fest ab-

bin allerdings, wie ich schon andeutete, durchaus der Meinung, daß die Deutung und Folgerung aus diesen mannigfachen Versuchen nicht zutreffen. Wenn irgend etwas, so zeigen die neuen „unmittelbaren Blutkulturen" deutlich genug, daß keine Rede davon sein kann, daß ein kryptantigenes Virus „manchmal sichtbare und züchtbare Bakterienformen aufzubauen vermag". Ich möchte besonders bemerken, daß ich bei meinen langjährigen kulturellen Untersuchungen am Fleckfieber und am Felsenfieber keiner Bakteriophagenwirkung begegnet bin, vorzüglich aber keiner mit den Kulturen im Zusammenhang stehenden, auch nicht in Organfiltraten gegen „wilde" Stämme, ein Umstand, der doch sehr merkwürdig wäre, hätte eine solche gesetzmäßig etwas mit dem Virus zu tun. Aber auch hierauf kommt es nicht eigentlich an. Wir haben die Biologie des Virus und seiner abgeleiteten, nicht gelegentlichen, sondern regelmäßig und nach Regel gezüchteten Kulturstämme genau verfolgt. Wir haben die Legende von der Unsichtbarkeit wohl endgültig zerstört, *selbst wenn uns das Rocky Mountain spotted fever mit seinen so überaus eindringlichen Gewebsbildern und seinen Virusverhältnissen nicht zu Hilfe käme.* Ich verweise schließlich auf die Gesamtheit der serologischen Erfahrungen, an das durchaus paradoxe Verhalten des fleckfieberkranken und des Proteus-geimpften Meerschweinchens, für das Frau FEYGIN keine irgendwie befriedigende Erklärung zu geben vermag. Es scheint mir leicht zu Irrtümern zu verleiten, wenn Frau FEYGIN angibt, sie habe — sogar anaerob! — aus den Gehirnen fleckfieberkranker Meerschweinchen Bakterienstämme gezüchtet, *„die serologisch zu der Proteusgruppe X 19 gehören".* Wenn schließlich eine phagierte X 19-Kultur gegen das Passagevirus Immunität verleihen soll, so wird es gut sein, diese Versuche an mannigfachen Stämmen zu wiederholen, um das Ergebnis sicher zu stellen, das wir bisher *nicht* wiederherzustellen vermochten, wenn wir von der Erfahrung absehen, daß zuweilen auch nach wohl überstandenen Kontakt-Proteus-Infektionen etwas wie eine Abschwächung eines folgenden Flecktyphusinfektes beobachtet wird. Jedoch gibt es bekanntermaßen solche Vorkommnisse bei breiterer Erfahrung auch ohne vorangegangene Impfungen. Theoretisch spräche aber dieser Befund, wenn er sich bestätigt, keineswegs für die Rolle eines bakteriophagierten Proteuskeimes als Virus. Wir haben die Bedingungen genau erörtert, unter denen verschiedene an sich in ihrem ursprünglichen Kulturmilieu nicht zur Vaccination befähigte Kulturen zu sehr guter Immunisierung geeignet werden. Ich habe ausdrücklich betont, daß Untersuchungen angestellt werden müssen, wieweit auch andere als die unmittelbar aus dem Virus abgeleiteten Stämme als Vaccine zu dienen vermögen. Es wäre sehr wohl denkbar, daß der Vorgang der Lyse soweit die Zellbeziehung wie auch den antigenen Aufbau des Keimes zu ändern vermöchte, daß als — sicher ganz unerwartetes — Ergebnis, seine vaccinatorische Eignung diesem Vorgang entspringt. Aber ich kann nicht finden, daß die große Menge gut verarbeiteter Erfahrungen im Sinne eines solchen Vorganges spricht. Außerdem habe ich Fehlerquellen im Meerschweinchen aufgedeckt, mit denen man sehr rechnen muß, und alle Immunisierungsversuche vorzüglich dürften nur an Stämmen ausgeführt werden, deren man ganz sicher ist, — nicht intuitiv, sondern auf Grund steter Prüfung, und sie sollten sich stets auf vi e le derart einwandfrei befundene Virusformen erstrecken. Schließlich aber darf ich wohl darauf hinweisen, daß die ganze Theorie eines bakteriophagierten X 19 als Erregers des Flecktyphus der entscheidenden experimentellen Grundlage durchaus entbehrt. *Synthetisch* ist durch entsprechende Versuche der Beweis bisher *nicht* geführt worden, indem lysierte Kulturen *in Reihen fortführbares* echtes Fleckfieber mit allen Kennzeichen ergaben. *Eigene Versuche von mir verliefen ganz negativ.* Für unsere Lysinversuche konnte ich leider nur SEITZ-*Filter* verwenden. Sie ergaben zwar klare Filtrate, die wieder gut lysierten, wenn auch nicht annähernd die Leistung eines Shiga-Lysines schätzbaren Anteile anderer Blutproben (um 70%, beim Felsenfieber noch günstiger). Zuweilen scheint mikroskopisch kein Wachstum vorzuliegen, während die Verimpfung auf feste Nährböden bereits recht

erreicht wurde; aber es ist doch kein Zweifel darüber möglich, daß entwicklungsfähige Bakterien diese Filter durchlaufen, mag man sie nun als „Splitter" bezeichnen oder in ihnen nichts anderes als eben kleine Bakterien erblicken. Die gewöhnlichen Sterilitätsprüfungen erfassen sie nicht. Lysate dieser Art erzeugen, wie es Frau FEYGIN beschreibt und wie dies überhaupt für geeignet einverleibte Proteuskeime gilt (mit und ohne vorangegangene Vaccination!), nach Einspritzung Fieberbewegungen. Für sich allein betrachtet können sie wohl Ähnlichkeit mit der Fieberkurve bei Fleckfieber des Meerschweinchens aufweisen. *Die Weiterführung ergibt aber schnell ein für Nicht-Fleckfieber bezeichnendes Verhalten wilder Proteusinfektion.* In unseren Lysinversuchen haben wir sehr häufig bei scheinbar vollkommener Lösung der Proteusbouillon im Röhrchen einen leichten Bodensatz beobachtet, der merkwürdig gestaltlich und färberisch veränderte Bakterien, sehr grobe wie überaus feine, aufwies. Sie kehren auf festen Nährböden sofort wieder zu normalem Verhalten zurück. Von ihnen geht auch sekundäres Wachstum in scheinbar gelösten Kulturen aus. (Ich verweise im übrigen auf WEIGL: O istocie i postaci zarazka duru osutkowego in Medycyny doświadczalnej i spolecznej VII, 1—2, 1927.)

Dächte man an die Mitteilungen von v. PREISZ über die Formbildung phagisch erkrankter, aber nicht gelöster Bakterien, so würde sich überhaupt keine Möglichkeit des Verständnisses für die Vorstellungen der Frau FEYGIN ergeben, denn alles, was wir von den Erscheinungsformen des Virus kennen, ist gänzlich von jenen Bildern der phagischen Krankheit verschieden. Hier tritt jedoch eine neuartige Vorstellung D'HÉRELLES ein und gerade sie zwingt uns, trotz der Unvollkommenheit unserer gegenwärtigen Kenntnisse darauf hinzuweisen, wie unzureichend begründet die pathogenetischen *Schlüsse* sind, die Frau FEYGIN aus ihren Versuchen zieht, wenn auch diese Experimente eingehender weiterer Prüfung durchaus würdig erscheinen. D'HÉRELLE verwertet sie nämlich in folgender Weise (Le Bactériophage et son comportement. II. éd. S. 430. 1926): „Le *Proteus* X 19, en culture mixte avec le Bactériophage, se transformerait en sa forme infravisible micellaire, protobactérienne, et ces protobactéries, capables de se reproduire sous cette forme, seraient réellement les agents du typhus exanthématique." „Le protobe bactériophage est un ‚agent salutaire' quand il provoque la bactériophagie *in vivo*; il est néfaste pour l'individu qui l'abrite quand il forme avec un microbe qui acquiert la résistance, une symbiose qui fait que ce dernier acquiert du même coup une résistance vis-à-vis des phagocytes, ou bien acquiert la propriété de donner des formes ‚protobactériennes' filtrantes, comme cela paraît être le cas pour le typhus exanthématique, la fièvre typhoide, et d'autres maladies sans doute."

Ohne auf die schwer zu beurteilende und keineswegs ausschlaggebende *Frage* der Filtrierbarkeit irgendwelcher Virusformen des Fleckfiebers eingehen zu wollen, kann man gegenüber dieser völlig hypothetisch geformten pathogenetischen Ausführung nur auf drei besonders wichtige Punkte hinweisen: 1. auf den ganzen Erscheinungskomplex der „Rickettsia Prowazeki"; 2. auf das Fehlen lytischer Erscheinungen an zahlreichen aus einwandfreien Infektionsverhältnissen gewonnenen Kulturen verschiedener Forscher; 3. auf alle Erfahrungen am Rocky Mountain spotted fever (Zeckenvirus, mangelnde Filtrierbarkeit des Blutvirus, bedeutend leichtere Mikroskopie des Gewebsvirus im Körper usw.) Dieser „*Protobacterien-Hypothese*", angewendet auf das Fleckfieber, stehen sehr zahlreiche Erfahrungen dieses Buches gegenüber, denn es erscheint angesichts unserer analysierten und regelmäßigen Befunde kaum möglich, eine „Versöhnung der Anschauungen" vorzunehmen, wenn ich auch nochmals betonen will, daß ich das Studium der Bacteriophagie der Proteuskeime für notwendig und wertvoll halte, zumal wenn die immunisierende Kraft phagierter Kulturen eingehender Kritik standhalten sollte.

üppige Kulturen veranlaßt. Man kann sich vielfach davon überzeugen, daß das Wachstum damit beginnt, daß ganz wenige bakterielle Formen

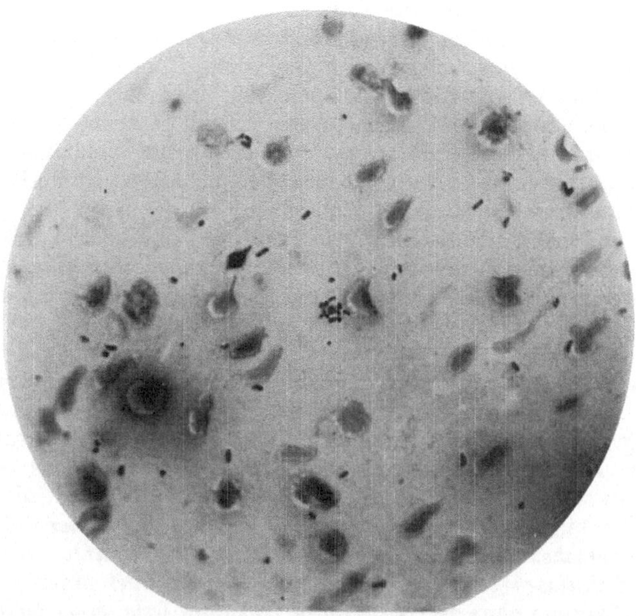

Abb. 121. Prot. 569a. Novirudin-Eisblut des R.M.-Meerschweinchens 10215. 16 tägige Aufbewahrung bei niedriger Temperatur. Man beachte die hier ziemlich groben Formen, die sich auf anderen Nährböden wieder verfeinern.

im GIEMSA- Präparate sichtbar werden, deren Verwertbarkeit sehr zweifelhaft bleiben müßte, folgte dieser ersten Beobachtung nicht nach einigen Tagen ein unzweifelhaftes und stärkeres Wachstum, das häufig genug bei vorsichtiger Verarbeitung aus kleinen Haufen, also einzelnen flottierenden Kolonien entstehend erkannt wird. Während dieses Wachstums gewinnt das Blut allmählich eine leicht alkalische Reaktion, während das Novirudin die anfängliche Blutreaktion nur sehr wenig zu verschieben scheint. Wir maßen

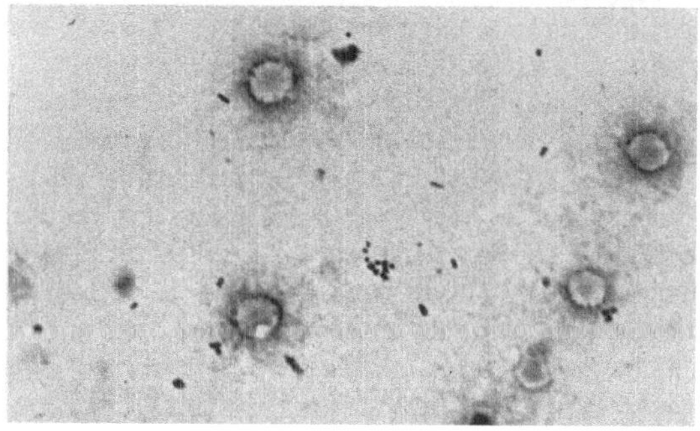

Abb. 122. Prot. 529. *Novirudin-Blut* des R.M.-Meerschweinchens 992, Stamm Zecke 5—11, 6. Tierpassage. Das Blut wurde vom 3. 5.—13. 6. *auf Eis aufbewahrt*. Giemsa. Kleinste kokkoide und etwas größere stäbchenförmige Wuchsformen, daneben erhaltene rote Blutkörperchen.

eine Veränderung von p_H 7,15 bis zu p_H 7,85 auf elektrometrischem Wege. Die sofortige Bebrütung im Warmschrank ist nach meinen bisherigen

Erfahrungen weniger günstig als die alle Umsetzungen langsamer gestaltenden Temperaturen des Zimmers oder des Kühlraumes. Schon bei Zimmertemperatur nehmen die Blutkulturen sehr schnell den Charakter des denaturierten Keimes an, während die bei tiefer Temperatur gewachsenen Keime *mindestens zum Teil* dem Blutvirus noch wesentlich näher stehen. Allerdings ist auch hier Vorsicht geboten, und wir haben ebenso unzweifelhaft denaturierte Keime gesehen, wie wir echte und durch lange Tierreihen weiter studierte exanthematische Infekte nach Verimpfung von Novirudin-Eisblut beobachteten. Immerhin wissen wir schon aus unseren früheren Versuchen, daß der Grad der „Denaturierung" ein recht verschiedener sein kann und daß leichte Grade auch reversibel erscheinen. *Jedenfalls ist es unverkennbar, daß hinsichtlich der Erhaltung natürlicher Ernährungs- und Umweltsbeziehungen diese letzte Methode der unmittelbaren Blutkultur bei weitem den älteren Verfahren überlegen ist.*

Unsere bisherigen Erfahrungen in dieser Richtung betreffen experimentell durch Impfung erkrankte Tiere. Es ist mir aber auf Grund meiner Erfahrungen über die Zucht von Blutkulturen aus kranken Menschen nach den älteren Zuchtverfahren ganz sicher, daß sich diese Methode auch beim Menschen in einem hohen Teil der zu untersuchenden Fälle bewähren wird. Man hat hier ein Verfahren in der Hand, das — mittels einer mit sterilem Novirudin versehenen Venüle[1] etwa — gestattet, selbst unter den ungünstigen Verhältnissen einer einsetzenden Epidemie unter einer primitiven Bauernbevölkerung ohne die Hilfe eines Laboratoriums, eines bakteriologischen Wagens, einer Sterilisationsvorrichtung eine größere Anzahl von Kulturen anzulegen, die in bezug auf antigene Verwandtschaft zum Gewebsvirus und auf biologische Einstellung höher zu bewerten sind als irgendeine andere Kultur, zu deren Durchführung wir teure und verwickelte Anlagen gebrauchen, wenn wir nennenswerte Erfolge erwarten wollen.

Theoretisch ist dies Kulturverfahren von außerordentlichem Interesse, weil es in schärfster Beleuchtung zeigt, was und wie wenig der Keim benötigt, um zu überleben und zu wachsen: Umweltbedingungen „seiner" Zelle zuzüglich des LEVINTHAL-Prinzips, wie es durch die langsame Zersetzung der Blutkörperchen in bekannter Weise geschaffen wird. Das Novirudin verhindert die Blutgerinnung und damit die Verarmung des Blutsystems an wertvollen Nährstoffen des Keimes (Fibrinogenlösung!). Es zeichnet sich mindestens durch seine große Unschädlichkeit vor dem Citratsalz aus. Ob ihm weitere besondere Eigenschaften zukommen, entzieht sich zunächst meiner Kenntnis.

Außerdem greifen diese Untersuchungen meines Erachtens in sehr lehrreicher Fortführung die Untersuchungen von DIENES und ZEISS auf, über die wir schon im vorigen Abschnitte kurz berichtet haben. Beiden Forschern gelang die Zucht von Proteus X 19-Keimen aus dem Blute Fleckfieberkranker. ZEISS (l. c. S. 250) ging folgendermaßen vor: „Man fängt mindestens 5 ccm Blut in einem Reagenzglas auf, läßt das Serum absetzen, entfernt es durch Abgießen und fügt dann den Inhalt eines

---

[1] Von den Behringwerken in Marburg zu beziehen. Es empfiehlt sich jedoch, nicht unter 5 cg Novirudin auf 10 ccm Blut zu verwenden.

Röhrchens von KAYER-CONRADI-Galle zu dem Blutkuchen. Bebrütung bei 37° 5 Tage lang, darauf die erste Nachschau, ob Wachstum, indem man das Galleröhrchen vor dem Überimpfen etwas schüttelt und dann mehrere Ösen auf DRIGALSKI-Agar ohne violett oder gewöhnlichen, *sehr genau neutralisierten Agar* ausstreicht. Der Proteus zeigt sich in Gestalt eines feinen, hauchähnlichen Rasens, der in 24—48 Stunden in großer Ausdehnung bald die ganze Nährbodenfläche überwuchert. Ist nach 5 Tagen kein Wachstum aufgetreten, so kann man bis zum 10. Tage, ist es dann wieder negativ, bis zum 20.Tage kontrollieren. *Nach dem 20.Tag* haben wir bis jetzt noch kein positives Ergebnis gehabt. Das Einsetzen des Blutkuchens in Bouillon oder das Einlaufen des Blutes direkt aus der Vene in Bouillon oder in Agar mit nachfolgendem Plattenguß war nie von Erfolg begleitet. Ebensowenig hatten wir eine positive Züchtung beim sofortigen Einlaufen aus der Vene in Galle."

DIENES (nach ZEISS angeführt) verfuhr folgendermaßen:

„Die vom Patienten genommenen 2—5 ccm Blut, gewöhnlich der nach Abheben des Serums zurückgebliebene Blutkuchen, wurde 1 bis 2 Tage bei 22—26°, dann einen Tag im Thermostaten stehen gelassen, hierauf eine kleine Menge des Blutkuchens auf Agar gebracht, auf welchem einige Striche gemacht wurden, oder der Blutkuchen in Bouillon gegeben und zerkleinert. Wenn die Kultur aufgegangen ist, so breitet sich über die ganze Platte ein charakteristischer proteusähnlicher Rasen aus."

DIENES, FELIX, ZEISS und andere Forscher (vgl. G. WOLFF, l. c.) haben allem Anschein nach aus schweren menschlichen Infekten denaturierte Protei des menschenantigenen Typus gewonnen, wobei ihnen die Virusmenge über die sichtlichen Mängel ihrer Verfahren hinweghalf. Es ist aber unverkennbar, daß Beziehungen dieser Methoden zu unseren physiologisch aufgebauten bestehen. Das von DIENES nähert sich stark unserem Faulverfahren.

Letzten Endes beruhen *alle* unsere kulturellen Verfahren darauf, daß der exanthematische Proteuskeim aus den engen Banden befreit wird, in denen ihn das strenge Infektionsverhältnis festhält. Nur der Grad ist verschieden, in dem der Keim von dieser Infektionsform „denaturiert". Immer klarer haben wir im Laufe unserer Untersuchungen erkannt, daß eine stetige Reihe von der Virusform bis zu der vollsaprophytären Form führt, mit der wir seit der genialen Untersuchung von WEIL und FELIX die Serodiagnostik des Fleckfiebers betreiben. Die Erkenntnis der Beziehungen der denaturierten Kulturbakterien zu den adaptierten Virusformen dürfte wohl endgültig unfruchtbare Erörterungen abschneiden, die die Theorie der WEIL-FELIXschen Reaktion bisher so unerfreulich haben erscheinen lassen. Allerdings war es noch vor recht kurzer Zeit schlechterdings unmöglich, die verwirrende Fülle widerspruchsvoller Befunde und Nichtbefunde zu einer befriedigenden pathogenetischen Lehre zu verbinden. Nur trat allzu früh an die Stelle eines vertieften Studiums das hypothetische Deutungsbestreben, das sich mit Aufwand großer geistiger Arbeit an falsche Fährten klammerte.

Wir sind im Verlaufe unserer Untersuchungen dazu gelangt, die Beziehungen der spezifizierten Virusformen zu einer weniger spezifizierten saprophytären Form, die einheitlich *erscheint*, darzustellen, ohne daß wir bei noch ungenügender Kenntnis ihrer Reaktivität behaupten dürfen, daß sie einheitlich *ist*. Wir dürfen demgemäß vermuten, daß die reaktiv mannigfaltige und formbare Proteusgruppe aus nicht spezifizierten Mitgliedern unter geeigneten Reaktionsbedingungen — vorbereitende Lebensumstände des Keimes und passende Gelegenheit der „Adaptation"— irgendwann einmal „*Erreger*" von Infektionen (einschließlich der Insekten„symbiosen") hervorgehen ließ, wie wir dies im Anschluß an die Ausführungen von MEGAW bereits erörtert haben; aber wir müssen doch hervorheben, daß uns hier die Erfahrung bisher im Stiche läßt. Vielleicht bietet gerade die Proteusgruppe eine günstige Gelegenheit, in geduldiger Arbeit Infektionen zu *formen*, wie wir dies in unseren *Wanzenexperimenten* versuchsweise unternommen haben. FLEXNER[1] hat in Übereinstimmung mit NEUFELD und anderen mit Recht nachdrücklich hervorgehoben, daß der *Nachweis* einer Umformung nicht-pathogener in pathogene Keime als Grundlage epidemiologischer Betrachtungen nicht befriedigend geführt ist. „The fact should, therefore not be lost sight of that up to now the changes observed have been of the nature of a degradation and not of an exaltation of pathogenicity." Es ist sicher noch nicht die Zeit, eine Theorie der Virulenz aufgebaut auf biologischen Studien an Mikroben zu entwerfen. Wie nützlich aber gerade unsere Organismengruppe in dieser Richtung werden kann, zeigt der vielleicht erstmalig in dieser Schärfe erkennbare Zusammenhang *wechselnder* Eigenart pathogener Wirkung im Zusammenhange physiologischer Leistungen des betrachteten Bakteriums.

Blicken wir auf den Gang einer Forschung zurück, an der wir uns selbst mehr als ein Jahrzehnt lang versucht haben, so stellen wir fest, daß sich zunächst scheinbar widerstrebende Erfahrungsinhalte verbunden haben, daß Altes in neuem, Neues in altem Lichte erstrahlt. Auch wir haben manche Vorstellung berichtigt, wenn sich auch unser Weg im großen und ganzen als glücklich und berechtigt erwiesen hat. Zeitweilig mochten Zweifel aufgetreten sein, ob es sich lohne, so viele Mühe und Arbeit einer so differenzierten Aufgabe zuzuwenden. Auch hätte die Aufnahme entmutigen können, die diesen Studien zuweilen bereitet wurde. Aber mit den Worten des heiligen Augustinus ließe sich antworten: „Wenn du die Wahrheit suchst, halte dich an den Weg; denn der Weg ist Wahrheit." So blieben wir unserer Aufgabe treu. War anfangs noch die *Beschaffung* des Stoffes dieser Forschungen, also der Kultur, des Bildes geweblicher Reaktionen usw., Ziel und Inhalt unserer Bemühungen, so verlagerte sich das Problematische mit zunehmender Vertiefung unserer Kenntnisse immer mehr, und schließlich ist uns jetzt die Gruppe der „*Rickettsiosen*" nur mehr ein willkommenes und vielleicht besonders wertvolles *Mittel*, um Fragen allgemeiner Pathologie und Infektionslehre nachzugehen. Das Ziel von gestern wurde zur Propädeutik des Morgen. Diese Wandlung und Entwicklung unserer Bestrebungen rechtfertigt für uns eine Arbeit, die recht lange nur aus dem

---

[1] FLEXNER, S.: The advancement of epidemiology through experiment. Americ. Journ. of the Med. Sciences 171, p. 469 u. 625. 1926.

eigenen Bewußtsein die notwendige Kraft gewann, zumal da es sich um die Erforschung von Krankheiten handelt, die man zuweilen wohl als „exotisch" außerhalb des Rahmens einheimischer Interessen abgehandelt findet. Tatsächlich greifen sie jedoch mit hundert Fäden in das Gewebe der Kenntnisse, die unsere fast alltäglichen ärztlichen Bedürfnisse befriedigen müssen, und wirken so auf die ganze Lehre von den Infektionskrankheiten zurück. (Das ganz große Problem beispielsweise der Schweinepest haben wir gar nicht berührt, obwohl es mir wahrscheinlich ist, daß hier grundsätzlich ähnliche Beziehungen zwischen Virus und Kulturkeim bestehen, wie wir sie im Falle des Fleckfiebers aufgedeckt haben.) Die pathogenetische Forschung hat den exanthematischen Proteuskrankheiten eine allgemein-pathologische Bedeutung verliehen, daß die an ihnen gewonnenen Erfahrungen nicht mehr vernachlässigt werden können, *soweit man sich ernsthaft um wissenschaftliche Erkenntnis der Infektionen des Menschen und der Tiere sowie um die grundsätzlichere der Lehre von den Infektionsverhältnissen zwischen Bakterien und Warmblütern bemüht.* Der Wege waren viele und naturgemäß liefen nicht alle Wege richtig und nicht alle Forscher kamen zum Erkenntnisziele ihrer Wünsche. Aber man möchte an das Hippokratische Wort denken, daß daß Verfehlte wie das Erfolgreiche ein Beweis für die Wirklichkeit der ärztlichen Kunst sei. So hat tatsächlich jegliche Arbeit, auch die im Endergebnisse für uns heute weniger wichtige und weniger treffende, ihren Anteil an dem heute gewonnenen Bilde, zu dem sich die gültigen Erfahrungen *gegen,* aber auch *durch* den Widerstreit anderer bloßer Meinungen und Versuche haben entwickeln lassen. „Schon ist eine Wissenschaft an und für sich selbst eine so große Masse, daß sie viele Menschen trägt, wenn sie gleich kein Mensch tragen kann" (Goethe 1792).

Zusammenfassung.

Das Studium der *Biologie* und *Pathogenie* der Erreger des Fleck- und Felsenfiebers hat uns vor durchaus eigenartige und in der Mikrobiologie neue Ergebnisse geführt. Wir haben erkannt, daß aus den Trägern der exanthematischen Typhen, seien es Menschen oder geimpfte Tiere, Kulturen zu züchten sind, die sich als *Proteuskulturen* erwiesen. Wenn wir den frei lebenden Proteuskeim als einen „*wilden*" bezeichnen, so zeichnen sich die „*exanthematischen*" von ihnen dadurch aus, daß sie *in bezug auf die Bildung der Einzelform, das Schwarmvermögen und den Fermentapparat, insbesondere die Ektoproteolysine, rudimentiert* sind, aber dennoch je nach der Umgebung, in die sie versetzt werden, imstande erscheinen, sich schneller oder langsamer, mehr oder weniger vollkommen dem Typus des wilden Keimes wieder anzugleichen.

Wir haben zunächst im *Faulversuch* ein Verfahren kennen gelernt, aus felsen- und flekfieberkranken Wesen das Virus derart zu gewinnen, daß seine Annäherung an den bezeichnenden Proteusbefund verhältnismäßig schnell und daher vollkommen einwandfrei zustandekommt. Ein Vergleich der mit verschiedenen Zuchtverfahren erreichten Ergebnisse führte uns dazu, engere *Beziehungen zwischen den Funktionen des Keimes und seinem Kulturmedium* aufzustellen. Diese erstreckten sich *nach zwei Richtungen*: einmal auf kulturell sichtbare Leistungen wie das Schwarmvermögen oder die fermentativen Leistungen, dann auf pathogene, wobei diese Betrachtung eigentlich nur eine Variante der ersten darstellt, weil *das verschiedene pathogene Verhalten in seiner Beziehung eben zum Fermentapparat des Keimes* erkannt werden konnte.

Über die Entbindung der exanthematischen Keime aus dem Infektionsverhältnis in das der Kulturen ließ sich hinsichtlich der Frage, wieweit die damit verbundene Annäherung an das undifferenzierte „wilde" Verhältnis geht, nichts ganz Sicheres aussagen. Im allgemeinen ist jedoch *die Neigung der beiden exanthematischen Keime unverkennbar, sich kulturell einem weniger differenzierten Zustande zu nähern*. Die öfter, aber nur aus bestimmten Nährmedien heraus gelungene Readaptation zeigt jedoch, daß diese Entdifferenzierung keine ganz vollkommene zu sein braucht. Sowohl im pathogenen wie im kulturellen Verhalten eines besonderen Keimes ließ sich immer wieder eine „*Nachwirkung*" einer so eindrucksvollen Lebensspanne, wie eines Infektionsverhältnisses, erkennen. Jede Reaktion trug deutlich die Stempel vergangener und gegenwärtiger Umstände, wie auch die Readaptation in das Infektionsverhältnis überhaupt nur dann gelingen kann, wenn der Keim ein bestimmt geartetes Medium durchlaufen hat, also in einen bestimmten reaktiven Zustand versetzt ist.

Als wichtigen Fortschritt betrachten wir die Erkenntnis einer sehr leichten und leicht noch steigerungsfähigen *Adaptation* des Keimes. Ihr zufolge gelingt die Kultur sehr viel leichter, wenn der in der Natur vorgezeichnete Wechsel zwischen einem Kaltblüterzwischenwirt und einem Warmblüterwirt innegehalten wird. In diesem Falle ist die Wirtsadaptation am geringsten. Sie wächst aber durch die unnatürlichen Passagen oder Kettenimpfungen unserer Laboratorien ganz außerordentlich, sei es, daß wir die Kette: Laus—Laus oder die: Meerschweinchen—Meerschweinchen in Betracht ziehen. In beiden Fällen ergibt sich eine äußerste Erschwerung der Kultivierbarkeit als Ausdruck gelungener Losreißung aus einem hochadaptierten Lebenszustande. Dies kann im Falle der Laus-Lauskette zu einer vollendeten Unmöglichkeit kulturellen Erfolges auf *unmittelbarem* Wege führen. *Ganz allgemein gelingt es, die Kultivierbarkeit derart eingepaßter Proteuskeime dadurch zu erzwingen, daß man sie in ein neuartiges Infektionsverhältnis bringt*. Aus diesem sind sie dann in der Regel gut zu züchten.

Die Überführung des exanthematischen in den wilden Zustand des Proteuskeimes läßt sich aber noch auf zwei ganz verschiedenen Wegen mit gleichem Erfolge durchführen. Der erste ist die *Infektion von Wanzen* besonders an Rocky Mountain spotted fever-kranken Tieren, die zu einer nach Warmblütermethodik überaus leicht züchtbaren Infektion ihres Darmes und seiner Anhänge und weiterhin des ganzen Körpers mit Keimen führt, die in jeglicher Hinsicht denen gleichen, die man etwa durch den Faulversuch unmittelbar kulturell darzustellen vermag. Hier bewirkt ein „*nicht nosotypischer Zwischenwirt*" die fermentative Umstellung des Keimes (biologische „*Denaturierung*"), die seine Pathogenität zugleich grundsätzlich ändert und der eines „wilden" Proteuskeimes gleich macht. Die Durchführung dieser Versuche verlangte besondere Vorsichtsmaßregeln, weil wir bald erkennen mußten, *daß auch die Wanzenrickettsien bei geeigneter und langdauernder Wanzenexposition auf Meerschweinchen als Tiere unserer vorzüglichsten Prüfung übergehen.* Auch in diesem Falle gelingt die unmittelbare Zucht der hochadaptierten, von Wanze zu Wanze germinal übertragenen „Rickettsien" nach unserer Warmblütermethodik nicht, wodurch erst die Voraussetzung für die Anstellung der „Kontaktinfektionen" der Wanze an proteuskranken Meerschweinchen gegeben erschien. Denn die Fremdinfektion ist in dieser Weise leicht und sicher züchtbar. Aber auch die Wanzenrickettsia läßt sich dann mittelbar kultivieren, wenn sie am Meerschweinchen einen Infekt bewirkt hat, sei es aus dem infizierten Meerschweinchen oder aus der Wanze, die aus ihm ihre frühere „Rickettsia" als Proteuskeim züchtbarer Art wieder aufgenommen hat. Hierbei ergibt sich wiederum, daß auch diese „Rickettsia" eine adaptierte Form eines Proteus ist, die für diesen Arthropoden zuständig ist. Die von ihr im Meerschweinchen hervorgerufenen Infektionen entsprechen wiederum wilden Proteusinfektionen und sind wie diese durch ihre Bösartigkeit und ihre pathogenetische deutliche Unterschiedenheit gegenüber exanthematischen ausgezeichnet. *Das sinnfälligste Zeichen dieser nicht exanthematischen Infektionen ist die Nekrose, wie sie besonders in Gestalt vielfältiger Herde in der Leber kenntlich ist.*

Das dritte etwas schwierigere und daher weniger sichere Verfahren, den exanthematischen Keim in den wilden zu überführen, liefert die Phlorhizinvergiftung des exanthematisch infizierten Tieres. Wir haben dies Verfahren eingeführt, um die äußerste Erschöpfung des Körpers in den natürlichen Seuchenzügen nachzuahmen. Hierbei ergab sich die Möglichkeit der Entstehung wilder Proteuskeime im infizierten und vergifteten Körper, wodurch die exanthematische Infektion — bei Ausschaltung des Zwischenwirtes durch die Arbeitsverhältnisse des Laboratoriums — zugunsten einer bösartig „wilden" Infektion verschwand. Dies Verfahren ist dadurch bemerkenswert, daß der erforschte Vorgang ganz in das *Innere des infizierten Organismus* verlegt ist, während das Kontaktverfahren einen nicht zuständigen *Zwischenwirt* zu Hilfe nimmt und die Kultur das gleiche Ergebnis durch gründliche Änderung der Lebensbedingungen im *Kulturmilieu* hervorruft. Allen drei Verfahren scheint wesentlich gemeinsam zu sein, daß die Ernährungsbedingungen des Keimes derart umgestaltet werden, daß er schlummernde Potenzen entfaltet, die der normale Infektionsvorgang zurückdrängt und unterdrückt.

Wenn die Änderung der Ernährung des Keimes ihn physiologisch und damit untrennbar pathogenetisch dem exanthematischen Zustande entfremdet, so mußte es auf Grund der erforschten physiologischen Beziehungen möglich sein, den Keim so zu züchten, daß er hinsichtlich seiner Ernährungslage tunlichst wenig von dem Milieu abweicht, in dem er seine bezeichnenden exanthematisch-pathogenen Leistungen aufbringt. Wir haben als wesentlich erkannt, daß der exanthematische Keim hinsichtlich seiner Vermehrung im Wirtskörper an die Gefäßwandzelle gebunden ist. *Es erwies sich, daß die Lebensbedingungen dieser Zelle zuzüglich des* LEVINTHAL-*Prinzipes zur Lebenderhaltung und zum Wachstum des Virus ausreichen.* Auch das Fleckfiebervirus vermag in steril entnommenen und durch *Novirudin* am Gerinnen verhinderten Blute sehr lange lebend zu bleiben und stirbt nicht wie in Citrat- oder Schüttelblut ab. Ebenso wie beim Virus des Felsenfiebers findet sogar bei etwa 4—8° C, aber auch bei Zimmertemperatur, schlechter bei sofortiger Bebrütung, eine derartige Vermehrung des Virus statt, daß es bei 4—8° C nach 2—3 Wochen, bei Zimmertemperatur nach wenigen Tagen in leicht sichtbarer Form auf das dichteste das entnommene Blut erfüllt. Auf unsere anderen Nährmedien gebracht, erweist sich dieses Wachstum als unschwer des Überganges in die anderen Kulturformen fähig. Dabei kann es selbst in einem Teile der Fälle eine recht hohe Virulenz für hinreichend lange Zeit bewahren. Diese Kultur, die dem Gewebsvirus am nächsten von allen bisher erreichten steht, bietet durch ihre einfache Anlage und die Möglichkeit, in sehr kurzer Zeit über große Keimmengen zu verfügen, vielleicht eine geeignete *Grundlage für die Immunisierung größerer Mengen von Menschen, wenn man weiterhin den gezüchteten Keim über Nutrosenährböden in Verhältnisse bringt, die sich ebensowohl zur Readaptation in das exanthematische Infektionsverhältnis wie zur immunisatorischen Befähigung des Kulturkeimes bei Fleck- und Felsenfieber als durchaus wertvoll erwiesen haben. Im Falle geeignet eingestellter Keime ist der erste Impferfolg derartiger lebender Kulturen eine milde und ungefährliche kurz dauernde Infektion, die gegen das Virus eine volle Immunität hinterläßt.*

Auch für die *theoretische Grundlegung einer Immunisierung* hat sich das Studium des eigenartigen *antigenen Verhaltens der Proteuskeime* als wichtig erwiesen. Es ist insofern in starkem Maße *umweltbedingt,* als die durch Agglutination (und Komplementbindung) erfaßbare *antigene Struktur* in bisher völlig unbekannter Weise *enge Beziehungen zu dem Wirte* unterhält, in dem sie Infektion erregend wachsen.

Der Weg zu dieser Erkenntnis war dadurch gebahnt, daß wir grundsätzlich den aus dem Infektionsverhältnis gezüchteten mit dem die Infektion anfänglich „erregenden" Keim serologisch verglichen.

Hinsichtlich des Fleckfiebervirus kann man Mensch, Affen, Ratte, Huhn und bis zu einem gewissen Grade auch das Kaninchen als „*X-Antigenorganismen*" zusammenfassen und ihnen vorzüglich das Meerschweinchen gegenüberstellen, das — wie der von uns beschriebene *Grundversuch zur Serologie der Proteuskeime* lehrt — sogar eingeführte X-Keime ebenso wie jeden anderen eingeführten, Infektion erregenden, exanthematischen oder wilden Proteuskeim antigen zu einem „Meerschweinchenstamm" macht und sein vorheriges antigenes Verhalten unwiderruflich aufhebt. Im Gegensatz hierzu kann man aus der Ratte jederzeit den X 19-Keim als solchen züchterisch wieder gewinnen; während sich X 2-Stämme schwankend verhalten, d. h. bald kulturell mit unverändertem antigenen Bestande herausgezüchtet werden, öfter ihre X-Eigenschaft aufgeben und den antigenen Charakter eines „Nagerstammes" annehmen. *Das antigene Verhalten des kulturell entbundenen*

Proteusparasiten spiegelt bis zu einem gewissen Grade die Art seines Wirtes.
Wesentlich ist, daß die Kultur den so gegebenen grundsätzlichen antigenen Unterschied des gleichen Virus — aber aus zwei verschiedenen
Wirten wie Mensch und Meerschweinchen — *nicht* aufhebt. Es ergab sich
uns aus dieser *physiologisch* sehr bemerkenswerten und neuartigen Erfahrung die Frage, ob die auf das Verhalten von Säugetieren gegründete
Lehre von der unter allen Umständen artgleichen Bau herstellenden
Assimilation eine für das gesamte Reich des Lebendigen gültige Bedeutung besitzt. Es handelt sich in unserem Erfahrungskreise darum, daß
bestimmte ausgezeichnete Lebensbedingungen — Infektionsvorgänge —
auf den antigenen Charakter der Proteuskeime derart umgestaltend wirken, daß ihr antigenes Verhalten vor und nach der Einwirkung gründlich
verschiedenartig ist und diese Verschiedenartigkeit auch durch die Einwirkung anderer Lebensbedingungen, die dadurch eben weniger bedeutungsvoll für das Bakterium sind, durch die Einwirkung von „Nährböden", nicht aufgehoben oder in der Regel geändert wird. Daher kann
es sich bei der Wirksamkeit der ausgezeichneten Lebensperiode im Infektionsverhältnis nicht einfach darum handeln, daß eine Speicherung, eine
Thesaurierung, stattfindet, sondern die *Richtung der Assimilation* wird
durch jene ausgezeichnete Lebensperiode im Infektionsvorgang für lange
Zeit festgelegt, bis vielleicht wieder eine neue gleichwertig ausgezeichnete
Lebensperiode durchlaufen wird. Als *antigenes Paradoxon* ergibt sich die
Erfahrung, daß das Serum des infizierten Tieres nur selten den aus ihm
gewonnenen *Kulturstamm* agglutinatorisch faßt. Die gleiche Erfahrung
macht man am Menschen. Gruppenweise sind aber beispielsweise die
Meerschweinchenstämme untereinander so nahe antigen verwandt, daß
man mit Hilfe bestimmter Testsera praktisch alle aus Fleckfieber wie
aus Felsenfieber gezüchteten agglutinatorisch erfassen kann. Dies paradoxe Verhalten hängt mit dem besonders wichtigen Umstande zusammen, daß der Keim der Kultur erst durch das Kulturverfahren des Forschers in seiner vollendeten Eigenart *entsteht,* so daß er in dieser Form
nicht im Infektionsvorgang als antigen *wirksam* und vom Körper *erfaßt*
gedacht werden darf. Nur die X-Keime besitzen antigen soviel Gemeinschaft mit der Virusform, daß das Infektionsserum sie parallel mit prä-
parierten „Rickettsien" agglutinatorisch erfaßt. Warum sich neben
vielen inagglutinablen einige agglutinable (vorwiegend X-) Keime kulturell entwickeln lassen, ist uns nicht klar. Dem fast schematischen
Verhalten aller Meerschweinchenstämme fügt sich auch die Wanzenrickettsia ein, *sofern die Wanzen an Meerschweinchen gehalten wurden,* so
daß man ihre Eigenrickettsien auf dem Umwege der Meerschweincheninfektion kulturell gewinnen konnte.

Die nahen Beziehungen des Fleck- und Felsenfiebervirus wurden noch
besonders dadurch verdeutlicht, *daß auch das Virus des Felsenfiebers,*
ganz wie das des Fleckfiebers, *in Ratte* (und Huhn) einer antigenen X-Ent-
wicklung fähig ist und damit *eine* WEIL-FELIX*sche Reaktion wachruft.*

Schließlich haben wir gesehen, daß das Verhalten der Kulturstämme
für das Verständnis der Pathogenie wertvolle Unterlagen gibt. *Die*
Gefäßwandzelle ist auf Grund neuer Untersuchungen, besonders an dich-

ten Infektionen vom Arthropoden aus, als *Wucherungsstätte* — als „*Wiege*" — des exanthematischen Virus erkannt. Die besondere Bedeutung der schon normal „aktiven" Gefäßprovinzen der Leber und der Milz für die erste Aufnahme von eindringendem Virus ist für das Meerschweinchen und besonders im Falle des Fleckfiebers erneut sichergestellt. Das Aufblühen des „*Exanthems*" fällt mit einer gewissen Größe der immunisatorischen körperlichen Abwehr gegen den Parasiten zusammen. Es erscheint als Ausdruck einer „fehlgeschlagenen Abwehrleistung". Hier verwerten wir die kulturelle Erfahrung, daß Proteuskeime, die über keine eiweißangreifenden Ektofermente verfügen, solche aus ihrem Inneren austreten lassen, wenn sie irgendwie geschädigt sind, sei es durch das Wachstum auf einem Nährboden — oder durch antiparasitäre Wirkungen aufkeimender Art, die noch keine schnelle und vollständige Abtötung erreichen. Mikroskopisch entspricht diesem Verhalten das Auftreten vergröberter, geblähter und sonstwie veränderter Formen neben den feinen Virusformen der Wucherungsstätten. Der Austritt gewebsangreifender Fermente aus dem Bakterienleibe schädigt die Wandzelle und bringt sie zum Absterben. In der Lichtung des Gefäßes kann dies zur Thrombose führen, ringsum bewirkt es „Exsudation und Proliferation", also „Entzündung". *So wird die Wiege des Virus auch zu seinem Grabe*, soweit nicht der Austritt keimwidriger Stoffe bereits die im Blute kreisenden Keime angreift und vernichtet, ehe sie bei ihrer Entladung aus der Zelle in das kreisende Blut wieder von einer Zelle aufgenommen sind. Die völlige immunisatorische Umstimmung der Gefäßwandzellen beendet den Infekt und versichert den Körper so lange ihres Schutzes gegen Neuinfektion, als sie bestehen bleibt. Da sie beim Fleckfieber langsam nachläßt, hängt es von der Größe der Exposition ab, ob eine neue Infektion die alte Immunität hebt und Krankheit verhütet oder bricht und Krankheit herbeiführt. Bei beiden exanthematischen Infektionen gilt jedoch die Regel, daß der Schutz um so größer, je schwerer die Infektion war. Da beide exanthematischen Virusformen den Körper an der gleichen Stelle, den Gefäßwandzellen, angreifen und sich somatischantigen nur sehr wenig unterscheiden, so bietet dies Verhalten eine hinreichende Erklärung für die immunisatorischen Beziehungen zwischen beiden Krankheiten, denen zufolge das Fleckfieber die Bösartigkeit einer folgenden Felsenfieberinfektion wesentlich mildert oder sogar zu einer Immunität, einem Nichterkranken an Felsenfieber, führt. In ähnlicher Weise immunisieren auch Kulturen gegen das betreffende Virus, wenn sie dem Virus in *Angriffsort* und *antigenem Charakter* hinreichend nahestehen. Wir haben jedoch immer wieder gesehen, daß eine Veränderung des cellulären Angriffspunktes im Körper ebenso wie eine veränderte antigene Struktur die immunisierende Wirkung herabsetzen oder gänzlich aufheben.

Die Erforschung dieser Krankheitserreger hat seltene Schwierigkeiten bereitet. Dies liegt an der ungemein großen Reaktivität und Plastizität der Proteuskeime, die ein Gegenstück ihres „proteenhaften" gestaltlichen Verhaltens bilden. Die Durchführung eingehender biologischer Studien, d. h. von Untersuchungen über alle Lebensäußerungen der Keime in allen Lebenslagen, die uns erreichbar sind, konnte hier allein die Rätsel lösen, die sich bei erster, mehr flüchtiger Bekanntschaft darboten. Daß dies nicht früher und vollkommener erreicht wurde, ist mehr organisatorisch als sachlich begründet, wenn man auch nicht verkennen darf, daß einige Zeit nötig war, um selbst bei besten Arbeitsbedingungen die gedanklichen Voraussetzungen einer wenigstens in Umrissen befriedigenden Antwort auf unsere notwendigen Fragen zu schaffen, nachdem wir jetzt wissen, wieviel neue und bisher unbekannte Erscheinungen mit diesen Keimen und den von ihnen erregten Krankheiten verknüpft sind. Leider aber hat sich gerade für die Aufgaben der Infektionsforschung in Europa die Lage vielfach mehr und mehr dahin entwickelt, daß eine unheilvolle Trennung derart entstanden ist, daß an den Orten des Materials die Arbeitsmöglichkeiten geringer sind, an denen bester Arbeitsmöglichkeit dagegen das Material schlecht ist. Auch im Falle der Fleckfieberforschung mußten wir neuerdings die große Gefahr genau kennen lernen, die der Durchdringung mannigfacher Teilfragen dadurch bereitet werden, daß die meisten Forscher auf „virus fixe", d. h. auf die unnatürliche Begrenzung ihrer Erfahrungen auf Laboratoriumsmöglichkeiten angewiesen sind. Eine Aufgabe, wie die, die Ätiologie einer Krankheit zu erschließen, muß — damit kehren wir zu unserem Ausgangspunkte zurück — vielseitig angegriffen werden, um zu einem befriedigenden Ergebnis zu führen. VIRCHOW verlangte die cellularpathologische Begründung der Wirkung des Kontagium. Das Ideal ist jedenfalls, aus der Eigenart des Wirtes und genauester Kenntnis der biologischen Eigenschaften des Parasiten die Krankheit als ein Interferenzphänomen abzuleiten. Wir brauchen nicht zu betonen, daß wir dieser schönen Aufgabe bei keiner Infektionskrankheit Genüge getan haben. Aber es scheint mir doch, daß wir bei den Proteusinfekten diesem Ziele etwas näher gerückt sind. Die Aufgabe war, die Biologie ihrer Erreger soweit zu begreifen, daß aus ihr die bisher kaum angreifbaren Probleme der parasitären Eignung, der Pathogenie, der immunisatorischen gegen sie gerichteten Reaktionen des Wirtes in einfacher Weise ableitbar würden. Der Abstand, der uns von einer wirklichen Lösung dieser Aufgabe heute noch trennt, ist sicherlich groß. Jedenfalls aber hat uns das Studium dieser biologischen Beziehungen der Proteuskeime wenigstens grundsätzlich dies Gebiet eröffnet.

Literaturverzeichnis

der als Vorarbeiten dieses Buches unmittelbar in Betracht kommenden Schriften des Verfassers:

1. 1917. KUCZYNSKI und JUNGMANN: Zur Ätiologie und Pathogenese des Wolhynischen Fiebers und des Fleckfiebers. Zeitschr. f. klin. Med. 85, Heft 3 u. 4.
2. 1918. Ders.: Bacterium proteus X 19 in der Kleiderlaus. Arch. f. Protistenkunde 38, 3, S. 376.
3. Ders.: Über histologisch-bakteriologische Befunde beim Fleckfieber. Zentralbl. f. allg. Pathol. u. pathol. Anat. 29, S. 279.
4. 1919. Ders.: Weitere histologisch-bakteriologische Befunde beim Fleckfieber. II. Die Bedeutung der Rikettsia Prowazeki für die Entstehung des Gefäßknötchens. Ebenda 30, 2, S. 25.

5. 1919. Kuczynski und R. Jaffé: Der Nachweis der Rickettsia Prowazeki im Gefäßknötchen beim Menschen. Ebenda S. 193.

6. 1920. Ders.: Die Kultur der Rickettsia Prowazeki aus dem fleckfieberkranken Meerschweinchen. Med. Klinik Nr. 27—29.

7. 1921. Ders.: Die Kultur des Fleckfiebervirus außerhalb des Körpers. Berl. klin. Wochenschr. S. 1489.

8. 1922. Ders.: Neue Untersuchungen zur Ätiologie, Prophylaxe und Therapie des Fleckfiebers. Med. Klinik Nr. 50.

9. Ders.: Leberbefunde bei fleckfieberkranken Meerschweinchen. Klin. Wochenschr. L, Nr. 1, S. 8.

10. Ders.: Die Kultur der Rickettsia Prowazeki, des Erregers des Fleckfiebers, auf festen Nährböden. Ebenda Nr. 28.

11. 1923. Ders.: Studien zur Ätiologie und Pathogenese des Fleckfiebers. Virchows Arch. f. pathol. Anat. u. Physiol. 242, S. 355.

12. 1924. Ders., E. Brandt und J. Maschbitsch: Omsker Untersuchungen zur Ätiologie des Fleckfiebers. Klin. Wochenschr. 3, Nr. 32, S. 1430.

13. 1925. Ders. und E. Brandt: Fortgesetzte Untersuchungen zur Ätiologie und Pathogenese des Fleckfiebers. Virusstämme und Weil-Felixsche Reaktion. Krankheitsforschung I, 1, S. 69.

14. 1926. Dies.: Fortgesetzte Untersuchungen zur Ätiologie und Pathogenese des Fleckfiebers. II. Versuch einer weiteren Begründung einer Theorie der Weil-Felixschen Reaktion. Ebenda II, 1, S. 70.

15. Dies.: Neue ätiologische und pathogenetische Untersuchungen in der „Rickettsiengruppe" (Fleckfieber und Rocky Mountain spotted fever). Ebenda III, 1, S. 26.

16. 1922. Kuczynski: Edwin Goldmanns Untersuchungen über cellulare Vorgänge im Gefolge des Verdauungsprozesses auf Grund nachgelassener Präparate dargestellt und durch neue Versuche ergänzt. Virchows Arch. f. pathol. Anat. u. Physiol. 239, S. 185.

17. 1923. Ders.: Experimentelle Untersuchungen über die funktionellen Beziehungen der Zellen im entzündlichen Gebiete. Verhandl. d. dtsch. pathol. Ges. Göttingen, 19. Tagung, S. 87.

18. 1925. Ders., Tenenbaum und Werthemann: Untersuchungen über Ernährung und Wachstum der Zellen erwachsener Säugetiere in Plasma unter Verwendung wohlcharakterisierter Zusätze an Stelle von Gewebsauszügen. Virchows Arch. f. pathol. Anat. u. Physiol. 258, 3, S. 687.

19. 1920. Kuczynski und Wolff: Untersuchungen über die experimentelle Streptokokkeninfektion der Maus. Ein Beitrag zum Problem der Viridanssepsis. Berl. klin. Wochenschr. Nr. 33, S. 777 und Nr. 34, S. 804.

20. 1921. Dies.: Weitere Untersuchungen über den Streptococcus viridans. II. Mittlg. Zeitschr. f. Hyg. u. Infektionskrankh. 92, 1, S. 119.

21. Dies.: Beitrag zur Pathologie der experimentellen Streptokokkeninfektion der Maus (Milz, Leber, Herz). Verhandl. d. dtsch. pathol. Ges., 18. Tagung in Jena, S. 47.

22. Dies.: Streptokokkenstudien. 4. Mitteilung. Zur Analyse chronisch-septischer Zustände (Sepsis lenta). Berl. klin. Wochenschr. Nr. 29. S. 794.

23. 1922. Kuczynski: Untersuchungen über Ernährung, Rassenbildung und Immunität bei Streptokokken in ihren Zusammenhängen. Klin. Wochenschr. I, Nr. 28, S. 1413.

24. 1923. Anthon und Kuczynski: Untersuchungen über die tonsillären Infektionen der Erwachsenen. Zeitschr. f. Hals-, Nasen- u. Ohrenheilk. (Kongreßbericht) VI, S. 9.

25. 1924. Kuczynski: Beobachtungen und Versuche über die Pathogenese der Scarlatina. Klin. Wochenschr. 3, Nr. 29, S. 1303.

Druck von Breitkopf & Härtel in Leipzig.